内 容 提 要

本书系统地阐述了现代肛肠外科中微创手术治疗技术，依据当代肛垫学说、嵌塞学说作理论指导，对 PPH 手术原理和器械进行剖析，吸收其优点，摒弃其弊端，科学设计了以东方 PPH 手术器械和痔上黏膜环形错位套扎吻合技术为代表的系列肛肠外科微创术式，突出特点为无钉吻合技术治疗重度痔疮、治疗直肠脱垂，治疗直肠前突等肛肠常见和疑难疾病。我们遵循 PPH 原理理念，以东方民族细腻、温柔的特点手法进行改进、创新、创造、发明出来的新术式—— 痔上黏膜环形错位套扎吻合技术称之为东方 PPH（EPH）。这项技术 2012 年被批准为国家级继续教育学分项目在全国普及，同时也在亚洲区域和欧洲地区进行国际学术交流。书中还收集了国内外肛肠病学近年来基础和临床上的新成果、新技术，结合作者科研、教学、临床的经验和成果，突出临床诊断、治疗和实用技术，兼顾收录中医、西医及中西医结合的各种传统药物治疗、手术治疗、经验介绍等。本专著是肛肠科、消化科及普外科医师以及医学爱好者、研究者最新参考书。

东方 PPH 微创治疗学

主编：陈少明　田振国

天津出版传媒集团

天津科学技术出版社

图书在版编目（CIP）数据

东方 PPH 微创治疗学 ／ 陈少明，田振国主编. --
天津：天津科学技术出版社，2012.10
ISBN 978-7-5308-7401-1

Ⅰ．①东… Ⅱ．①陈… ②田… Ⅲ．①肛门疾病—显
外科学②直肠疾病—显微外科学 Ⅳ．①R574

中国版本图书馆 CIP 数据核字（2012）第 237387 号

责任编辑：袁向远
责任印制：王　莹

天津出版传媒集团 出版

天津科学技术出版社

出版人：蔡　颢
天津市西康路 35 号　邮编 300051
电话（022）23332399（编辑室）　23332393（发行部）
网址：www.tjkjcbs.com.cn
新华书店经销
廊坊市海涛印刷有限公司印刷

开本 889×1194　1/16　印张 29　字数 890 000
2012 年 10 月第 1 版第 1 次印刷
定价：298.00 元

编 委 会 名 单

主 编 简 介

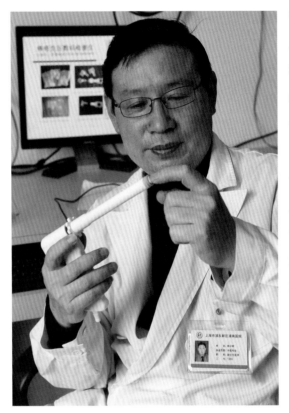

陈少明，毕业于北京中医药大学，学士；南京中医药大学中西医结合研究生院进修班毕业，主任医师，教授，全国中医肛肠知名专家。中华中医药学会肛肠分会常务理事，上海中医药学会肛肠分会理事兼秘书，中国人民解放军卫生音像出版社专家，上海市首届、第二届医务职工科技成果创新能手；获上海市第二届职工十大科技英才、上海市第二十届优秀发明二等奖、上海中西医结合科学技术奖，获中华中医药科学技术奖、第51届尤里卡世界发明博览会金奖；世界传统医学杰出贡献奖。著作由人民卫生出版社和中华医学会及解放军出版社等出版 8 部，发表论文 60 余篇。擅长痔瘘病诊治，在肛肠病、便秘、肿瘤中西医结合研究颇有建树。首创痔疮负压数码无痛检查诊断；首创痔上黏膜环形错位套扎吻合术即东方 PPH 技术；娴熟 PPH 技术、微创手术治疗出口梗阻便秘；取得痔根断注射液发明专利；首创弹力药线治疗肛瘘；首次提出"贫血痔"新病名，首次提出"肛裂病因新概念—嵌塞学说"，在本领域内有一定的学术和临床价值。取得国家科技成果 20 项；国家专利 10 项；上海市课题 3 项；获政府奖励 10 余项；国内唯一取得"红外线药丸(胶囊)照相机小肠(口腔、直肠、阴道、五官)检查仪"专利和痔疮负压数码检查仪专利(专利号：ZL00230160•1；ZL02246526•X)。成果和事迹入录《现代名医大典》和《中国专家人才库》。

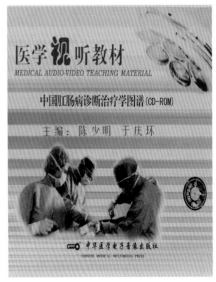

中华医学会电子音像出版社出版
中华医学会重点继续教育项目

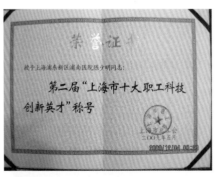

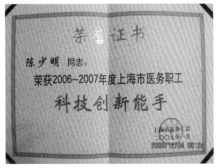

应邀参加国际日中大肠肛门病学会学术交流

于 2009 年 11 月 5-8 在日本福冈国际会议中心大会作了专题报告，并受到日中学会双方高度的好评。

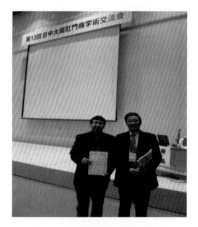

报告负压数码技术在肛肠学科应用
和日本大肠肛门学会会长
辻仲康伸院长合影

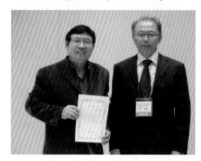

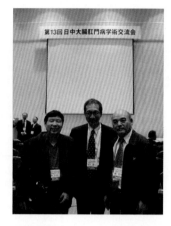

和著名教授汪建平合影

和荒木靖三、赵宝明教授合影

应邀参加 49 届世界传统医学大会（东欧.捷克 2011.4）

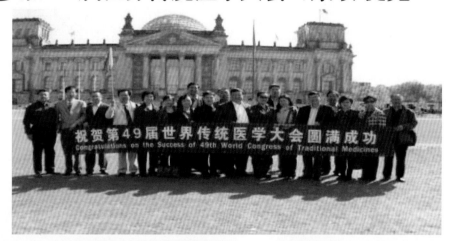

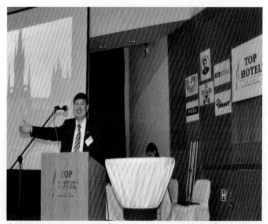

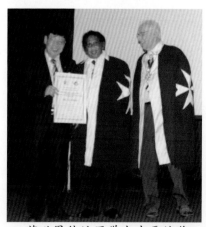

报告东方 PPH 技术"痔上黏膜环形错位套扎吻合术"

获世界传统医学杰出贡献奖

代表性的著作与发明

1.著作

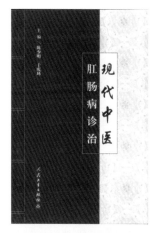

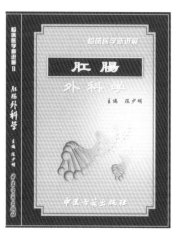

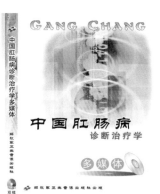

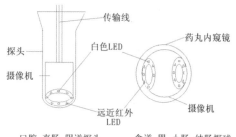

4.红外线腔体检查仪（药丸内窥镜、发明专利）

口腔 直肠 阴道探头　　食道 胃 小肠 结肠探球

2.一次性多环套扎器（专利）

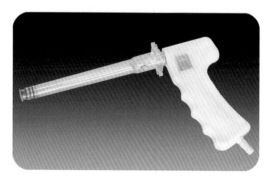

3.痔疮负压数码检查仪（专利）

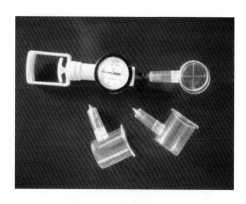

A.第一代自带负压

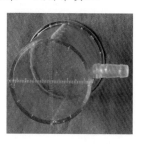

B.第二代外源负压

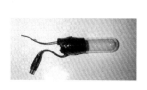

自制红外线探头　　　药丸内窥镜

创 新 与 推 广 举 例

1.无痛负压数码检查诊断技术

1）数据化、数字化、量化--"冻结"和"存储"病理

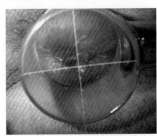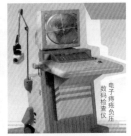

贫血痔（首次命名）

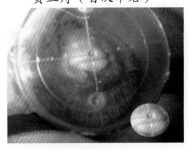

痔黏膜和眼结膜同步苍白黏膜像
直肠腺瘤

2）动态化-模拟排便时态下—"冻结"时态下病理

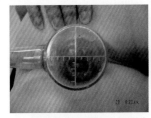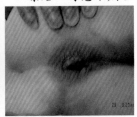

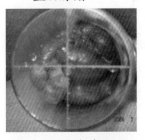

肛周脓肿

3）不漏诊—检查前、检查中显示不同的病理状态

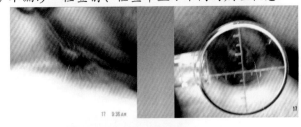

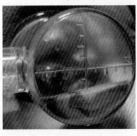

2.痔上黏膜环形错位套扎吻合术（创新）

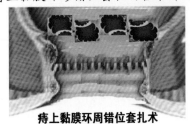

痔上黏膜环周错位套扎术
东方的 PPH

东方的 PPH 术式与西方 PPH 比较

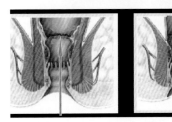

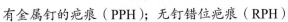

有金属钉的疤痕（PPH）；无钉错位疤痕（RPH）

3.陈氏弹力药线（药物+弹力）

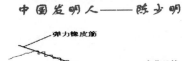

获第 51 届尤里卡世界博览会金奖

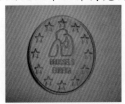

主 编 介 绍

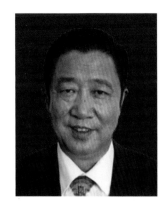

田振国，辽宁中医药大学附属第三医院（辽宁省肛肠医院）博士生导师，国家二级教授，主任医师，享受国务院特殊津贴专家。国家临床重点专科学术及学科带头人，中华中医药学会肛肠分会会长，辽宁省肛肠专业委员会主任委员，辽宁省名中医、辽宁中医药大学优秀研究生导师、辽宁省优秀科技工作者、辽宁省医疗卫生系列专业技术高级评审委员会委员、辽宁省科技系列高级职称评审委员会委员、辽宁省政府科技进步奖评审委员会委员、沈阳市劳动模范、沈阳市政协委员、中华医学会医疗事故技术鉴定专家库成员、中华中医药学会科学技术奖评审专家库专家，澳大利亚首都中医药及针灸学会名誉会长、全国高等医药院校规划教材《中西医结合肛肠病学》编委，《中华现代医院管理杂志》专家编辑委员会常务编委，《辽宁中医杂志》编委会编委，《中华临床杂志》编委。

从事中医专业医疗、教学、科研、行政管理工作四十余年，在国内外具有很高的学术建树、声誉和影响力，为国内外患者、同行所公认，先后在国家级刊物及学术会议上发表论文 60 余篇，出版著作 6 部，主持国家级科研课题 2 项、省部级科研课题 4 项。获得辽宁省政府科技进步二等奖 1 项、三等奖各 2 项，获省级科研成果奖 9 项，研制"通腑宁颗粒"、"养荣润肠舒"等专药 10 余种。创立"宣通气血、寒热并用治疗溃疡性结肠炎"、"以补通塞、以补治秘治疗功能性便秘"新理论，创新"电子结肠镜下注射治疗结肠息肉"、"分段结扎治疗环形混合痔"等 7 种治疗方法，对治疗各种肛门疾病、大肠炎性疾病、便秘、大肠息肉及肿瘤等具有独特的疗效，深受患者的欢迎。多次应邀出国会诊、讲学，其事迹曾被列入《世界优秀专家人才名典》中华卷第一卷上册和"二十一世纪人才库"。

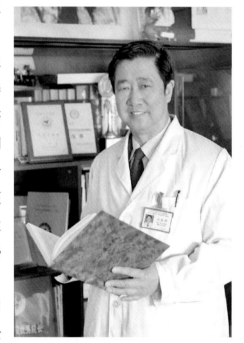

特别是在我国肛肠学科、学会建设上他以超级综合能力，即亲和力、感染力、号召力、组织力、凝聚力，使肛肠学会日益壮大，使肛肠会员由原来的百余人发展到千余人。并规划实施了学科系统建设，培养了大批专科人才、学科带头人、专科名医，还培育扶持了一批全国重点专科，为中国肛肠事业的发展浓浓地书写了新的篇章。

名 誉 主 编

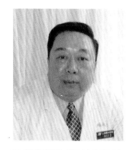

柏连松，上海中医药大学终身教授、主任医师，原任中华中医药学会肛肠分会副会长，现任中华中医药学会肛肠分会顾问、卫生部新药审评专业组组长、国家中医药管理局科技进步成果奖审评委员会专家、国家自然科学基金审评委员会委员，原任国家高等医学教育学会肛肠分会副主任委员、全国痔病专题协作组组长。现任上海市肛肠学会主任委员、上海市名老中医专家及学术经验继承人导师。

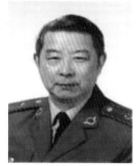

喻德洪，第二军医大学教授、主任医师，现任中华医学会外科学会肛肠外科组顾问。国际大学结直肠外科学会会员，中国外科年鉴副主编，中国造口联谊会主席，世界肠造口治疗师协会及国际造口协会会员，被誉为"中国造口康复治疗之父"。为我国培养了一大批肛肠学科带头人。

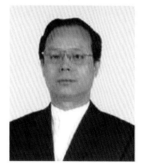

刘卫东，博士、教授、主任医师，现任上海市浦南医院院长。中华医学会上海分会神经外科学会委员、浦东新区医学会神经外科学组组长。是首批上海市卫生系统优秀学科带头人；荣获上海市劳动模范，获浦东新区科技进步奖、上海市科技进步奖。对外科疾病诊断和治疗有丰富的临床经验。

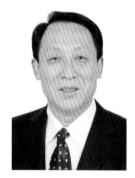

韩　宝，教授、主任医师，中国人民解放军301医院肛肠科主任，北京长青肛肠医院名誉院长。中华中医药学会理事、全军中医学会理事、全军肛肠学会副会长、中华中医药学会肛肠专业委员会副会长兼秘书长、北京中医药学会肛肠专业委员会副会长、中华中医药评审委员会专家、全国中医肛肠学科名专家。

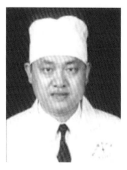

何永恒，教授、主任医师，首批全国中医肛肠学科名专家。现任湖南中医药大学第二附属医院副院长、国家重点肛肠专科主任。兼任中华中医药学会肛肠分会副会长、中国中医药高等教育研究会肛肠分会副会长、湖南省肛肠学会会长。主编国家"十二五"规划教材《中医肛肠科学》《中西医结合肛肠病学》（全国统编教材）等书及专著共6部。

执 行 主 编 介 绍

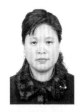

于庆环，女，实用临床医学新进展外科学编委会副主任委员、肛肠学科主任委员、《外科学》主编。《现代中医肛肠病诊治》《中国肛肠病诊断治疗学图谱》主编，人民卫生出版社出版专著6部。获中华中医药学会科学技术奖励、上海中西医结合科学技术奖、上海市优秀发明第二、三等奖励共7项。国内率先研究东方PPH微创技术。

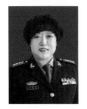

于俊兰，女，解放军291医院院长，主任医师，硕士生导师。内蒙古中医学会第二届肛肠专业委员会委员，全军肛肠专业委员会常务委员，内蒙古自治区中医药学会外科专业委员会委员，包头市医学会肛肠病学专科分会委员会副主任委员，内蒙古自治区中医药学会肛肠专业委员会副主任委员。参编、主编著作《结直肠肿瘤》《外科学》。率先推广东方PPH微创技术。

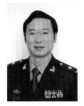

鲁明良，教授、主任医师，现任全国中医药高等教育学会临床教育研究会肛肠分会副会长，中华中医药肛肠学会副秘书长常务理事，全军结直肠病学造口学组组长，全军肛肠学会常务委员。浙江省微创学会、省医师协会委员，对大肠癌早期诊断与根治治疗，顽固性便秘及肛门部各类痔瘘等疾病的诊治有深入的研究。积极推广东方PPH微创技术。

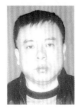

邹振明，主任医师，中国中西医结合学会肛肠分会委员，中华中医药学会外治分会委员，中华中医药学会肛肠分会常务理事，中国医师学会肛肠专业委员会委员，黑龙江省中医药学会肛肠专业委员会委员、大庆市政协委员。擅长结、直肠、肛门疾病微创无痛手术。率先推广东方PPH技术。

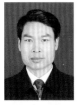

高贵云，主任医师，中国航天科工集团722医院（湖南航天医院）肛肠外科主任。现任中华中医药学会肛肠专业委员会常务理事，湖南省中医药学会肛肠专业委员会副主任委员，湖南省中西医结合学会外科专业委员会副主任委员，湖南省中医学会外科专业委员会副主任委员，全国中医肛肠学科知名专家。积极推广东方PPH微创技术治疗各种肛肠疾病。

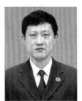

张虹玺，医学博士，主任医师，辽宁中医药大学附属第三医院（辽宁省肛肠医院）副院长，硕士研究生导师，全国第四批老中医药专家学术经验继承人，中华中医药学会肛肠分会副秘书长、常务理事，《中华医学实践杂志》常务编委。从事肛肠专业的医疗、教学及科研工作近二十年，擅长痔疮等肛门疾病的东方PPH微创技术。

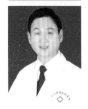

康合堂，副主任医师，濮阳中原肛肠病医院院长，河南省中西医结合肛肠专业委员会委员，濮阳市肛肠研究所所长，濮阳市医学会肛肠分会秘书长。被中国中医研究院授予"中国特色专科名医"，全心倾注于肛肠事业30余年。擅长于高位复杂性肛瘘、肛门畸形、III度直肠黏膜脱垂等疑难手术及大肠各类疾病的诊疗。率先推广东方PPH微创技术。

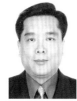

杨 伟，教授，主任医师，硕士生导师，广西中医学院一附院肛肠教研室主任，中华中医药学会肛肠专业青年分会副主任委员，广西中医药学会肛肠分会主任委员，中医药高等教育学会临床教育研究会肛肠分会理事，《广西医药》杂志编委。擅长痔、高位复杂性肛瘘、重度直肠脱垂、高位肛周脓肿等病的治疗。发表论文20余篇。积极推广东方PPH微创技术。

副 主 编 简 介

闫国和，副主任医师，从事肛肠专业科研及临床工作二十余年，创新多种微创术式，以高度的责任心和高超的诊疗技巧赢得患者和家属的广泛赞誉。特别擅长采用 EPH、HCPT 等先进微创技术结合一整套高效的康复方案治疗重度环形混合痔、直肠内脱垂、高位复杂性肛瘘等疑难病症。积极推广东方 PPH 微创技术。

唐良振，副主任医师，中华中医药学会肛肠专业委员，《东方 PPH 微创治疗学》编委会副主任委员。在外科常见病及多发病的诊断治疗方面有丰富经验，擅长腹部外科常见疾病诊治和肛肠疾病 PPH 和东方 PPH 微创手术等。

孙平良，副教授，副主任医师，广西中医肛肠疾病医疗中心主任。中华中医药学会肛肠分会常务理事，广西中医药学会外科分会常务委员。擅长采用微创理念和技术治疗混合痔、肛瘘等疾病，擅于运用中医中药治疗配合手术治疗各种肛肠疑难疾病。发表学术论文 10 余篇，获得科研成果 3 项及成果奖 1 项。

姚　健，教授，主任医师，院长，硕士研究生导师，省卫生厅及市学术和技术带头人、市拔尖人才、市政协常委。国际肝胆胰协会中国分会会员、国际华人胸腔外科学会会员、省外科专委会委员。从事外科工作二十余年。擅长各种消化外科疾病的诊治及 PPH 和东方 EPPH 手术等。获省、市科技进步奖多项。

郭树革，保定痔瘘专科医院院长，民主建国会会员，政协委员，中国医师协会肛肠专业委员会会员，保定市中医痔瘘专业委员会主任委员。擅长用中医中药治疗内痔、外痔、混合痔、肛裂、复杂性肛瘘、便秘、结肠炎等肛肠疾病。国内率先推广东方 PPH 微创技术。

王永兵，副教授，主任医师，《中国现代手术学杂志》特邀编委，农工民主党党员，上海市引进人才，开展的微创手术结直肠癌根治等手术。近年完成了肠道压力及运输功能测定支持的腔镜下选择性肠段切除治疗慢性顽固性便秘，积极推广开展 PPH 和 EPH 新技术，获新技术引进和科技进步奖。

杨国斌，副主任医师，肛肠科副主任，九三学社社员，中国医师协会肛肠专业委员会会员，黑龙江省中西医结合学会大肠肛门病委员会委员，学科带头人。获得广大患者的尊重和信任，获得让胡路区十佳优秀公仆荣誉称号。成功引入 PPH 和 EPH 微创手术等肛肠科新技术，弥补了医院肛肠专科技术空白。

金　纯，现任温州市中西医结合肛肠诊疗中心理事，世界中医药联合会肛肠分会会员，新加坡国立大学肛肠外科研修生。担任医学院的中医外科、肛肠疾病的教学工作。《中西医肛肠病治疗学》编委；《盆底肛直肠外科理论与临床》编委。率先推广东方 PPH 微创技术。

尹　剑，主任医师，内蒙古科技大学肛肠病学研究所所长，全军普通外科学会大肠肛门病学组委员，中国中医药学会会员内蒙古中医药学会理事。擅长治疗各种肛肠疑难杂症，对大肠肿瘤的诊治有丰富的经验，研制的系列中药灌肠液治疗溃疡性结肠炎取得良好的疗效。积极推广东方 PPH 微创技术。

黄靖平，湖南省靖州县红十字医院院长，中华全国中医学会肛肠分会理事，湖南省中医学会肛肠分会常务理事。秉承"人道、博爱、奉献"的红十字精神，以病人至上、服务第一为宗旨，以"亲民、爱民、惠民"为治院方针，现已成为一所初步规模，突出肛肠病为特色的医院。国内率先推广东方 PPH 微创技术。

编 委 单 位

（以参编先后排序）

陈少明（上海市浦东新区浦南医院）

田振国（辽宁中医药大学附属第三医院）

于庆环（上海市浦东新区迎博医院）

于俊兰（中国人民解放军291医院）

柏连松（上海中医药大学附属曙光医院）

张雅明（上海中医药大学附属曙光医院）

刘卫东（上海市浦东新区浦南医院）

张虹玺（辽宁中医药大学附属第三医院）

李　剑（上海市浦东新区浦南医院）

晏马成（上海市浦东新区浦南医院）

赵明珠（上海市浦东新区浦南医院）

钱忠心（上海市浦东新区浦南医院）

顾培德（上海市浦东新区浦南医院）

洪运忠（上海市浦东新区浦南医院）

王宇卉（上海市浦东新区浦南医院）

张宝华（上海市浦东新区浦南医院）

汪小平（上海市浦东新区浦南医院）

倪桂珍（上海市浦东新区浦南医院）

曲晓璐（上海市浦东新区浦南医院）

严轶群（上海市浦东新区浦南医院）

杨中良（上海市浦东新区浦南医院）

董鹤萍（上海市浦东新区浦南医院）

范文芳（上海市浦东新区浦南医院）

姚　礼（上海市浦东新区浦南医院）

韩　宝（解放军301医院中医医院）

何永恒（湖南中医药大学附属第二医院）

罗湛滨（广东省中医院）

鲁明良（解放军第117医院）

周　玮（上海市宝山区医疗保险事务中心）

闫国和（河南省焦作市修武县中医院）

姚　健（四川省泸州市人民医院）

刘仍海（北京中医药大学东方医院）

杨　伟（广西中医药大学第一附属医院）

唐良振（深圳市龙岗沙湾人民医院）

杨国斌（大庆市让胡路区人民医院）

郭树革（河北省保定痔瘘专科医院）

王永兵（上海市浦东新区人民医院）

康合堂（河南省濮阳中原肛肠医院）

胡响当（湖南中医药大学附属第二医院）

高贵云（中国航天科工集团722医院）

黄靖平（湖南怀化靖州县红十字医院）

孙平良（广西中医药大学第一附属医院）

金　纯（浙江省温州医学院附属第二医院）

邵彦辉（上海众仁生物医药科技有限公司）

陈　勇（湖北襄阳市襄州区卫生局）

蔺兵虎（湖北襄阳市人民医院）

王华明（湖北襄阳市东津经济开发区中心医院）

姚瑜洁（上海市徐汇区大华医院）

吴步炳（海军工程质量监督站卫生队）

陈　刚（黑龙江省商业职工医院）

李海生（江西省吉水县海生肛肠医院）

李　军（山西省晋中市榆次区中医院）

任　毅（北京市石景山区中医院）

尹　剑（中国人民解放军291医院）

谢明新（重庆爱德华肛肠医院）

涂文勇（上海交通大学附属第九人民医院）

王翔宇（复旦大学附属中山医院）

茅凯黎（上海同济大学附属东方医院）

柳越冬（辽宁中医药大学附属第四医院）

由凤鸣（成都中医药大学）

邹振明（大庆振明肛肠医院）

曹晨曦（浙江省嘉兴市第二人民医院）

陆建虎（南京中医药大学第三附属医院）

胡林山（河北省承德医学院附属医院）

叶　玲（福建中医学院附属第二人民医院）

向　锋（四川省人民医院）

胡汉平（武汉市第八医院）

毛宽荣（西安肛肠医院）

伍溢文（湖南省株洲市中心医院）

唐禹波（云南省玉溪肛肠病专科医院）

李德应（陕西省秦岭特效医药研究所）

刘晶晶（湖北省咸宁市中心医院）

谢旭东（浙江松阳古市医院）

致　谢

感谢激励我们事业成长的师长和友人：

中华中医药学会秘书长	李俊德教授
中华中医药学会学术部	孙永章教授
中华中医药学会肛肠分会会长	田振国教授
中华中医药学会肛肠分会副会长	韩　宝教授
中华医学会外科学分会肛肠学组组长	汪建平教授
中国中医科学院	胡伯虎教授
复旦大学附属华山医院	顾玉东院士
上海交通大学医学院附属仁济医院	曹　辉教授
上海东方肝胆外科研究所	王红阳院士
上海市卫生局医学科技教育处	张　勘处长
上海市卫生局	陈晓红处长
上海市浦东新区卫生局	李荣华副局长
上海市浦东新区卫生局	王杰宁处长
上海中医药大学附属曙光医院	柏连松教授
上海中医药大学附属曙光医院	杨　巍教授
上海中医药大学附属龙华医院	陆金根教授
上海中医药大学附属龙华医院	王拥军教授
上海中医药大学附属龙华医院	曹永清教授
第二军医大学附属长海医院	喻德洪教授
第二军医大学附属长海医院	傅传刚教授
第二军医大学	张东铭教授
上海闸北区中心医院	王　强教授
解放军第 150 医院	高春芳教授
河南中医药大学附属医院	张东岳教授
广西中医学院第一附属医院	李瑞吉教授

山东中医药大学　　　　　　　　　　　　黄乃健教授

上海中医药大学附属普陀医院　　　　　　范忠泽教授

上海中医药大学附属岳阳医院　　　　　　房　敏教授

上海中医药大学附属岳阳医院　　　　　　刘　华教授

上海同济大学附属东方医院　　　　　　　刘中民教授

北京中医药大学东方医院　　　　　　　　张燕生教授

北京中医药大学东直门医院　　　　　　　赵宝明教授

天津人民医院　　　　　　　　　　　　　张作兴教授

中国中医科学院北京广安门医院　　　　　李国栋教授

香港圣母医院　　　　　　　　　　　　　蒙家兴教授

台北市中医师公会理事　　　　　　　　　李政育理事

日本：日本大肠肛门学会会长辻仲康伸院长、高野正博、隅越幸男、松田保秀

日中大腸肛門病学術交流会事務局　金香蘭

英国：Mr Lee Edwards

奥地利 Dr.Steffen Arnold MD

世界中医药学会联合会分会长、南京中医药大学留学生导师 Dr.J-B Ovono Nkomo

国际交流医科大学校长　　　　　　　　　班迪思博士

国际中医药联盟主席　　　　　　　　　　吴冯润钰博士

上海市浦东新区浦南医院科教科、病史室、病理科、B 超室同仁在本书编写过程中提供了不少帮助。

　　　谨致以衷心感谢！

　　　　　　　　　　　　　　　　　　　　　　　　　　　　　　陈少明

　　　　　　　　　　　　　　　　　　　　　　　　　　　　2012 年 7 月于上海

序一

　　肛肠疾病系临床常见病、多发病，肛肠学科和其他学科一样正在快速发展，新的理论、新的技术正在不断涌现，为了学术交流和技术推广，为了把最新医学成果惠及广大人民群众，陈少明主任医师继编著多部专著后，又组织编写了《东方 PPH 微创治疗学》。

　　陈少明医师勤于学习，勇于创新。在临床科研上他共取得国家科技成果 20 项，国家专利 10 项，药物发明专利 1 项，获得 2008 年度中华中医药科学技术奖两项、上海市中西医结合科技奖一项并获得第二届上海市职工十大科技创新英才的荣誉称号。

　　陈少明医师注意到痔上黏膜环切钉合术中金属钉植入人体黏膜组织内的弊病和缺陷，他进行了器械和术式的创新，设计了痔上黏膜环形错位套扎吻合术，用胶环代替金属钉，用错位套扎吻合避免了单平面环切钉合发生直肠狭窄的后遗症；渗透了东方医学微创、温柔、细腻等品质，是东西方医学结合的成果；因为和 PPH 理念和手术原理相同，故被称之为"东方 PPH(EPH)"。

　　本著作图文并茂，形象生动，并附带手术视频和解说（网络搜索：东方 PPH），相信对同行能够起到抛砖引玉的功效！祝贺该书出版特欣然作序。

上海第二军医大学教授

2012 年 9 月　于上海

序二

　　肛肠疾病发生率高，严重危害人类的健康和生活质量，痔疮在肛肠疾病中占 87.25%，俗称"十人九痔"。肛肠学科的新理论、新技术也在不断更新，为了把最新医学成果惠及广大人民群众，陈少明主任医师继编著多部专著后，应社会需要和临床医师的需求又组织编写了《东方 PPH 微创治疗学》即行问世。

　　陈少明主任医师是肛肠学科带头人，在临床、科教工作中，勤于学习，刻苦钻研，勇于实践，不断创新。他在临床一线解决大量的肛肠学科疑难病症，有丰富的临床经验，积极带教下级医师和学生。他在科研上取得国家科技成果二十项，已经取得国家专利十项，药物发明专利一项，获得 2008 年度中华中医药科学技术奖二项、上海市中西医结合科技奖一项；他个人获得第二届上海市职工十大科技创新英才的荣誉称号。

　　他发明的痔疮负压数码检查诊断仪，专家评价认为给肛肠学科增添了一种新的技术，实现了无创模拟排便时态下的动态化检查与诊断，首次使肛肠疾病、病变组织数字化，为肛肠疾病的规范化检查和准确诊断作出贡献，受到学界的普遍认可。

　　为解决现代世界流行的痔上黏膜环切钉合术中金属钉植入人体黏膜组织内的弊病和缺陷，他进行了器械和术式的创新，设计了痔上黏膜环形错位套扎吻合术，用胶环代替金属钉，用错位套扎避免了单平面环切发生直肠狭窄的后遗症。不仅吸收了西方医学最新的理念，而且渗透了东方医学的微创、温柔、细腻等品质，是东西方医学结合的结晶。因为和 PPH 手术理念、手术原理相同，故被业界称之为东方 PPH(EPH)。本专著主要立足东方 PPH 微创技术，对肛肠疾病微创诊治进行深入细腻的探讨。

　　此外，他还发现并提出"贫血痔"和"肛裂病因新概念——嵌塞学说"的新理论，丰富了痔和肛裂病因病理理论，对临床诊治和学科发展研究都有一定的指导意义；他还取得红外线腔体影像检查仪和红外线智能诊治药丸的专利，该方法具有避免漏检和确定病变部位病理属性及同步治疗的功能，比目前现行的技术更为完善，填补了我国在此领域的空白。

　　本著作图文并茂，并在网络上有同步的"东方 PPH"手术视频观摩，相信本书的出版对东方 PPH 技术的推广一定能带来一个好的开端！祝愿该书的出版不仅能推动学科的发展，而且能为更多病人解除病痛，故乐意作序，推荐。

上海市浦东新区浦南医院院长

2012 年 9 月 于上海

PPH 到东方 PPH 的发展必然

写在前面的话

著作都是综合性的为多，专题的较少，我们于此主要讨论两种方法的比较性的研究，现做一简单的回顾。套扎吻合疗法发展已经有 2000 余年，是传统结扎法的演变是目前最微创、最有效的简单的治疗方法，即所谓非手术疗法。

长沙马王堆汉墓出土的《五十二病方》中就有"牡痔居窍旁，大者如枣，絜以小绳，刻以刀"的记载，宋代《太平圣惠方》中记载："用蜘蛛丝缠系痔，不觉自脱。"元代危亦林之《世医得效方》云："用川白芷煮白作线，快手紧结痔上，微痛不妨，其痔自然干萎而落，七日后安。"

随着工业的发展，应用橡胶制成弹力的橡皮筋代替丝线是工业发展的结果，也是历史发展的必然。

套扎吻合法是在传统结扎法基础上的发展，结扎疗法应用的是丝线，而套扎吻合疗法应用的是弹力胶环。后者可理解为是改进了的弹性结扎疗法，具有自动收缩，省时省力，是科技的进步必然，套扎吻合作用可以和丝线的结扎、传统手术、现代 PPH 手术技术相媲美，两者相互弥补、相得益彰，现在的套扎吻合正在逐步的替代结扎疗法。

套扎吻合疗法在国外，尤其在欧美国家是治疗肛肠疾病中使用最多的一种方法，对一般内痔的治疗，英国圣•马克医院(Milligan 1937)首先使用套扎吻合术。胶圈套扎吻合始于 20 世纪 50~60 年代美国，1963 年 Barron 采用改进后的胶圈套扎吻合疗法，治疗痔疮取得较好疗效，并使得这一疗法得到迅速传播。

在中国，弹力胶环套扎吻合器具和技术也和世界医学同步，始于 20 世纪 60 年代初，早期使用该法影响较大的以上海中医学院附属岳阳医院肛肠科的闻茂康先生和山东中医学院附属医院的黄乃健教授等为代表。20 世纪 70 年代上海长海医院喻德洪、衡水芮恒祥、沈阳痔瘘医院、浙江医科大学第一附属院痔科，哈尔滨第三医院分别制成套扎吻合器。浙江陆琦研制成吸引套扎吻合器，其吸引部分主要由电动吸引器组成，福建邓正明利用拔火罐形成负压吸引的原理将电动吸引改为类火罐装置。

尽管套扎吻合技术在临床上广泛应用，但是由于器具的落后和理论研究的滞后，其发展缓慢甚至一度停滞不前，在上世纪80—90 年代里，套扎吻合技术几乎没有新成果出现、没有发展。

在同时期，由于对肛垫理论认识的深入和结合实践的研究，意大利的 Longo 把胃结肠管型吻合器应用于痔的修复上，首次提出了使用改进的管型吻合器实施的痔上黏膜环切钉合技术。

由于该项技术是从根本上切断了由上而下的痔核供血血管，避免了今后痔上血管回流淤滞的难题，避免了痔的复发，另一方面手术没有破坏病理肛垫（痔）区域敏感的反射区域，使得排便的精细感觉和反射系统不受损坏。真正实现治疗上的微创技术。

但是随着大量病例的观察，尽管痔上黏膜环切钉合术的理论是正确的，但是临床出现术后出血、吻合口狭窄、疼痛等并发症，甚至有造成死亡的病例。进行大量的观察研究，临床医师和专家一致认为主要是器械的缺陷所造成。

作为从事医学这项崇高事业的学者、专家、临床医师，每每看到手术和器械缺陷给人类带来的灾难，痛心疾首是无法形容的；科学技术的发展需要创新去推动。

21世纪初，套扎吻合技术的理论也发生变化，痔疮套扎吻合有两种方法：传统的"痔核基底套扎吻合法"和改进后的"痔上黏膜套扎吻合法"。套扎吻合器械也从最初的单环发展到后来的多环套扎吻合器。

2000年，由于对肛肠解剖生理的认识变化，对套扎吻合器械和套扎吻合技术又有新的创造，发明了一次性全自动套扎吻合器（东方PPH）。新器械使得无钉套扎吻合得以实现，从此痔上黏膜环形错位套扎吻合技术即东方PPH技术（E-PPH）诞生；该技术弥补了痔上黏膜环切钉合技术（PPH）中器械和术式的缺陷，真正实现了无创或微创的无钉吻合技术，与当今风靡世界的PPH技术有异曲同工的效果；给古老的结扎、套扎吻合技术赋予新的生命力和活力。

为了更好的发展推广这项新技术，我们组织专家编撰这部著作，希望能够起到抛砖引玉之功。由于时间和水平认识的局限，难免有不足之处，希望读者指正！

作者：陈少明

2012年5月28日

于上海

目　　录

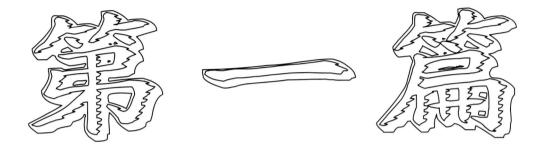

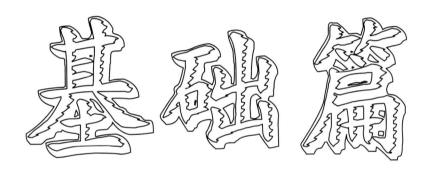

第一章　肛门直肠解剖生理

第一节　传统医学肛肠解剖与生理

一、中国传统医学的肛肠解剖生理

(一)肛肠解剖的研究

中国传统医学将大肠肛门列为六腑之一，与脾、胃、小肠、三焦、膀胱共为仓廪之本、为营之居处。其功能如容盛食物的器皿，能化糟粕转味而司入出，其气象天，泻而不藏，故又名曰传化之腑。大肠属于阳明经，其经脉络肺，与肺相表里。居小肠之下，上起阑门，下止魄门，包括了回肠、广肠、魄门等，为传导之官，变化出焉，主司津液，而与肺共应皮毛，是人体消化道的最下段。以消化运转食物，形成并排除粪便，吸收水分等为主要职能。

赵恩俭考证，咽门至胃(今食道)长一尺六寸，小肠(今十二指肠和空肠)长三丈三尺，回肠(今回肠和结肠大部)长二丈一尺，广肠(今乙状结肠、直肠和肛门)长二尺八寸。小肠、回肠、广肠总长五丈六尺八寸。

国外医学家斯巴德何尔梓(SPahehl)所著解剖学，食道长25cm，小肠750cm，结肠175cm，小肠与结肠总长925cm；其与《灵枢》所载胃肠道长度比较如下：斯巴德何尔梓《解剖学》，25(食道)：925(小肠与结肠)-1:37；《灵枢》，1.6(食道)：56.8(小肠与结肠)=1:35.5。赵氏认为《灵枢》所载肠胃道长度，是3000年前殷商时期的文献，而为后世编写《内经》时所采用的。

《内经》对大肠肛门的解剖已有相当详细、精确的描述。《灵枢·肠胃篇》载："黄帝问于伯高曰：予愿闻六腑传谷者，肠胃之大小长短，受谷之多少，奈何？伯高曰：请尽言之！谷所从出入浅深远近长短之度：唇至齿长九分，口广二寸半；……咽门重十两，广一寸半。至胃长一尺六寸，胃纡曲屈，伸之，长二尺六寸，大一尺五寸，径五寸，大容三斗五升。小肠后附脊，左环回迭积，其注于回肠者，外附于脐上，回运环十六曲，大二寸半，径八分，分之少半，长三丈三尺。回肠当脐左环，回周叶积而下，回运环反十六曲，大四寸，径一寸，寸之少半，长二丈一尺。广肠傅脊，以受回肠，左环叶脊上下，辟大八寸，径二寸，寸之大半，长二尺八寸。肠胃所入至所出，长六丈四寸四分，回曲环反，三十；曲也。"《平人绝谷篇》进一步载："回肠大四寸，径一寸，寸之少半，长二丈一尺，受谷一斗，水七升半。广肠大八寸，径二寸，寸之大半，长二尺八寸，受谷九升三合八分合之一。肠胃之长，凡五丈八尺四寸，受水谷九斗；升一合，合之大半，此肠胃所受水谷之数也。"明•马前《黄帝内经素问灵枢注证发微》•（1586）说："回肠者，大肠也。……又广肠者，直肠也。"表 1-1 是《内经》所描述的胃肠道尺寸长短的比例与现代医学解剖的长度比例的对照。

表 1-1《内经》所描述的胃肠道尺寸长短的比例

解剖部位	长度	食道肠道比
内咽至胃（食道）	1 尺 6 寸	
经小肠（十二指肠、空肠）	3 丈 3 尺	
灵回肠（回盲部至降结肠）	2 丈 1 尺	16：568=1：36
枢广肠（乙状结肠、直肠）	2 尺 8 寸	
现		
代食道	25 厘米	
解小肠	750 厘米	25：925=1：37
剖大肠	175 厘米	

可见《内经》食道与肠道的比例 1：36 与现代解剖 1：37 是十分接近的，并有相当精确的描述。

《难经•四十；难》曰："回肠大四寸，径一寸半，长二丈一尺，受谷一斗，水七升半。广肠大八寸，径二寸半，长二尺八寸，受谷九升三合八分合之一。""大肠重二斤十二两，长二丈一尺，广四寸，径一寸，当齐（脐）迭积十六曲，盛谷一斗，水七升半。""肛门重十二两，大八寸，径二寸大半，长二尺八寸，受谷九升三合八分合之一。""大肠小肠会为阑门，下极为魄门。"

晋•皇甫谧《针灸甲乙经》曰："愿闻六府传谷者，肠胃之大小长短，受谷之多少奈何？曰：谷所从出入浅深远近长短之度，……回肠当脐左环回周叶积而下，回运环反十六曲，大四寸，径一寸寸之少半，长二丈一尺。广肠附脊以受回肠，左环叶脊上下辟，大八寸，径二寸，寸之大半，长二尺八寸。"唐•孙思邈《备急千金要方》："论曰，大肠腑者，……重二斤十二两，长一丈二尺，广六寸，当脐右回叠积环反十二曲，贮水谷一斗二升。""论曰，肛门者，重十二两，长一尺二寸，广二寸二分。"元•滑寿《十四经发挥》说："大肠长二丈一尺，广四寸，当脐右回十六曲。"明•高武《针灸聚英》"胃在隔膜下小肠上。小肠在脐上，大肠当脐。""大肠重二斤十二两，长二丈一尺，广四寸，径一寸。当脐右回十六曲，盛谷一斗，水七升半。"明•李挺《医学入门》："大肠又名回肠，长二丈一尺而大四寸，受水谷一斗七升半。魄门上应阑门长；尺八寸大八寸，受谷九升三合八分（魄门者肺藏魄也，又名广肠，言广阔于大小肠也，又曰肛门，言其处似车缸形也）。"肛之重也，仅十二两，肠之重也，再加二斤，总通于肺，而心肾膀胱连络系隔（肛门亦大肠之下截也，总与肺为表里，大小肠之系自隔下与脊髓连心肾膀胱，相系脂膜筋络散布包括，然各分纹理罗络大小肠与膀胱，其细脉之中乃气血津液流走之道。）此为大小肠血液供给，血管由肠系膜包括散布，并有细小分支至肠管，营养物质经此输送大小肠。《东医宝鉴》(1611 年)："大肠形象，大肠一名回肠又名广肠(有误)，长二丈一尺(一作二尺)，回叠积十六曲，盛谷二斗(应为一斗)，水七升半(难经)。肠胃自所入至所出长六丈四寸四分，回曲环反三十二曲也，凡肠胃合受水谷八斗七升六合八分合之一(难经)。""大肠部位，大肠后附脊，以受小肠滓秽，当脐右回叠积一匕下辟，大肠下口连于肛门(入门)。天枢；穴大肠之募也，在脐旁各三寸，在背大肠俞在脊第十；椎下两旁此大肠部位也(铜人)。""大小肠连系，大小肠之系，自脐下与脊髓连心肾膀胱，相系脂膜筋络散布包括，然各分纹理罗络大小肠与膀胱，其细脉之中乃气血津液流走之道也(入门)。""肛门重数，灵枢曰肛门重十二两，大八寸径；寸大半，长二尺八寸，受谷九升三合八分合之一。""肛门别名，肛门者大肠之下截也，一曰广肠言其广阔于大小肠也，又曰魄门，言大肠为肺之腑，肺藏魄故曰魄门也，肛者言其处似车缸形也(入门)。"明·李中梓《医宗必读》(1637 年)："大肠传道之官，变化出焉。回肠当脐右回十六曲，大四寸，径一寸寸之少半，长二丈一尺，受谷一斗水七升。广肠傅脊以受回肠，乃出滓秽之路，大八寸，径二寸之大半，长二尺八寸，受谷九升三合八分合之一。是经多气多血，难经曰，大肠二斤十二两。回肠者，以其回叠也，广肠即回肠之更大者，直肠又广肠之末节也，下连肛门，是为谷道后阴，一名魄门，总皆大肠也。"肛门一词首见于《难经》，言此处似车缸，故名。西晋·王叔和《脉经》和明·虞传《医学正传》等写作厍(音工)，为下部病也，俗作肛。肛肠一词首见于

北宋·王怀隐《太平圣惠方》，距今约一千年，可为世界肛肠一词最早应用者。直肠一词，可能为《难经》注解者杨玄操提出，如是则出自唐代，明、清时期已广泛应用。

《备急千金要方》云："论曰，大肠腑者……重二斤十二两，长一丈二尺，广六寸，当脐右回叠积还反十二曲，贮水谷一斗二升。""论曰，肛门者……重十二两，长一尺二寸，广二寸二分。"

中国解剖学史上最值得称道的是宋代所取得的突出成就，其中以吴简的《欧希范五脏图》和杨介的《存真环中图》为代表，宋代庆历年间，杜祀镇压欧希范等人起义，命宜州推官吴简率医生画工进行尸体解剖，画成《欧希范五脏图》(图 1-1)，图中对大小肠之关系和阑门之功能作了较详细地描述(图 1-2)。之后泗州名医杨介绘制的《存真环中图》，纠正了前人的一些错误，使其图谱达到了更高的水平。

据《郡斋读书志》记载："崇宁间，泗州刑贼于市，郡守李夷行遣医并画工往，亲决膜，摘膏肓，曲折图之，尽得纤悉，介校以古书，无少异者，比《欧希范五脏图》过之远矣，实有益于医家也。"杨介手中可能有烟萝子《内境图》，并以此为蓝本，参照刑场解剖发现，加以改进增益。此后，南宋·朱肱的《内外境图》、元·孙焕的《华佗内照图》等皆以《内境图》为蓝本而有所发展。

祝亚平考证，于五代末年(936-944)成书的烟萝子《内境图》是我国现存最早的解剖图谱。过去国内外学者普遍认为中国解剖学史宋代以前有说无图。祝亚平发现，《正统道藏》中所收载的烟萝子《内境图》，不仅年代较早，而且内容较后世解剖图更为原始。烟萝子是否进行过人体解剖无从得知，但五代战乱频繁，烟萝子有可能观察到破腹的尸体。从图中内容来看，烟萝子主要是根据《内经》的脏腑

学说和道家的"内景学说"来绘制的。图中大部分脏器如小肠、大肠、魄门等位置与实体解剖大致吻合，这在当时历史条件下是十分难能可贵的。烟萝子第一个将中国古代医道两家关于人体内脏的认识用图谱的形式表达出来，开创了后世绘制解剖图谱之先河。

祝亚平考证，烟萝子《内境图》比《欧希范五脏图》(1043)早 100 余年，比杨介《存真环中图》(1113)早 170 多年，因而它是我国最早的解剖图，并且对后世产生过重大的影响，奠定了后世解剖图谱的基础。13 世纪前西方罕有解剖人体之事，中世纪阿拉伯医学中的解剖图完全摹抄自中国，意大利"解剖学复兴者"蒙代尼(Mundimis)的《解剖学》迟至 1316年才问世，所以烟萝子的《内境图》也可能是世界上现存最早的解剖图。

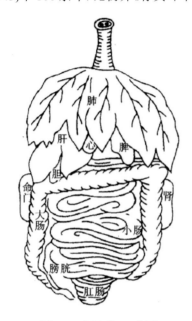

图 1-1 欧希范五脏图

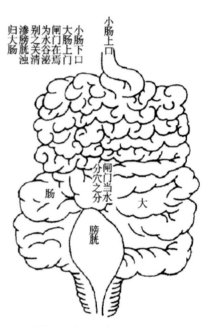

图 1-2 阑门水谷泌别图

(二)肛肠生理研究

中国传统医学认为，人是一个有机的整体，整体统一性的形成，是以五脏为中心，通过经络"内属于脏腑，外络于肢节"的作用而实现的。大肠肛门是机体的重要组成部分，在生理上不但有其独自的功能特点，而且与五脏等器官的功能活动也有密切的关系。大肠上连阑门，与小肠相接，下极为肛门。大肠具有传导排泄水谷糟粕等作用，肛门具有调节和控制排便的功能。故《素问·灵兰秘典论》说："大肠者，传导之官，变化出焉。"

1. 大肠以通为用 大肠属六腑之一以通为用，《素问·五脏别论》云："夫胃、大肠、小肠、三焦、膀胱，此五者，天气之所生也，其气象天，故泻而不藏。此受五脏浊气，名曰传化之府，此不能久留，输泻者也。"大肠传导排泄糟粕的功能活动，主要体现在以通为用，以降为顺这一生理特性上。从形态上来看，大肠为一管状结构，内腔较小肠大而广，回运环曲亦少。这一解剖结构决定了大肠承担排泄功能的特点。如由于某种病理原因导致大肠管状结构形态改变，就会产生传导障碍。《疡医大全》谓："经曰：大肠者传导之官，变化出焉，上受胃家之糟粕，下输于广肠，旧谷出而新谷可进，故字从肉从易又畅也，通畅水谷之道也。"这一精辟的论述，从六腑的动态观角度，说明了大肠传导变化，以通为用的生理特性。

大肠以通为用，以降为顺的这一生理特性，对维持人体饮食物的消化吸收和水液代谢起到了重要作用。故《灵枢·平人绝谷》云："平人则不然，胃满则肠虚，肠满则胃虚，更虚更满，故气得上下，五脏安定，血脉和利，精神乃居，故神者，水谷之精气也。"大肠传导功能的实现，还有赖于气血的推动和濡养，只有气血旺盛，血脉调和，大肠才能传导有序，排泄正常。其传导，主要靠肺气之下达，才能承小肠之传物，故在生理上与肺、小肠的关系更为密切。肺气宜降，肺气不降大肠易滞。《医经精义》说："大肠之所以能传导者，以其为肺之府，肺气下达，故能传导。"肺的生理功能正常，肺气充足大肠传导能顺利进行。若肺气虚弱或宣降失常，可导致大肠传导功能失常。承小肠下传之物，如不受则逆。大肠传导功能失常，可影响小肠之传导，亦可影响胃之功能，可使胃实肠虚、肠实胃虚的生理现象不能实现。

2."变化出焉"　是小肠泌别清浊的继续大肠变化靠小肠余气，太过则实，不及则虚。大肠的变化功能与小肠密切相关，是小肠泌别清浊功能的延续。小肠通过泌别清浊，清者上输于脾，浊者下输至大肠，其中还有部分未被小肠吸收利用的水液和精微物质，则要靠大肠的"变化"作用来完成，即将浊中之清重新吸收，浊中之浊由魄门排出。大肠主津，靠肺肾气化。《灵枢·经脉》云："大肠……是主津液所生病者。"涨景岳注："大肠与肺为表里，肺主气而津液由于气化，故凡大肠之泄或秘，皆津液所生之病。"《脾胃论》说："大肠主津，小肠主液，大肠

小肠受胃之营气乃能行津液于上焦。"大肠参与津液之代谢，并分泌产生某些物质，有的可润滑肠管，帮助排便。如此功能正常，则大肠濡润，粪便成形，排出较易。有的参与机体的其他生理活动。由于小肠与大肠相连，生理上有相互联系，病理上则可相互影响，如大肠传导功能失常，不能承受小肠的下传之物，则可出现腹痛呕吐等梗阻不通之症；反之，小肠泌别清浊功能失常，使水谷停滞，清浊不分，混杂而下，超越了大肠变化功能的承受能力，同样会发生腹泻。因大肠的变化功能还要依赖小肠泌别清浊的余气来完成。

3.大肠运动和肛门启闭有序　正常生理状态下，成人排便比较定时而有规律，这主要取决于大肠的传导变化，同时还需要肛门的正常的启闭。在非排便的情况下，肛门处于密闭状态，一是防止外界异物的侵入，二是控制大肠内容物的外溢。通常，这种舒缩启闭是因生理的需要而有节律的，根据子午流注原理及时辰与脏腑的配属关系，大肠的功能在一昼夜当中有两个生理功能旺盛时期，一是卯时，因十二经脉流注次序从寅时手太阴肺经开始，流注到手阳明大肠经属卯时（早晨），此时，大肠气血充盈，有助于排便。另外，申酉（日入）与肺大肠金气相配，此时出现大肠生理功能的第二个旺盛时期，在这两个旺盛时期，大肠的传导功能最强，魄门随之开启而排便。

王业皇曾作过调查，发现晨起及早饭后排便者占75%，午后及晚饭后排便者占12.82%，根据大肠肛门的这一生理节律现象，以生物钟的规律指导患者择时排便，对防止便秘有一定意义。

4.五脏对大肠功能的影响　《素问·五脏别论》云："魄门亦为五脏使，水谷不得久藏。"人体脏腑之间在功能上即有明确分工，又有密切联系，即能

相互促进，又能相互制约，从而保持着机体内外环境的统一，维持着人体的正常生命活动。大肠之所有功能，均与其他脏腑相关。此处就五脏对大肠功能之影响而深论之。

二、国外传统医学肛肠解剖生理

公元前 1700 年的古埃及文献中也有肛门疾病的记载。影响较大的是希腊的医圣希波克拉底(Hippocrates)(公元前 460～前 375 年)。他最先提出以出血为依据的痔的病名(Haern.orrh.oiden 义为血球)，写有一篇关于痔的论文，提出提出的痔是人体生理器官的"安全阀"学说。

Stahl(1729 年)通过解剖学观察提出了门静脉回流受阻而导致痔静脉曲张生痔的学说。Wirinslor(1733 年)提出了肛门小窝的命名。1749 年 Morganegui 依据动物无痔病，提出了痔是人类直立后发生的特有疾病的病因学说，这才动摇了古希腊希波克拉底提出的痔是人体生理器官的"安全阀"学说，使人们从近两千年的陈旧观念中解脱出来。1774 年 Coopez 在他的《应用外科辞典》中支持 Retit 的观点，进一步否定了痔出血有任何好处的传统观念。

1835 年英国医生 Salmon 在伦敦创建了《肛门直肠病的圣•马克医院》，院名医辈出，对肛肠解剖、生理、病理、治疗做了大量研究工作，几乎现行的一些手术都与该院的研究有关，成了世界肛肠学科研究的一个中心。Cuersant(1847 年)报告了青年性直肠息肉病。Cripps(1882 年)报告了家族性息肉病。Wiks 与 Moxon(1875 年)首先从细菌性疾病中分离出了溃疡性大肠炎。1878 年 C～iari 提出了肛门小管及肛门腺的命名。

1888 年 Syminton 提出肛管的命名。

1914 年 Quervain 与 Case 首先报告了大肠憩室症。1932 年 Crohn 报告了克隆氏病。

1934 年英国 Milligan 与 Morgan 发表了《肛管外科解剖学》密切结合临床，填补了肛管应用解剖学的一些空白，把肛肠外科推向了一个新阶段。国外医学家斯巴德何尔梓(SPahehl)所著解剖学，食道长 25cm，小肠 750cm，结肠 175cm，小肠与结肠总长 925cm。其与《灵枢》所载胃肠道长度比较如下：斯巴德何尔梓《解剖学》，25(食道)：925(小肠与结肠)—1:37；《灵枢》，1.6(食道)：56.8(小肠与结肠)=1:35.5。因种族不同的差异外基本一致。

第二节 现代医学肛肠解剖与生理

一、肛肠解剖

(一)肛门直肠的形态

直肠是消化管的末段，位于盆腔内。上端约在第三骶骨平面与乙状结肠相连，向下沿骶、尾骨屈曲，穿过盆底移行于肛管，终于齿线。成人直肠约 12～15cm。

直肠并不笔直，它的两头狭小，中间宽阔。上端狭窄区位于直肠、乙状结肠结合部，是结肠的最狭窄部分。下端狭窄区是平时闭紧的肛管；中间膨大的部分称为直肠壶腹，是大肠最宽阔的部分。直肠壶腹的前壁向前膨出，后壁沿骶尾骨弯曲前方下行，形成了一个几乎与肛门呈直角的大弯曲，这就是直肠髂骨曲。之后，直肠绕过尾骨尖，转向后下方，在肛管处又形成一个弓向前的弯曲，叫做直肠会阴曲(图1-3)。直肠的这些弯曲在行乙状结肠镜检查时，要求方向需先指向脐部，过肛管后再改向骶骨岬，才能顺利到达直肠壶腹。

肛门位于臀部正中线与两侧坐骨结节横线的交叉点上，平时闭紧时呈椭圆形。肛缘与坐骨结节之间的范围称肛周。皮肤有明显的色素沉着和毛发。肛门缘的皮肤松弛而有皱褶，有利于排便时张开。

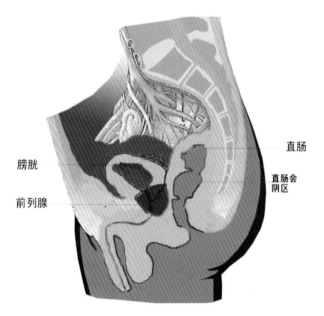

膀胱

前列腺

直肠

直肠会阴区

图 1-3 肛门直肠的大体形态和弯曲

(二)肛管

由肛缘到直肠末的一段叫肛管。肛管皮肤特殊，上部是移行上皮，下部是鳞状上皮，表面光滑色白，没有汗腺皮脂腺和毛囊。手术中被切除后，会形成肛管皮肤缺损，黏膜外翻和肛腺外溢。补上其他部位的皮肤都不如原来的功能良好，所以作肛门手术时要尽量保护肛管皮肤。肛管还是连接直肠与肛门的肌性通道。在发生学上处于内、外胚叶层的衔接地区，所以构造复杂。肛管壁由内向外共有五层：黏膜层、黏膜下层、内括约肌、联合纵肌、外括约肌。其肌束的排列方向是：内球中纵外环，中间的联合纵肌分出许多纤维向内外穿插，将肛管的各部组织捆扎在一起，构成一个功能整体。

肛管有解剖学肛管和外科学肛管之分。解剖学肛管是指齿线至肛缘的部分。成人平均长约 2.1cm，在排便扩张时直径可达 3cm。外科学肛管是指肛缘到肛管直肠肌环平面以下(肛直线)的部分，成人平均长约 4.2cm。其上界男性与前列腺齐高，女性与会阴体齐高。周围是内、外括约肌、联合纵肌和肛提肌。闭紧时管腔呈前后位纵裂状。肛管长轴和直肠壶腹之间角度很大，约 90～100°，称肛直肠角。该角距肛门上方 3.2～3.3cm，距尾骨尖 5.1～6.4cm(图1-4)。shafik(1975)认为应把肛提肌内侧缘至齿线的一段称为直肠颈，长约 2 厘米；把齿线至肛缘段称为固有肛管(解剖肛管)，把直肠与直肠颈交界处称为直肠颈内口，肛管外口称肛门。我们认为这种新分界法比较合理，既反映了解剖特点，又能指导临床(图1-5)。

(三)齿状线

肛管皮肤与直肠黏膜相连合处，可见到一条锯齿状的线，叫做齿状线或梳状线。齿线是胚胎期原始直肠的内胚叶与原始肛门的外胚叶交接的地方，上下组织构造不同，85％以上的肛门直肠病都发生在齿线附近，在临床上有重要意义(图1-1-7)。

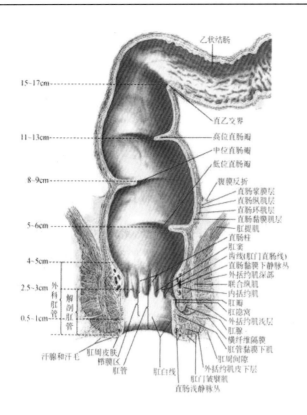

图1-4 肛管直肠的大体形态

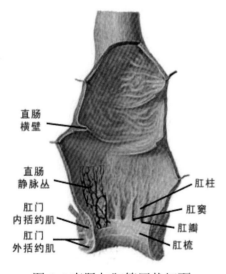

图1-5 直肠与肛管冠状切面

（1）上皮齿线以上是直肠，肠腔内壁覆盖着黏膜，其上皮为单层立方或柱状的消化管黏膜上皮；齿线以下是肛门，图1-6 肛管的结构（shafik 图1-7）肛管覆盖着皮肤，其上皮为移行扁平或复层扁平上皮。齿线以上的痔是内痔，以下的痔是外痔；齿线以上的息肉、肿瘤附以黏膜，多数是腺瘤，以下的肿瘤，附以皮肤，是皮肤癌等。

（2）神经齿线以上的神经是自主神经，没有明显痛觉，故内痔不痛，手术时是无痛区；齿线以下的神经是脊神经，痛觉灵敏，故外痔肛裂非常痛，手术时是有痛区，凡是疼痛的肛门病都在齿线下。

（3）血管齿线以上的血管是直肠上血管，其静脉与门静脉系统相通，齿线以下的血管是肛门血管，其静脉属下腔静脉系统。在齿线附近门静脉与体静脉相通。

（4）淋巴齿线以上部淋巴向上回流，汇入盆腔淋巴结（内脏淋巴结）齿线以下的淋巴向下回流，经大腿根部汇入腹股沟淋巴结（躯体淋巴结）。所以肿瘤转移，齿线上向腹腔，齿线下向大腿根部。

由此可见齿线是胚胎内、外胚层碰头会师的地方，所以几乎所有肛门、直肠先天性畸形如锁肛等都发生在齿线。

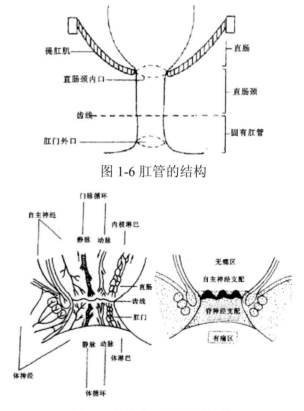

图1-6 肛管的结构

图1-7 齿线上下的不同结构

齿线还是排便反射的诱发区。齿线区分布着高度特化的感觉神经终末组织，当粪便由直肠到达肛管后，齿线区的神经末梢感受器受到刺激，就会反射的引起内、外括约肌舒张，肛提肌收缩，使肛管张开，粪便排出。如手术中切除齿线，就会使排便反射减弱，出现便秘。

（四）肛直线（Hercmann 线）

肛直线距齿线上方约 1.5cm，是直肠柱上端的连线。指诊时，手指渐次向上触及狭小管腔的上缘，即达该线的位置。此线与内括约肌上缘、联合纵肌上端以及肛直环上缘等位置基本一致。

（五）直肠柱

直肠柱或称肛柱，为肠腔内壁垂直的黏膜皱襞，有 6～14 个，长约 1～2cm，宽 0.3～0.6cm；在儿童比较显著。直肠柱是肛门括约肌收缩的结果，当直肠扩张时此柱可消失。直肠柱上皮对触觉和温觉刺激的感受甚至比齿线下部肛管更敏锐。各柱的黏膜下均有独立的动脉、静脉和肌组织。直肠柱越向下越显著，尤其在左壁、右后和右前壁者最明显，柱内静脉曲张时，常在以上三处发生原发性内痔。

（六）肛瓣

各直肠柱下端之间借半月形的黏膜皱襞相连，这些半月形的黏膜皱襞称肛瓣，有 6～12 个。肛瓣是比较厚的角化上皮，是原始肛膜的残迹，它没有"瓣"的功能。当大便干燥时，肛瓣可受粪便硬块的损伤而撕裂。1908 年 Ball 曾认为肛瓣撕破是肛裂的病因，此种论点未得到广泛的支持。

（七）肛隐窝

肛隐窝或称肛窦，是位于肛柱之间肛瓣之后的

小憩室，它的数目、深度和形状变化较大。Tucker将动物和人的隐窝进行比较，发现犬、猫比人的发达；人的隐窝有 6～8 个，呈漏斗形，上口朝向肠腔的内上方，窝底伸向外下方，深度一般约 0.3～0.5cm(图 1-8)。比较恒定而大的隐窝通常在肛管的后壁，据 callager 报道，后方隐窝炎发病率为 85%，前方占 13%，侧方的感染以淋病、梅毒较多见。肛隐窝的功能不明，据信它有存储黏液润滑排便的作用。由于该处常易存积粪屑杂质，容易发生感染，引起隐窝炎，许多学者强调指出，隐窝炎是继发一切肛周疾患的祸根。

Shafik(1980)提出肛隐窝是胚胎遗迹，是后肠与原肛套叠形成的环状凹陷，由于直肠柱的出现，才将此凹陷分割成许多小室。在发育过程中，因前方有前列腺(男)和阴道(女)的影响，故肛管后壁的肛隐窝较前壁发育为好。据他统计：隐窝大而深的占45%，小而浅的占 17%，无肛隐窝者占 7%；发育完好的隐窝在小儿和婴儿较多见，隐窝浅而小和缺如者则多见于成人，因而可以推测肛隐窝随着年龄的增长有逐渐消失的趋热。他认为在发育过程中由于肛隐窝上口的闭锁，可以导致先天性肛瘘和囊肿的形成。

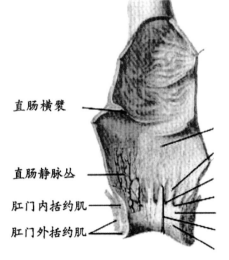

图 1-8 直肠柱、肛瓣和肛隐窝

(八)肛腺(图 1-9)

肛腺是连接在肛隐窝内下方的腺体。连接肛隐窝与肛腺的管状部分叫肛门腺导管。不是每个肛隐窝都有肛腺，一般约有半数肛隐窝有肛腺，半数没有。肛腺的形态、数目和结构分布个体差异很大，成人约 4~18 个，新生儿可达 50 个。多数肛腺集中在肛管后部，5 岁以下儿童多呈不规则分布。肛腺一般仅局限于下段肛管的黏膜下，很少向上超过肛瓣平面。肛门腺导管和肛腺的走行弯曲多变，多数肛门腺开口与肛门腺导管在一条垂直线上(约为 65%)，不在一条垂直线上的约为 35%，它们向外向下，可伸延入内括约肌层和联合纵肌层。一个腺体的分支伸展范围约为一平方厘米。腺管长约 2~8mm，导管走向在齿线下方者占 68%，在齿线上方者占 28%，上下方均有者占 40%，呈葡萄状分支。腺体的构造介于柱状和鳞状上皮之间，细胞排列为复层，类似消化上皮。肛腺的功能是分泌多糖类黏液，润滑粪便，保护肛管。但有人认为肛腺是无分泌功能的退化组织。

自 1878 年 Chiari 发现肛门腺后，使人彻底改变了千余年来一直认为肛门感染是外伤引起肛管皮肤及直肠黏膜损伤所致的陈旧观点。但对于肛腺在临床的意义目前仍有一些分歧，多数学者主张肛腺是一切肛周疾患总的策源地，stezner(1959)指出 95%的肛瘘均起源于肛腺感染，所以肛腺在外科上的重要性是毋庸置疑的。但是 1967 年 G.lisher 对此表示异议，他仔细检查了 22 例肛管直肠脓肿与肛隐窝(内口)及括约肌间脓肿的关系，结果仅有 5 例证实脓肿与肛隐窝相连，8 例有括约肌间脓肿。他切除 34 例肛瘘，发现由括约肌间脓肿造成的肛瘘仅有 9 例，因此他的结论是，隐窝腺感染学说对解释多数肛瘘

的病因不适用；Shafik(1980)持同样观点。故一切肛周疾患均归咎于肛腺感染是不合适的。1978 年 Eisenhammer 将肛周脓肿分为两大类：一类与肛腺有关，称"隐窝腺性肌间瘘管性脓肿。"一类与肛腺无关，称"非隐窝腺性非瘘管性脓肿"，我们认为这一观点较为合理。

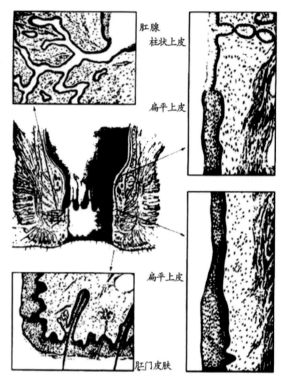

图 1-9 肛腺和直肠肛管上皮的构造

(九)肛乳头

一般把肛管与直肠柱相接区隆起的小圆锥体或三角形的小隆起称为肛乳头（图 1-10）。肛乳头的表面覆盖着光滑的乳白色或淡红色皮肤，沿齿线排列。多数人没有肛乳头，有肛乳头者约为 47%，常合并有肛隐窝炎。乳头多为 2~6 个，数目、形态和大小因人而异，存在着个体差异。当肛管处有感染、损伤及长期慢性刺激，如肛裂等时，肛乳头可增生变大，脱出肛门外形成肛乳头炎或乳头肥大。有的可呈乳头瘤状，病理检查常为纤维性息肉，一般不发

生恶变，电灼、结扎或切除后可根治(图 1-10)。

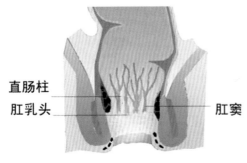

直肠柱
肛乳头
肛窦

图 1-10 肛乳头

(十)栉膜

1879 年 Dure 将肛管上皮分为三部：皮肤、中间带和黏膜。中间带是皮肤和黏膜过渡区，皮薄致密，色白光滑，对照上端的肛柱和齿线颇似梳背，故被 strud(1896)命名为梳状区，又称栉膜带。之后，Miles(1919)等认为栉膜带是一种病理性的纤维组织环状带，可约束肛管使之失去弹性，是形成肛裂的原因。他用切断栉膜带的方法治疗肛裂取得了良好效果。近年来，多数学者认为栉膜带实际上是不存在的，而是痉挛的内括约肌下缘，切断的是内括约肌。因此，现在的多数肛肠学教科书上已不在提栉膜带的概念。

(十一)括约肌间沟

括约肌间沟(即肛门白线)距肛缘上方约 1 厘米。此沟正对内括约肌下缘与外括约肌皮下部的交界处。1877 年 Hiltn 称此沟为白线，故又称 Hiltn 白线，但实践证明此线并不存在，Ewillg(1954)建议在教科书和文献中将其取消。1965 年日本人三枝纯郎提出白线的存在与种族有关，白种人清楚易认，而有色人种(黄、黑皮肤)则不存在。Witehead 手术的环形切线一般以白线为标志，因此线不能确定，故切线的位置或高或低常引起不良后果，所以取消白线而代以"括约肌间沟"的命名比较合理。

括约肌间沟是一个重要临床标志，用手指抵压肛管内壁逐渐向下，可在后外侧摸出此沟，沟的上缘即内括约肌下缘，沟的下缘即外括约肌皮下部的上缘；皮下部多呈前后位的椭圆形，故其前后部不易触知。沟的宽度约为 0.6～1.2cm。外括约肌皮下部与内括约肌之间的间隙很小，有来自联合纵肌的终末纤维在此呈放射状附着于肌间沟附近的皮肤，故该处皮肤较固定，有支持肛管防止直肠黏膜脱垂的作用。如果这种支持结构被破坏可能导致脱肛。此外，在麻醉时，特别是在腰麻的情况下，括约肌松弛；内括约肌下降，外括约肌皮下部向外上方移位，此时括约肌间沟消失；来自联合纵肌的肛门支持结构同时弛缓，结果直肠黏膜、齿线和齿线下的皮肤出现下移情况；在骶管麻醉下，这种现象最明显，最易引起脱垂。

(十二)直肠瓣

直肠瓣是直肠壶腹内呈半月形的黏膜横皱襞，1830 年 Hustn 首次提出，故此瓣又称 Hustn 瓣。直肠瓣是由黏膜、环肌和纵肌层共同构成，纵肌发育良好者，于肠壁的表面，约当直肠瓣处可出现显著的凹沟。直肠瓣的数目多少不定(可出现 2～5 条不等)，一般多为 3 条。直肠瓣向肠腔内突入，高约 1～2 厘米，或者很小而不清楚。直肠瓣最上方的一个接近于直-乙结合部，位于直肠的左壁或右壁上，距肛门约 11.1 厘米。偶尔该瓣可环绕肠腔一周，在这种情况下，肠腔可程度不同的被缩窄。中间的一个又叫 Khlrausch 瓣，是三个瓣中最大的，也是位置最恒定的一个，它内部的环肌层特别发达，位于直肠壶腹稍上方的前右侧壁，距肛门约 9.6cm。相当于腹膜反折的平面。因此，通过乙状结肠镜检查确定肿瘤与腹膜腔的位置关系时，常以此瓣为标志。最下方的一个，位于中瓣的稍下方，位置最不恒定，一般多位于直肠的左侧壁，距肛门约 7.7 厘米处。当直肠充盈时，该瓣常可消失，而排空时则较显著。直肠检查时可用手指触知，易误认为新生物。直肠瓣的功能尚未肯定，可能有使粪便回旋下行和使粪块得到支持的作用。在直肠镜检查时，正常的直肠瓣边缘锐利，当黏膜水肿时边缘即变钝，溃疡时粗糙不平，因长期炎症而有疤痕形成时即呈萎缩状。了解直肠瓣的数目和位置及距肛门的距离，便于作乙状结肠镜检时避免损伤此瓣；从瓣的改变，也可以初步判断直肠黏膜炎症的程度。

(十三)肛门内括约肌

内括约肌是直肠环肌延续到肛管部增厚变宽而成。属平滑肌，受自主神经支配。上起肛直环平面，下至括约肌间沟，包绕肛管上 2/3 部，高(2.32±0.65)cm，厚(0.54±0.38)cm。肌束呈椭圆形，乳白色，连续重叠排列如覆瓦状。上部纤维斜向内下，中部呈水平，下部稍斜向上，在最肥厚的下端形成一条环状游离缘，指诊括约肌间沟可明显触及此缘(图1-11)。大约在齿线以下 1.0～1.5cm 处。在慢性便秘、高龄和慢性肛裂等情况下，肛门内括约肌往往较肥厚。肛门内括约肌内无神经节细胞，在内括约肌的近端神经元突触的数量逐渐减少，至远端已基本消失。肛门内括约肌受自主神经系统的交感神经和副交感神经双重支配。其交感神经来自腹下神经，交感神经兴奋后释放去甲肾上腺素递质，通过去甲肾上腺素能的 a 受体，直接作用于平滑肌细胞，可以使内括约肌收缩。支配肛门内括约肌的副交感神经来自于盆神经(S_{1-2})，其末梢纤维与壁内神经丛(肌间神经丛和黏膜下神经丛)的突触后神经元联系，副交感神经具有明显的抑制作用，使内括约肌松弛。

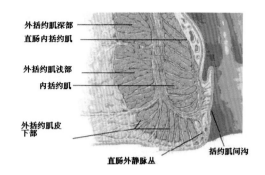

图 1-11 内括约肌和括约肌间沟

在正常情况下，肛门内括约肌呈持续性收缩状态，产生和维持着肛管静息压。据报告，肛管静息压的 50%～75% 是由内括约肌持续性收缩所维持，在交感神经作用被阻断后，肛门内括约肌仍保持约 50% 的正常基础张力，表明其张力的维持有肌源性和神经源性双重作用。随着近年来研究的不断深入，人们发现肛门内括约肌张力的异常与许多肛管、直肠疾病的发生密切相关。例如，特发性大便失禁患者肛门内括约肌反射性抑制的阈值明显降低，内括约肌静息张力降低，肛管最大静息压低于正常，肌电图研究亦显示静息状态下内括约肌自发性舒张刺激的发放频率比正常人少，而处于活动时舒张刺激发放频率高于正常，且延续时间长。此外，超微结构观察也显示特发性大便失禁患者的肛门内括约肌呈纤维样和萎缩样改变，可见肛门内括约肌的功能和形态改变是发病的重要原因。肛门内括约肌过度痉挛收缩与痔、肛裂等发病也有密切关系。肛内括约肌具有消化道环肌层的固有特性，容易发生痉挛，尤其是位于肛管下的消化道末端，对于一些刺激(例如，药物灌肠、肛隐窝炎、痔，以及直肠炎等)较为敏感，容易引起内括约肌的痉挛。如果痉挛持续性存在，将会使肛门内括约肌组织结构发生改变而导致永久性挛缩，加重一些肛管、直肠疾病的病情和病理变化。Nthmann 等对慢性肛裂病人的肛门内、外括约肌压力进行了观察，发现慢性肛裂病人内括约肌压力明显高于正常人，而外括约肌压力与正常人相比无显著性差异，因而通过扩肛或肛门内括约肌部分切断手术，可以减轻肛门内括约肌的过度痉挛，是治疗慢性肛裂的重要措施之一。

肛门内括约肌的松弛反射是正常排便活动的一个重要组成部分，也是反映肛门内括约肌功能的重要指标，临床上常用直肠内括约肌反射来描述这一功能变化的情况。直肠内括约肌反射是指直肠或直肠乙状结肠扩张时所立刻引起的肛门内括约肌松弛的反应，多数学者认为该反射是一种受脊髓调节的局部反射，迅速而又间歇地扩张直肠，可以延长肛门内括约肌松弛时间；若直肠持续扩张，开始时可以引起内括约肌松弛，随后将逐渐恢复其静止张力。

(十四)肛门黏膜下肌

肛门黏膜下肌位于肛管黏膜与内括约肌之间，是一种含有大量弹性纤维的平滑肌组织，其中纤维成分占 62%，肌组织占 38％。1853 年由 Treitz 首先报道，故又称 Treitz 肌。关于该肌的来源问题：FinLaweS(1940) 认为是直肠黏膜肌层的延续。Parks(1956)等认为，除黏膜肌层外还融汇了部分内括约肌纤维，以及穿过内括约肌而来的部分联合纵肌纤维。从发生上看，shafik(1980)认为黏膜下肌是肛直窦闭合而成的胚胎剩件，他命名为肛直带。该肌层厚约 0.2～0.53cm，长 0.3～0.8cm，其下界不超过栉膜下缘，通常齿线附近发育最佳。黏膜下肌的分布形式大约有以下 4 种：

（1）纤维肌组织呈网状缠绕痔静脉丛，构成静脉的支持架。

（2）绕内括约肌下缘或穿其最下部肌束与联合纵肌再次连合。

（3）部分来自联合纵肌的纤维穿内括约肌直接附着于齿线以下的栉膜区皮肤。

（4）终末部纤维沿内括约肌和外括约肌皮下部的内侧下行，附着于肛周皮下；或穿入内括约肌下部肌束间；或穿入外括约肌皮下部的肌束间，形成网状，附着于肛周皮肤(图 1-12)。其作用是将肛管皮肤固定于内括约肌上，故 Parks(1995)称此种纤维为"黏膜悬韧带"。悬韧带将栉膜下层分隔为上下两部：上部为黏膜下间隙，内含内痔丛；下部为肛周间隙，内含外痔丛。两部之间由韧带牵引形成一环形的痔间沟，位于白线与齿线之间。故有人主张内、外痔应以痔间沟分界较为合理。黏膜下肌是肛管的重要支持组织，它有使排便结束后肛黏膜回缩的作用。此种作用在有些动物表现很明显，如马排粪时肛管黏膜几乎全部脱垂，排粪后可全部缩回。临床上，在脱垂性内痔中可发现肛管黏膜下肌有肥大或断裂现象。因此 Treitz 提出：肛管支持组织的变性，将会引起部分黏膜及黏膜下组织下移而成痔，这就是成痔的黏膜滑动学说；1982 年 Gemsenjage：在 100 例痔切除时施行 TreitZ 肌保存手术，获得较好疗效。在这些学说的影响下，越来越多的学者术中应尽量保存肛管黏膜下肌，并设计了一些新的术式，可以说是痔认识和治疗上的一大进步。

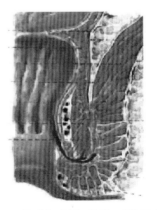

图 1-12 黏膜肌层与黏膜下肌的关系

(十五)肛垫

肛垫,是指齿线上方宽约 1.5cm 的直肠柱区。该区呈环状增厚,借丫形沟分割为右前右后及左侧三块。1975 年年轻的 Thmsn 在他的硕士论文中首次提出"肛垫"的概念,并认为"它是人体解剖的正常结构"。"正常肛垫的病理性肥大即谓痔"。他的论断受到 Alexander-Williams(1982)、Bernstein(1983),以及 Melzier(1984)等一些著名学者的支持,1983 年在德国科伦堡举行的第 9 届国际痔科专题研讨会上获得一致确认,国外新近出版的肛肠病学专著中已广泛采纳痔的新定义。他的研究给痔的本质和治疗产生了深远影响。早在 19 世纪,法国解剖学家 Bemard 就注意到直肠柱区呈海绵状结构。从 20 世纪 60 年代起德国学者(Stelzner、Staubesand、Thulesins 等)对该区的组织学成分进行了详尽的观察。研究结果表明,肛垫并非直肠黏膜下层的一般性增厚,它包含有与直肠不同的黏膜上皮血管,以及纤维肌性组织。肛垫黏膜呈紫红色,向上与直肠接壤处则变为粉红色。黏膜上皮为单层柱状上皮与复层鳞状上皮之间的移行上皮,细胞为柱状、立方状或低立方状。从胚胎学上看,在孕期 7 周时(即人胚 35mm 阶段),肛膜破裂,齿线与直肠黏膜结合处出现鳞状上皮与柱状上皮的重叠区,此区逐渐扩展至成人约 15mm 宽,即肛垫区上皮。近代应用光学和电子显微镜观察结果表明,该区上皮的超微结构与泄殖腔上皮近似,因而证实了肛垫黏膜上皮代表了内、外胚层的分界,即肛膜的附着处,也是肛管与直肠的衔接地带。肛垫上皮内感觉神经末梢器极为丰富,这些神经是肛门反射中重要感受装置,并对直肠内容物的性质有精细的辨别能力。肛垫区感受器的面积虽小,但对大便临近肛门时能起到警报作用,故具有某种保护功能。肛垫黏膜下所包含的静脉丛和相应的动脉终末支之间存在着普遍的直接吻合,吻合部称为"窦状静脉"。此种丰富的血管形成丝球体样的结构,是肛垫独特的血管模式。

根据 Miles 的传统观点,直肠上动脉的三个主支:右前右后及左支分布于肛垫,因而原发性内痔好发于动脉分支的相应部位。

但是,据近代研究资料证实,肛垫的动脉来自直肠下动脉和肛门动脉;直肠上动脉不参加。肛垫的三分叶(右前右后及左侧)排列模式与直肠上动脉的分支无关。Miles 用直肠上动脉的分支类型来解释内痔的好发部位,缺乏解剖学支持。1976 年宫崎治男通过动脉造影观察肛垫区内微血管分布密度,发现肛垫血管来自 6 个方向汇集于此,全周分布均等,没有偏倚,未发现右前右后及左侧三处的血管较别处特别密集现象,因而否认痔核的好发部位与血管的配布有关。肛垫黏膜下静脉丛(内痔丛)呈囊状膨大,各膨大部以横支相连,其旁支穿出直肠壁与外膜下静脉丛相连。内痔静脉丛是直肠静脉丛的一部分,它与直肠内门静脉与体循环静脉之间有着广泛交通。正常情况下,门静脉血可经痔间交通静脉与痔生殖静脉分流至体循环,在排便时直肠收缩,此种分流现象更加显著。通过痔丛造影发现,痔生殖静脉有静脉瓣的作用,只允许痔静脉丛的血液流向前列腺静脉丛或阴道静脉丛(体循环),而体循环血液则不能流向门静脉系,因而门静脉高压与痔无直接联系。以往专著中普遍记载的门静脉高压与痔的发病密切相关的假说,现在已被否定。传统的由于痔静脉丛瘀血、曲张而成痔的概念,已被抛弃。

1962 年 Stelzner 等在连续组织切片中发现肛垫黏膜下层有动静脉吻合。1963 年 staubesand 用 X 线造影法,1975 年 Thmsn 用乳胶注射法,均相继证实了这种特殊血管的存在，称为"窦状静脉"。

动静脉吻合是指小动脉和小静脉间的直接吻合管，血液可不经毛细血管从动脉流向静脉，此类血管可直行或呈球状或迂曲状。管壁构造很特殊：内皮细胞直接与变形的平滑肌细胞相接，外膜内有丰富神经纤维。正常情况下，肛垫内动静脉吻合的开放或闭合是交替进行的，约每分钟开放 8～12 次，也有开放数天或关闭数天的。由于吻合管能自由开放，因而对肛垫区的温度与血量调节具有重大作用。由于动脉血直接流入静脉，可使肛垫静脉丛的静脉血动脉化，甚至静脉出现节律性搏动。Thulesins、Gjres 等对痔血的血气分析及温度传导性的试验研究，均有力地证实了肛垫内此类吻合管的存在，并对痔血为何呈鲜红色（动脉血）给予了明确的解答。肛垫正常功能的维持，主要依赖于动静脉吻合管对肛垫血流量的正常调节，Treitz 肌对肛垫位置的固定。动静脉吻合是肛垫良好的血量节调器，肛垫供血量的多少和它的功能状态及内、外环境的刺激有密切关系。正常情况下，肛垫吻合管的血流量占直肠总血量的 20%，甚至可达 50%。小儿因性激素水平高，吻合管发育不良，直到青春期才发育完全，故小儿很少出现肛垫肥大。妊娠期雌激素水平升高，吻合管变粗，血流量增加，故孕妇痔的发生率很高。一些病理因素导致微量元素（锌）和碱性磷酸酶缺乏，以及某些神经体液因素，使动静脉吻合发生调节障碍，则肛垫将出现充血性肥大。若内括约肌张力过高，静脉回流受阻，充血现象加重（图 1-13）反复的慢性充血导致 Parks 韧带伸长和肥厚，并随即伴有 Treitz 肌断裂。若肛垫失去肌层的支持，即可发生间歇性脱垂，继而发生持续性脱垂即成痔。

Treitz 肌是肛垫的网络和支持结构，它有使排便结束后肛垫向上回缩的作用。如果 Treitz 肌断裂，支持组织松弛，肛垫即可出现回缩障碍，从原来固定于内括约肌的位置下移（图 1-14）。促使肛垫下移的因素很多，除先天性 Treitz 肌发育不良的遗传因素外，如便秘、久泻久痢、排便习惯不良及括约肌动力失常等，均可增大下推肛垫的垂直压力，使 Treitz 肌过度伸展、断裂，导致肛垫下移。必须指出的是，年龄因素不可忽视。20 世纪 60 年代已经阐明，肛细胞组织的纤维和细胞随年龄增长而逐渐退变，这是因为成胶质酶因年龄而变化，影响成胶质合成，并使自然成胶质退化之故。1984 年 Hass 等指出，Treitz 肌退变大约始于 18～20 岁，随年龄增长而加重，变得扭曲、松弛、自然断裂、肛垫下移，痔的发生率随之增加。正常 Treitz 肌网络静脉丛对肛垫体积有约束作用，当其松弛后，静脉扩张，体积变大，用力排便时更易被挤出，导致血液疲滞、血凝块形成，或黏膜肿胀糜烂并伴出血，即出现痔的症状。综上所述，肛垫具有特殊的黏膜上皮，丰富的动静脉吻合，大量的 Treitz 肌纤维，是人体正常的解剖实体。它的主要功能是协助括约肌关闭肛门。

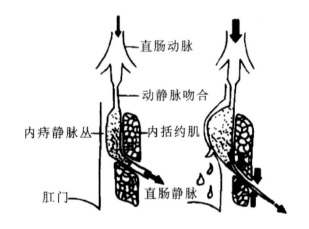

图 1-13 内括约肌张力与肛垫充血性肥大（痔）的关系

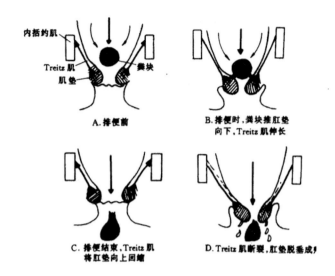

图 1-14　Treitz 肌的功能及异常

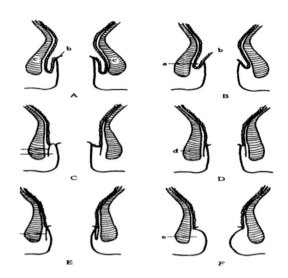

图 1-15　肛直窦的发育和异常

A. 窦大而深（发育完好）45%；B. 窦小而浅（部分消失）17%；C. 肛直窦消失，残留肛直带 21%；D. 肛旁隙消失，肛直带紧贴肛管壁；E. 肛直窦完全消失及其残留上皮 10%；F. 肛旁隙未消失，导致肛管狭窄。a. 肛直窦；b. 肛瓣；c. 内括约肌；d. 肛直带；e. 肛旁隙；f. 残留上皮

（十六）肛直套叠与肛直窦

直肠和肛管在发生上来源不同，前者来自后肠，后者来自原肛；但二者在如何衔接问题上教科书中很少论述。1954 年 Last 曾发现：作为后肠和原肛分界标志的齿线位置，可高达肛直环或低至肛白线的平面。stephens(1963)从 2 例 50mm 和 65mm 人工胚中发现内括约肌下端不在柱状上皮与鳞状上皮移行线之下，而是位于其上方。据他推测，随着人胚的发育，属后肠的内括约肌将向下迁移，而属原肛的鳞状上皮则有向上迁移的趋势。1980 年 shafik 通过肛管齿线区的组织学观察，进一步提出了肛直套叠学说，并对某些肛门疾患的病因病理作了新的探讨。"肛直套叠"是指肛管形成过程。在胚胎发育期，原肛凹向上套入后肠的下端；在套叠处形成 2 个环状间隙，外侧为肛直窦，内侧为肛旁隙。以后肛直窦闭合，肛管壁外移并与直肠壁融合，结果肛旁隙消失，肛管腔变宽，肛管形成。若生后肛旁隙继续保留，将会导致先天性肛管狭窄（图 1-15）。

肛直窦若继续保留或部分闭合，则在肛管黏膜下可形成一种管状残留物，即所谓"肛腺"。有时肛直窦完全闭合后，尚可遗留一些纤维上皮组织-肛直带或散在残留上皮。据统计，生后仍有肛直窦者占 62%（其中窦大而深者 45%，小而浅者 17%）；无肛直窦者占 7%；有肛直带者 21%，有残留上皮者 10%。其中窦大而深者多见于小儿；小而浅者和有肛直带或肛直窦缺如者常见于成人。由此可见，肛直窦在生后仍有随年龄增长而由下向上逐渐闭锁和消失的趋势。

肛直窦及其残留物与某些肛门疾患关系密切。上带和残留上皮这些胚胎剩件对病菌的易感性较强；它们犹如埋在肛壁黏膜下的"死骨"，一旦感染常易滞留，故肛门直肠周围炎症在临床上呈迁延性并多数形成瘘管。发育良好的肛直带，有时可在肛壁黏膜下形成坚硬的纤维环，影响排便时肛管自由扩张，粪块易擦伤上皮，引起局部肛直带反复感染，这就是慢性肛裂的起因。在肛直套叠过程中，由于前方有前列腺（男）或阴道（女）的影响，致使肛直窦及其残留物在后壁较前壁发育为佳，故肛管后壁肛门病的发病率一般比前壁高。此外，根据肛直窦的发育和异常，对某些原发性肛门疾患的病因可得到合理的解释，如肛门瘙痒症可能与肛直窦的残留上皮代谢产物或反复感染刺激有关。先天性肛瘘和肛管囊肿的病因，可能是由于肛直窦上口早期封闭之故。肛管腺癌的来源，过去说法不一，有的认为来自肌间隙，有的主张来自移行上皮或腺状分泌腺；目前看来极大可能来自肛直窦的残留上皮。肛直套叠学说在解释某些迄今原因不明的肛门疾患的病因病理上有一定参考价值。

（十七）盆底

人类进化成直立动物后，盆底就成为重要的结构。它的主要功能是支撑所有的盆腔器官。健康人盆底结构受损，可导致直肠脱垂、排便与排尿困难和膨出。近年来，盆底的重要性受到广泛的重视，从解剖、生理、病理到临床的内、外科治疗，开始了一个以盆底进行整体性研究的新趋势，盆底在肛肠疾病中的作用，将引起更广泛注意。盆底有两种概念：在解剖学上，盆底即指盆膈，盆膈以下封闭骨盆下口的全部软组织称会阴。盆膈是由肛提肌、尾骨肌及其筋膜构成的漏斗形肌板，其前部有盆膈裂孔，由会阴部的尿生殖膈将其封闭。尿生殖膈是由会阴深横肌及其筋膜构成的三角形肌板。从临床观点来看，盆底包括的范围较广，即自盆腔腹膜以下至会阴皮肤的全部肌肉筋膜层，由上而下依次为：腹膜、盆内筋膜、盆膈、尿生殖膈、肛门外括约肌和尿生殖肌群浅层。在盆底诸层中以盆膈和尿生殖

膈最为重要。盆膈组成盆底的后大部，有直肠末端穿过；尿生殖膈组成盆底的前小部，在女性有尿道和阴道穿过。故盆底可分为前、后两部，即尿生殖部和直肠部。盆底执行着双重功能，既承托盆、腹腔脏器，又协调排便的制动。如果盆底结构或功能异常，可形成盆底松弛或失弛缓综合征、会阴下降综合征等，出现大便失禁、直肠前膨出、直肠内套叠、直肠脱垂以及出口梗阻型便秘等症。

1.会阴肌

（1）后会阴肌−肛门外括约肌传统概念将肛门外括约肌分为皮下部、浅部和深部三层组织，实际上三者之间的绝对分界线并不是非常清楚（图 1-16）。

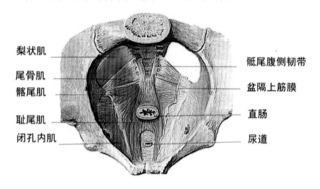

图 1-16 肛门括约肌及其附着组织

梨状肌
尾骨肌
髂尾肌
耻尾肌
闭孔内肌

骶尾腹侧韧带
盆隔上筋膜
直肠
尿道

皮下部：宽 0.3～0.7cm，厚 0.3～1.0cm，肌束环绕肛门呈圆形，位于皮下，触摸肛门周围皮肤时往往可以触及。皮下部肌束稍向外侧排列，与内括约肌在同一垂直平面构成肛管的下端，皮下部的上缘与肛门内括约肌下缘相邻，两者之间有联合纵肌纤维构成肌间隔穿行至肛管皮下。在皮下部前方，有部分肌纤维交叉与外括约肌浅部肌束相延续，过去的传统观念认为切断皮下部不会引起肛门失禁，但近年来有人认为女性肛门外括约肌皮下部在肛门前方和后方处与浅部无联系，如在前方切断此层可能发生肛门关闭功能减弱。

浅部：宽 0.8～1.5cm，厚 0.5～1.5cm，位于皮下

部外侧稍上方，肌束呈梭状环形包绕肛管中部，为肛门外括约肌中收缩能力最强的部分，其后部肌束附着于尾骨后外侧面，构成肛尾韧带的重要部分。

深部：宽0.4～1.0cm，厚0.5～1.0cm，环绕内括约肌和直肠纵肌层的外面，肌束呈圆形。深部后方肌束的上缘与耻骨直肠肌后部密切连接，其前方游离，有部分纤维交叉向外延伸与会阴深横肌连续，止于坐骨结节。深部的大部分肌束与耻骨尾骨肌联合构成肛管直肠肌环的前部。

传统的外科学和解剖学观念认为，肛门外括约肌皮下部和深部前后方无附着点，只有浅部的后方附着于尾骨。近年来的研究逐步显示外括约肌各部的附着点非常广泛。按照括约肌肌力作用方向可以分为后方附着点：肛尾韧带、尾骨尖两侧、肛门尾骨沟处皮肤；前方附着点：会阴中心肛门和阴囊皮肤、尿道球中隔、球海绵体肌；侧方附着点：会阴浅横肌两侧坐骨结节。肛门括约肌在排便节制中的重要作用与其附着点的完整保存有密切关系。外括约肌是受脊神经支配的随意肌，排便时可随便意舒张，排便后可人为收缩，使残便排净。当直肠内蓄存一定量粪便产生便意后，如果无排便条件，外括约肌在大脑皮层控制下，可随意地抑制排便，加强收缩，阻止粪便排出，并使直肠产生逆蠕动，将粪便推回乙状结肠，便意消失。若外括约肌受损或松弛时，这种随意自控作用就会减弱，全部切断外括约肌会引起排便不完全性失禁，失去对稀便和气体的控制；切断外括约肌皮下部和浅部，一般不会严重影响排便的自控作用。

如果切断外括约肌的后部会造成肛门向前方移位并丧失括约功能，故在肛瘘或肛旁脓肿等手术中应避免后正中切口，避免肛尾韧带损伤。

埃及学者Shafik根据肌束方向、附着点和神经支配的不同，将肛门外括约肌分为尖顶襻、中间襻和基底襻三个"U"形的肌襻，各襻均有其独立的附着点、肌束方向、神经支配和筋膜鞘（图1-17）。

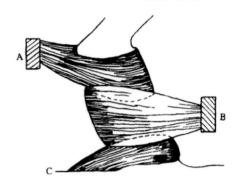

图1-17 肛门外括约肌三肌撑系统：A 尖顶襻；
B 中间襻；C 基底襻

尖顶襻：为肛门外括约肌深部和耻骨直肠肌融合而成，呈"U"形环绕直肠颈上部的后面和两侧，向前上方内侧走行，附着于耻骨联合。尖顶襻的向下延长沿直肠颈和固有肛管形成联合纵肌的一部分。神经支配为痔下神经。中间襻：为肛门外括约肌浅部，环绕直肠颈的下部和固有肛管的上部，然后再汇集一起附着于尾骨尖，由第4骶神经的会阴支支配。基底襻：为肛门外括约肌的皮下部，该襻的下部内侧肌束呈圆形围绕肛门，肌束向前附着于近中线的肛门周围皮肤。支配神经为痔下神经。

(2)前会阴肌

1）球海绵体肌位于肛门前方，包围尿道球。女性的球海绵体肌亦名阴道括约肌，起于会阴中心，其一部分肌纤维为肛门外括约肌的直接连续，沿阴道两侧前进，环绕阴道口，覆盖前庭大腺、前庭球及阴蒂海绵体表面，抵止于阴蒂海绵体白膜及其周围的纤维组织。

2）坐骨海绵体肌成对，起于坐骨结节内面，向前内侧走行，最后肌部抵止于阴茎海绵体下面及外侧面的白膜，女性此肌比较小，覆盖阴蒂脚的表面。

3）会阴浅横肌成对，有时一侧或双侧缺如。位于会阴皮下，起于坐骨结节，向内横行止于会阴中心。此肌发育与外括约肌关系密切，有时该肌是外括约肌的直接连续；有部分纤维可超过正中线与对侧的会阴浅横肌、球海绵体肌相连续。女性该肌多缺如。

4）会阴深横肌成对，居会阴浅横肌的深部。起自耻骨支外侧目，肌纤维向内行与对侧来的同名肌在中线交织，附着于会阴中心部。女性会阴深横肌较薄弱，个体差异显著。

2. 盆膈肌

(1)肛提肌(图1-18)过去一般认为肛提肌由耻骨直肠肌、耻骨尾骨肌和髂骨尾骨肌三部分组成，是附着于骨盆内壁的成对薄片状肌群。每片肌肉左右各一，两侧在肛管处联合成一个漏斗状盆底，承载着腹、盆腔的器官。近年来，有人提出肛提肌主要由髂尾肌和耻尾肌两部分组成，耻骨直肠肌与肛提肌在形态上有一定差别当区别另论。耻尾肌又可分为提肌板和肛门悬带二部。

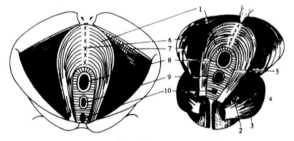

图1-18 提肌板和肛门悬带

1.提肌板；　2.肛门悬带；　3.肛尾缝；4.提肌脚；

5.裂隙韧带；6.耻骨直肠肌；7.髂尾肌；8.直肠颈；9.阴道；

10.尿道

(2)耻骨直肠肌耻骨直肠肌是肛门括约肌群中最重要的组成部分，对维持肛门自控起关键作用。肛提肌的耻尾部主要起自耻骨体的脊面和肛提肌腱

弓的前部。而耻骨直肠肌则位于耻尾肌内侧部的下面，联合纵肌的外侧(图1-19)。其起点是耻骨联合下支背面及其邻近筋膜，向后下方行，绕过阴道或前列腺的外侧，于肛管直肠连接处的后方，左右肌连合成"U"形，像一条坚强的吊带将肛管直肠连接部向前牵引形成肛直角，对肛门起强有力支持固定作用。耻骨直肠肌在形态、功能和神经支配方面，均与肛提肌有显著差别(表1-2)。

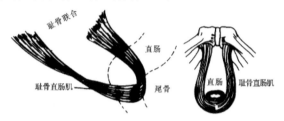

图1-19 耻骨直肠肌的形态和作用

耻骨直肠肌的作用有两个方面：一方面它提托支持着肛管直肠，使肛管直肠固定于一定位置和角度，对粪便下降起着机械屏障作用。另一方面它收缩可将肛管向外向上提拉，使肛管张开(图1-20)类便排出；它舒张可使肛管闭紧，暂时使粪便蓄存，从而随意控制排便。耻骨直肠肌受损后，可使肛管直肠的成角形态变直，发生排便失禁和直肠脱垂。所以手术中不能切断耻骨直肠肌。一旦切断就会形成完全性排便失禁，失去对干、稀便和排气的控制，使肛管向后移位，出现肛门畸形，并发肛腺外溢、黏膜脱出和直肠脱垂等严重后遗症。

表1-2 耻骨直肠肌与肛提肌的区别

	提肛肌	耻骨直肠肌
肛尾缝	有	无
肌肉形状	水平位、薄板状	垂直位，扁带状
神经支配	S_4 会阴支	痔下神经
功能	开大直肠颈	关闭直肠颈

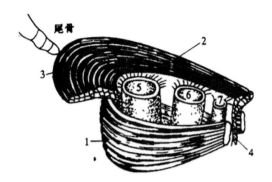

图 1-20 耻骨直肠肌的位置:

1.耻骨直肠肌;2.耻尾肌内侧部;3.肛尾缝;

4.联合纵肌;5.直肠;6.阴道;7.尿道

(3)尾骨肌起自坐骨棘的内面,向后止于髂骨下部和尾骨前面的外侧缘。尾骨肌与骶棘韧带呈表里关系,其发育情况及抵止极不恒定,有的发育较好,有的较差,甚至以少量肌纤维混入骶棘韧带内。尾骨肌构成盆膈后部,作用是承托盆内脏,固定髂尾骨。

3.括约肌复合体

(1)肛直肠肌环(简称肛直环)是指肛管与直肠连接处括约肌群的总称。耻骨直肠肌在此处,其纤维与耻骨尾骨肌和外括约肌深部相融合,并与盆膈上、下筋膜和直肠纵肌层的纤维相交织;深肌纤维与内括约肌,浅肌纤维与外括约肌,交错掺混,形成一个具有多种成分的强有力的纤维肌肉环。环的前部与后部相比:前部较薄弱、短窄,其位置较后部约低 0.7~0.8cm;后部肌束粗大,直接与外括约肌深部接触,有移动性,容易触知。指检时,手指由括约肌间沟沿内括约肌向上移动,至肛管上端突然向后触到一清楚的边缘,即为此环的正常位置。在此平面以上手指稍向后即可钩住这个肌环。如令被

检查者作收缩肛门动作,则手指钩住肌环的感觉更为明显。该环向肛管两侧延伸而逐渐变为不明显,至前壁则触之有松软感(图 1-21)。

肛直环后部的宽度和厚度分别为:成人 1.71cm±0.27cm,1.17cm±0.25cm,小儿 0.82cm±0.29cm,0.71cm±0.13cm。成人肛直环的上界约高出肛直线平面 0.87cm±0.22cm,距肛缘 2.95cm±0.78cm。一界一般距齿线上方 1.02cm±0.49cm,距肛缘 1.95cm±0.69cm。肛直环对维持肛门自制起重要作用。传统的观念认为,手术中如完全切断肛直环,必将引起肛门失禁;如果保留了肛直环,即使牺牲了全部括约肌,肛门的自制功能也无重大影响,故手术时应注意保护此环。若手术中必须切断肛直环,可有两种选择。最好的途径是循肛管后正中线,正对尾骨,沿肛尾韧带纵行切开。这是因为肛门外括约肌的浅部、深部及耻骨直肠肌都有一部分肌纤维附着于肛尾韧带,耻骨直肠肌的部分纤维还与耻骨尾骨肌相交错,因此循肛尾韧带纵行切开肛直环时,切断的肌纤维还与肛尾韧带相连接,不至于大幅度地回缩,术后可恢复肛直环的完整性,不会造成严重肛管闭合不全,可以减少术后发生排便失禁的可能性。假如术中必须在其他部位切断肛直环,应在需要切断的部位垂直切断肌纤维,而且最好分期部分切断,这样可以避免损伤过多的肌纤维。不可一次切断全部肌纤维,否则将造成严重的肛门失禁。对妇女,不可在前正中线切断肛直环,以免造成会阴结构薄弱。

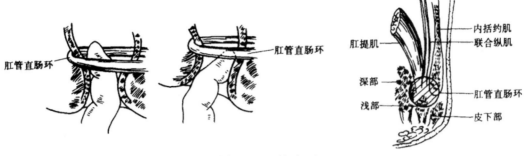

图 1-21 肛管直肠环

　　(2)联合纵肌 直肠穿过盆膈时，其纵肌层与肛提肌、耻骨直肠肌及其筋膜汇合，走行于内、外括约肌之间，包绕肛管，形成一个平滑肌、横纹肌与筋膜纤维混合的筒状纤维肌性复合体，即联合纵肌，又称联合纵肌鞘。在齿线平面以上，鞘内是以平滑肌和横纹肌为主；由齿线向下这两种肌纤维逐渐减少；至内括约肌下缘平面以下，除少量纤维仍为平滑肌外，绝大部分为结缔组织纤维所代替，形成中央腿。中央腿位于纵肌鞘的下端与外括约肌皮下部之间的环行间隙内，分出许多小的纤维隔，向内止于肛管皮肤，向外进入坐骨直肠窝，向下穿过外括约肌皮下部，止于肛周皮肤。联合纵肌鞘的肌肉成分，根据起源不同可分内侧、中间和外侧 3 层(图1-22)。

　　联合纵肌鞘的纤维成分，主要来自盆膈上、下筋膜与直肠固有筋膜。这些筋膜纤维向下延伸，穿插分隔各肌层，形成以下 6 个环状筋膜隔。

　　1)肛门内侧隔即肛管黏膜下层，是直肠黏膜下组织的直接延续。

　　2)肛门外侧隔位于外括约肌的外侧面，为肛提肌下面筋膜的直接延续。

　　3)括约肌间内侧隔为直肠纵肌和环肌之间筋膜层的延续部分，位于内括约肌与内侧纵肌之间。

　　4)括约肌间外侧隔位于联合纵肌的外侧面，是肛门外侧隔向内侧的延伸部分，最初穿行于外括约肌深浅层之间，以后沿外括约肌浅部与外侧纵肌之间下降。

　　5)纵肌内侧隔是直肠固有筋膜的直接延续，沿内侧和中间纵肌之间下降。

　　6)纵肌外侧隔为肛提肌下面筋膜的直接延续，其上部在中间纵肌与外括约肌深部之间；下部在中间纵肌与外侧纵肌之间。

　　联合纵肌的肌束下降后分为三束：一束向外，行于外括约肌皮下部与浅部之间，形成间隔将坐骨直肠窝分成了深浅两部；一束向内，行于外括约肌皮下部与内括约肌下缘之间，形成肛门肌间隔，止于括约肌间沟处的皮肤。在内括约肌的内侧皮下形成了肛门黏膜下肌；另一束向下，穿外括约肌皮下部，止于肛周皮肤，形成了肛门皱皮肌(图1-23)。

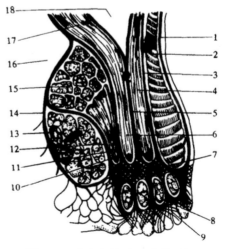

图 1-22 联合纵肌和肛周间隙

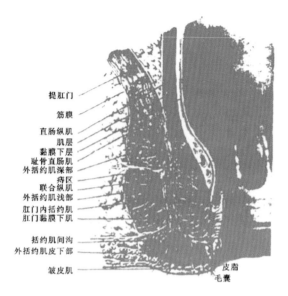

图 1-23 联合纵肌及肛管直肠肌

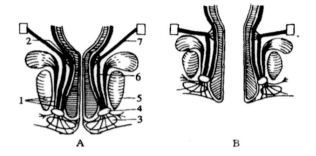

图 1-24 联合纵肌的作用

A. 未排便时；B. 排便时；1. 裂隙韧带；2. 合纵肌；

3. 肛门悬带；4. 提肌板；5. 外括约肌；6. 耻骨直肠肌；

7. 肛提肌

联合纵肌在临床上有重要意义：

1) 固定肛管由于联合纵肌分布在内、外括约肌之间，把内、外括约肌、耻骨直肠肌和肛提肌联合箍紧在一起，并将其向上外方牵拉，所以就成了肛管固定的重要肌束(图1-24)如联合纵肌松弛或断裂，就会引起肛管外翻和黏膜脱垂。所以有人将联合纵肌称为肛管的"骨架"。

2) 协调排便联合纵肌把内、外括约肌和肛提肌连接在一起，形成排便的控制肌群。这里联合纵肌有着协调排便的重要作用，虽然它本身对排便自控作用较小，但内、外括约肌的排便反射动作，都是依赖联合纵肌完成的，所以联合纵肌在排便过程中起着统一动作，协调各部的作用。可以说是肛门肌群的枢纽。

3) 疏导作用联合纵肌分隔各肌间后在肌间形成了间隙和隔膜，这本身有利于肌群的收缩和舒张运动，但却给肛周感染提供了蔓延的途径。

联合纵肌之间共有 4 个括约肌间隙。最内侧隙借穿内括约肌的纤维与黏膜下间隙交通；最外侧隙借外括约肌中间襻内经过的纤维与坐骨直肠间隙交通。内层与中间层之间的间隙向上与骨盆直肠间隙直接交通；外层与中间层之间的间隙向外上方与坐骨直肠间隙的上部交通。所有括约肌间间隙向下均汇总于中央间隙。括约肌间间隙是感染沿直肠和固有肛管蔓延的主要途径。

联合纵肌下端与外括约肌基底襻之间为中央间隙，内含中央腱。由此间隙向外通坐骨直肠间隙，向内通黏膜下间隙，向下通皮下间隙，向上通括约肌间间隙，由此进而可达骨盆直肠间隙。中央间隙与肛周感染关系极为密切。所有肛周脓肿和肛瘘，最初均起源于中央间隙的感染；先在间隙内形成"中央脓肿"，脓液继沿中央腱各纤维隔蔓延各处，形成不同部位的脓肿和肛瘘。中央间隙感染多数由于硬便擦伤肛管黏膜所致。因此处黏膜与中央腱相连，较坚硬乏弹性。黏膜深面是内括约肌下缘与外括约肌基底襻之间的间隙，缺乏肌肉支持，故最易外伤感染而累及中央间隙。感染可短期局限于该间隙内，如不及时处理，即可向四周扩散。

4. 会阴肌复合体包括会阴体、Minor 三角和肛

尾韧带。

(1)会阴体(会阴中心腱)是纤维性中隔。男性位于肛管与尿道球之间，女性位于肛管与阴道之间。长约 1.25cm，呈楔状，其尖向上，底向盆底，深约 3～4cm。胚胎期，该处是由两侧肛结节融合的地点，并由此将泄殖腔括约肌分为肛门部和尿生殖部。所以会阴体是来自各个方向的筋膜肌肉相互交织的结合点，也是肛门外括约肌与尿生殖肌群附着于此的固定点。会阴体有加固盆底的作用，在女性此处撕裂伤可引起外括约肌收缩力降低。分离肛提肌破坏了筋膜反折部，容易发生直肠膨出、膀胱病以及脱垂。会阴体作为到达前列腺直肠间隙的手术入路具有重要临床意义。在肛瘘或前列腺手术时，破坏了会阴体将引起肛门直肠的严重变形。

(2)Minor 三角外括约肌浅部呈梭形，其上下面由呈环形的皮下部和深部夹着，因而在浅部附着于尾骨部分形成三角形间隙，即 Minor(或 Btick)三角(图1-25)该处在肛门后壁正中，适与括约肌间沟相对应。由于此三角区的存在，致使肛门后方不如前方保护严密，肛门过度扩张时后方易于裂伤。尤其是肛管后壁为隐窝炎的好发部位，持续性的炎症造成组织脆弱，易为硬便擦伤，形成肛门溃疡。溃疡底部伸向三角区的凹窝内，伴有粪便杂质的驻留，外括约肌皮下部收缩可阻止其引流，以致经久不愈而成慢性炎症。此外，肛门后方由外括约肌和肛提肌双重固定于骶尾骨，较前方缺乏移动性；加之耻骨直肠肌牵引肛管上部向前，外括约肌拉肛门向后，致使直肠下部和肛管的长轴形成突向前的角度，肛管后壁凸向肠腔，因此排便时后壁受到的碰击和摩擦力较大，易发生创伤。肛门后壁上的肛隐窝因损伤而致隐窝炎的机会也较多，因而肛周脓肿和肛瘘的原发部位 80％发生于肛管后壁。

(3)肛尾韧带肛尾韧带为尾骨尖与肛门之间的纤维性结缔组织索，从种系发生上看，它是低等动物的尾巴，含有下列成分：

1)外括约肌深部有少量纤维，但不恒定；

2)外括约肌浅部止于尾骨的肌束；

3)后三角间隙浅层的蜂窝组织；

4)会阴浅筋膜和皮肤；

5)有时外括约肌皮下部有少量纤维参加。

肛尾韧带对保持直肠与肛管间的正常角度十分重要，手术切断肛尾韧带处理不当时，会造成肛门向前移位，影响正常排便。

肛尾韧带有时与尾骨体相混淆。尾骨体或称 Luschka 腺，很小，直径约 3mm，位于尾骨尖的下方，可能是胚胎剩件，与骶中动脉的终末分支、嗜铬神经以及尾肠有关。在解剖学上或临床上无重要意义。在极少见的情况下，尾骨体与此区的先天性肿瘤的病因有关。

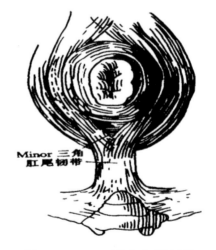

图 1-25Minor 三角和肛尾韧带

5. **提肌筋膜提肌筋膜** 是肛提肌裂孔内的结缔组织，它包围盆腔器官，维持尿道膀胱阴道、子宫和直肠在盆腔内的相互位置。它由两个部分组成：腹叶，一般称为盆内筋膜；阴道叶或盆外筋膜。此两层筋膜包围盆腔内器官，并在外侧会合。提肌直接支持近端阴道和膀胱底，而提肌筋膜则主要在盆腔内支持尿道和膀胱颈。提肌筋膜在有些部位加厚，成为韧带。

近年来大量研究和临床证明：这些由结缔组织构成的筋膜和韧带对支持盆底内器官、维持正常功能至关重要，如肛提肌裂隙韧带，维系着肛管的闭合和开放，过度伸展或断裂，可引起直肠脱垂；肛尾韧带断裂，可致肛门移位与失禁；黏膜悬韧带，即 Parks 韧带，对支持肛垫有重要作用，是将肛管皮肤黏膜固定于内括约肌上的组织，断裂或松弛后会破坏固定，使肛垫下移，形成痔。

（十八）肛管直肠周围间隙（图 1-26，图 1-27）

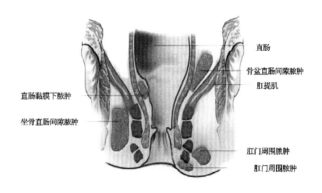

图 1-26 肛管直肠周围间隙

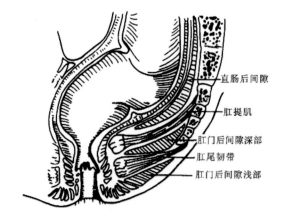

图 1-27 肛管直肠前后间隙

人体的组织之间总是存在着一些间隔空隙，这些间隙保障着组织的运动和伸缩。肛管直肠周围同样存在着一些间隙，保障着肛管直肠的正常活动，特别是排便运动。

肛管直肠间隙可分为肛提肌上间隙和肛提肌下间隙两类。

1．肛提肌上间隙 主要有以下 4 组：

（1）骨盆直肠间隙位于上部直肠与骨盆之间的左右两侧。下为肛提肌，上为腹膜，前面是膀胱、前列腺或阴道，后面是直肠侧韧带。其顶部和内侧是软组织，由于该间隙位置高，处于自主神经支配区，痛觉反应不敏感，所以感染化脓后，常不易被发现。多数学者认为骨盆直肠间隙与坐骨直肠间隙相交通，前者感染可通过后者蔓延至肛周皮肤。Shafik(1976)不同意此说法。他指出，上述；间隙间无直接交通，骨盆直肠间隙感染只能通过内侧纵肌和中间纵肌之间的括约肌间间隙至肛周皮肤。来自骨盆直肠间隙的脓液沿括约肌间间隙先至中央间隙。再从中央间隙至坐骨直肠间隙。

(2)直肠后间隙又称：骶前间隙。位于上部直肠与骶骨前筋膜之间，下为肛提肌，上为腹膜反折。间隙内含骶神经丛，交感神经支及骶中与痔中血管等。

(3)直肠膀胱间隙位于直肠与前列腺、膀胱或阴道之间。上界为腹膜，下界为肛提肌。

(4)黏膜下间隙位于肛管黏膜与内括约肌之间，向上与直肠黏膜下层相连，间隙内有黏膜下肌、内痔静脉丛及痔上动脉终末支等，与内痔发生有关。感染后可形成黏膜下脓肿。

2．肛提肌下间隙 共有 8 组(图 1-28)

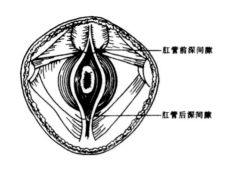

图 1-28 肛管前后深间隙

(1)坐骨直肠间隙在肛管两侧，左右各一，其上面为肛提肌，内侧为肛管壁，外侧为闭孔内肌及其筋膜。间隙内有脂肪组织和痔下血管神经通过，其容量为 50 毫升左右，如积脓过多而致窝内张力过高时，脓液可穿破肛提肌，进入骨盆直肠间隙内；因为肛提肌上下两个窝内的脓肿较大；而连通的瘘管一般较细，就形成所谓"哑铃形"脓肿。坐骨直肠间隙与皮下间隙直接交通，还可沿中央腿的纤维隔与中央间隙相通，通过纵肌外侧隔或括约肌间外侧隔或外括约肌浅部肌束间纤维与括约肌间间隙交通。此间隙还可向前延伸至尿生殖膈以上，向后内侧经。

(2)肛管后浅间隙位于肛尾韧带的浅面，常是肛裂引起皮下脓肿所在的位置，一般不会蔓延至坐骨直肠间隙与肛管后深间隙。

(3)肛管后深间隙即 Cburtney 氏间隙，位于肛尾韧带的深面，与两侧坐骨直肠间隙相通，为左右坐骨直肠窝脓肿相互蔓延提供了有利通道，可形成严重的"后蹄铁形瘘管"。

(4)肛管前浅间隙位于会阴体的浅面，与肛管后浅间隙相同，一般感染仅局限于邻近的皮下组织。

(5)肛管前深间隙位于会阴体的深面，较肛管后深间隙为小，虽与两侧坐骨直肠窝相通，但在临床上"前蹄铁形瘘管"远较后方少见。此间隙感染还可向肠筋膜延伸。

(6)皮下间隙位于外括约肌皮下部与肛周皮肤之间，内侧邻肛缘内面，外侧为坐骨直肠窝。间隙内有皱皮肌、外痔静脉丛和脂肪组织。皮下间隙借中央腿的纤维隔向上与中央间隙相通，向内与黏膜下间隙分隔，向外与坐骨直肠间隙直接连续。Milligan-Morgan 曾提出皮下间隙与坐骨直肠间隙不交通，Shafik 表示反对。

(7)中央间隙是 Shafik 最近提出的一个重要间隙，位于联合纵肌下端与外括约肌皮下部之间，环绕肛管下部一周。间隙内有联合纵肌的中央腿。中央间隙借中央腿的纤维隔直接或间接地与其他间隙交通。向外通坐骨直肠间隙，向内通黏膜下间隙，向下通皮下间隙，向上通括约肌间间隙并经此间隙与骨盆直肠间隙交通。中央间隙与肛周感染关系极为密切；间隙内脓液可沿上述途径蔓延至其他间隙；反之，来自其他间隙的脓液在未流向皮肤和肛管之前均先汇总于中央间隙(图 1-29)。

(8)括约肌间间隙也是 shafik 首次提出的间隙，位于联合纵肌的内、外括约肌之间。内侧纵肌与中间纵肌之间的间隙向上与骨盆直肠间隙直接交通，是骨盆直肠间隙感染蔓延的主要途径。外侧纵肌与中间纵肌之间的间隙向外上方与坐骨直肠间隙的上部交通。所有括约肌间间隙向下均汇总于中央间隙。括约肌间间隙是感染沿肛管扩散的重要途径。骨盆直肠脓肿向下沿此间隙可至肛周皮肤，而中央脓肿或皮下脓肿也可经此途径向上蔓延至骨盆直肠间隙，因此括约肌间间隙构成高位肛瘘的躯干部。

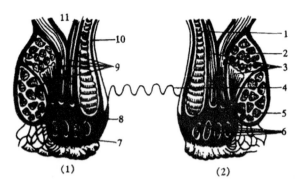

图 1-29 中央间隙与括约肌间隙

三、结肠

(一)结肠的形态

结肠由回盲瓣起止于直肠。分盲肠、升结肠、肝曲、横结肠、脾曲、降结肠及乙状结肠。长约120～200cm。横结肠及乙状结肠有肠系膜，活动范围较大，其他部分比较固定。结肠比小肠短而粗，其长度不超过小肠的1/4。盲肠直径6cm，向远则逐渐变小，乙状结肠末端直径是2.5cm。结肠空虚收缩时，其直径只能通过拇指，如有梗阻可极度扩张。结肠特点：有3条由纵肌形成的结肠带，在结肠表面，距离相等，宽6mm。结肠带比结肠短1/6，因此使结肠形成一列袋状突起，叫做结肠袋，并由3条结肠带将结肠袋分成3行，在结肠外面结肠带的两侧有肠脂肪垂，该脂肪垂在乙状结肠较多并有蒂(图1-30)。

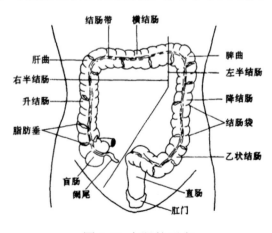

图 1-30 大肠的形态

1.盲肠 位于右髂凹，腹股沟韧带外侧的上方，长约6cm，宽7cm，是结肠壁最薄、位置最表浅的部分。在盲肠与升结肠连接处有回盲瓣，其顶端内侧有阑尾。有腹膜包绕，约5%其后方无腹膜，系膜短小，活动受限；有的系膜较长，可充分活动。后方有髂肌腰肌股神经及髂外血管。有时因发育不全，盲肠可在肝下右肾前方，也有可能向下到盆腔。

2.升结肠 在盲肠与肝曲之间，由盲肠向上，到肝右叶下面，下端与髂脊相平，上端在右第十肋横过腋中线上与横结肠相连。长 12.5～20cm。前面及两侧有腹膜遮盖，使升结肠固定于腹后壁及腹侧壁，约1/4的人有升结肠系膜，成为活动的升结肠，可引起盲肠停滞。有的因向下牵引肠系膜上血管蒂可将十二指肠压迫在腰椎体上，造成十二指肠横部梗阻。前方有小肠及大网膜和腹前壁；后方由上向下有右肾腰背筋膜，内侧有十二指肠降部、右输尿管，手术分离困难。

3.横结肠 长约 40～50cm，自结肠肝曲开始，横行于腹腔中部，在脾下方变成锐角，形成脾曲，向下移行于降结肠。横结肠全部被腹膜包绕，形成了较宽的横结肠系膜。由于该系膜在肝曲，脾曲逐渐变短，中间较长，使横结肠呈弓状下垂。横结肠上方有胃结肠韧带连于胃大弯，下方续连大网膜，开腹后易辨认。结肠脾曲是大肠中除直肠外最为固定的部分，因此在纤维结肠镜检查时，通过较困难。

4. 降结肠 是由脾曲到乙状结肠的一段结肠，长25-30cm，由横结肠起点向下向内，横过左肾，然后垂直向下到髂脊与乙状结肠相连。前面及两侧有腹膜遮盖，偶有降结肠系膜。后方有股神经、精索或卵巢血管腰方肌及髂外血管，内侧有左输尿管，前方有小肠。

5.乙状结肠 位于盆腔内，起于降结肠下端，向下在第三骶椎前方，正中线左侧，止于直肠上端。其上段叫髂结肠，在左髂凹内，常无系膜，比较固定，在髂肌前面向下，平髂前上棘转向内，与腹股沟韧带平行，到盆缘与下段盆结肠相连。盆结肠即乙状结肠的下段，在髂结肠与直肠之间。乙状结肠肠曲弯曲，长度变化很大，短的 10～13cm，长的 90cm，一般是 25～40cm。平常在盆腔左半，如长而活动的可到右髂部。因长而活动容易外置，也容易扭转。肠脂肪垂多而明显，腹膜包绕全部乙状结肠，并形成乙状结肠系膜，系膜在肠中部较长，向两端逐渐变短而消失。因此，乙状结肠两端在与降结肠及直肠连接处固定。中部活动范围较大。乙状结肠系膜呈扇形，根部斜行附着于盆腔，有升降；部，升部由左腰大肌内缘横过左侧输尿管及左髂外动脉，向上向内至正中线，然后在骶骨前方垂直向下，成为降部，止于第三骶椎前面。乙状结肠前方与膀胱或子宫之间有小肠、后有骶骨，左侧输尿管由其后经过，手术时应避免损伤。

6. 直肠乙状结肠连接处 乙状结肠纵肌成 3 条肌带，直肠纵肌则均匀分布于肠壁。但由 3 条肌带变成平均分布，是经过一段肠曲逐渐改变的，无确切分界线。因乙状结肠远端 2～3cm 一段的解剖学与直肠有密切关系，临床上叫做直肠乙状结肠连接处。此处有 6 种解剖学特点：①肠腔直径变小；②连接处下方的肠曲不完全有腹膜包绕；③肠系膜消失；④纵肌带成为连续的肌层；⑤无肠脂肪垂；⑥皱褶黏膜变成平滑黏膜。此处在临床上很重要，是癌、溃疡性大肠炎和息肉病的好发部位。病人垂头仰卧手术时，乙状结肠由骨盆移向上方，直肠乙状结肠曲消失，不能分清直肠与乙状结肠的界限。确定肿瘤部位，常以骶骨作为标志，即将乙状结肠由盆腔

牵出，牵紧直肠。如肿瘤在骶骨下方，即是直肠肿瘤；如在骶骨之上，即是乙状结肠肿瘤。

(二)结肠及肛管直肠的组织构成

1. 结肠 结肠的壁由四层构成，即黏膜、黏膜下层、肌层和外膜(浆膜或纤维膜)(图 1-31)。

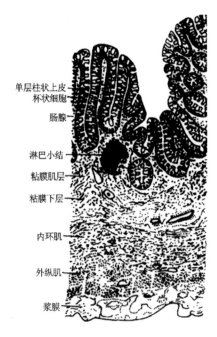

单层柱状上皮
杯状细胞
肠腺
淋巴小结
粘膜肌层
粘膜下层
内环肌
外纵肌
浆膜

图 1-31 结肠的微细结构

(1)黏膜由上皮、固有层和黏膜肌层等三层构成。黏膜表面平坦，无环状皱襞和绒毛，但尽有很多肠腺的开口。黏膜上皮为单层柱状上皮，由柱状吸收细胞、杯状细胞和少量内分泌细胞构成。固有层为结缔组织，内含丰富的血管、淋巴管和一些淋巴小结。固有层内还有大量肠腺。大肠的肠腺密集而深长，长度可达 0.5mm，腺上皮在柱状细胞间夹有大量的杯状细胞，一般无潘尼细胞，嗜银细胞也较少。肠腺底部尚有一些未分化细胞，这些细胞不断的增生分化，形成新生细胞，当上皮受损后，由再生的新细胞修复完整。黏膜肌层为一薄层连续的

平滑肌，把黏膜固有层与黏膜下层分隔开。

（2）黏膜下层为疏松结缔组织，其中有许多较粗的血管和淋巴管，还有黏膜下神经丛（Meissner 神经丛）。

（3）肌层由大量平滑肌构成。依肌纤维走行的主要方向分为内环肌和外纵肌。结肠的外纵肌形成 3 条结肠带，带间只有薄层纵行肌。内环肌与外纵肌之间有肌间神经丛（Auerbach 神经丛）。

（4）浆膜即腹膜脏层，由疏松结缔组织及外表面的间皮构成，结缔组织内有丰富的血管淋巴管和脂肪细胞。

2. 肛管直肠　直肠与结肠一致亦由黏膜层、黏膜下层、肌层和外膜组成。

（1）黏膜层由上皮、固有层和黏膜肌层三层构成。

黏膜上皮为单层柱状细胞，之间夹有大量杯状细胞。内含丰富肠腺，肠腺多数是直的管状腺，开口于肠黏膜，能分泌肠液，保护肠壁，润滑粪便。黏膜层中有两薄层平滑肌，内层呈环行，外层呈纵行，叫做黏膜肌。

（2）黏膜下层是黏膜层之下的一层疏松结缔组织，该层含有大量脂肪细胞、血管、淋巴和神经丛。

（3）肌层由两层组成，内层是整齐的环形平滑肌，外层是纵行的平滑肌。肌层可通过节律性蠕动，推动粪便排出。

（4）外膜层上部的前面与两侧是浆膜，其余部分为纤维膜。

肛管有自己特殊的组织构造：

（1）肛管的上皮在齿线上方是复层柱状上皮，在下方则是复层扁平上皮，有"移行"的特点。

（2）肛门腺的走行比直肠腺弯曲多变。

（3）肛管下的肌层是直肠环形肌增厚而成的内括约肌。

直肠纵肌则与肛提肌结合在一起形成联合纵肌，分布在肛管周围。

四、大肠的血管、淋巴及神经

（一）血管

1. 结肠血管

（1）动脉结肠血管主要来自肠系膜上、下动脉。简言之，右半结肠动脉来自肠系膜上动脉，左半结肠动脉来自肠系膜下动脉（图 1-32）。

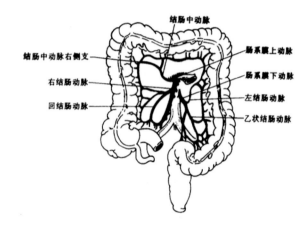

图 1-32 结肠血管分布

1）肠系膜上动脉起自腹主动脉前壁，约在第一腰椎平面，位于腹腔动脉起点以下 1.0～1.5cm 处。该动脉在胰腺后面经十二指肠下部前面穿出，随即进入小肠系膜。其主要分支有：

A. 中结肠动脉在胰腺下缘起自肠系膜上动脉右缘，在胃后进入横结肠系膜内，分为 2 支：右支在肝曲附近多与右结肠动脉的升支吻合，分布于横结肠右半部（或 1/3）；左支多与左结肠动脉的升支吻合，分布于横结肠左半部（或 2/3）。由于中结肠动脉主干多数由中线右侧进入横结肠系膜，故手术中切开横结肠系膜时，宜在中线的左侧进行。

中结肠动脉多数为 1 支（占 72.3%），也可出现 2～3

支(占 24.9%)，有时尚可缺如(占 2.8%)。副中结肠动脉一般比较细小，多起于肠系膜上动脉的左侧壁，偏左进入横结肠系膜，行于系膜的左侧半。有的副中结肠动脉尚可起始于肠系膜下动脉的左结肠动脉。因此，手术时应注意副中结肠动脉的存在和位置，以免误伤(图 1-33)。

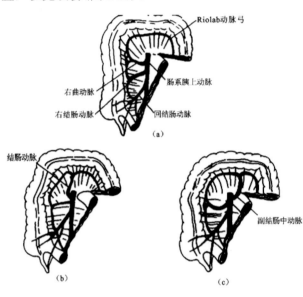

图 1-33 结肠中动脉及其变异

a. 右曲动脉；b. 横结肠动脉；c. 副结肠中动脉

B. 右结肠动脉在中结肠动脉起点的下方 1-3cm 处起于肠系膜上动脉(占 40%)；有时二者可合起一支(占 30%)；有时右结肠动脉与回结肠动脉共支起始(占 12%)；该动脉缺如者占 18%。右结肠动脉经腹后壁腹膜的深面横行向右，至升结肠附近分为升支和降支，分别与中结肠动脉右支和回结肠动脉的结肠支吻合，并沿途分支至升结肠。右结肠动脉多为 1 支，占 62.4%；2 支者较少，占 13.7%；缺如者占 23.9%。

C. 回结肠动脉在右结肠动脉起点的下方，或者共干起自肠系膜上动脉，经腹膜后向右下方斜行，至盲肠附近先分为上、下 2 干，由此 2 干再发出：A. 结肠支，多为上干的延续，转向上，与右结肠动脉的降支吻合，主要营养升结肠；B. 盲肠支，起自回结肠动脉分歧部或上干，分为前、后 2 支，分布于盲肠。

2)肠系膜下动脉约在腹主动脉分叉处以上至少 4cm，距骶岬上方 10cm 处，发自腹主动脉前壁，有时有变异(图 1-34)。动脉起始处常被十二指肠上部掩盖，所以直肠切除时，如在腹主动脉处高位结扎该动脉，须将十二指肠稍向上向右移动。动脉的走行呈弓状斜向左下方，跨越左髂总动脉，移行为直肠上动脉。其分支有：

A. 左结肠动脉起点距肠系膜下动脉根部为 2.5～3.5cm。该动脉经腹膜的后方向左向上走向脾曲，主干分升降 2 支。升支进入横结肠系膜与中结肠动脉吻合，降支下行进入乙状结肠系膜与乙状结肠动脉吻合，沿途分支，分布于降结肠和脾曲。左结肠动脉多数为 1 支(占 94.95%)，有时有 2 支。

B. 乙状结肠动脉数目不等，2～6 支，一般分为第一、二、三乙状结肠动脉；其起点也不一致，有的可自肠系膜下动脉先分出 1 个主支，再分成 2～4 个小支。或者几个小支均直接发自肠系膜下动脉。乙状结肠动脉经腹膜深面斜向左下方，进入乙状结肠系膜内，各分出升支和降支，互相吻合成动脉弓，分支分布于乙状结肠。最下 1 支乙状结肠动脉与直肠上动脉之间缺乏边缘动脉。两动脉之间称 sudeck 点，若在此点以下结扎直肠上动脉，将引起直肠上部坏死。边缘动脉是指各结肠动脉的结肠支在结肠系膜缘吻合的动脉弓而言，肠系膜上、下动脉的血流借边缘动脉相互交通。从边缘动脉至肠管的终末支称直动脉。直动脉有长支和短支两种(图 1-35)。长支，在系膜缘(或系膜带)处，或在长支的起点附近又分为前、后 2 支，沿结肠的前后面，经浆膜与肌层之间，至系膜缘的对侧缘，分布于对侧系膜面的 1/3 肠管。最后，前、后 2 支在独立带与网膜带之间构成极不充分的血管吻合，这是结肠血液供应的一个重要特点。短支，起于边缘动脉或长支，一般2～3支，在系膜缘立即穿入肠壁，供应系膜面的2/3肠管。短支和长支共同营养结肠壁的系膜部分，故此部肠壁血液供应相当丰富。而肠壁的其余部分仅由长支营养，血管是贫乏的，故在结肠壁作纵行切口时，宜在独立带与网膜带之间进行。有人报道，损伤1长支可使肠管坏死约2.5cm，因此结肠切除时为了保留足够的直动脉，边缘动脉应在肠管断端远1cm处结扎。

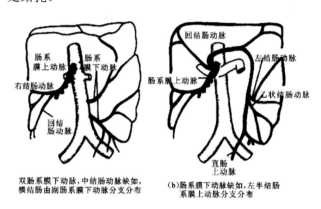

图 1-34 肠系膜下动脉的变异

（a）双肠系膜下动脉，中结肠动脉缺如，横结肠由测肠系膜下动脉分支分布

（b）肠系膜下动脉缺如，左半结肠系膜上动脉分支分布

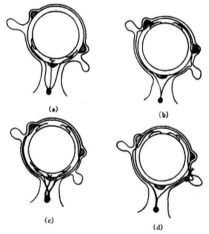

图 1-35 直动脉的分布

（a）短支；（b）长支；（c）长、短支；

（d）不可用力牵引肠脂肪垂，避免、误扎长支

3）静脉结肠壁内静脉丛汇集成小静脉，在肠系膜缘合成较长静脉，与结肠动脉并行，成为与结肠

动脉相应的静脉。伴随右半结肠动脉的有结肠中静脉，结肠右静脉和回结肠静脉。这些静脉合成肠系膜上静脉，入门静脉。左半结肠静脉经过乙状结肠静脉和结肠左静脉，入肠系膜下静脉，在肠系膜下动脉外侧向上，到十二指肠空肠曲外侧转向右，经过胰腺右方，入脾静脉，最后入门静脉。

2.肛门直肠部血管

（1）动脉肛门直肠部的血管丰富。动脉供应主要来自直肠上动脉、直肠下动脉、骶中动脉和肛门动脉4支（图 1-36）。

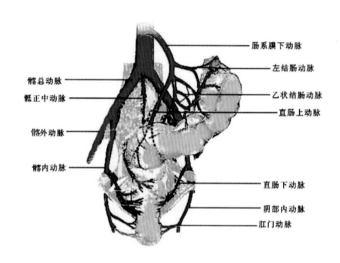

图 1-36 直肠肛管血液供应

1）直肠上动脉（痔上动脉）直肠上动脉是肠系膜下动脉的延续，在第三骶骨水平面上分为左右两支，沿直肠两侧下降，穿过直肠肌层到黏膜下层，形成痔上动脉，其毛细血管丛与直肠下动脉、肛门动脉（痔下、中动脉）吻合。直肠上动脉的终末支（痔上动脉）约在肛管直肠线上方5cm处，又分支为右主支和左主支。右主支又分前后二支，至痔区的右前和右后；左主支则直接至痔区左外侧，所以痔区右前右后和左侧（截石位3点、7点、11点）常可触及搏动的动脉（图 1-37），是痔多发部位，也是痔术后大出血部位。

2) 直肠下动脉(痔中动脉)为髂内动脉前干的一个分支，在腹膜下向前、内行，经直肠侧韧带达直肠下段的前壁。主要分布于直肠肌肉，其终末支与痔上、下动脉均有吻合。

直肠下动脉的起源和分布变异很大，有时缺如或多达2-3支。该血管一般很小，断裂后不致引起严重出血，但有10%的病例其出血也可能很多，故手术时也应予以结扎。

3) 肛门动脉(痔下动脉)通过阴部内动脉间接起自髂内动脉，经过坐骨直肠窝时分为数支，主要分布到肛提肌，内、外括约肌和肛管，也分布至下部直肠。肛门动脉与痔中、上动脉与对侧的血管虽也有吻合支，但一般很细小，不致引起大出血。

4) 骶中动脉起自腹主动脉分歧部上方约1cm处的动脉后壁，沿第四、五腰椎和骶尾骨前面下降，行于腹主动脉、左髂总静脉滑氏前神经、痔上血管和直肠的后面，其某些终末分支可沿肛提肌的肛尾缝下降至肛管和直肠。骶中动脉在外科上的意义是，切除直肠时将直肠由髂骨前面下拉，并与尾骨分离时，切断此动脉有时会引起止血困难。

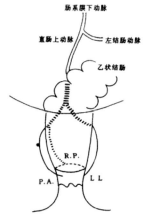

图 1-37 直肠上动脉的分支

P. A：右前支；R. P：右后支；L. L：左外支

(2) 静脉肛门直肠的静脉分布状态和动脉相同，但这些静脉都来自两个静脉丛，即痔上静脉丛和痔下静脉丛，且分别汇入门静脉与下腔静脉。

1) 痔内丛(痔上丛)位于肛管齿线以上的黏膜下层内。静脉丛在直肠柱内呈囊状膨大，各膨大并以横支相连，在肛管的右前、右后、左外三个区域静脉丛较显著，是原发内痔的好发部位。静脉丛汇合成5～6支集合静脉垂直向上，约行8cm的距离，穿出直肠壁形成痔上静脉(直肠上静脉)，经肠系膜下静脉入门静脉。这些静脉无静脉瓣，穿过肌层时易受压迫(尤其排便时更为明显)，这是形成内痔的因素之一。门静脉高压患者因痔上静脉回流受阻，静脉丛易怒张膨大形成痔。

2) 痔外丛(痔下丛)位于齿线下方的皮下，由肛管内壁静脉、肛周静脉、直肠壁外静脉汇集而成，沿外括约肌外缘连成一个边缘静脉干。痔外丛在直肠柱的下端(有人主张在括约肌间沟附近)与痔内丛吻合。吻合的横支形成静脉环称痔环。肛管下部的静脉可稍越齿线以上与痔环连接，向下入肛门静脉。当肝硬化而有门静脉高压时，这些吻合支即为门—腔静脉侧支循环的通路。肛门直肠恶性肿瘤或感染的播散，亦按上述静脉分布的情况而有一定的规律。

日本学者通过对肛管微细血管的组织学研究，发现直肠上动脉的终末分支与痔内丛的静脉连接方式，不是通过毛细血管网，而是以动静脉直接吻合的方式相连通，称这种静脉为"洞状静脉"(图1-38)。洞状静脉管壁肌层发育不良，胶质纤维较多，血管壁弹性弱，容易淤血。洞状静脉的淤血是产生内痔的解剖学基础。长期用力排便，可以促使洞状静脉压力增高，致洞状静脉扩张而发生内痔。

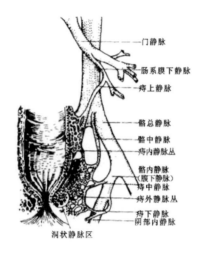

图 1-38 洞状静脉

1980 年 Henrich 提出在齿线以上的黏膜下层有"直肠海绵体"。它是由大量血管、平滑肌、弹力纤维和结缔组织所组成。当括约肌收缩时，它像一个环状气垫一样协助密闭肛管内腔。所以直肠海绵体也是肛门自制器官的重要组成部分。他认为直肠海绵体组织的增生和肥大，即可形成痔。但是海绵体的血管不是静脉而是扩大的动脉，除肛门指诊时可以在 3、7、11 点钟处摸到动脉搏动外，最有力的证据是：取痔的血液作气体分析证明是动脉血，用动脉造影术也可显示痔丛的位置。Henrich 还指出：直肠海绵体像性器官的勃起组织一样，直到青春期以后才能得到充分发育，因此儿童即使肛旁皱襞水肿性肿大，也不会发生痔。

（二）淋巴

1.结肠淋巴组织(图 1-39)　淋巴组织在各部结肠的分布多少不同，盲部最多，乙状结肠次之，肝曲和脾曲较少，降结肠最少。分壁内丛、中间丛和壁外丛。

(1)壁内丛与直肠相似，包括结肠黏膜、黏膜下层、肌间和腹膜下淋巴网。由小淋巴管互相交通，并与其上方和下方的淋巴网相连。其上下交通不如

围绕肠壁交通丰富，因此肿瘤围绕肠壁环形蔓延上下纵行者较多，容易造成肠梗阻。

(2)中间丛即是连接壁内丛与壁外丛的淋巴管。

(3)壁外丛包括结肠壁外的淋巴管和淋巴结，这些淋巴结有 4 种：①结肠上淋巴结，在肠壁浆膜下方或在肠脂肪垂内，沿结肠带较多，特别在乙状结肠显著；②结肠旁淋巴结，在结肠系膜内，沿边缘动脉的末梢动脉分布；③中间淋巴结，在结肠动脉弓与肠系膜上下动脉的主要分支之间；④主淋巴结，在由主动脉起点的肠系膜上下动脉周围。

(4)结肠各部淋巴流向结肠淋巴引流方向有一定顺序，常由壁内丛至壁外丛到结肠上淋巴结，再到结肠旁淋巴结，然后经各结肠动脉附近的中间淋巴结至中央淋巴结。结肠各部淋巴管通常沿其结肠血管分别汇入有关的中间淋巴结。如升结肠淋巴经其旁淋巴结注入回结肠及右结肠淋巴结。升结肠上部淋巴可经其旁淋巴结注入中结肠淋巴结。横结肠淋巴经其旁淋巴结亦注入中结肠淋巴结，但近肝曲者可注入右结肠淋巴结，近脾曲者则可注入左结肠淋巴结。降结肠和乙状结肠的淋巴经其旁淋巴结分别注入左结肠与乙状结肠淋巴结。概括起来讲，即右半结肠(升结肠和肝曲以及横结肠右侧部)的淋巴管，大部伴随肠系膜上动脉的分支，终于肠系膜上淋巴结；左半结肠(横结肠左侧部及脾曲以下结肠)的淋巴管，主要终于肠系膜下淋巴结或腰淋巴结，它们最终到达主动脉周围淋巴结，所以大肠的淋巴可分为肠系膜上、下淋巴系和主动脉周围淋巴系。

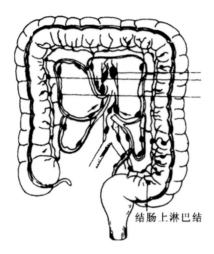

图 1-39 结肠的淋巴结群

1）肠系膜上淋巴系（图 1-40）回盲部淋巴管沿回结肠动脉的回肠支和结肠支注入 2 支分歧部的淋巴结，其输出管沿回结肠动脉注入回结肠动脉根部的回结肠淋巴结。升结肠和横结肠右半的淋巴管沿右结肠和中结肠动脉注入该动脉根部淋巴结，其输出管入肠系膜上静脉右侧缘的淋巴结，有些淋巴管横越肠系膜上静脉至肠系膜上动脉前面的淋巴结。

总之，右半结肠的淋巴大部分注入右结肠和中结肠淋巴结，继而注入肠系膜上静脉右缘的主淋巴结。

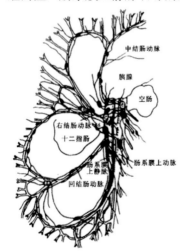

图 1-40 右半结肠淋巴系

2）肠系膜下淋巴系（图 1-41）左半结肠的淋巴经肠系膜下淋巴结终于主动脉周围淋巴结，来自上、下、左、右 4 个方向的淋巴管汇集于此。

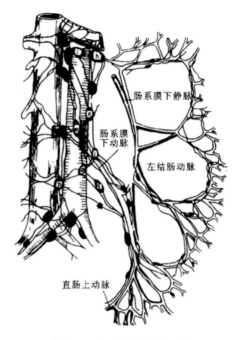

图 1-41 左半结肠淋巴系

右侧和上方来的淋巴管入主动脉前淋巴结，继而至主动脉和下腔静脉间淋巴结的最上部淋巴结。

左侧来的淋巴管向上行至主动脉左侧的主动脉外侧淋巴结。

下方来的淋巴管至肠系膜下淋巴结，有些淋巴管中途向右侧横行至主动脉前淋巴结与右侧主动脉、下腔静脉间淋巴结、左侧最下部的主动脉外侧淋巴结相联系。这些由下方来的淋巴管是直肠上淋巴结的输出管，它们横越上腹下丛的前面而至肠系膜下动脉起始部下方的主动脉前淋巴结。

上方优位型淋巴结是主动脉、下腔静脉间最上部淋巴结群。

下方优位型淋巴结是主动脉、下腔静脉间的最下部淋巴结群。淋巴廓清术须注意上述问题。降结肠淋巴入上方优位型淋巴结，直肠淋巴入下方优位型淋巴结，乙状结肠淋巴入中间型淋巴结。

3）主动脉周围淋巴系肠系膜上淋巴系最终汇入主动脉与左、右肾动脉（左肾静脉）之间呈四角形排列的淋巴结群。

肠系膜下淋巴系沿主动脉两侧由下而上行，终于左肾静脉下方的左右淋巴结。

右侧主动脉、下腔静脉间淋巴结与左侧主动脉外侧淋巴结的输出管，主要形成左、右腰淋巴干，经主动脉后通过膈肌主动脉裂孔合成胸导管。

在肠系膜下动脉起始部和主动脉分歧部之间的区域内，左、右腰内脏神经在此合成上腹下丛（骶前神经），合成的位置恰位于主动脉分歧部。若在此区内廓清主动脉周围淋巴结，极易损伤此神经而引起性功能障碍，故须特别注意。

肛门直肠和结肠恶性肿瘤切除手术时，首先要熟习淋巴组织的分布。恶性病变初起时，可由淋巴管向上、向下及向两侧传播到远处淋巴结内。因而原发恶性肿瘤虽小，也要切除全部淋巴组织。

根据淋巴分布，肛门直肠结肠癌根治手术，应切除肿瘤和一部分正常肠管，并尽力切除所有淋巴组织。肛管和肛门周围恶性肿瘤应做腹会阴合并切除术，分期切除腹股沟淋巴结。直肠下段癌，距肛门缘 6～7cm，向两侧蔓延，应切除直肠侧韧带。直肠上段癌、乙状结肠癌和降结肠癌，应在肠系膜下动脉由主动脉起点下方结扎切断。脾曲和降结肠癌，应切除左半结肠。横结肠中部癌，应切除横结肠包括肝曲、脾曲、大网膜、胃结肠韧带。肝曲、升结肠和盲肠应切除右半结肠。

2. 肛门直肠淋巴组织

(1)肛管淋巴组织有壁内丛和壁外丛。

1)壁内丛包括肛管皮内、肛管皮一直肠柱黏膜下层、内外括约肌之间和直肠纵肌间的淋巴网。向上与直肠淋巴网，向下与肛门周围淋巴网相连。

2)壁外丛分上下两组，上组包括在齿线汇集肛门梳附近淋巴管，和沿着直肠下血管及阴部内血管

的淋巴管。下组在肛门梳后方，汇集肛门周围淋巴管，向前经过会阴与股内侧之间，入腹股沟浅部淋巴结，再经过髂外淋巴结或髂总淋巴结，最后入腰淋巴结。直肠下段、肛管和肛门周围皮肤之间淋巴网，紧密连接，很难分清属于哪一部分的淋巴管。肛门周围淋巴管与骶尾部淋巴管和臀部淋巴管也有广泛连接。淋巴管连接广泛时，淋巴常有逆行引流。

(2)直肠淋巴组织(图 1-42)有壁内丛、中间丛和壁外丛，3 个淋巴丛由小淋巴管互相连接。

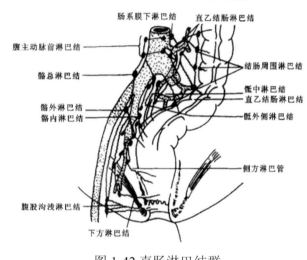

图 1-42 直肠淋巴结群

1)壁内丛包括直肠黏膜、黏膜下层和环肌与纵肌之间的淋巴网，由小淋巴管互相交通。直肠壶腹黏膜下淋巴网向上与乙状结肠黏膜下淋巴网相连，向下与肛管皮下淋巴网相连。肌间淋巴网向上与乙状结肠肌间淋巴网连接，向下与外括约肌淋巴网相连。

2)中间丛包括直肠有腹膜遮盖部分的腹膜下淋巴网和无腹膜部分的肌层与直肠周围脂肪间的淋巴窦，是将肠壁各层与壁外丛互相交通的淋巴管。

3)壁外丛是最重要的淋巴丛，包括直肠周围淋巴窦和直肠壁外的淋巴结，做成广泛的淋巴组织，分上中下 3 组。

上组包括沿着直肠上血管的淋巴管和淋巴结，在围绕直肠上血管的蜂窝组织内和乙状结肠系膜

内，成为 3 组独立淋巴结。①直肠后淋巴结或结肠系膜下部淋巴结，在髂骨凹内，汇集直肠上部淋巴管。这些淋巴结在直肠上动脉分叉处最显著，叫直肠主要淋巴结。②直肠乙状结肠淋巴结，在直肠上动脉与乙状结肠动脉连接处，汇集直肠上部和乙状结肠下部淋巴管。③直肠乙状结肠淋巴结，在结肠左动脉和第一乙状结肠动脉的肠系膜下动脉起点附近。汇集直肠、乙状结肠和降结肠的淋巴管，是直肠和乙状结肠恶性肿瘤转移的主要淋巴结。

过去认为齿线上部淋巴向上回流注入腹腔淋巴结，齿线下部淋巴向下注入腹股沟淋巴结。实际上齿线上下方的淋巴管是交通的，肛门癌可转移至腹股沟淋巴结、直肠旁淋巴结、髂淋巴结和主动脉旁淋巴结，因此肛门癌根治术，应考虑全面清除腹股淋巴结、盆内淋巴结直肠周围及部分结肠淋巴结(图1-43)。

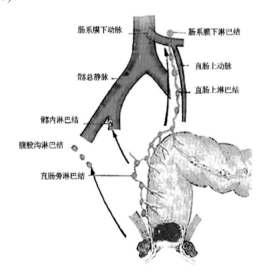

图 1-43 肛管直肠的淋巴及其回流

(三)神经

1. 结肠神经

(1)交感神经结肠的交感神经主要来自肠系膜上丛和肠系膜下丛。肠系膜上丛为腹腔丛向下的连续，位于肠系膜上动脉的根部。丛的上部有肠系膜上神经节，来自脊髓第 5(T_5)胸节至第 2(L_2)腰节侧角内的交感神经节前纤维至此节交换神经元，节后纤维形成次级的神经丛，伴随肠系膜上动脉的分支分布于盲肠阑尾、升结肠和横结肠右半(即右半结肠)。肠系膜下丛位于肠系膜下动脉根部，丛内有肠系膜下神经节。来自脊髓第一至三腰节(L_1-L_3)侧角的交感神经节前纤维至此交换神经元，节后纤维形成次级的神经丛，随肠系膜下动脉的分支分布于横结肠左半、降结肠、乙状结肠和直肠上部(即左半结肠)。

(2)副交感神经右半结肠的副交感神经一般认为来自右迷走神经的腹腔支。该支参加腹腔丛和肠系膜上丛后，伴肠系膜上动脉及其分支，分布至盲肠阑尾、升结肠及横结肠右半。左半结肠的副交感神经来自脊髓第二至四骶节侧角，经骶神经出脊髓后合成盆内脏神经至下腹下丛，与交感神经相汇合。这些神经纤维除分布于直肠、膀胱等盆腔器官外，其中部分纤维向上行，经上腹下丛到肠系膜下丛，伴肠系膜下动脉及其分支，分布于结肠脾曲、降结肠乙状结肠及直肠上部。

(3)结肠传入神经结肠的传入神经纤维混合在交感与副交感神经(迷走神经或盆内脏神经)中，其神经细胞体在脊神经节或脑神经节内。一般说，大肠的痛觉是经交感神经传导的，这种纤维的神经元在脊神经节内，并经后根入脊髓。结肠的痛觉传导纤维经胸、腰内脏神经。有人研究发现，切除右侧交感神经以后，刺激在正常时可引起疼痛的右半结肠却发生痛觉丧失，向远侧可达横结肠中部。但在横结肠左半、结肠左曲及降结肠上部仍可引起疼痛。切除左侧交感神经以后则相反，牵拉髂脊以上腹腔左侧的结肠不发生疼痛，而牵拉或电刺激右半结肠可引起疼痛，并在右下腹引起牵涉痛。在左侧交感神经切除后，降结肠以下的肠管痛觉丧失范围至肛门以上16cm处（相当于直肠与乙状结肠结合部），在此平面以下则痛觉仍存在。这是因为直肠的痛觉纤维及反射性传入纤维均经盆内脏神经（副交感神经），而不是交感神经。

2．肛门直肠神经　肛门直肠神经主要来自下腹下丛（盆丛）。下腹下丛为前后5.00cm±0.83cm，上下3.08cm±0.58cm的四角形网状扁平神经丛。位于腹膜反折部以下至肛提肌之间（骨盆直肠间隙）的腹膜外组织内，居髂内动脉与直肠之间。盆丛的组成成分主要来自腹主动丛的骶前神经（交感纤维）和来自骶节S_2-S_4的盆内脏神经（副交感纤维）。交感神经来自骶前神经丛，该丛在主动脉分叉下前方，于直肠固有筋膜之外分为左右两支，各向下与骶部交感神经会合，在直肠侧韧带两旁组成骨盆神经丛。副交感神经来自骶节S_2-S_4骨盆骶神经。一般副交感神经兴奋，增强直肠蠕动，促使腺体分泌，使肛门内括约松弛，排出气体和粪便；与此相反，交感神经兴奋，抑制直肠蠕动，减少腺体分泌，使内括约肌收缩，控制排便(图1-44)。

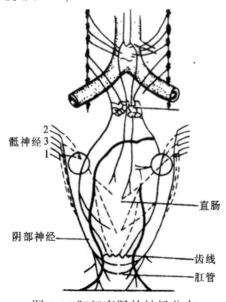

图1-44 肛门直肠的神经分布

骶前神经还支配着排尿、阴茎勃起和射精，损伤后可引起阳痿等，所以肛门直肠部手术特别要注意避免损伤骶前神经。

胸椎、腰、骶椎外伤断裂的病人，肠管运动仍可正常进行，对机械、化学刺激仍能发生反应。这一事实说明，肠管的运动并不完全受外来神经的支配，而是主要依靠肠壁本身的感受神经来完成。动物实验也证明了这一点。

肛管的神经来源众多，肛周的皮肤内有丰富的神经末梢，对刺激如痛觉温觉触压觉等特别敏锐，这就给肛门直肠区的麻醉带来了复杂性，容易使麻醉不够完全，病人仍有痛、胀、牵拉等不适反应。肛门有内、外括约肌，这些肌肉的松弛或紧张与手术的成功与失败有密切关系。因此必须考虑到麻醉不同来源的感觉神经和支配括约肌的运动神经，才能使手术顺利进行。肛管的神经从性质上可分为内脏神经和躯体神经两类：

（1）内脏神经（自主性神经）肛管和肛周皮肤的交感神经主要是髂前神经和交感干上的髂部神经节以及尾神经节发出的纤维，分布于肛周皮肤内的腺体和血管。交感神经的作用是抑制肠蠕动和收缩内括约肌，故髂前神经被认为是内括约肌的运动神经。

肛管的副交感神经是由直肠壁内肠肛神经丛连续而来，形成联合纵肌神经丛，分布于肛周皮肤。黏膜下神经丛与肛周皮肤的神经丛连接，分布于肛周皮内汗腺、皮脂腺和大汗腺。副交感神经的作用是增加肠蠕动，促进分泌，并开放内括约肌。

内脏感觉神经较迟钝，故肛管黏膜部临床上称为"无痛区"。

（2）躯体神经（脊神经）肛管的躯体神经支配共有6个来源，其中以阴部神经发出的肛门神经为主要来源，之外尚有阴部神经发出括约肌前神经和会阴神经的肛门支，第 S2、S3、S4 骶神经后支，由 S5 与 C0 合成的肛门尾骨神经，股后皮神经的长会阴支。在这些神经中，对肛门功能起主要作用的是肛门神经(图 1-45)。

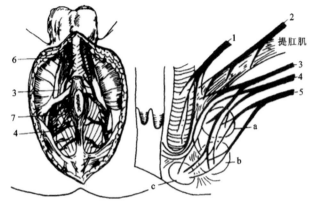

图 1-45 肛门部神经及其在括约肌的分布

1.盆内脏神经；2.肛提肌神经；3.会阴神经；4.肛门神经；

5.肛门尾骨神经气会阴支；6.阴囊后神经；7.阴部神经；

a.外括约肌深部；b.浅部；c.皮下部

肛门神经起自阴部神经(S2-S4 后支组成)，与肛门血管伴行，通过坐骨直肠窝，分布于肛提肌、外括约肌以及肛管皮肤部和肛周皮肤。关于肛门神经起点的位置，一般认为是在髂结节韧带的下方(60%)。起自髂结节韧带上方者，据国外资料记载，仅属少数。据翁嘉颖(1980)观察，中国人属此类型者有 20% 之多，其位置在"白环瑜"附近。肛门神经虽主要分布在齿线以下，但齿线上方 1.0～1.5cm 的黏膜区也有肛门神经分布，麻醉时应注意这一特点，将麻醉面提高至齿线上方。由于肛门神经与尿生殖系统神经同起自阴部神经，所以肛门手术及肛门疾病容易引起反射性排尿困难等尿生殖系统的机能紊乱。肛门神经是外括约肌的主要运动神经，损伤后会引起肛门失禁。

二、肛肠生理

(一) 吸收与消化

大肠的主要功能之一是吸收水分和电解质，其吸收量可从测定每日由回肠进入结肠的液体量和成分，同时分析由粪中排出的量和成分进行比较计算出来。正常情况下，大肠每日约从内容物中吸收水分 1350ml，钠 200mmol 和氯 150mmol。这个数值相当于每日由回肠进入大肠的水分的 80% 和氯化钠的 90% 以上，而由粪便排出的仅含水分 100～200mmol 和少量电解质。这是就一般情况而言，实际上大肠的吸收能力比这大得多。据研究，大肠 24 小时内至少可吸收水分 2500ml，有的报告认为可以达到 5000ml。

大肠各部分的吸收能力大小不一。右结肠的吸收能力最大，其余依次为横结肠、降结肠，吸收能力逐渐减少，直肠的吸收能力已微不足道了。由于存在这种吸收能力的差别，因此临床上可观察到：回肠造瘘排出的大便成稀糊状，横结肠造瘘排出的大便即已成形，而乙状结肠造瘘排出的则为干燥大便。右半结肠切除后的病人由于水分吸收障碍，故术后常出现暂时性的腹泻，直到左半结肠吸收水分的功能代偿后才趋好转。全结肠切除后，吸收水分的功能则转移到回肠。末段 30cm 回肠在水分的吸收上起重要作用，手术时应视情况予以保留。如家族性腺瘤病患者采用"全结肠切除，回肠造瘘"或"全结肠切除，回一直肠吻合"治疗时，术中应尽可能保留此末段 30cm 的回肠。术后其水分吸收的代偿机制为：肠管扩张，黏膜绒毛增生，运动迟缓。这种所谓的"小肠结肠化"过程，约需 18 个月才完成。正常大肠对钠及氯离子有吸收功能，而钾和重碳酸盐则通过大肠排泄进入大肠腔内的粪流中。正常人每天从大肠吸收约 55～70mmol 钠，28～34mmol 氯。直肠癌全盆腔清除时，如以乙状结肠代膀胱，术后尿液中排出的氯在乙状结肠可再吸收，故可能引起高氯性酸中毒。

大肠中细菌分解大便成分而产生的一些毒性产物，如吲哚、胺素、氨、酚、硫化氢等也可在大肠被吸收，但在肝脏可被解毒。如果肝病患者肝脏解毒功能低下，或有毒物质产生过多时，就有可能产生如肝昏迷一类的自身中毒症状。

大肠的吸收受一些病理生理因素的影响，例如溃疡性大肠炎和局限性结肠炎，结肠对水和钠的吸收能力减低；有的研究显示，此时肠黏膜还主动分泌钠和氯。由于对水盐吸收不良，排出增多，患者常发生腹泻。

一些激素和体液因素，对结肠的吸收能力也有影响。醛固酮可促进结肠吸收水、钠和排泄钾，这与醛固酮对肾小管的作用相似。原发性醛固酮增多症患者对钠的吸收增加，此时测量其直肠黏膜电位增大，此法已被用于本病的诊断和普检。血管紧张素可促进结肠对钠的吸收；脑垂体后叶释放的抗利尿激素则可抑制结肠对水和钠的吸收。这些作用可能与细胞外液量的保持和调节有关。此外，9-氟氢可的松也有促进结肠吸收钠和水的作用，至于其他肾上腺皮质激素是否也有影响，尚无定论。

大肠吸收水和电解质的机制有主动吸收和被动吸收两种。钠的吸收是个主动过程。结肠黏膜上的钠泵可以逆着浓度梯度和电位梯度把肠腔内的钠离子运到周围血液中，完成吸收过程。因此粪便中的钠浓度远低于血浆钠浓度。灌流实验证明，钠的吸收可以一直进行到灌流液的钠浓度减低到 15～25mmol 时止。氯的吸收并非单纯地继发于钠的吸收

之后，以保持电中性，它还包含一个主动吸收过程和与 HCO3- 交换的过程。氯从肠腔吸收入血液，与此同时，HCO3- 则通过黏膜分泌入肠腔，以进行交换。水的吸收是个被动过程，它继发于钠和氯的吸收之后。由于钠和氯等溶质吸收的结果，在肠黏膜的两侧形成渗透梯度，使水分从肠腔透过黏膜被吸收入血。

人的正常消化功能是在胃和小肠内进行，主要是各种酶的消化作用。一般来说，结肠和直肠不产生酶，无消化作用，但有细菌消化作用。结肠内有很多细菌，厌氧杆菌占 90%，此外还有链球菌，变形杆菌，葡萄球菌、乳杆菌、芽孢和酵母。也有少量原生物和螺旋体。肠细菌对产生生理需要的物质有重要作用。如食物内缺乏维生素时，在肠内可根据人体的需要调节合成维生素。这些细菌消化纤维素，合成各种维生素。如维生素 K、盐酸硫胺(维生素 B1)、核黄素(维生素 2)、生物素(维生素 H)、烟酸、氰钴胺(维生素 12)、叶酸、盐酸吡哆醇(维生素 B6)和消旋泛酸。因细菌作用也形成叫吲哚、粪臭素、硫化氢，使粪有臭味。如长期用抗生素，可导致维生素合成和吸收不良，引起维生素缺乏症。

（二）传输与储存

大肠是传输食物残渣至肛门，经一定时间储存后排出体外的器官，传输与储存是其基本功能。

结肠运动机能有两种，一种是肠肌自发的肌肉活动，叫肌动，由神经体液和生物生理作用管理；另一种叫蠕动，蠕动是使粪便在肠腔内向肛门推进的活动，由肠内固有神经支配，同时也受中枢神经的影响，主要运动形式分为 4 种：

（1）袋状往返运动结肠环肌收缩，使黏膜折叠成结肠袋，这种收缩在不同部位交替反复发生，是一种往返运动，使结肠袋里的内容物向近侧和远侧

作短距离活动。这种缓慢揉搓作用，使肠内容物混合，并与肠黏膜接触，帮助吸收。

（2）分节推进运动将一个结肠袋的内容物推到一段肠内，继续移向远侧，而不返回原处，这种运动叫分节推进运动。接着远处结肠袋肌肉收缩，将肠内容物挤向远侧和近侧，但推向远侧力量较大，使粪便向远侧移动。

（3）多袋推进运动这种运动是邻近几段结肠同时收缩，将肠内容物移到远侧邻近的一段结肠内，然后移入肠内容物的一段结肠以相同形式收缩，使内容物推向前段。

（4）大蠕动蠕动是由一些向前的收缩波组成，几节肠段一致收缩，将粪便推进到远侧肠内。这种蠕动常由肝曲开始，以每分钟 1-2cm 的速度，将肠内容物推到左半结肠。如乙状结肠内存有粪便，可使粪便进入直肠，引起排粪反射。结肠大蠕动不是经常出现，每日有 2-3 次，但在进食后，由于胃结肠反射，可引起结肠集团蠕动，可产生想排粪的感觉。正常人结肠内粪便向前推进速度，每小时 5cm，进食后向前推进每小时约为 10cm。

进食和进食后，回肠内食糜进入盲肠，结肠内压力增高。因此，有些人进食后会因乙状结肠内压力过高，感觉腹胀和饭后腹痛。情绪紧张愤怒、体力活动、肠炎可增加肌动性，使结肠持续收缩。忧郁、恐惧、外伤、过冷或太热可减少肌动性。结肠膨胀可刺激肌动性，泻药的作用可使肠内液体积增大，刺激这种肌动性，引起排粪。

在正常情况下，大肠的储存活动，是通过"贮袋作用"和"顺应性"来完成的。

所谓"贮袋作用"，是指结肠可容纳一定量粪便，只有当体积和压力增加到某一极限时，方激发蠕动的功能。

此种功能的维持主要依赖于：①机械性因素乙状结肠外侧角和 Houston 瓣有阻止或延缓粪便前进速度的作用，粪便的重量可增强此角度的栏栅作用。②生理性因素直肠的运动频率和收缩波幅均较高于乙状结肠，这种反方向的压力梯度，可阻止粪便下降，对维持直肠经常处于空虚和塌陷状态是必要的，对少量稀便和气体的控制是重要的。若结肠的贮袋作用遭到破坏，则结肠内粪便不断进入直肠，而直肠内粪便又不能借逆蠕动返回结肠，势必造成直肠粪便堆聚，压力上升，排便反射及便意频频不断，而外括约肌和耻骨直肠肌收缩为时过久而不能坚持，则必然引起失禁。

实验证明，正常情况下，直肠内粪便容积大量增加时，肠腔内压下降或轻微上升，以维持肛门自制，此种特性称为直肠的顺应性。它不但使直肠在排便前能贮存相当多的粪便，而且使排便动作推迟。顺应性过低可使便次增多甚至肛门失禁；顺应性过高可造成慢性便秘。正常人的直肠顺应性为 1.53ml/kPa(15.6ml/cmH2o)±0.67ml/kPa(6.8ml/cmH20)，最简单的方法可用测定直肠最大耐受量(MTV)来代表，即患者因痛要求停止操作前能注入直肠乳胶囊内的水或空气量。正常成人平均 MTV 为 406ml(范围 280～540ml)。临床证实，低位前切除术后排便异常的主要原因是顺应性降低，即贮袋作用和肠壁伸展性降低。术后临床排便状态的改善，显然是在吻合部以上肠管获得某种程度的适应性反应的结果。

（三）排便与自控

排粪是一种错综复杂而协调的动作。包括随意和不随意的活动。是一种既协调又准确的生理反射机能。

健康人直肠内通常没有粪便，随起床引起的直立反射，早餐引起的胃、结肠反射，结肠可产生强烈"集团蠕动"，将粪便送入直肠。直肠内粪便蓄积到一定量，一般约 150～200ml，产生 45～50mmHg"内压时，就会激惹直肠壁内的神经感受细胞，使直肠运动亢进，直肠纵肌收缩，直肠内压进一步上升，直肠、乙状结肠、降结肠和肛门之间的弯曲角度变小或消失，直肠伸展变直，肛门括约肌舒张，粪便排出体外。一般把这种直肠受到压力刺激后可产生伸展变直，并使肛门括约肌舒张排出粪便的反射活动，称直肠肛门反射或排便反射。是不随意的反射活动。直肠壁内神经感受细胞对压力非常敏感，当受到一定阈值压力时，即可将冲动通过盆神经及腹下神经，传至腰骶部脊髓(S2-S4)的排便反射的低级中枢。此中枢一方面可直接传出冲动，通过盆神经及腹下神经到直肠壁及肛门内括约肌，使其收缩或舒张；另一方面又可将冲动上升到丘脑和大脑皮层的排便活动的高级中枢，如条件许可排粪，即发出指令到脊髓(S5)，通过阴部神经，令随意肌的外肛门括约肌舒张，肛提肌向上向外收缩牵拉，使上部肛门管口张开。并同时指令膈肌下降，腹肌及大腿肌收缩，呼吸暂停使胸内压及腹内压急速上升，加强粪便排出(图 1-46)。

此时，如果因没有排便环境和条件，须缓排便，高级中枢则指令肛门外括约肌紧张性增加，乙状结肠及直肠舒张，并通过直肠的逆蠕动使粪便返回乙状结肠，使便意暂时消失，排便间隔延长。排便的这种大脑皮层随意控制作用有利于人应变环境，养成定时排便习惯。但长期任意延迟排便，忽视正常排便，又可使直肠对粪便压力刺激的正常敏感性降低，粪便留滞于直肠内而不能及时产生排便反射，这是造成习惯性便秘的最常见原因。

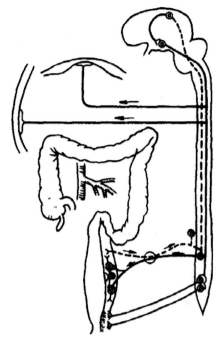

图 1-46 排便反射模式

排便自控有两种：①储存器节制作用或结肠节制功能；②括约肌节制作用。结肠节制机能不依赖于括约肌作用。左侧结肠能蓄积一定量的粪便，如超过一定数量时，可刺激结肠，使粪便进入直肠。乙状结肠造口术的病人，如饮食调理适当，每日灌肠，可形成排粪习惯。会阴部结肠造口术在这种基础上，也能有些节制作用。括约肌节制作用即是肛门括约肌抵抗结肠蠕动向前推进力的作用。括约肌收缩力必须胜过结肠推进力量，并有节制作用，否则出现肛门失禁现象。当结肠切除后，回肠与直肠吻合，括约肌虽然完整，但因上方推进力太大，节制作用不良，也可有肛门失禁现象。

直肠与内括约肌之间、直肠与肛门外括约肌之间都有神经反射作用存在。肛门括约肌随意收缩，对结肠收缩无直接作用。外括约肌反射与大脑皮质有密切联系。脊髓损伤病人，外括约肌收缩力可以保留 40％～80％。稀粪不能节制，干粪则有便秘。排粪时肛门张开，并不是外括约肌失去紧张力的真正松弛，而是由于上方向下的推进力，使有紧张力的肌纤维扩张，同时再加以内括约肌反射机能的作用所致。如外括约肌无紧张力时，即可发生肛门失禁，因此排粪也是一种抵抗外括约肌紧张力的作用。

如保持完好的节制作用，必须保留齿线以上 4～7cm 的一段直肠。因在此区域内的本体感觉感受器，可引起内外括约肌反射机能的作用。如将这一段直肠切除，手术后可发生肛门失禁，必须等结肠节制机能形成后，肛门失禁才可好转。只保留外括约肌及其运动神经，不能保证节制作用。如切除时保留直肠远端不足时，也不能引起反射冲动使外括约肌增加紧张力。因而常在无排粪感时，粪便即自行流出。如在会阴部或直肠手术时损伤肛门神经，虽然肛门括约肌完整，可发生暂时失禁现象。肛门瘙痒症作皮下切除手术时，因失去自体感觉，可发生暂时肛门失禁，有时需经数月后方可恢复。

肛管和直肠连接形成的角度，有时比直角还小。因此直肠内存积粪便不达到相当数量，不能压迫齿线引起排粪反射。肛提肌的耻骨直肠部常向上向前牵拉肠管上部，以增加肛管和直肠所形成的角度。如手术时在肛门后方切开过深或因其他原因改变这一角度，使直肠与肛管成一垂直管状，破坏了直肠的容器作用，可造成肛门失禁。

（四）肠腔内的细菌

肠道是人体内最大的细菌和毒素库，大肠中有 400 多种细菌，细菌数量大约有 1012 个，细菌占粪便干重的三分之一。

胎儿的胃肠道是无菌的。出生后，细菌开始移居，并在肠道中迅速繁殖，细菌的来源主要是由吞咽摄入的，污染源来自母亲。母乳喂养或是人工喂养方式的不同，可以造成肠道细菌种类的差异。如果是母乳喂养，肠道中的细菌主要是双歧乳酸杆菌，占所有细菌的 90%；如果是人工喂养，肠道中的细菌则以嗜酸性乳酸杆菌、非特异性厌氧菌和肠球菌为主。所有这些细菌均从口腔摄入。

婴儿肠腔中的细菌高速繁殖，数量和种类迅速增加，一旦人体内环境发育成熟、稳定，菌群的数量和种类也就稳定下来。虽然不同的人肠道中的细菌数量有所差异，但具体到每一个人，肠道菌群的稳态可保持一生。

特定的细菌常常生活在胃肠道的特定部位，这是因为细菌生长需要复杂的微生物生态环境。细菌的数量、种类不但与肠腔中粪便的性质有关，还与粪便在肠腔中运输时间有关。胃和小肠中的常见菌是乳酸杆菌和厌氧链球菌，而大肠中的常见菌却是粪杆菌、大肠杆菌。细菌生活在特定的肠腔内，它不仅存在于肠腔的大便中，而且覆盖于肠黏膜的表面。结肠黏膜表面布满了细菌，随着黏膜细胞的更新，覆盖在黏膜表面的细菌随同肠黏膜一同脱落、进入肠腔。每克肠黏膜所含细菌的数量与每克大便中所含细菌的数量相同。肠黏膜和肠黏液是重要的污染源，所以在手术时，需要用洗必泰等擦净肠黏膜上的黏液。

结肠中的细菌有 400 多种，包括需氧菌和厌氧菌，其中厌氧菌占整个细菌的 90%。厌氧菌主要有无芽孢杆菌属、类杆菌属和真菌属。肠道中的细菌繁殖受到细菌与细菌之间和细菌与宿主之间的相互制约。如大肠杆菌在适宜的培养条件下，每 20 分钟便分裂 1 次，而在体内大肠杆菌分裂速度则要慢得多，每天只有 1-4 次。机体具有一系列措施来限制肠道中细菌的繁殖，肠蠕动将肠内容物连同细菌一起向下排送，便是一个非常重要的将菌群保持在一定范围内的防范措施。

肠道内细菌的繁殖受到细菌与细菌之间和细菌与宿主之间的互相制约。肠道内的不同菌属之间有既互相支持、又互相制约的作用，从而保持肠道内细菌的生态平衡。细菌在大肠内竞争有限的营养物质。兼性厌氧菌可以将结肠内少量氧消耗，否则结肠内的环境便不能达到使一些对氧非常敏感的专性厌氧菌得以生存、繁衍的条件，结肠内亦不能维持其庞大的菌群。相反，当肠腔 pH 发生改变时，一些细菌代谢产物可以抑制其他细菌的生长繁殖。如大肠杆菌属的一些细菌能分泌有杀菌作用的大肠杆菌素，其他的细菌如枯草杆菌及绿脓杆菌亦可分泌有杀菌作用的物质，厌氧菌分泌的短链脂肪酸在结肠的 pH 条件下亦有抑菌的作用。大肠内的细菌在肠腔外会成为严重的污染源，但结肠有一个完整的机械和免疫防御系统，能防止肠道常驻菌对肠黏膜的破坏。同时大肠粪便中的细菌对结肠的生长和功能也是必要的。所谓正常的肠道结构与功能是指在正常肠道菌群的情况下，机体与细菌共生，保持一个生态平衡系统。在正常生理情况下，肠道中的一些细菌可以利用食物残渣合成人体所必需的维生素，如硫胺素、核黄素、叶酸和维生素 K，这些物质对人体有营养作用。近年来的研究表明，大肠内某些细菌可能与大肠癌的发病有关。这些细菌产生的酶，如葡萄酸苷酸酶、α-葡萄糖苷酶、硝基还原酶、偶氮还原酶、7α-脱羟酶和胆固醇脱氢酶等，可作用于大肠内某些内容物或成分，生成致癌物质，诱发大肠癌的发生。对一些地区的调查研究表明，大肠癌发病率高的人群，其大便中胆汁酸浓度高，梭状芽孢杆菌的数量亦增多。

大肠菌群生态系统的稳定对保持正常的肠道功能起着非常关键的作用，因而不能轻易地破坏大肠中的细菌稳定。

(五)肠腔内的气体

1862 年德国化学家鲁格对胃肠道的气体进行了分析，指出这种气体是由氮、氢、氧、甲烷及二氧化碳 5 种气体组成。这以后的研究说明，人体排出的胃肠道气体——屁的臭味，是由氨、硫化氢、挥发性氨基酸、短键脂肪酸等多种带有特殊气味的气体产生的，这些成分虽含量很少，但传播迅速，人的嗅觉对它们非常敏感，空气中有一亿分之一，即可使人遮鼻喊臭。

胃肠道气体的 70% 来源于随饮食和呼吸吞入的空气，30% 是由细菌的分解代谢及血液中气体扩散到肠腔而产生的。一般以氮气为最多，其次为氢、甲烷、二氧化碳等。豆类、葱、蒜、白菜等中，含有能产生大量二氧化碳、氢气等的基质，所以食后会使气体含量大增。消化不良时，随着发酵可产生大量二氧化碳、氧气等，也会使人腹胀屁多。氧、氢、甲烷都是可燃气体，当肠内含量过高时，如果医生此时正在作肠腔内的电灼等手术，就会发生爆炸的意外事故。气体的作用是什么呢？主要是刺激和加强肠的蠕动，推动粪便排出，帮助完成消化排泄。其次是给肠道需氧菌提供氧气，利于它们分解食物，帮助机体消化吸收某些营养素。当气体增加到一定量时，就会刺激肠腔使其蠕动增加，感到腹胀肠鸣，促使放屁排便，排出后即可感到轻松。气体过多或肠梗阻使气体不能排出时，轻者腹胀、腹痛，重者可使膈肌升高妨碍呼吸及血液循环。手术后还可能使伤口裂开或影响愈合，这时常是"闻屁而喜"。

肠内气体正常值一般 100ml 左右。高空作业时，肠内气体会因压力的改变而增加，一般海拔 9000m 时，肠内气体的体积可增加 4 倍。所以人们登上高山后，常常感到腹胀屁多。肠内氧含量极少，仅占肠腔内气体的 0.1%～2.3%，所以是厌氧菌及厌氧的寄生虫如蛔虫等生活的好地方。当给肠腔注入大量氧气后，可使这些寄生虫死亡，随大便排出体外，这就是临床上注氧驱蛔虫的原理。

（六）大肠免疫

胃肠道黏膜免疫系统是整个黏膜免疫系统的重要组成部分，大肠在这一系统起着重要作用。胃肠道直接受各种口服抗原物质，如微生物抗原、食饵性抗原等的刺激，是局部免疫反应的主要场所。黏膜免疫反应不仅与全身免疫系统协调发挥着免疫保护、监督作用，是防止感染、变态反应和肿瘤的免疫屏障，而且参与许多系统性免疫应答的调节。肿瘤、炎症性肠病等也与免疫密切相关，因此近年来对肠道免疫的研究越来越引起了广泛的重视。

1.肠道的非特异性防御功能　肠道的非特异性防御功能是指肠道黏膜的天然屏障机能、非特异的细胞因素、体液因素以及炎症反应等。肠道内表面连续完整的黏膜上皮结构和黏液是阻挡异物入侵的机械性屏障；黏膜表面分泌物和消化液中的一些天然因子具有化学性保护作用。如各种消化酶，不仅具有一定的杀菌力，且有消除营养物质中"异己"性作用；黏蛋白可使黏膜免受微生物的侵袭；胆盐可抑制肠内细菌生长过盛；溶菌酶能分解细菌胞壁成分如肤聚糖等，使细菌发生低渗性裂解、死亡；乳铁蛋白以脱铁乳蛋白形式存在时有低浓度抑菌，高浓度杀菌作用。

2.肠道相关淋巴组织　肠道相关淋巴组织(GALT)是存在于整个消化道淋巴组织的总称。可分为四个部分：集合淋巴小结、黏膜固有层淋巴细胞、膜上皮细胞和上皮细胞内淋巴细胞。具有摄取和提

呈抗原，产生抗体、免疫调节等多种功能，是肠道免疫的第一道防线。

（1）集合淋巴小结：集合淋巴小结(Peyer 结)含有免疫应答所必需的所有细胞，是肠腔内抗原与淋巴组织相互作用的主要部位。其中的 T、B 细胞最初是由脾脏迁移而来，因而 Peye 结在开始发育时类似原发淋巴组织。机体内通过各种途径输入抗原都不能在 Peye 结内检出抗体。因为抗原进黏膜，通过 Peyer 结内的单核巨噬细胞(M)、T 及 B 细胞，引起初次免疫应答，既不产生免疫球蛋白，也不进入血液循环移居他处，而是发生母细胞化，再从生发中心进入肠系膜淋巴结，在肠系膜淋巴结内经进一步发育后经胸导管进入循环。Peyer 结内淋巴细胞，经淋巴和血液途径在体内循环，最后又返回肠壁的过程称为淋巴细胞的再循环。具有及时识别、发现体内出现的抗原，由脾脏过滤分裂增殖，再次遇到同一抗原刺激即可发生免疫应答作用。因而可以说，无论机体任何部位出现 IgA 合成细胞都可能是来自 Peye 结中经抗原刺激的 IgA 前卫细胞。

（2）黏膜固有层：淋巴细胞黏膜固有层内含有 B 淋巴细胞、浆细胞、T 细胞、巨噬细胞、肥大细胞和嗜酸性粒细胞等。分布在富含血管和淋巴管的结缔组织内。

1)B 淋巴细胞和浆细胞肠道产生和分泌的免疫球蛋白(Ig)有 IgA、IgM、IgG、IgD 及 IgE5 种。其中以 B 淋巴细胞和浆细胞中产生的 IgA 为最多，可达 80%。肠道 IgA 是由 J 链联结的 IgA 双聚体(dIgA)与分泌成分(sc)组合而成，称为分泌型 IA(sIgA)。sIgA 对细菌、食物抗原和肠道自身组织抗原均为较高的抗体活性，可阻止细菌向肠壁的附着和定居，防止细菌对上皮的损害；能中和感染的病菌，防止其侵入；与溶菌酶、补体协同起溶菌作用。sIgA 与抗原

形成的免疫复合物可以使抗原滞留于黏液层，被黏液内酶分解破坏，这种免疫复合物也可刺激黏液分泌，冲洗肠壁，阻止抗原接近上皮细胞。slgA 缺乏者肠道肿瘤的发生率达正常人的 34 倍。肠道局部炎症、抗原过多或 IgA 缺陷时，肠道内抗原入血。IgG 抗体产生增加，被运至黏膜固有层并出现于肠腔，起防御作用。IgG 如可引起补体结合反应，也可使细菌内毒素活化，引起 Arthus 反应而使炎症慢性化。IgE 抗体可协助、介导肥大细胞、嗜酸细胞消灭病原体，驱除寄生虫，同时也造成局部组织的炎症损伤。炎症性肠病、乳糜泻等，IgA、IgG、IgD 或 IgE 可呈上升趋势，反映出炎症性肠病等与免疫密切相关。

2)T 细胞在黏膜固有层内，20%～40%的淋巴细胞是 T 细胞。一般认为 T 细胞并不直接参与组织损伤过程，而是通过释放细胞因子起到组织损伤的作用。

3)巨噬细胞各种原因导致肠黏膜受损时抗原便可穿过第一道屏障，进入肠壁内毛细血管和淋巴管，肠系膜淋巴结和肝脏则构成肠道免疫系统的第二道防线。来自肠道的小分子抗原多经门脉循环至肝脏，此时吞噬细胞发挥着重要免疫作用，如枯否(Kupffer)即星形细胞有很强的吞噬能力，门脉血中 99%的细菌在经过肝静脉窦时被吞噬、处理，使其失去抗原性，极少部分抗原也可经提呈，而刺激机体免疫应答。部分细菌和其他有害抗原可以和 IgA、IgG、IgM 结合成免疫复合物经胆汁排出。

固有膜内的大单核巨噬细胞表面有 FcR、补体 C3 受体(C3R)等 50 余种受体，细胞内含近 80 种酶和代谢活性产物，因而具有吞噬、杀菌、抗肿瘤、抗原免疫辅佐和免疫调节等多种功能，是一类重要的免疫应答和调节细胞。不仅能非特异地吞噬、处理、滞留和清除病原体及异物，清除局部细胞残骸和其他细胞碎片，帮助组织损伤修复；而且能被淋巴因

子激活，或在抗体介导下直接或通过抗体依赖的细胞介导的细胞毒作用方式杀伤肿瘤细胞；同时，作为辅佐细胞参与一切涉及 T 细胞应答的活动过程。如对 T 细胞依赖性抗原的抗体应答、T 细胞介导的淋巴细胞溶解反应(ML)、T 细胞对丝裂原的增殖反应以及抗原对 T 辅助(Th)细胞生成的诱导等。作用的实现依赖于 M3 表面 MHC 类抗原尤其 HLA-DR 抗原表达、产生和提供白细胞介素一 l(lL-1)的能力，抗原提呈细胞(APC)作用是肠道 M4 的主要功能。

固有膜内的另一种巨噬细胞叫树突状细胞，有许多与 M4 相似的功能，由于表面抗原和受体的种类和密度不同，表现出较弱的吞噬、黏附能力和远远大于 M4 的 APC 能力以及在混合淋巴细胞反应(MLR)中对自身 T 细胞较强的增殖辅助活性。既是 TD 抗体产生的"天然"佐剂，还能改变 B 细胞抗体产生的类型。作用的关键在于 DC 能与其靶细胞 T 细胞结成细胞簇，在细胞簇中 DC 能激发 T 细胞产生 IL-2，并使部分 T 细胞获得对 IL-2 的敏感性，由 IL-2 引起 T 细胞增殖和直接激发 T 细胞产生 B 细胞辅助因子，受外源性抗原刺激时、成簇的 DC、T 细胞可直接刺激 B 细胞产生特异性抗体。DC 也参与了某些自身免疫病和同种移植排斥反应。

4)肥大细胞固有层内有丰富的肥大细胞。肥大细胞内含嗜酸性颗粒，颗粒中含有肝素、5-HT 组胺、嗜酸性颗粒细胞趋化因子等，这些介质能增加血管通透性、收缩平滑肌、促进电解质分泌及炎性细胞浸润。炎症性肠病和肠道过敏性疾病的腹泻与肥大细胞释放的介质有关。

5)嗜酸性粒细胞固有层中嗜酸性粒细胞也较丰富，有抗肠道寄生虫感染的作用。

（3）膜上皮细胞：膜上皮细胞(M 细胞)是覆盖在 Peyer 结表面的一层特殊的上皮细胞，又称微皱榴

细胞。来源于隐窝的未分化细胞。其结构的典型特征是胞质内凹形成中央腔，腔内含有一至数个细胞，主要有淋巴细胞，还有淋巴母细胞、浆细胞、M4等。这种与HEV相似的结构特点提示，M细胞可能是淋巴细胞移行至肠腔和进行再循环的通道，具有摄取、选择性吸附和吞噬肠道微生物、颗粒性和大分子物质的功能。而其化学特征为：溶酶体中脂酶活性高，酸性和碱性磷酸酶活性低而又缺乏水解酶。由此决定了M细胞在转运大分子异物时不发生降解，有利于抗原性的保存。M细胞通过黏附、吞噬、水泡转运向间隙释放由淋巴细胞摄取五个步骤传递抗原。M细胞通过其胞质突起与中央腔淋巴细胞伸出的伪足相互交叉，有的突起甚至伸入淋巴细胞内，利于抗原的刺激和信息传递。

（4）上皮细胞内：淋巴细胞包括上皮内淋巴细胞IEL和黏膜肥大细胞。人类肠黏膜IEL占肠壁表面细胞总数的1/6占肠壁淋巴细胞总数的1/3以上。目前认为，IEL就是Pcyer结内受抗原刺激而激活，经淋巴循环返回到黏膜层中的特殊细胞一致敏T细胞。主要为CD表型。

肠道黏膜肥大细胞至少有两种，一种与组织肥大细胞相同，即结缔组织肥大细胞(CTMC)，一种为肠道特有，称黏膜肥大细胞MMC，二者均源自骨髓衍生的前体。但MMC与CTMC不同，MMC的增殖和分化依赖于激活的T细胞释放的IL-3，而且其前体具有明显的亲黏膜特性，肥大细胞能够通过其表面FcsR使IgE聚集，MMC的胞浆中也有IgE的聚积。IgE抗体的结合可以介导肥大细胞的抗原依赖性脱颗粒，释出炎性介质，如组胺、5-HT、嗜酸细胞趋化因子(ECF-A)、白三烯(LT)、前列腺素(PGs)、血小板活化因子(PAF)等，引起速发型超敏反应。

（5）自然杀伤细胞：自然杀伤(NK)细胞为大颗粒淋巴细胞(LGL)；有较广的抗肿瘤谱，抗肿瘤活性不需预先致敏，且先于T细胞出现，不受MHC限制也无记忆性。当体细胞发生转化时，由NK细胞首先加以对抗，对沿血行转移至他处的肿瘤细胞又可再次加以攻击。因而，NK细胞既是肿瘤发生早期的第一道防线，对恶变的血淋巴细胞、血行转移途中的肿瘤细胞又有重要的防御效能。还能杀伤受病毒感染的细胞，对真菌感染和寄生虫也有防御能力。杀伤机制是通过其表面受体或受体样结构对靶细胞识别，并与之结合，经由靶细胞释放的酶激活，通过细胞内一系列信息传递触发NK细胞毒性因子(NKCF)和溶酶体样颗粒释放机制活化，启动杀伤机制，导致NKCF库内可溶性NKCF和颗粒内物质(多聚穿孔素)释放，导致靶细胞核解细胞死亡。

3.炎症介质 炎症介质是指一类在致炎因子作用下，由局部组织或血浆产生或释放的、参与炎症反应并具有致炎作用的化学活性物质，故亦称化学介质。自20世纪初发现第一种炎性介质一组胺以来，迄今已有上百种。与大肠炎症相关炎症介质主要有以下几种：

（1）组胺：属咪唑类化合物，在体内有广泛分布，有3种受体亚型，即H1、H2、H3受体。组胺在体内不仅参与生理过程，也参与炎症、过敏等病理反应。组胺作用于不同的受体，可产生不同其至相反的生物学效应。一般认为组胺与H1受体结合后，可导致细胞内环磷酸腺苷(CAMF)增多。血管通透性增强，产生促炎作用；组胺与H2受体结合后，可致细胞内环磷酸腺苷(CAMP)增多，并产生一系列的抑炎效应；另外，组胺还可通过与H2和H3受体的结合，反馈性地抑制组胺释放。因此，组胺是一种重要的炎症调节介质，既有促炎作用，又有抑炎效应，但在炎症早期，主要起致炎作用。

（2）5-羟色胺：(5-HT)又称血清素，是吲哚类衍生物。在体内由色氢酸经羧化、脱羧后形成，主要分布在胃肠道嗜铬细胞、血小板和中枢神经系统的大脑皮质、下丘脑等部位，可被单胺氧化酶脱氨氧化而变成 5-羟吲哚乙酸，自尿中排出。抗原抗体反应及血小板损伤等原因都可导致 5-HT 释放。人类的肥大细胞中不含 5-HT，故炎症时的 5-HT 主型来源于血小板。其致炎作用与组胺基本相同，可使血管壁通透性增高，在低浓度(10-9g/ml)时即有致痛作用。

（3）前列腺素：前列腺素(PGs)是致炎因子激活磷脂酶后，导致细胞膜磷脂分解，产生花生四烯酸，经环氧化酶作用途径而生成前列腺素。产生 PGs 的细胞主要有中性粒细胞、巨噬细胞、血小板淋巴细胞、嗜碱性粒细胞、肥大细胞及血管内皮细胞等。前列腺素在炎症中的作用为：舒张血管及增高微血管壁通透性，可使微动脉等前阻力血管扩张；增加局部血流量，并能使血管壁通透性增高，也可通过刺激组胺释放，产生组胺，增高血管壁通透性的作用，PGs 的这种作用持续时间较长；并有致痛、致热、趋化作用等。PGs 可直接与其他介质(如组胺、激肽、补体成分等)协同发挥致炎或促炎作用；PGs 还可通过增加细胞内。cAMP 浓度，抑制组胺和溶酶体酶的释放，抑制免疫细胞的活性等产生抑炎作用；另外，高浓度的 PGs 也是有明显的抗炎效应。一般认为，炎症时内源性 PGs 浓度低，主要起促炎作用；而外源性药理剂量 PGs 正浓度高而起抑炎作用。因此，PGs 不仅是促炎介质，还是炎症中的调整介质。

（4）白三烯(LTs)：是 1979 年 Borgeat 和 Samllellson 将从兔腹腔中获得的中性粒细胞与花生四烯酸共育后所发现的另一类花生四烯酸衍生物，首先在白细胞中发现，且化学结构中具有三个共轭烯键而被命名为白三烯。白细胞内的花生四烯酸，

在脂加氧酶的作用下，首先产生 5-氢过氧花生四烯酸(5-HPETE)，继而转变为 5 羟花生四烯酸(5-HETE)或脱水生成 LTA，再经各种酶的催化作用产生其他类型的白三烯。根据白三烯产生的次序和化学结构的不同，目前将白三烯分为 6 种，与炎症关系最为密切的是 LTB4。近年来，发现体内除中性粒细胞、嗜酸性粒细胞、巨噬细胞、单核细胞等白细胞外，内皮细胞、血管平滑肌细胞、肥大细胞、T 淋巴细胞等也可产生 LTs。只是不同的刺激和不同的细胞产生的 LTs 类型不尽相同。如人的中性粒细胞主要产生 LTB4，而肥大细胞除产生 LTB4 外，还可产生 LTG4、LTD4 和 LTE4 等。

在炎症中的作用主要有：趋化作用——LTB 是目前发现的作用最强的趋化因子之一，不仅有化学趋化作用，使白细胞向炎症局部区域大量聚集，而且还有能增强白细胞随意运动的化学激动作用，其趋化作用为 Ca 的 10 倍，有很强的增加血管通透性的作用，其促渗出作用比组织胺至少强几百倍，这种作用不能被组胺拮抗剂或消炎痛所取消，表明此作用不是通过组胺或 PGs 的释放，但 PGE 可加强 LTs 的促渗出作用；此外 LTB4、LTG4 和 LTD4 均有收缩支气管和回肠平滑肌的作用，其中 LTD4 的收缩作用最强，维持时间也较长。

（5）血小板活化因子：血小板活化因子(PAF)最初发现于嗜碱性粒细胞，能激活血小板释放组胺而命名，其化学结构为乙酰甘油醚磷脂酰胆碱(AGEPC)。有人认为 PAF 是一种独特的磷脂类炎症介质，它以甘油分子为基本骨架，连接乙酰基和磷脂酰胆碱，但与一般磷脂不同的是甘油分子上还连有烷基而不是脂肪酰基，易被磷脂酶水解。已发现除嗜碱粒细胞外，许多炎症细胞如巨噬细胞、中性粒细胞、嗜酸性粒细胞、血小板和血管内皮细胞等

也能产生 PAF。肿瘤坏死因子、凝血酶、白三烯、组胺、ATP 等都是细胞合成 PAF 的刺激物。

PAF 的作用并非是单纯激活血小板，而是具有广泛的生物学效应。能增加血管通透性，其作用比组胺强 1000 倍，比缓激肽强 100 倍，比 LTB4 强 3～10 倍，是一种极强的使血管通透性增高的因子，且这种作用可通过 PAF 与血管内皮细胞的受体结合直接引起内皮细胞收缩，并不依赖于血小板和中性粒细胞的激活，以及组胺和前列腺素等的释放；能聚集和激活血小板，使血小板释放组胺和 5-HT、TXA，使中性粒细胞释放 LTB4，还能聚集中性粒细胞和淋巴细胞，使之释放溶酶体成分和淋巴因子等；此外尚有趋化和激活炎症细胞，引起继发性炎症介质的释放，激活巨噬细胞后释放溶酶体酶、氧自由基以及细胞毒性代谢产物等，进而加重炎症的发生与发展。

（6）激肽：血浆激肽系统由激肽释放酶原(PK)、激肽释放酶(KK)、激肽原和激肽组成。激肽是一种具有活性作用的亚蛋白分子单位，即由少数氨基酸连接而成的小分子链状多肽。正常人体内含量甚微，血浆中含量不到 3ug / ml，但作用很强。正常情况下，激肽以无活性的激肽原形式存在。炎症时血浆或某些腺体中的 PK 所激活而转变为 KK，KK 可使激肽原转化为具有生物活性的激肽。激肽原有两种，一种是高分子量激肽原(BK)，在血浆 KK 的作用下水解生成 9 肽的缓激肽(BK)；另一种是低分子量激肽原(LMW-K)，在组织 KK 的作用下产生 10 肽的胰激肽(KD)而胰激肽又可在炎性渗出物中的血浆氨基肽酶作用下脱去一个氨基酸转变为缓激肽。缓激肽可被激肽酶分解而失活。

激肽，特别是缓激肽是重要的炎症介质，是已知的最强的扩血管物质和最强的致痛物。在许多炎症过程中，如各种损伤、过敏反应、类风湿性关节炎、胰腺炎等，均发现有激肽的释放相参与。激肽在炎症中的作用有：扩张小血管以微静脉最敏感，其次为毛细血管前括约肌和微动脉，其扩血管作用比组胺强，其作用机制可能是通过对血管平滑肌的直接作用，促进平滑肌松弛因子的释放，以及通过刺激细胞合成并释放 PGE 而产生；增加血管通透性皮内注射低浓度缓激肽即有此种作用；致痛作用激肽是一种作用强烈的致痛物质，低浓度就能刺激感觉神经末梢而产生疼痛，炎症时的疼痛也与激肽的增多有关，且缓激肽组胺和 PGE 三种物质具有明显的协同致痛作用；激肽对非血管平滑肌如支气管、子宫、胃肠等平滑肌具有一定的收缩作用，能刺激纤维母细胞增生和合成胶原，还能调节白细胞和组织细胞移行，参与炎症过程。

4.细胞因子　细胞因子(CK)是一类由细胞产生的、具有调节细胞功能的高活性、多功能的蛋白质多肽分子。不属于免疫球蛋白，也不属于激素和神经递质。它通过自分泌和旁分泌方式发挥作用，其功能是调控细胞增殖、分化、生长和代谢活动。细胞因子已经被发现数十年，近年来进展迅速，正成为免疫学、生物化学和分子生物学最活跃的领域之一。

已发现的细胞因子有数百种，一般可分为 3 大类。

(1)淋巴因子(LK)包括白细胞介素 1-15、淋巴毒素 TNF-a、免疫干扰素 IFN-ß 白细胞调节因子(LR)、NKCF 细胞毒 T 淋巴细胞(CTL)成熟因子等。

(2)单核因子(MK)主要是 ILs、TNF-a、细胞集落刺激因子(CSFs)、转化生长因子(TGFs)等。

(3)其他细胞因子，IL-7、IL-11、肥大细胞生长因子(MCGF)、血小板衍生的生长因子(PDGF)等。这些 CK 的生物学活性复杂多样。其作用具多效性、高效性、双重性、反应迅速和环境依赖性，如与靶细胞表面受体结合而发挥丝裂原作用、免疫上调和下调、炎症介质、内源性致热抗肿瘤、诱导分化，以及诱使正常细胞恶变等作用。肠道的 CALT 中存在大多数 CK 产生和分泌的细胞，产生的 CK 参与肠道免疫防御和调节，以及局部组织的病理损害。众多的 CK 中以 IL-1、2、3、8，IFN-ß 的作用最为重要。业已证实，炎症性肠病、肿瘤、自身免疫性疾病、神经系统疾病等的发生均与细胞因子有关。

5.肠道免疫的调节 免疫系统包括免疫器官、免疫细胞与免疫分子。免疫器官有中枢免疫器官及周围免疫器官。中枢免疫器官是免疫细胞发生、分化、成熟的场所，在人类包括骨髓与胸腺。骨髓是免疫细胞产生的源泉，也是诱导 B 细胞分化成熟的部位，胸腺则是诱导 T 细胞分化成熟的部位。周围免疫器官包括脾脏、淋巴结及其他淋巴组织，是成熟淋巴细胞定居的部位，也是淋巴细胞接受抗原刺激后进一步分化增殖、发生免疫反应的部位。免疫细胞种类繁多，有的在免疫应答中起协助、调节作用，有的直接发挥吞噬、杀伤等免疫作用。免疫细胞包括淋巴细胞单核巨噬细胞、各种抗原呈递细胞、粒细胞等。现已证明，红细胞也参与免疫的某些环节。免疫分子有抗体、补体系统各种成分及有免疫活性的细胞因子等，这些免疫分子绝大部分是免疫细胞的产物，合成后释放于细胞外及体液中，具有调节免疫细胞活性、参与免疫效应的作用。

在免疫器官、免疫细胞与免疫分子相互协调、精确地完成复杂的免疫功能。免疫系统中各组功能正常，是具备正常免疫功能的基础。任一组分异常或不足，均能导致免疫功能不全，使机体丧失抗感染的能力或形成各种类型的免疫性疾病。

免疫系统能从分子水平精确地识别自己与非己抗原，在抗原刺激下发挥特异性免疫反应；多种受体能接受激素、神经递质及免疫分子的调节，能分泌多种激素、递质样物质及免疫分子，在免疫系统与神经和内分泌系统之间发挥调节作用；具有免疫记忆功能，免疫细胞接受抗原刺激后，部分淋巴细胞分化为记忆细胞，再与同种抗原接触，即可迅速作出免疫应答，发挥免疫效应。

神经—内分泌—免疫网络是免疫系统在其功能活动中主要的基本结构，只有全面、整体、辩证地认识免疫系统，才能正确地灵活应用免疫疗法。

（陈少明）

参 考 文 献

1. 胡伯虎. 大肠肛门病治疗学. 北京：科技文献出版社，2001. 10

2. 陈少明. 现代中医肛肠病诊治. 北京：人民卫生出版社，2004. 6

3. 张东铭. 肛门外括约肌的临床形态学观察. 肛肠杂志，1981，1:16

4. 沈克非. 外科学，第 2 版. 北京：人民卫生出版社，1983. 1011

5. 河北新医大《人体解剖学》编导组. 人体解剖学. 第 1 版. 北京：人民卫生出版社，1977. 878

6. 张东铭. 耻骨直肠肌的形态学问题. 中国肛肠病杂志，1984，(4)3:6-8

7. S.F.Ayoub.Aeat1979，105:25

8. A.Shafik，Dis.ClonRectuzn.1979，22. 539

9. H.Courtney. Am.J.surg，1950，79:155

10. 张东铭. 肛肠外科解剖生理学. 西安：陕西科技出版社，1989

11. 王强等. 肛肠外科学. 北京：人民军医出版社，1998

第二章　肛肠科检查方法

第一节　一般检查

一、肛门直肠病一般检查

(一)肛门直肠检查部位

　　肛门好比一个圆形的钟表，为了记述方便，肛门病发生的部位常用膀胱截石位(图 2-1)表示，以时钟面 12 等分标记法，将肛门分为 12 个部位，前面(会阴)称 12 点，后面(尾骶)称 6 点，左面中央称 3 点，右面中央称 9 点，其余以次类推。内痔好发于肛门齿状线上 3、7、11 点位，亦称母痔区。赘皮外痔好发于 6、12 点位。环形多见于经产妇或久蹲者。血栓外痔好发于 3、9 点位。肛裂好发于 6、12 点位。肛瘘瘘管外口发生于 3、9 点前面(会阴处)，其管道多直行；发生于 3、9 点后面的(尾骶部)，其管道多弯曲，其内口多在 6 点位附近。马蹄形肛瘘内口在 6 点位。

(二)肛门直肠检查的体位

　　检查及治疗肛门直肠疾病时，应根据病人身体情况和检查具体要求选择以下不同的体位(图 2-2、图 2-3、图 2-4)。

(三)肛门直肠检查方法

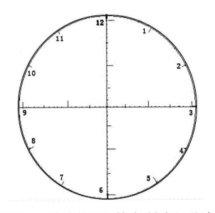

图 2-1　膀胱截石位检查-钟表记录法

　　1.肛门视诊　首先应查看肛门周围有无血、脓、粪便、黏液、肿块及瘘管外口等，以便判断病变性质(图 2-5)。如肛门周围有无内痔、息肉脱出，有无外痔、瘘管外口及湿疹等。然后嘱病人像解大便一样，医生用双手的食、中指将肛门轻轻地自然向两边分开，使肛门外翻，观察有无病变，如内痔位置、数目、大小、色泽、有无出血点、有无肛裂等情况，或用陈氏痔疮负压数码检查仪(图 2-6)将内痔吸出检查。这种视诊对诊断肛裂及环状痔，有时比肛门镜检查更为确切。

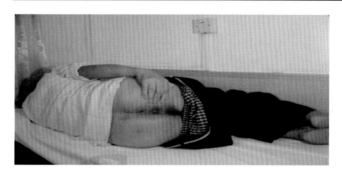

图 2-2　侧卧位

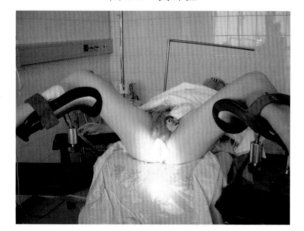

图 2-3　截石位

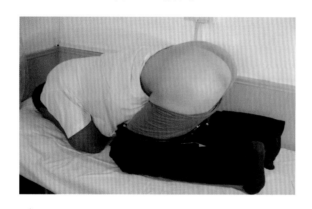

图 2-4　胸膝位

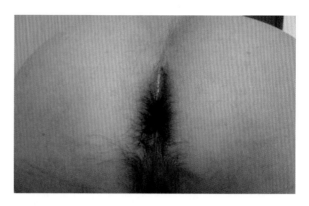

图 2-5　肛门视诊

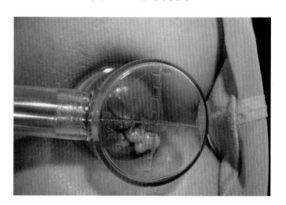

图 2-6　负压数码检查

3.直肠指诊(图 2-9、图 2-10) 直肠指诊是肛门直肠疾病检查方法中最简便、最有效的方法之一。通过直肠指诊检查往往可及早发现肛门直肠的早期病变。据国内统计，有 80％的直肠癌就是通过直肠指诊被发现的。因此，在临床上对初诊病人及可疑病人都应作直肠指诊检查，决不可忽视这一重要的检查方法，以免延误直肠癌肿等重要疾病的早期诊断及手术时机。

2.肛门触诊(图 2-7、图 2-8) 首先要触摸肛门周围皮肤温度，弹性是否正常。在病变情况下，如肛痈可触到肛门周围肿胀，皮肤灼热，肿块呈漫肿，并判断平坦或软陷、质地硬度以及中央是否有应指感等；如肛瘘则要注意是否可触及条索状硬结，外口距肛门长度，内口距肛缘深度等。

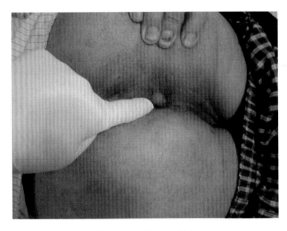

图 2-7　肛门触诊

（1）**检查方法**：病人取左侧卧位，嘱病人放松肛门，医生将戴有指套或手套的右手食指涂上润滑油，轻轻插入肛门，进行触诊检查。①检查肛管及直肠下端有无异常改变，如皮肤变硬、乳头肥大、硬结、狭窄、肛门括约肌收缩强弱，前方可触及膀胱、前列腺(男性)和子宫颈(女性)，两侧可以触及坐骨直肠窝、骨盆侧壁，其后方可以触到骶骨和尾骨。②肛管、直肠环检查，此环由内外括约肌的上缘和耻骨直肠肌下端共同构成，围绕肛管和直肠交界处。内外括约肌呈环状，而耻骨直肠肌在后面及两侧存在。检查时在肛管后方及两侧易触到，而肛管前部不易触到。③检查肛管直肠前后壁及其周围有无触痛、搏动、肿块及狭窄，并应注意肿块大小、硬度、活动性及狭窄程度。对高位的肿块可改胸膝位为膝直立位或截石位，使肿瘤下移。

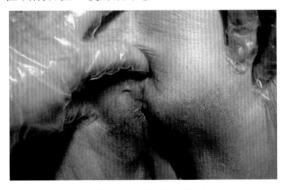

图 2-8　肛门触诊

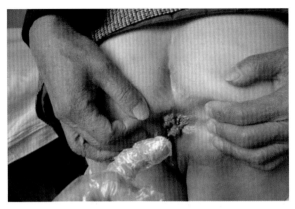

图 2-9　肛门指诊

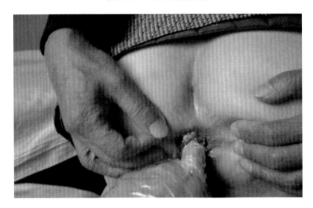

图 2-10　肛门指诊

（2）**常见肛管直肠病变**：直肠指诊的主要表现：①直肠癌：在肠壁上可摸到高低不平的硬块，不活动，基底广泛，肠腔常狭窄，指套上染有脓血及黏液分泌物或脱落的坏死组织；②直肠息肉：可摸到质软而可推动的肿块，基底部大小不一，边缘清楚，指套上沾有血渍；③内痔：一般内痔柔软而不易摸到，但纤维化的内痔可触及硬块，如有血栓形成则可触到光滑的硬结，触痛明显；④肛瘘：可触及条索块状物，有时在齿线及齿线上方可触及小硬结(即肛瘘的内口)；⑤肛门直肠周围脓肿：肛管直肠深部脓肿，可在直肠内摸到压痛性肿块。

（3）**直肠指诊注意事项**：①食指应全部插入；②环形扪诊；③必要时作蹲位检查(膝直立位)；④注意指套上有无血渍及血渍的颜色性质。

二、模拟排便时态无痛检查诊断技术

(一)痔疮负压数码检查诊断技术

本新技术提供一种不用插入肛内,而利用负压原理逼真模拟痔疮动态脱出(在排大便时态)进行直观的视诊并应用数码影像技术准确记录病理状态,为临床医生和科研人员提供准确的数据、图像,方便临床和科研。

技术简介,负压镜是一个缸型的有合适口径的透光缸体,镜体和镜底采用透光性强的光学材料制成。由负压镜口紧贴肛门,再有负压枪抽取空气,使负压镜内痔核在模拟排便时态下脱出。可以通过负压镜后屏上的坐标和 12 个钟点方位(医学标记膀胱截石位)来记录痔核大小、尺寸、位置、数目,可以用视诊直观的记录,还可以用适配的或特制的数码排照摄像设备记录病历照片,进行科学的诊断、讨论、研究以及病历存档等。

(二)痔疮负压数码检查仪使用方法

1.手动检查(图 2-11、图 2-12、图 2-13、图 2-14)

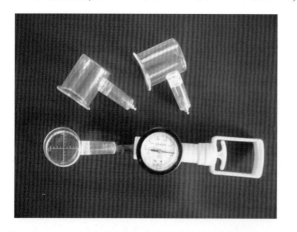

图 2-11　一次性使用负压肛门镜(吸肛器)有表型

2.电动吸引器或中心负压使用方法(图 2-15、图

2-16、图 2-17、图 2-18)

3.痔疮负压数码检查仪拍摄的各类病历照片

(1)内痔(图 2-19);

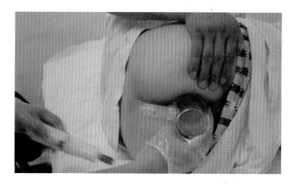

图 2-12　吸肛器使用步骤 1——放置肛门口

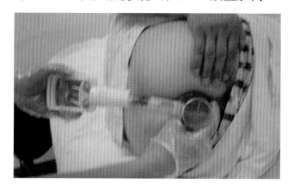

图 2-13　吸肛器使用步骤 2——抽气压 2～3 次

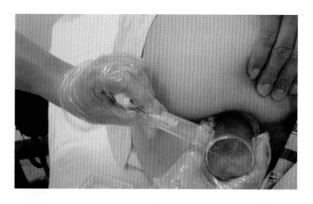

图 2-14　吸肛器使用步骤 3——打开减压开关

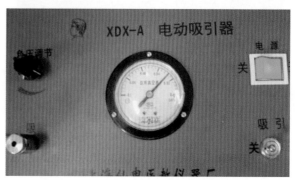

图 2-15　压力设定在 0.02～0.04 之间

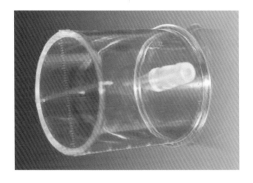

图 2-16　直接和负压管连接

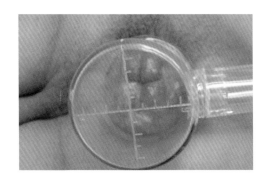

图 2-17　放在肛门中心部位

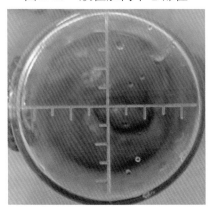

图 2-18　在设定的压力下观察记录脱出的痔核

(2) 外痔(图 3-20)；

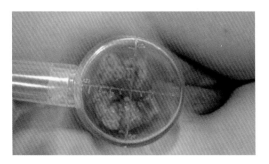

图 2-19　内痔

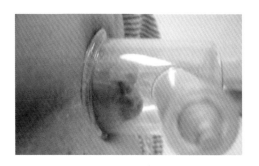

图 2-20　外痔

(3) 混合痔(图 2-21)；

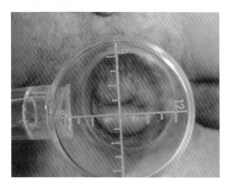

图 2-21　混合痔

(4) 肛周脓肿(图 2-22)；

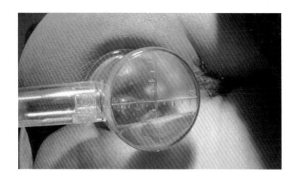

图 2-22　肛周脓肿

(5) 直肠腺瘤(图 2-23)；

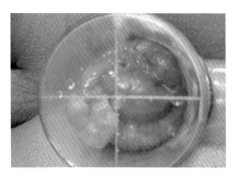

图 2-23　直肠息肉

(6) 直肠脱垂(图 2-24)。

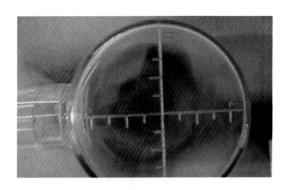

图2-24　直肠脱垂

附：痔疮负压数码痔疮吸肛器检查的诊断标准

1.痔的定义　痔是肛垫病理性肥大、移位及肛周皮下血管丛血流瘀滞形成的团块。

2.吸肛器的检查意义　模拟排便时态下痔的脱出状态(动态化)，科学地判断脱出和非脱出型两类痔疮以及量化脱出的痔核准确数据(量化)，便于治疗方案科学的制定。对于痔疮的检查要能够判断肛垫病理性肥大的程度(大小—量化)和移位的程度(脱出情况—动态化)以及团块的性质即肛周皮下血管丛血流瘀滞状态；吸肛器的检查恰能满足以上的要求。

3.痔的分类

(1)内痔：肛垫移位及病理性肥大。包括血管丛扩张、纤维支持结构松弛、断裂。

(2)外痔：指血管性外痔。即肛周皮下血管丛扩张，表现为隆起的软团块。

(3)混合痔：内痔和相应部位的外痔相融合。

4.痔的临床表现及内痔的分度

(1)非脱出型痔

Ⅰ度：便时带血，自觉无脱出症状经吸肛器检查无痔核脱出。肛门窥镜检查可见痔区黏膜充血、溃疡、渗血等。

(2)脱出型痔

Ⅱ度：便时带血、滴血或喷射状出血，自觉排便时痔脱出，便后可自行回纳。应用吸肛器检查见内痔核脱出，消除负压后痔核立即回纳肛内。

Ⅲ度：便时带血、滴血，伴痔脱出或久站、咳嗽、劳累、负重时内痔脱出，需用手回纳。应用吸肛器检查见内痔核脱出，消除负压后痔核不能回纳肛内。

Ⅳ度：内痔脱出，不能回纳，内痔可伴发绞窄、嵌顿。

(3)外痔：肛门不适、潮湿不洁，可伴发血栓形成及皮下血肿。

(4)混合痔：内痔和外痔的症状可同时存在。

5.痔的诊断　依据病史和肛门视诊、吸肛器检查、肛管直肠指检和肛门镜检，参照痔的分类和内痔分度做出诊断。

如稍有可疑应进一步检查，以除外结、直肠、肛管的良、恶性肿瘤及炎性疾病。

6.痔核的描述记录

吸肛器检查图标

痔核位置：

KC：1、2、3、4、5、6、

痔核数码：

纵轴数码：

横轴数码：

痔核位置：

KC：7、8、9、10、11、12

痔核数码：

纵轴数码：

横轴数码：

注意事项：

(1)负压枪拉满，行程 2～3 次，吸肛器内压-0.02mpa～-0.04mpa；

(2)观察无痔核脱出情况，有出血症状排除其他疾病可诊断内痔Ⅰ期；有脱出，解除负压自行还纳为内痔Ⅱ期；有脱出，解除负压不能自行需用手还纳为内痔Ⅲ期；已经脱出不能用手还纳，诊断内痔Ⅳ期。

[附]临床应用

肛管疾病使用中医吸肛器检查 200 例临床总结

陈少明

内容摘要：

负压吸肛器模拟排便时态下痔的脱出状态，科学的判断脱出和非脱出型两类痔疮以及量化脱出的痔核准确数据，便于治疗方案科学的制定。它对于痔疮的检查能够判断肛垫病理性肥大的程度（大小）和移位的程度（脱出情况）以及团块的性质即肛周皮下血管丛血流瘀滞状态。吸肛器检查的优点能够满足肛管疾病患者首诊常规的检查；它的优点集中在对痔疮的科学检查和诊断及治疗前后评价上。它的缺点集中在不能靠它单一的检查对痔疮和直肠内的病变进行鉴别诊断。

关键词：肛管疾病；吸肛器检查器；临床总结

引言：中医肛肠外科临床检查和诊断中使用的肛镜一般是由镜套、套芯、手柄等构成，如检查痔疮需要插入肛门直肠内才能完成，检查时对组织有创伤，给患者带来痛苦，即是如此，这样的检查，也不能反映患者的痔块真实的自然的脱出状况，时有漏诊发生，也不便于采集病理图谱和影像，不便于临床和科研。

在肛肠学科临床中，医生观察痔等肛肠疾病的脱出状况和大小、数目、位置对治疗方案的设计和手术方案的制订是非常重要的；所以，上海市卫生局、上海市医学会制定的《外科诊治常规》中专家在痔疮的检查项目中第一条中要求：“诊视病人排便后应立即观察脱出的痔块，并记录其严重程度”。这一要求无疑问对诊断是非常正确的，但是，在实际中却不易操作，因为病人不能随时随地排便给医生看。

为完成和实现这个目标我们使用吸肛痔疮检查器——即专利产品痔疮负压数码检查仪，利用负压模拟排便时态，在负压数码状态下冻结病理图像便于对肛肠疾病进行检查、诊断和研究。不仅完善了目前痔的分期和分度，还发现了痔的病理新特征——“贫血痔”；使痔等肛肠疾病的诊断首次实现了动态化和数据化及电子病理存档。经上海市科学技术情报所等查新机构查新，具有国内创新性（见查新报告）。

特点：

（1）负压吸肛痔疮检查器代替传统的肛门镜检查痔等肛管疾病能避免漏诊，简易、安全、无痛苦。准确记录痔核部位、大小、数目（实现了诊疗常规的要求），方法科学；

（2）负压数码技术使肛肠疾病实现了动态化、数据化，记录病理照片存档进行治疗前后对比研究和避免医疗纠纷；

（3）能够满足肛管疾病患者首诊常规的检查，对齿状线上下的直肠瘤、肛乳头肥大、直肠脱垂等肛肠疾病的诊断丰富和完善了目前诊疗常规的要求。

[附]200 例肛管疾病患者进行使用中医吸肛器检查进行临床观察

为探讨肛管部常见疾病吸肛器检查的效果、临床符合率，规范使用的方法，我们对 200 例肛管疾病患者进行使用中医吸肛器检查进行临床观察，现在对使用方法和使用效果进行评价。

肛管疾病十分常见且复杂，但是诊断方法需要进一步完善和规范。本文将课题组近 1 年内门诊随机抽样 200 例常见肛管疾病中医吸肛器检查进行临床观察并进行回顾性分析如下。

1 资料与方法

1.1 研究对象

浦南医院肛肠科门诊的肛肠病患者 200 例。

1.1.1 诊断标准：参照 2000 年 4 月中华医学会外科分会

肠学组成都会议指定的诊断标准和2006年7月，在原《痔临床诊治指南(草案)》的基础上，中华医学会外科学分会结直肠肛门外科学组、中华中医药学会肛肠病专业委员会、中国中西医结合学会结直肠肛门病专业委员会，再次就痔的病理生理以及对痔的诊疗方案进行了反复讨论，进一步修订了《痔临床诊治指南(草案)》。

1.1.2 纳入标准

经诊断符合内痔外痔的患者，其他单的发肛肠病除外，年龄18-90岁；性别不限。

1.1.3 排除标准

不符合上述标准者，精神病合并者，智力障碍，老年痴呆者。

1.2 分组情况

按随机对照表法，将200例观察对象按门诊挂号顺序，单号为吸肛器法检查，双号为传统检查方法，如遇不符合条件者剔除，吸肛器检查100例，传统检查100例，至满员为止。

1.2.1 吸肛器检查组

男87例，女13例，年龄20-29岁6例；年龄20-29岁12例；年龄30-39岁25例；年龄40-49岁33例；年龄50-59岁14例；年龄60-69岁7例；年龄70-79岁2例；年龄80-89岁1例。

1.2.2 传统检查

男85例，女15例，年龄20-29岁7例；年龄20-29岁12例；年龄30-40岁25例；年龄40-49岁31例；年龄50-59岁16例；年龄60-69岁6例；年龄70-79岁3例；年龄80-89岁1例。

采用SPSS13.0统计软件包进行数据处理与分析，计量资料用"均属标准差($\chi\pm s$)"方差齐者用单向方差分析LSD法，方差不齐用Dunnett'sT3分析(表1)。

表1 200例门诊病人一般情况比较

N(%)

组别	例数(n)	年龄(岁)	男	女
吸肛器检查组	100	50.21±9.11▲	87★	13
传统检查组(对照组)	100	52.05±10.25	85	15

注：与传统组比较，t=0.262，▲P=0.528，x^2=0.166，★P=0.684 P值均>0.05，无显著差异，有可比性。

1.3 检查方法

(1)询问症状:包括共有症状和特有症状；(2)中医吸肛器检查:记录病变部位特征、脱出程度，脱出物大小；(3)使用其他检查和手术所见验证；(4)制定中医吸肛器检查操作常规(表1-2-1)。

1.3.1 吸肛器检查方法:

首先应查看肛门周围有无血、脓、粪便、黏液、肿块及瘘管外口等，以便判断病变性质。

负压镜抽气口外接电动吸引器，吸引器负压设定为0.03MPA，由负压镜口紧贴肛门使负压镜内痔核脱出。可以通过负压镜后屏上的方位(医学标记膀胱截石位)来记录痔核大小、尺寸、位置、数目，可以用视诊直观的记录，还可以用适配的或特制的数码相机记录病历照片。

1.3.2 传统检查方法

首先应查看肛门周围有无血、脓、粪便、黏液、肿块及瘘管外口等，以便判断病变性质。

如肛门周围有无内痔、息肉脱出，有无外痔、瘘管外口及湿疹等。然后嘱病人像解大便一样下挣，医生用双手的食、中指将肛门轻轻地自然向两边分开，使肛门外翻，观察有无病变，如内痔位置、数目、大小、色泽、有无出血点、有无肛裂等情况。如果主诉脱出而又看不到脱出者可采用下脱出者，下蹲排便体位进行观察。

1.3.3 诊断标准

(1)非脱出型痔

Ⅰ度：便时带血，自觉无脱出症状和吸肛器检查无痔核脱出。肛门窥镜检查可见痔区黏膜充血、溃疡、渗血等。

(2)脱出型痔

Ⅱ度：便时带血、滴血或喷射状出血，自觉排便时痔脱出，便后可自行回纳。或者应用吸肛器检查见内痔核脱出，消除负压后痔核立即回纳肛内。

Ⅲ度：便时带血、滴血，伴痔脱出或久站、咳嗽、劳累、负重时内痔脱出，需用手回纳。或者应用吸肛器检查见内痔核脱出，消除负压后痔核不能回纳肛内。

Ⅳ度：内痔脱出，不能回纳，内痔可伴发绞窄、嵌顿。

(3)外痔：肛门不适、潮湿不洁，可伴发血栓形成及皮下血肿。

(4)混合痔：内痔和外痔的症状可同时存在。

(5)静脉曲张型外痔：在吸肛器下见痔静脉曲张。

2 结果和统计学处理(表2)：

表2 200 例检查结果比较

N(%)

内痔分期	例数	Ⅰ	Ⅱ	Ⅲ	Ⅳ
吸肛器检查组	100	25▲	52★	22#	1
传统检查组(对照组)	100	54	26	19	1

与传统组比较，▲P=0.000，★P=0.000，+P=0.599

Ⅰ、Ⅱ期两种检查检出数的 P 值均＜0.01，有显著差异；Ⅲ两种检查检出数的 P 值均＞0.05，无显著差异。

吸肛器检查组：

100 例病例中无脱出 25 例，在负压下(模拟排便时态下)脱出 77 例，其中主诉脱出 54 例，检出脱出 74 例，自行回纳 52 例(符合Ⅱ期内痔)，脱出不回纳需帮助上推回纳者 22 例(符合Ⅲ期内痔)。1 例嵌顿痔，Ⅳ期内痔。肛门镜或指诊检查符合Ⅰ期内痔 24 例；外痔病例和伴外痔 23 人。

传统检查组(对照组)：

100 例病例中无脱出 54 例，在下蹲体位脱出 26 例，其中主诉脱出 56 例，检出脱出 45 例，自行回纳 26 例(符合Ⅱ期内痔)，脱出不自行回纳需手帮助上推回纳者 19 例(符合Ⅲ期内痔)。1 例嵌顿痔，Ⅳ期内痔。肛门镜或指诊检查符合Ⅰ期内痔 22 例；外痔病例和伴外痔 21 人。

表3 主诉脱出和检测出脱出症状结果比较

N(%)

内痔分期	例数	主诉脱出症状	检测脱出症状
吸肛器检查组	100	54★	74★
传统检查组(对照组)	100	56	45

注：对传统组比较，▲P=0.766，★P=0.000，

两组主诉脱出症状结果数的 P 值均＞0.05，无显著差异
两种检查检出脱出症状结果数的 P 值均＜0.01，有显著差异(表3)。

3 讨论

吸肛检查器是提供一种不用插入肛内，而利用负压原理逼真模拟痔疮动态脱出(在排大便时态)进行直观的视诊并应用数码影像技术准确记录病理状态为临床医生和科研人员提供准确的数据、图像，方便临床和科研。是对肛肠学科诊断痔疮的形态、大小有模糊数据首次规范化、数据化、量化、动化、真实化，是对肛肠学科规范诊断的一大贡献。是痔疮诊断发展的必经之路。

目前在肛肠科临床中检查痔疮使用器械主要是肛镜，它由镜套、套芯、手柄等构成，检查痔疮需要插入肛门直肠内才能完成，检查时对组织有创伤，给患者带来痛苦较大，即是如此，这样的检查，也不能反映患者的痔疮脱出时状况，也不便于量化和不便于采集病理图谱和影像，不便于临床和科研。

医生在病史中记录的痔疮大小都是凭经验主观判断大小而记录，如中医取类比象的描述，如记录为：枣大、核桃大、

蚕豆大；西医记录为：1×2cm，2×3cm 等，事实上这些医生没有用尺子测量过，靠目测、估计存在误差较大、不科学。

吸肛检查器(痔疮负压数码检查仪技术)该项技术提供了一种检查痔不用插入肛内，利用负压原理逼真模拟痔疮动态脱出下(排便时态)观察痔疮的形态。利用镜(缸)底设计的数学坐标可进行直观的比较准确的通过视诊记录数据，数据准确无误、科学。并可应用负压和数码技术"冻结"瞬间的病理图片和准确记录病理状态，为临床医生和科研人员提供准确的数据、图像，方便临床和科研。

上海市卫生局和中华医学会上海分会共同编制、制定由上海科学技术出版社出版的最新的版本《外科诊治常规》中，专家在痔疮的检查项目中要求："检查：1. 诊视病人排便后应立即观察脱出的痔块，并记录其严重程度。2. 肛门镜检查可看清痔核的部位、大小、数目等(P45 页)"这一要求无疑问对作出正确诊断是非常有益的，但是，在目前实际中却不易操作。因为，1. 客观上医生不能够实现随时随地去观察病人排便后痔疮脱出的情况；2. 病人也不能够随时随地让医生去观察排便后痔疮脱出的情况；3. 还有一个重要的却被忽视的技术问题，二期内痔患者，在排便的瞬间痔疮脱出，排便后立即回纳，医生怎样去观察？4. 还有一种情况，三期内痔以上情况，病人自己也有经验，脱出的痔块应该立即还纳，否则会发生嵌顿、水肿，严重的导致坏死。这一类的病人，如果为了让医生观察，在一个专科门诊量大，病人较多，需要挂号排队等待的情况下，所有病人把痔疮脱出，等待医生去观看，试想会增加患者多少痛苦，会发生意外(嵌顿坏死)情况。痔疮轻重程度的判断不是一个简单的问题，要准确的诊断，必须有一个仪器来实现。

吸肛器(痔疮负压数码检查仪)成功地解决了这一难题。对肛肠学科诊断痔疮的形态、大小由模糊的概念，首次动态化、数据化(量化)。

4 小结

模拟排便时态下痔的脱出状态，科学的判断脱出和非脱出型两类痔疮以及量化脱出的痔核准确数据，便于治疗方案科学的制定。对于痔疮的检查要能够判断肛垫病理性肥大的程度(大小)和移位的程度(脱出情况)以及团块的性质即肛周皮下血管丛血流瘀滞状态；吸肛器的检查恰能满足以上的要求。

负压吸肛器优点：

(1)负压吸肛器代替传统的肛门镜检查痔疮简易、全面、无疼还能够避免漏诊；

(2)准确记录痔核部位、大小、数目(实现了诊疗常规的要求)；

(3)容易实现数码设备记录病理照片存档进行治疗前后对比和避免医疗纠纷；

(4)能够满足肛管疾病患者首诊常规的检查。它的优点集中在对痔疮的科学检查和诊断及治疗前后评价上。

负压吸肛器缺点：

(1)不能够代替指诊做直肠内肿块的排查和简单的鉴别诊断。

(2)对一例没有近期病史记录的高危直肠癌的患者必须做包括指诊、肛门镜、电子肠镜和活检病理学检查，这一条也是其他任何一种检查也必须要做的原则。

注：中医改进型吸肛器在肛肠病诊治中的临床应用为上海市中医科研基金项目(课题负责人陈少明项目编号：2005Z00035)本项目获中华中医药学会科学技术奖。

[附]可控的动态的排便时态下痔类期精确数字化诊断

上海市浦东新区迎博医院外科　于庆环

上海浦南医院外科　陈少明

目前临床使用的肛镜一般是由镜套、套芯、手柄等构成，检查痔疮需要插入肛门直肠内才能完成，检查时对组织有创伤，给患者带来痛苦较大，即是如此，这样的检查，也不能反映患者的痔疮真实脱出状况，也不便于采集病理图谱和影像，不便于临床和科研。在肛肠学科临床中，对痔疮的诊断和治疗方法的确定，医生观察痔疮的脱出状况对治疗方案的设计和手术方案的制订是非常重要的。所以，上海市科学技术出版社出版的最新的版本《外科诊治常规》中，专家在痔疮的检查项目中第一条中要求："诊视病人排便后应立即观察脱出的痔块，并记录其严重程度。"（P45 页）这一要求无疑问对诊断是非常正确的，但是，在目前实际中却不易操作。因为，①医生能否有时间随时随地去立即观察住院病人排便后的情况；②门诊病人能否在检查时，能够立即去排便给医生观察？③还有一个重要的却被忽视的技术问题，二期和轻度三期的痔疮患者，在排便的瞬间痔疮脱出，排便后立即回纳，医生怎样去观察？④还有一种情况，重度的三期内痔，病人自己也有经验，脱出的痔块应该立即还纳，否则会发生嵌顿、水肿，严重的导致坏死。这一类的病人，如果为了让医生观察，在一个三甲医院，病人较多，需要挂号排队等待的情况下，所有病人把痔疮脱出，等待医生去观看，试想会增加患者多少痛苦，会发生意外（嵌顿坏死）情况。痔疮轻重程度的判断不是一个简单的问题，要准确的诊断，必须有一个仪器来实现。

为完成和实现这个目标我们发明的专利产品痔疮负压数码检查仪，利用负压模拟排便时态，对人体无损坏（伤），应用了数码技术，光学技术，数学坐标技术，计算机技术，科技含量高。

本使用新型的目的是这样实现的，负压镜是一个缸型的有合适口径的透光缸体，镜体和镜底采用透光性强的光学材料制成。由负压镜口紧贴肛门再有负压枪抽取空气使负压镜内痔核脱出。可以通过负压镜后屏上的方位（医学标记膀胱截石位）来记录痔核大小、尺寸、位置、数目，可以用视诊直观的记录，还可以用适配的或特制的数码相机记录病历照片进行科学的诊断、讨论、研究以及病历存档等。

该项技术提供了一种检查痔不用插入肛内，利用负压原理逼真模拟痔疮动态脱出，利用镜底设计的数学坐标可进行直观的视诊，并可应用数码照相技术准确记录病理状态，为临床医生和科研人员提供准确的数据、图像，方便临床和科研。是对肛肠学科诊断痔疮的形态、大小由模糊的概念，首次（此以后）规范化、数据化、动化、量化、真实化，是对肛肠学科规范诊断的贡献。是痔疮诊断发展的必经之路。经上海市科学技术情报所查新，具有国内创新性（见查新报告）。

应用发明的痔疮负压数码检查仪技术和数码技术拍摄的大量的高清晰的宝贵的临床病例、病理照片（有的是珍品，如：巨大肛乳头瘤、肛周扁平湿疣、贫血痔），便于临床诊断、教学和科研，得到学术上的肯定。

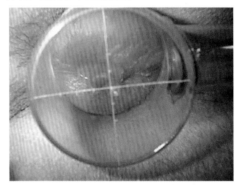

图 1：体检吸出 1.0X2.0CM 的腺瘤

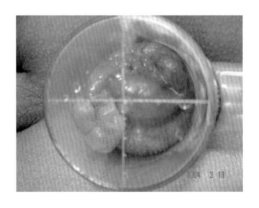

图 2：体检吸出 1.5X1.5CM 的带蒂腺瘤

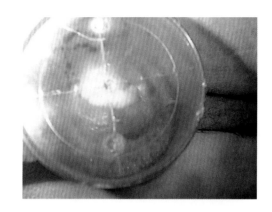

图4：痔核呈苍白色、因痔疮出血所致

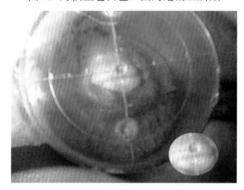

图3：贫血痔

上图为一期内痔，痔核呈苍白色、因痔疮出血所致、故称贫血痔（痔疮负压数码检查仪拍摄的病理照片经分析研究而命名、被人民卫生出版社出版的《现代中医肛肠病诊治》收入；P45、P98 页。）

（陈少明）

参 考 文 献

1.陈少明，于庆环.吸肛痔疮检查器在肛肠病诊断中的应用研究.中华胃肠外科杂志，2006，9(z1)：265

2.陈少明，可控的动态的(排便时态下)痔疮数字化精确诊断——中华全国十二肛肠学术会议暨中日学术交流会议论文集 2006.08127

3.陈少明，肛肠病使用中医吸肛器检查 100 例临床总结. 中华中医药学刊 2007，25(z1)：208

4.陈少明，负压技术在肛肠病诊治中应用研究第 13 回日中大肠肛门病学术交流会《抄录集》200911 日本福冈国际会议中心 52-62

5.陈少明，肛管疾病 100 例使用负压吸肛器检查临床分析. 中华中医药学刊 2007，5.30：49

6.陈少明，田振国痔疮负压数码检查. 肛肠病诊疗新技术图解，2008.08：42

7.陈少明，于庆环负压数码检查技术在肛肠疾病诊断中的应用价值. 大肠肛门修复与重建，2008，04：683

8.陈少明，于庆环负压数码检查仪的应用. 现代中医肛肠病诊治. 2004.08：197

9.陈少明，于庆环肛管疾病. 200 例使用负压吸肛器检查临床分析. 陕西中医，2009，9.30：78

10.上海市卫生局. 外科诊治常规. 上海上海科技出版社. 2000.8-54

（陈少明）

第二节　肛门直肠病内窥镜检查

一、肛门镜检查

肛门镜尖端涂上润滑剂，然后右手持肛门镜并用拇指顶住芯子，用左手拇指、食指将左、右臀拉开，显示肛门口，用肛门镜头部按摩肛缘，使括约肌放松；再朝脐方向缓慢插入，当通过肛管后改向骶凹进入直肠壶腹部。将芯子取出，取出后要注意芯子上有无血渍及血渍的性质。若直肠内有分泌物，可用镊子钳上棉花球擦净，然后再详细检查。查看黏膜颜色，注意有无溃疡、息肉、肿瘤及异物。再将肛门镜缓缓地向外抽出，在齿线处注意内痔、肛乳头、肛隐窝或肛瘘内口等。

二、乙状结肠镜检查（图 2-25、图 2-26）

乙状结肠镜检查是一种简便易行的检查方法，可发现直肠指检无法摸到的位置较高的肿块，同时对可疑病变取组织活检，明确诊断。还可通过乙状结肠镜进行结肠、直肠息肉的电灼术。故乙状结肠镜检查既可用于诊断，又可作为治疗的辅助仪器，对预防及早期发现直肠和乙状结肠癌具有重要意义。

1.适应证　凡原因不明的便血、黏液便、脓血便、慢性腹泻、粪便变形明显，或大便习惯不规则者；需要套扎电灼息肉；可疑性肿块需采取组织标本做病理检查。

2.禁忌证　直肠、乙状结肠有慢性感染，肛管有疼痛性疾病，肛门狭窄，妇女月经期，心力衰竭或体质极度衰弱，精神病及活动性疾病患者。

3.检查前的准备　检查前一天下午 3、4 点钟，用开水冲泡番泻叶 3～6g，代茶饮服。检查当天早晨用温盐水或肥皂水清洁灌肠一次，或在检查前用开塞露一只，排空肠腔内的粪便。

4.操作步骤　开始前先做肛门直肠指诊检查。患者取胸膝位，检查者右手持已涂润滑剂的镜筒及芯子，用拇指顶住镜芯，将镜管上的长度标记向上，以便了解插入深度。先将肠镜的头端朝脐孔方向缓慢插入约 3～5cm 后转向骶骨方向，然后以左右旋转动作逐渐进入直肠壶腹部，取出镜芯，开亮光源，装上接目镜和橡皮球，在直视下将镜管向深部插入。当镜管插入 8cm 处可见到三个半月形直肠瓣(上下两个常在左侧，中间一个常在右侧)。当镜筒插入 15cm 处时，可见直肠变窄及较多的黏膜皱折，即直肠与乙状结肠交界处。此时肠镜较难推进，应在直视下特别小心进行检查，绝不可强行盲目插入，以免损伤肠壁发生意外。若肠镜进入盲袋或黏膜窝内，看不到肠腔，可将肠镜抽回数厘米，改变方向，显露肠腔，方可继续插入。肠镜进入乙状结肠后，必要时可打入空气使肠腔鼓起，便于继续前进。肠镜一般可放入 25～30cm 深度，当进入乙状结肠下部时，病人常感到下腹部不适或微痛。检查完毕后再慢慢将肠镜向外退出，边退边观察，并左右上下轻轻摆动镜头，观察肠腔的全貌。检查时注意黏膜颜色、充血程度，以及有无出血点、溃疡、分泌物、息肉、结节或肿瘤等病理改变。对于可疑病变，如溃疡息肉、肿块等可做活体组织检查，用活体组织钳在溃疡或肿瘤的边缘取数块小组织送病理检查。钳取后的创面若有出血，可用棉花蘸肾上腺素或止血粉按压数分钟，也可用明胶海绵压迫止血。

三、纤维结肠镜检查 (图 2-27)

纤维结肠镜检查可进行全大肠的直接观察，并通过活检进行组织病理学检查，为疾病的早期诊断提供了重要手段。对有蒂的息肉可在镜下应用高频电灼切除，在手术台上可帮助术者检查肠腔内的病变，避免遗漏和不必要的过多切除肠管。

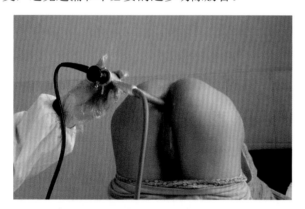

图 2-25　乙状结肠镜检查

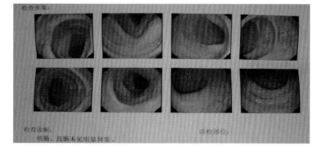

图 2-26　乙状结肠镜检查

1.适应证

(1)原因不明的便血、黏液便、慢性腹泻者。

(2)X 线检查结肠有病变可能，需进一步确诊者。

(3)取活体组织标本或作结肠有蒂息肉的高频电灼切除。

(4)结肠手术后必需随访者。

2.禁忌证

(1)严重高血压、冠心病患者。

(2)肛门狭窄及急性感染患者。

(3)妇女月经期、孕妇。

(4)精神病和主观不能配合者。

(5)年老体衰，不能耐受者。

(6)肠道狭窄、畸形、梗阻者。

3.检查方法　检查前应向患者做好解释工作，消除顾虑和紧张情绪，取得配合。

(1)术前准备：手术前一天进半流质，下午 3～4 点钟用开水冲泡番泻叶 3～6g 代茶饮或临睡前服蓖麻油 30ml。手术当天早晨禁食，术前 2 小时作清洁灌肠，术前半小时给以镇静剂和抗胆碱能的药物，如肌注阿托品 1mg，或安定 5～10mg。

(2)操作方法：病人取左侧卧位，先做直肠指诊。将涂有润滑剂的镜端插入肛内 5cm 后，开灯沿骶骨后曲观察壶腹部的肠腔。在直视下继续插入至直肠与乙状结肠交界处。如看不见肠腔则将肠镜退出一些，看到肠腔后继续观察。如遇到阻力时，绝对不能勉强进镜。直肠、乙状结肠段比较容易通过，而乙状结肠与降结肠交界部屈曲角度大，且乙状结肠活动范围广，降结肠又比较固定和弯曲，通过该段常会遇到困难，需要采取转位法——镜头向左侧弯曲，用手在腹壁上将镜头推向右后侧，呈逆时针方向旋转镜筒 180 度，如肠镜进入乙状结肠后，镜头向左向下弯曲，继续进镜使镜头向左、向上进入降结肠，则为"P"形通过；如果继续进镜有阻力，则向外退镜调节角度，使镜头向上向外翘，以形成 N 形，为"N"形通过法。最困难的是通过横结肠及肝曲，只要能通过肝曲，除个别病例外几乎都能通过升结肠抵达回盲部，最后进入回肠末端。

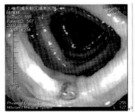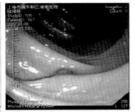

结肠息肉（距肛缘25厘米见-0.5*0.7厘米息肉）

图 2-27　纤维结肠镜检查

第三节　影像学检查

X 线检查：凡可疑肺部病变和肿瘤转移，或必须住院手术的病人，均要作胸部透视，必要时作胸部 X 线摄片检查。平片检查对先天性肛门闭锁、间位结肠、肠气囊肿症和胃肠道穿孔等有较大的价值；对已形成肠狭窄、指诊或乙状结肠镜都难以通过、不能判定肿瘤大小的直肠、乙状结肠肿瘤患者，可作钡剂灌肠或钡剂双重造影，以观察肿瘤凹凸不平的充盈像、病变部肠管的伸展受限、肠管壁的僵硬、不整、黏膜皱襞的破坏、消失或不规则及蠕动异常等。钡剂灌肠检查能了解肠道器质性病变，对于肠坏死、肠穿孔者禁用。钡剂双重造影，对显示大肠的细小病变，如小息肉、早期癌肿、小溃疡、溃疡性结肠炎、浸润性病变等效果良好。

MRI 可清晰地显示肛门括约肌及盆腔脏器的结构，在肛瘘的诊断及分型、直肠癌术前分期以及术后复发的鉴别诊断方面很有价值，较 CT 优越。

CT 对结直肠癌的分期、有无淋巴转移以及腹外侵犯的判断有重要意义。近年来，CT 模拟结肠镜 (computedtomographicvirtualcolonoscopy， CTVC) 作为一种全直结肠显像的诊断技术已在临床上得到应用，可产生类似纤维结肠镜所见的三维仿真影像，对结直肠肿瘤、息肉有着重要诊断价值，其优点有检查快速、无损伤性等。

直肠腔内超声检查可以清楚地显示肛门括约肌及直肠壁的各个层次。适用于肛管直肠肿瘤的术前分期，可以明确肿瘤浸润深度和有无淋巴结受累，也适用于对肛门失禁、复杂肛瘘、直肠肛管周围脓肿、未确诊的肛门疼痛的检查。

结直肠肛管功能检查直肠、肛管功能在排便过程中占有重要地位，功能检查方法主要有直肠肛管压力测定、直肠感觉试验、模拟排便试验(球囊逼出试验和球囊保留试验)、盆底肌电图检查、排粪造影和结肠运输试验。

（陈少明）

第四节　肛门直肠病理检查及其他检查

一、病理组织切片检查

活组织病理切片检查对早期可疑病变和其他良性病变的区别很有价值，取肿瘤病理组织时，应钳取肿瘤中心部位和病变与健康组织之间的部位，不宜钳取一些坏死组织或脓苔，以便判定细胞形态、结构及性质。

二、脱落细胞涂片检查

取肿瘤的分泌物作成涂片进行检查（显微镜下），直肠癌多为腺癌；肛门癌多为鳞状上皮癌，但因直肠内细菌较多，所以胞浆多被破坏，细胞边界不清，但可找到癌细胞。

三、探针检查（图 2-28）

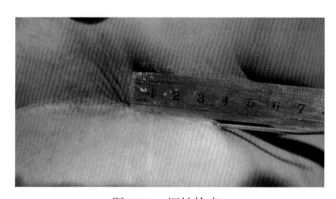

图 2-28　探针检查

这是检查肛瘘不可缺少的方法之一，借此检查可知道瘘管的深浅、行走方向。检查时动作应尽量轻柔，切忌粗暴。将探针由外口探入，并以另手的食指插入肛门，在齿线附近找到内口位置，然后使探针缓慢探入，如果内外口相通，说明瘘管已形成，手术成功率较大。如遇瘘管行经弯曲，探针不易通过，宜选用粗细硬度不同的探针或弯钩探针进行检查。若确实不易探通者，亦不可强行硬通，以免穿破管襞和肠襞，造成假道，而给患者增加不必要的痛苦。

四、亚甲蓝注入（图 2-29）

主要是在不能确定肛瘘内口时，采用此项方法检查。肛管直肠内先放置纱布卷条，用注射器将 2％亚甲蓝溶液由外口徐徐注入瘘管腔内，待注射完毕，以手指紧闭瘘口，并加以按揉，稍待片刻，将塞入肛门的纱布取出，观察有无染色。如有蓝色，表示有内口；如纱布未染上蓝色，亦不能肯定没有内口，主要是瘘管弯曲度较大，又常通过括约肌各部之间，由于括约肌的收缩，使瘘管闭合，亚甲蓝溶液无法通过内口进入直肠。

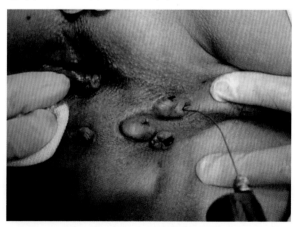

图 2-29　亚甲蓝注入

五、碘油造影（图 2-30）

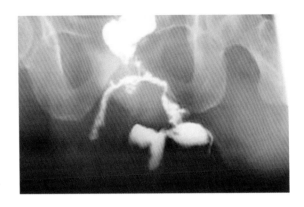

图 2-30　碘油造影摄片（典型踢铁型肛瘘）

通过碘油造影的检查方法，可以知道瘘管分支迂曲、空腔大小及碘油通过内口进入肠腔的情况。用 10ml 注射器，吸入 30%～40%碘化油或 15%碘化油水溶剂，装上静脉切开针头，缓慢地由外口注入瘘管管道，当病人感到有胀痛时即可停止注入，然后进行摄片。

注意事项：

（1）粗的冲洗针头加压；

（2）造影前三天服卢戈氏溶液 10 滴做碘过敏试验。

（陈少明）

第五节　肛门直肠动力检查方法

肛门直肠动力学是近年来发展起来的新兴学科。以静力学和动力学及肌电为主的方法来研究结肠、直肠、肛管（包括盆底）的各种运动方式，从而对排便生理及有关肛肠疾病的病理生理学进行研究，称为肛肠动力学(anorectaldynamics)。

肛肠动力性疾病主要表现为肛肠动力异常所致的便秘、腹泻、肛门失禁，并常伴随腹痛、腹胀、肛门坠胀不适等。流行病学显示患病率逐年上升，约占人群的 10%～15%。

现代医学认为，此类疾病多为先天或后天性结、直肠疾病及结、直肠外疾病所致。有功能性障碍，有肌源性或神经源性（神经递质）因素而致排泄功能异常，有排便及肛门自制功能障碍如肛门括约肌松弛或痉挛（反常收缩）等。其他还有与消化道激素（P物质、脑啡肽等，VIP、胰泌素等）有关。

肛肠动力性疾病常见的检查方法有：

1.排粪造影　通过向病人直肠注入造影剂，观察模拟排便时，肛管直肠部位的形态学改变。对出口梗阻性便秘类疾病有不同程度的诊断价值。

2.钡灌肠　示大肠形态、走向途径等。是否存在结肠过分扩张（直径 7cm 以上）、结肠痉挛及过分收缩。

3.结肠运行试验　通过口服不透 X 线的标志物，摄腹部平片，示标志物在大肠内运行速度。3d 后所见肠道停留标志物超过 4 粒即为异常。

4.肛管直肠压力测定　通常测定肛管直肠压力、肛管矢状容量、直肠感觉、直肠顺应性、直肠肛门抑制反射、肛管功能长度等。是一项无创性检查，对肛管直肠动力及其生理、病理生理的研究具有非常重要的意义。

5.盆底肌电图　通过记录耻骨直肠肌、肛门外括约肌静息状态、大力收缩状态时电活动的变化，来了解盆底肌肉的功能状态及神经源性大便失禁。

6.腔内 B 超检查 可显示肛管周围复杂的解剖结构，如测定肛门括约肌厚度及有无损伤。在肛肠动力学改变性疾病，特别是肛门失禁的诊断中有重要的参考价值。

本节主要介绍排粪造影和结肠运行试验。

一、排粪造影(defecography)

排粪造影是通过向病人直肠注入造影剂，对病人"排便"时肛管直肠部位进行动、静态结合观察的检查方法。它能显示肛管直肠部位的功能性及器质性病变，为临床上便秘的诊断治疗提供依据。法国自20世纪60年代起有人致力于小儿巨结肠和直肠脱垂的研究，20世纪70年代后期才逐步应用于临床。我国于20世纪80年代中期起开展排粪造影临床服务研究，并制定了相应的诊断标准。

排粪造影的机制：向直肠注入造影剂，观察静坐、提肛、力排、排空后直肠肛管形态及黏膜像变化，借以了解排粪过程中直肠、肛管、盆底肌肉组织等排便出口处有无功能及器质性病变。排粪造影所用的钡剂分为硫酸钡悬液和半固态的糊剂两大类。钡糊配方多采用硫酸钡粉、干淀粉和水，按一定比例搅拌后加热而成。目前已有商品化糊状造影剂及注射枪供应。根据造影剂不同，排粪造影剂分为钡液法及钡糊法。钡液法的优点是钡剂调制及灌注简便，排空后能很好地显示直肠黏膜；缺点是钡液的自然属性与粪便相差甚远，灌入直肠多流向近端，不能扩张直肠引起便意，在这种情况下用力排便显然不符合生理状态。钡糊法的缺点是钡糊调剂繁琐；非使用高压注射器具不能灌入；排空后黏膜显示不如钡液法等。但钡糊的性状与常人粪便相似，

灌入直肠后可积聚于局部膨胀直肠引起便意，使排便动作自然、真实可信。故钡糊法临床上应用最为广泛。在注钡糊之前先灌入少许高浓度钡液，可以改善和增强直肠黏膜涂布。

排粪坐便器透X线的程度对造影成败关系极大。透光过好会使臀部软组织之空间曝光过度，不仅无法显示直肠外脱垂，还会影响肛管和尾骨的显示；透光性过差同样难以显示直肠、肛管及尾骨；两者均给测量分析带来困难。为造成臀部软组织密度相似的周围环境，国外学者多自行设计各种含水坐圈。我国于1985年完成了DS-1型排粪造影装置，不仅解决了坐桶密度问题，且具有升降、旋转功能，使用方便、灵活、卫生、桶壁装有标尺，照片上与人体放大率一致，便于测量。排粪造影多采用摄片结合磁带录像，我国目前多以摄片为主。

(一)排粪造影的检查方法

1.检查前准备

(1)检查前一日分别于午后13时、15时、18时三次，用9～15g的番茄叶代茶泡服，每次500ml，以清除体内粪便。

(2)检查前2～3小时，再服用钡剂以显示小肠。

2.检查用造影剂 75%～100%W/V 硫酸钡悬液(含 CMC0.25%)300～400ml。用钡糊对显示排粪生理有帮助，但不利于完整、全面诊断。

3.检查设备

(1)DS—1型装置(图 2-31)等

(2)大于 200mA 机，X管焦点 0.6×1.2mm，85～110kV，照片 25×30 或 20×25cm 点片，有数字 X 摄影(DR)装置及录像更好。

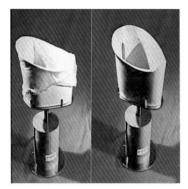

图 2-31　DS—1 型装置

测量用具：用具含角度仪、米尺、放大、缩小尺的四合一坐标式测量尺(图 2-32)。

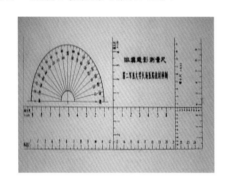

图 2-32　专用测量尺

(二)排粪造影的操作步骤和测量的项目

先行钡灌肠，300～400ml，拔管时要保留少许钡剂以显示肛管。待患者坐在坐桶上，调节高度使左右股骨重合，以显示耻骨联合与肛门。

分别摄取静坐、提肛(肛门紧闭上提)、力排(用力排粪肛门开大)时的直肠侧位像。

力排包括开始用力时(初排)充盈相和最大用力的黏膜相以及力排正位相。

检查中应注意照片要包括耻骨联合、骶尾骨、肛门(图 2-33)，并力争取得患者的充分理解配合。

1.测量的项目

(1)肛直角(ARA)；

(2)肛上距(耻尾线肛上距 DUAC)；

(3)乙耻距和小耻距(DSPC)；

(4)肛管长度(ACL)；

(5)骶直间距(DSR)；

(6)其他。

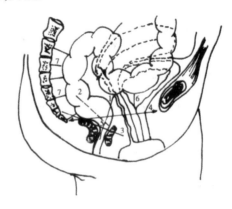

图 2-33　测量项目

1.肛管轴线；2.直肠轴线；3.近似直肠轴线；

4.耻尾线；5.肛上距；6.乙耻距；7.骶直间距

2. 排粪造影测量数据正常参考值

(1)测量项目正常参考值

肛直角：静态 70～140°；力排 110～180°；提肛 75～80°。

肛上距＜3～4cm。

耻骨直肠肌长度：静态 14～16cm；力排 15～18cm；提肛 12～15cm。

直肠前突＜3bm。

(2)排空造影剂

肛直角：静坐：101.9±16.4°力排：120.2±16.7°。

肛上距：≤30mm，经产妇≤35mm。

乙(小)耻距：力排为负值。

骶直间距：≤10mm。

肛管长度：力排：男 37.57±5.47mm；女 34.33±4.19mm。

(3)正常综合指标(力排与静坐比较)

肛直角增大，应＞90°。

肛上距增大，但不＞30mm，经产妇不＞35mm。

肛管开大,直肠大部分或近于全排空,黏膜粗细均匀,1~2mm。

耻骨直肠肌压迹消失。

乙(小)耻距增大,但仍为负值。

(三)功能性出口梗阻的异常表现

1.异常会阴下降(DescendingPerineum;DP) 力排时:肛上距>31mm,经产妇>36mm,是盆底松弛的一种表现。

使用"异常会阴下降"一语,是为了有别于有力排便时的会阴下降。一般认为,力排时肛上距大于 3cm 称之为异常会阴下降。多数伴随有其他异常,如直肠前突、黏膜脱垂、内套叠等。以前认为异常会阴下降是关系到阴部神经是否受到损伤的重要问题。近年来有人研究认为异常会阴下降并不能预示阴部神经病变,便秘者与对照组之间无明显差异。其临床意义有待进一步探讨。

部分病人在作排粪造影时,表现为耻骨直肠肌压迹消失、肛直结合部下降、肛直角增大,但肛管细窄难开、排粪费力、动作短暂而不连续、钡流涓细,致排粪时间延长。有人认为其为内括约肌异常收缩或失弛缓所致。排粪造影对肛门部手术、会阴外伤等瘢痕形成所致便秘,在力排时可见患部狭窄、偏歪和排出困难等征象;还可判定肛括约肌成形术后患者的控便、排便功能。

2.直肠前壁黏膜脱垂 (Anterior Mucosal Prolapse;AMP)(图 2-34) 增粗而松弛的直肠黏膜脱垂于肛管上端前方,使此部位呈凹陷状,而直肠肛管结合部后缘呈光滑连续。

3.直肠黏膜脱垂、直肠内套叠(Internal Rectal Intussusception;IRI) 增粗松弛的直肠黏膜脱垂,在直肠内(绝大多数在远端)形成环状套叠。其厚度约

3mm 左右,如大于 5mm 则为全层套叠。

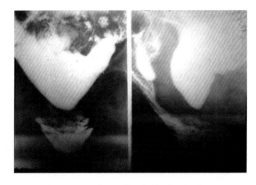

图 2-34 直肠前壁黏膜脱垂

直肠黏膜脱垂是指增粗而松弛的直肠黏膜脱垂于肛管上阔别,造影时该部呈凹陷状,而直肠肛管结合部的后缘光滑连续。当增粗松弛的直肠黏膜脱垂,在直肠内形成大于 3mm 深的环状套叠时,即为直肠内套叠。绝大多数套叠位于直肠远端,测量时要标明套叠的深度和套叠肛门距。直肠黏膜脱垂及套叠同样可出现于无症状自愿者中,只有那些引起排钡中断和梗阻的黏膜脱垂或内套叠,才是排便梗阻的真正原因。

4.直肠外脱垂(ExternalRectalProlapse;ERP)(图 2-35) 完全性直肠脱垂,为脱出肛门外,可见肛门外有大小、长度不等的脱垂块陷。该块物内有时可见小肠存留。

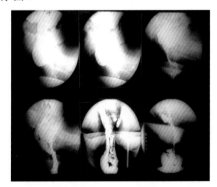

图 2-35 直肠外脱垂

5.直肠前突(Rectocele;RC)(图 2-36) 又称直肠膨出。它为直肠壶腹部远端呈囊袋状突向前方(阴道),深度>6mm 者。轻者提肛时前突可消失,是女

性特别是经产妇的常见病，也可见于个别男性，是盆底松弛的表现之一。

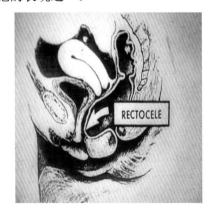

图 2-36　直肠前突

6. 盆底痉挛综合征 (Spastic Pelvic FloorSyndrome；SPFS)(图 3-37)　为用力排粪时盆底肌(主要是耻骨直肠肌)持续收缩而不松弛者。肛直角不增大仍保持在 90° 左右或更小。且多出现耻骨直肠肌压迹。常合并其他异常，如：合并 RC 时，即出现"鹅征"(图 3-38)。

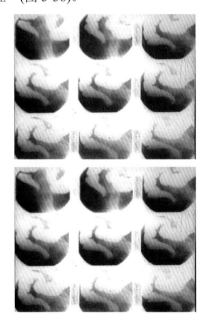

图 2-37　盆底痉挛综合征

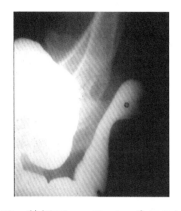

图 2-38　鹅征(GooseSign)：为 RC＋SPFS

鹅头——直肠前突；鹅嘴——肛管；鹅颈——痉挛的直肠远段；鹅身尾——直肠近段及乙状结肠

7.内括约肌失弛缓症(图 2-39)　肛管难开、少排。

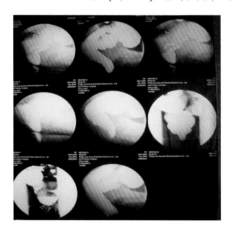

图 2-39　内括约肌失弛缓症

8. 耻骨直肠肌肥厚症 (Puborectalis MuscleHypertrophy；PRMH)(图 2-40)　是耻骨直肠肌综合征(PuborectalisSyndrome；PRS)的主要原因，也是出口梗阻型便秘的主要原因之一。

9.内脏下垂(SplanchnOPtosis；SP)(图 2-42)　盆腔脏器如：小肠、乙状结肠、子宫等的下缘，下垂在耻尾线以下者。此时乙耻距、小耻距均为正值。这也是盆底松弛的表现。

10.盆底疝(PelvicFloorHernia；PFH)(图 2-43)　此症状名称很多，由于该疝发生于盆腔底，不管所见疝的内容如何，均可称为"盆底疝"。

耻骨直肠肌肥厚(PRMH)排粪造影表现(图 3-41)：

（1）肛直角小；

（2）肛管变长；

（3）搁架征(ShelfSign)：静坐，提肛和力排时耻骨直肠肌部分均，平直不变或少变呈搁板状；

（4）不排或少排；

（5）其他。

盆底疝的分度：

Ⅰ°：乙状结肠或乙结和小肠下缘，距肛门＜7mm。

Ⅱ°：乙状结肠或乙结和小肠下缘，位于耻尾线与坐尾线之间。

Ⅲ°：乙状结肠或乙结和小肠下缘，位于坐尾线以下。

在治疗方面，对Ⅱ°Ⅲ°患者如抬高盆底、直肠悬吊带等，都能取得满意效果。

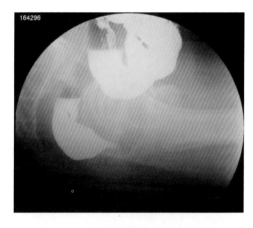

图 2-41　耻骨直肠肌肥厚排粪造影

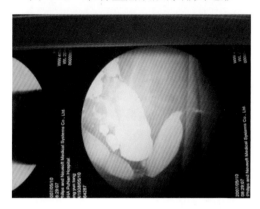

图 2-42　内脏下垂

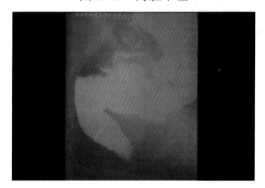

图 2-43　盆底疝

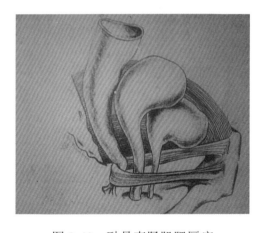

图 2-40　耻骨直肠肌肥厚症

11.骶直分离(SacrumRectaSeparate；S-RS)(图 2-44)　力排时，第三骶椎水平处骶直间距＞20mm，且直肠近段向前下移位，并摺屈成角。部分小肠位于骶直间，直肠亦可有左右摺屈而影响排便。

骶直分离(S-RS)常合并有其他异常。如：RC、IRI、PD、SP、PFH 等上述表现，主要是多数患者有"直肠系膜"和"盆底结构松弛"所致。如治疗得当，效果会良好。

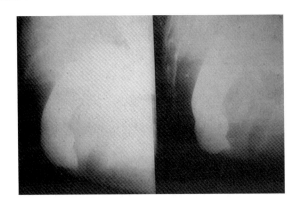

图 2-44　骶直分离

12.孤立性直肠溃疡综合征(SRUS)(图 2-45)　是一种慢性、非特异性良性疾病。溃疡发生于直肠前壁 IRI 和/或 AMP 的顶端，多为单发。大小数毫米至数厘米，形态不一。活检有典型的组织学改变，排粪造影往往只能显示 IRI 或 AMP、ERP，诊断主要靠内窥镜和活检。

(四)功能性出口梗阻分类

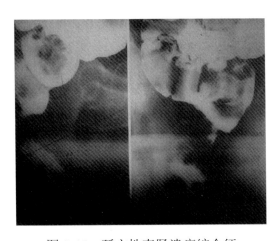

图 2-45　孤立性直肠溃疡综合征

"功能性出口梗阻"的原因很复杂，大致从以下两个方面进行分类：

(1) 盆底松弛综合征 AMP、IRI、ERP、RC、PD、SP、PFH、S-RS 等为多见。

(2) 盆底痉挛综合征 SPFS、PRMH(少数可以两者并存)。

"功能性出口梗阻"根据"功能性出口梗阻"的两大分类，对"功能性出口梗阻"型便秘的诊断，必须达到功能、形态学和计量相结合的水平，才有利于治疗和疗效的观察。

诊断必须完整、全面，并分清主次，因为在治疗时，必须要相互兼顾，否则疗效不佳。

排粪造影的方法、操作、测量、诊断，必须要规范、准确。

方法：要显示小肠和直肠黏膜，必须服用钡剂和清洁肠道(灌肠要用含胶钡悬液)。

测量用标志：必须符合解剖生理的要求，如：以用大致代表盆底解剖位置的耻骨线为最好。

操作：要认真、仔细、到位，否则，诊断不能完整、全面，甚至会得到阴性结果。

二、肠道运输功能检查(bowel transi tstudy)

肠道运输功能检查主要是向胃肠道中投入标志物，通过观察标志物在胃肠道中的代谢、运行和分布情况，来推测胃肠道内容物的运行速度，从而借以判断消化道的转运功能。常用的标志物主要有三种，即：①分解代谢类(如乳糖等)；②不透 X 线类。③放射性核素类(如锝 99、磺 131、铟 111 等)。分解代谢类和不透 X 线类标志物主要分别用于检测小肠及结肠运输功能，而核素类标志物可用于小肠及结肠运输功能检查。平时提及的肠道运输功能检查，主要指的是结肠运输功能检查。该检查中，因核素标志物检查法需特殊设备，且患者暴露于核素，应用受到一定限制。而不透 X 线标志物检查法，以其简单、方便、病人无痛苦、无需特殊设备、价格低廉而被广泛应用。

1. 小肠运输试验

(1)机制：测定小肠运输功能的方法有多种，目前应用较多的是呼出气体氢浓度测定法。其机制为：受试者口服乳果糖后，经过小肠运输至结肠，结肠中的乳酸杆菌可分解乳果糖产生氢气，并通过血液循环自肺排出，通过测定口服乳果糖后至出现呼出气中氢浓度升高时间的长短来判断小肠运输功能。该方法简便、无创性，易为病人所接受。但影响因素较多，如胃排空异常、腹泻、肠道菌群失调及某些药物等均可影响结果的准确性，出现假阳性或假阴性。

(2)方法：检查前 1 个月内不给高纤维饮食，检查前禁食 15h。试验开始给 12g 乳果糖(溶于 120ml 水中)口服。于服乳果糖前及后 3h 内，每隔 15min 收集呼气末肺气，测量其中的氢含量。检查过程中病人取坐位，禁食、水和吸烟。用氢气色谱分析仪测定氢溶度，以兆比率(ppm，即 10-6)的氢浓度的气体作为标准。当呼氢超过 20ppm 时，即认为受试者有氢呼出。在此 20ppm 的基线上连续二次呼氢超过 5ppm 时，即认为是禁食状态下呼氢的浓度指标。此时间即为口-盲运输时间。

(3)正常参考值：48min±13min。

(4)小肠运输试验的临床意义：部分结肠慢运输型便秘病人合并有小肠运输迟缓。有人认为便秘是一个全肠道受累的问题。但是这种小肠运动缓慢空间是便秘本身的原因，还是对肠道远端(结肠)部分功能障碍的一种抑制反射的结果，尚不清楚。亦有人认为对结肠慢运输便秘功能检查，排除有无小肠运输功能障碍，否则手术效果不佳。便秘是诸多疾病伴随的症状，在便秘原因的鉴别中，小肠、结肠运输试验只是对肠道本身转运功能状态的一种重要检查方法，在临床应用中还应配合其他功能检查手段，对便秘病人进行全面评价。小肠运输试验还可以应用于诊断小肠运动功能障碍性疾病，如假性小肠梗阻、迷走神经切断术后腹泻等。

2. 结肠运输试验测定 结肠运输功能的方法主要有：不透光标志物追踪法及放射性核素闪烁扫描法。前者以其简单、安全、无创性、无需特殊设备等优点，在临床上得到广泛应用。而放射性核素闪烁扫描法因需特殊设备、病人暴露于核素等因素，使应用受到一定限制。现就不透光标记物追踪法作一介绍。

(1)机制：正常成人结肠顺行推进速度约为 8cm/h，逆行推进速度约为 3cm/h，每小时净推进距离约 5cm。结肠推进速度可受诸多因素影响。例如进餐后顺行速度可提高到 14cm/h，但逆行推进速度可不变；肌注某些拟副交感药物后，净推进速度可提高到 20cm/h。而一些便秘患者，其净推进速度可慢到 1cm/h。不透光标志物追踪法就是通过口服不透 X 线的标志物，使其混合于肠内容物中，在比较接近生理的前提下，摄片观察结肠的运动情况。尽管结肠运输时间反映的是结肠壁神经肌肉的功能状态，但是一次口服 20 粒不透光标志物后，不是 20 粒同时到达盲肠，标志物在结肠内的运动不是以集团式推进。这是由于标志物由口到达盲肠的运行时间受进餐时间、食物成分、胃排空功能及小肠运输功能等因素影响。因此，该方法只能了解结肠运动总体轮廓，不能完全反映结肠各段的功能状态。为保证结果的准确可靠，标志物不能过重，应与食糜或粪便比重相似，且显示清晰、不吸收、无毒、无刺激。目前国内外已有商品化标志物供应。

(2)方法：从检查前 3d 起，停止使用一切可能影响消化道功能的药物及按一定标准给予饮食(每日含 14g 左右纤维)，保持正常生活习惯不作特殊改变。因检查期间不能使用泻药，也不能灌肠，对于那些已有多日未能排便，估计难以继续坚持完成检查者，待其排便后再按要求进行准备。因黄体期肠道转运变慢，故育龄妇女作此项检查时，应避开黄体期。检查日早餐后，吞服装有 20 个不透 X 线标志物胶囊。于服标志后第 5d 和第 7d 各摄腹部平片 1 线。读片方法：从胸椎棘突至和经 5 腰椎棘突作连线，再从第 5 腰椎棘突向骨盆出口两侧作切线，将大肠分为右侧结肠区、左侧结肠区、直肠乙状结肠区 3 个区域。通过这 3 个区域来描述标志物位置。标志物影易与脊柱、髂骨重叠，须仔细寻找。有时结肠肝、脾曲线位置较高，未能全部显示 X 线片上，应予注意。

(3)正常参考值：正常成人在口服标志物后，8h 内所有标志物即可进入右半结肠，然后标志物可储留于右半结肠达 38h，左半结肠 37h，直乙状结肠 34h。结肠运输试验的正常参考值是：口服标志物后第 5d 至少排出标志物的 80%(16 粒)，第 7d 全部排出。

(4)临床意义：是目前诊断结肠无力型便秘的重要检查方法。可以区别结肠慢运输型与出口梗阻型便秘。除标志物肠道通过时间延长外，根据标志物分布特点可将便秘分为四型。①结肠慢运输型：标志物弥漫性分布于全结肠(图 2-46)。②出口梗阻型：标志物聚集在直肠乙状结肠交界处。此型较多见，常见于巨结肠、直肠感觉功能下降及盆底失弛缓综合征患者。③左侧结肠缓慢型：标志物聚集在左侧结肠及直肠乙状结肠区，可能为左结肠推进无力或继发于出口梗阻。④右侧结肠缓慢型：标志物主要聚集于右结肠，此型少见。

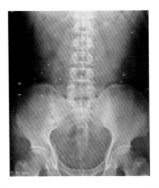

图 2-46　2009.11.21.13:52 排片

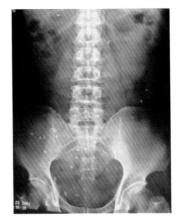

图 2-47　2009.11.25.13:46 排片

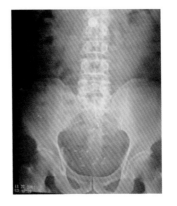

图 2-48　2009.11.26.13:31 排片

上组图结肠慢运输型便秘，第 5d 摄片可见标志物分布于右侧结肠区、左侧结肠区，第 8、9d 仍在直肠乙状结肠区内(图 2-47、图 2-48、图 2-49、图 2-50)。

三、肛管直肠压力测定(anorecta

l manometry)

（一）机制

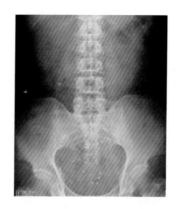

图 2-49　2009.11.27.13:40 排片

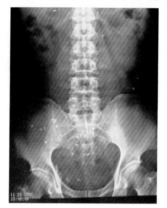

图 2-50　2009.11.28.13:30 排片

肛门内、外括约肌是构成肛管压力的解剖学基础。在静息状态下，肛管压力的约 80%是由内括约肌张力收缩所形成，其余 20%是外括约肌张力收缩所构成。在主动收缩肛门括约肌的情况下，肛管压力显著升高，其产生的压力主要由外括约肌收缩所形成。因此，在静息及收缩状态下测定肛管压力，可了解肛门内、外括约肌的功能状态。在测定肛管直肠压力的同时，还可测定直肠肛管抑制反射(rectoanal inhibitoryreflex，RAIR)、肛管高压区(highpressurezone，HPZ)长度(亦称肛管功能长度)、直肠感觉容量及最大容量、直肠顺应性(compliance，C)等多项指标。肛管直肠压力测定的仪器很多，但原理相同，均由测压导管、压力换能器、放置放大器

及记录仪四部分组成。测压导管根据压力传导介质的不同，可分为充液式及充气式，目前多以小直径、充液式、多导、单气囊导管为常用。压力换能器的功能是将测得的压力信号转换为电信号。因换能器输出的电信号较小，必须通过前置放大器进行放大，并通过计算机进行数字显示及分析处理。测定技术一般采用拉出测定法(pull-throughte chnique)。

（二）检查前准备

患者一般无需特殊准备。检查前 1～2h 嘱患者自行排便，以免直肠中有粪便而影响检查。同时，不要进行灌肠、直肠指诊、肛门镜检查，以免干扰括约肌功能及直肠黏膜而影响检查结果。检查者应事先调试好仪器，检查时一些必要的用品，如消毒手套、注射器、石蜡油、卫生纸、布垫等应放置在方便处，以便随时取用。

（三）检查方法

1. 肛管静息压、收缩压依肛管高压区长度测定　患者取左侧卧位，右髋关节屈曲，将带气囊的测压导管用石蜡油润滑后，轻轻分开臀缝，将导管缓慢插入肛管，使肛管测压孔进入达 6cm。采用拉出测定法，每隔 1cm 分别测定距肛缘 6～1cm 各点压力。肛管静息压为安静状态下肛管内各点压力，肛管收缩压为尽力收缩肛门时肛管内各点压力。静息状态下肛管直肠测定的各点压力中，与邻近数值相比，压力增加达 50%以上的区域称为肛管高压区，其长度即为肛管高压区长度。

2. 直肠肛管抑制反射(RAIR)　向连接气囊的导管快速注入空气约 50～60ml，出现短暂的压力升高后，肛管压力明显下降，呈陡峭状，然后缓慢回升至原水平。出现上述变化即称为直肠肛管抑制反射

存在。

3.**直肠感觉容量、最大容量及顺应性测定**　向气囊内缓慢注放生理盐水，当患者出现直肠内有异样感觉时，注入的液体量即为直肠感觉容量(Vs)，同时记录下此时直肠内压(P1)。继续向气囊内缓慢注入液体，当患者出现便意急迫，不能耐受时，注入的液体量即为直肠最大容量(Vmax)，同样记录下此时的直肠内压(P2)。直肠顺应性是指在单位压力作用下直肠顺应扩张的能力。故直肠顺应性(C)可按以下公式计算：

$$C = \frac{\Delta V}{\Delta P} = \frac{V\,max - Vs}{P2 - P1}$$

(四)肛管直肠压力测定的正常参考值及临床意义

1.**正常参考值**　由于目前国际上尚缺乏统一肛管直肠测压仪器设备及方法，故不同医疗单位的参考值有所不同。同时还应根据患者具体情况综合分析，不能孤立地根据数值进行判断。肛管直肠测压各正常参考值见表2-4。

表2-4　肛管直肠测压正常参考值

检查指标	正常参考值
肛管静息压	6.7～9.3kPa
肛管收缩压	13.3～24.0kPa
直肠肛管抑制反射	存在
直肠顺应性	2～6mlH$_2$O/cm
直肠感觉容量	10～30ml
直肠最大容量	100～300ml
肛管高压区长度	2.0～3.0cm(女性)，2.5～3.5cm(男性)

2. **肛管直肠测压的临床意义**　肛门失禁患者肛管静息压及收缩压显著下降，肛管高压区长度变短

或消失；直肠肛管周围有刺激性病变，如肛裂、括约肌间脓肿等，可引起肛管静息压升高；先天性巨结肠前些天患者直肠肛管抑制反射消失，直肠脱垂者该反射可缺乏或迟钝；巨直肠患者直肠感觉容量、最大容量及顺应性显著增加；直肠炎症性疾病、放疗后的组织纤维化均可引起直肠顺应性下降。肛管直肠测压还可以对术前病情及手术前、后肛管直肠括约肌功能评价提供客观指标。如肛裂病人术前行肛管测压检查，对静息压明显升高者行内括约肌切断术，可取得较好疗效，否则效果不佳；对肛门失禁行括约肌修补或成形术患者，于手术前、后作肛管测压检查，可观察术后肛管压力回升及高压区恢复情况，为临床上疗效判断提供客观依据。

四、盆底肌电图检查

(一)机制

盆底横纹肌在解剖、生理上均与躯体其他部位的横纹肌有所不同。其含Ⅰ型纤维(张力型纤维)较多，尤其是外括约肌与耻骨直肠肌。因其较小，故由其单根肌纤维及运动单位所产生的动作电位都比较小。这些肌肉平时总是处于持续张力收缩状态，产生一定的电活动，即使在睡眠时也是如此。排便时，肌肉松弛，电活动减少或消失。盆底肌电图就是通过记录盆底肌肉在静息、排便状态下电活动变化，来了解盆底肌肉的功能状态及神经支配情况。

肌电图仪主要包括：记录电极、前置放大器、扬声器、示波仪、刺激器等。记录电极种类较多，有表面电极、同心电极、单纤维电极、肛管置入电极等。表面电极因无法记录到深部肌肉的电活动，且易受邻近肌肉电活动影响而较少使用。同心电极通过插入欲检查肌肉部位，可准确记录肌肉的电活

动情况，是目前临床上常用的检查方法。肛管置入电极难以精确记录盆底各肌肉的电活动情况，主要用于以肌电为基础的生物反馈治疗。

(二)方法

取左侧卧位。暴露臀部显出臀沟，消毒皮肤，铺无菌单。检查者手指套上指套，石蜡油润滑后，轻轻插入肛门内，另一手将同心电极由臀沟尾骨尖下方刺入皮肤，向耻骨联合上缘方向行针，用肛门内手指控制针尖的方向和位置，进针 1～1.5cm 可至肛门外括约肌浅层，进针 1.5～2.5cm 至内括约肌，进针 3～3.5cm 可至耻骨直肠肌。进针后休息 3min，以待电活动恢复正常后，再开始检查。分别记录静息、缩肛及模拟排便时各盆底肌电活动。

(三)检查内容及临床意义

1.静息状态下肌电活动　正常盆底肌在安静时均呈低频率的连续电活动，每秒折返数为 18.7±9.7，电压较低，平均振幅为 149.2μV±21.3μV。正锐波为一正相、尖形主峰向下的双相波，先为低波幅正相尖波，随后为一延长、振幅极小的负后电位，多不回到基线，总形状似"V"字，波形稳定。其参数为：波幅差异大，多为低波幅(一般为 50～100μV)；时限一般为 4～8ms，可长达 30～100ms；波形为双相波，先为正相，后为负相；频率一般为 1～10 次/s。正锐波只出现于失神经支配的肌肉。

2.轻度收缩时的肌电活动　轻度收缩盆底肌时，可出现分开的单个运动单位电位(motorunitpotential，MUP)。MUP 所反映的是单个脊髓前角细胞所支肌纤维的综合电位，或亚运动单位的综合电位。其振幅为 200～600μV，由于电极与肌纤维间的距离不等，电压相关很大。温度降低、缺氧可使电压降低；肌

肉萎缩时，由于单位容积内肌纤维数量减少，电压可降低。MUP 的时程约为 5～7.5ms，肌肉萎缩时可缩短，年龄增加电位时程轻度增加。MUP 的波形正常情况下以单相、双相、三相者多见，双相及三相者占 80%左右，超过四相者称为多相电位。神经或肌肉纤维病变时，多相电位增多，可达 20%以上。神经部分受损后或神经开始恢复时，神经纤维中各束纤维受损程度不同或恢复的程度不一，使同一运动单位中神经传导速度和肌纤维收缩先后不同，亦可出现多相波。

3.中度或最大收缩时的肌电活动　中度收缩盆底肌时，有多个 MUP 参加活动。有些部位电活动较密集，难以分出单个 MUP，称之为混合相。最大收缩盆底肌时，几乎全部 MUP 均参加收缩，由于参加放电的 MUP 数量及频率增加，不同的电位相互干扰、重叠，无法分辨出单个 MUP，称为干扰型。行最大用力缩肛时，如无任何 MUP 出现，表示外周神经完全损伤；如只能产生单个 MUP 或混合相，往往见于脊髓前角细胞疾患或外周神经不完全损伤。

4.模拟排便时的肌电活动　在患者直肠中置入一个带导管的乳胶球，向球中注入温水，至患者出现便意为止。嘱患者排出直肠中球囊，同时记录盆底肌电活动。正常人排便时，每秒折返数下降至 9.3±6.9，电压降至 51.5μV±16.7μV，或呈电静息。盆底横纹肌失弛缓症患者，模拟排便时肌电活动不但不减少，反而增加。有人认为盆底肌电图检查在诊断盆底肌失弛缓症时，其诊断价值比排粪造影更大。

五、球囊逼出试验

球囊逼出试验是对直肠排便功能的一项辅助检查，临床多用于鉴别出口处阻塞和排便失禁，对判断盆底肌、外括约肌反常收缩及直肠感觉功能下降

有重要意义。

1.测定方法　将导尿管插入球囊内,用线扎紧球囊的末端,球囊外部浸水润滑,将球囊插入直肠壶腹部,注入 50ml 水(或空气),用夹子夹住导管、在注水的过程中,询问病人有无便意感,刚开始引起便意时,纪录注入的水量(直肠感觉阈值)。嘱患者采取蹲位和侧卧位做排便动作将球囊逼出,同时纪录排出的时间。

2.测试结果　5 分钟将气囊排出为球囊逼出试验阴性,属出口功能正常;排出时间超过 5 分钟甚至排不出为球囊逼出试验阳性,系患者有出口阻塞疾患。其中蹲位阳性为耻骨直肠肌肥厚患者;侧位阳性主要为耻骨直肠肌肥厚、直肠前膨出、内套叠伴会阴下降综合征的患者;直肠感觉阈值正常认为 46ml±8ml,凡阈值增高者应怀疑是慢传输型便秘。阈值降低者多为直肠炎患者。注:本试验容量越小,排出时间越长;容量越大,排出时间越短。容量大对直肠内排便感受器的刺激越大,排便动作越完全,因而所需时间越短。球囊逼出试验球囊内充水(或空气)以 50ml 为最佳,其能充分反映试验结果。

(陈少明)

第六节　胶囊内窥镜小肠影像实验

长期以来,检查消化系统疾病如胃溃疡、肠炎等内科疾病,通常使用推进式内窥镜,给带来生理痛苦、心理恐惧,还可能引起交叉感染和出血等,同时小肠成了检查的"盲区"。如今,只要你吞服一粒如感冒颗粒大小的"胶囊内窥镜",便可以知晓消化系统是否患有疾病。

其工作原理是(图 2-51):病人口服如感冒胶囊大小的智能胶囊(图 2-52),借助消化道的蠕动使之在消化道内运动,同时对消化道壁进行摄像,并以信号传输给病人随身携带的图像记录仪存储,医生利用影像工作站(图 2-53、图 2-54)来了解病人消化道的情况,从而对病情做出诊断。

由于采用微机电系统技术,智能胶囊尺寸仅为 $\varphi 11 \times 25 mm$,病人吞服非常方便,最后智能胶囊随排泄物自行排出体外。整个过程中,病人无须麻醉且行动自由,而且智能胶囊为一次性使用,有效地避免了交叉感染,从而极大地满足了人们的需要。

"胶囊内窥镜"是新型的无创无痛消化道无线检测系统,在胃溃疡、肠炎等人类常见消化系统疾病的诊治中有着广泛的应用前景。

医学实验表明,"胶囊内窥镜"填补了当今消化道检查的"盲区",与传统的内窥镜比较,将消化道疾病的检出率从30%提高到80%以上。

在传统内的内窥镜系统中,图像采集器的供电,以及图像采集器与系统之间的通信是通过电缆来实现的。电缆的使用不仅使内窥镜的检查范围受到限制,也给患者带来痛苦。随着微电子技术的发展,目前已有了无线内窥镜系统。2001 年 5 月以色列 GivenImaging 公司最先推出 M2A 无线胶囊式内窥镜系统并用于临床,当年 8 月获美国 FDA 认证。日本、美国、韩国等也纷纷开展了这方面的研究。自此，人们能以无痛、无创、无拘束、基本无不适感的方式获得整个小肠段的清晰图像，并显著提高了小肠病变的诊断率。

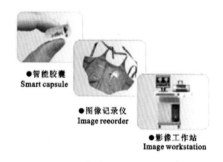

图 2-51　胶囊内窥镜工作原理

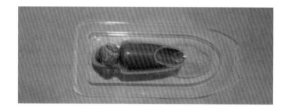

图 2-52　智能胶囊

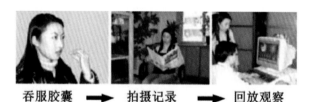

图 2-53　使用流程及病情诊断

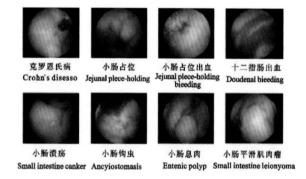

图 2-54　智能内窥镜下的病理征象

2005 年 02 月 03 日，国家一级查新机构、上海科学技术情报所采用"（药片 or 药丸 or 红外线 or 胶囊 or 无线)and(内窥镜 or 检查仪）"的检索策略进行国内文献检索，发现我国相关专利文献 5 项，其中

陈少明的红外线腔体影像检查仪专利已经授权，其余未授权，是我国首次具有自己的知识产权项目，填补该领域空白，概述如下：比较以色列同类项目，该专利设计 2～3 个摄像之外漏诊；设计的红外线检查，利用对温度敏感的特性，无创的判别所检查的异常病理性质。

（陈少明　于俊兰）

参 考 文 献

1.陈少明．现代中医肛肠病诊治．北京：人民卫生出版社，2004．6

2.陈少明．外科学．北京：中医古籍出版社，2010.12

研究展望

微型药丸内窥镜和智能机器人技术展望

———内窥镜检查技术的一次大的革命

红外线腔体影像技术的发明人——陈少明

一、概述

二十世纪七十年代科学家为了解决胃、肠等腔体的影像学检查难题，发明纤维电子光学仪器（电子胃、肠镜)因为当时电子芯片集成技术还不发达限制了摄像机像头的微型化，大的摄像机像头不能进入人体的腔体内，所以发明了用光纤维导光导像的原理，借助一束光纤维导管把一些腔体内的图像导到体外设置的摄像机像头端，再对图像进行处理的办法，在当时不失为一种高科技的发明创造！也促进了医学腔体影像学的发展，为无数病患者明确了诊断。但是，也看到它存在的弊端，检查时痛苦，以至于一些心理素质差或一些特殊患者和一些儿童无法接受检查，还有对于蠕曲的小肠，因为光纤维束不能过分弯曲，也不能进入检查。另外由于光纤维导管在结够上的复杂和局限性等原因，所以这项技术在短腔道(阴道、直肠、口腔)不能普及；使至今的短腔道仍然使用极其原始的检查办法。如现在市场上的所谓的电子数码阴道镜是应用原始的窥阴扩张器扩张后用体外的大摄像头拍摄图像的办法，仍然没有逃脱原始办法的一种办法。

我国人口已逾13亿，随着生活水平和经济水平的提高，人们对医疗诊断服务的质量要求越来越高，把高科技引进医疗临床科研，有广阔的发展空间。但是在临床中常规的一些检查仍然应用的是最原始的诊断方法，如对口腔扁桃体的检查，对肛门直肠的检查，对妇女阴道的检查，对耳鼻腔的检查仍应用的是压舌板、筒状物、扩张器等。

在今天二十一世纪，芯片集成技术的发达带来了摄像机像头的微型化的成熟技术，所以为了医学临床的需要，为了人类的健康和幸福，应用新科技、新资源对内窥镜技术进行一次大的变革是势在必行了，可供吞服的药丸内窥镜影像检查技术也就应运而生了，中国的科学家发明了"红外线腔体影像检查仪"(zl00230160.1)专利技术。该技术用于肠胃、肛肠、耳鼻、阴道的红外腔体影像检查仪。是电子纤维镜的替代和换代产品。使用红外线腔体影像检查仪进行检查，无损伤、无痛苦，可直接显示、存储，为检查人员提供了方便，避免了人为的失误，结果准确，速度快。药丸照相机内窥镜肠胃检查仪属红外线腔体影像检查仪的组成之一。

二、技术原理

本专利技术涉及一种用于肛肠、阴道、耳鼻、

口腔、食道、胃、小肠等腔道检查的红外线腔体影像检查仪。由探头体和装入其内的摄像机相机镜头组成腔体内检查器探头，摄像机镜头的侧壁圆周上固定有红外线二极管和白色发光二极管，由控制转换器专用计算机分别和荧光显示屏及办公自动化装置电(有线和无线)连接组成体外显示、存储、打印设备等。

使用本实用新型对腔体进行检查时，无痛苦、无损伤，可直接显示、存储，为检查人员提供了方便。避免了人为的失误，结果准确，速度快。是电子和纤维镜的替代和换代产品。属高科技产品，开发利用价值较高。

它具有对患者及操作者、无痛苦、无创伤、对正常组织无副作用、可反复多次使用等多种优点、是目前医学上最具有突破性的研究成果，在检查方面最具有诱人的前景。

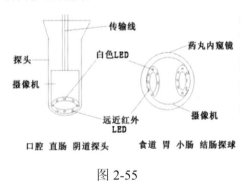

图 2-55

在图 2-55 中探头体内由特制的摄像机和红外线发光二极管、白色光二极管及传输线组成一个完整的红外线检查器探头，主要对短腔道阴道、直肠、口腔、耳鼻腔道的检查；在探球中(药丸内窥镜)中主要由2~3个微型摄像机像头定位安放，球的内部由发射和接受装置，每个摄像机像头最大的视野范围只有140度，所以，为避免漏检的发生采用2~3个摄像机像头把视野扩展到280~420°，也就是扩大到180~360°以上，可以减少或完全避免漏检的发生。

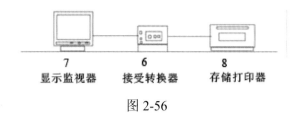

7   6   8
显示监视器 接受转换器 存储打印器

图 2-56

在图 2-56 中，由接受转换器和探头或探球有线或无线电连接，接受和反馈信息指令，由图中 7 进行显示和监视管理指示下达命令，图中 8 为存储打印的设备。

药丸照摄像机肠胃检查仪属红外线腔体影像检查仪的实用新型之一。该实用新型涉及一种用于肠胃、肛肠、耳鼻、阴道的红外腔体影像检查仪。药丸摄像机肠胃检查仪是电子纤维镜的替代和换代产品。

使用药丸摄像机肠胃检查仪进行检查时，无损伤、无痛苦，可直接显示、存储，为检查人员提供了方便，避免了人为的失误，结果准确，速度快。药丸摄像机肠胃检查仪由透镜组、控制芯片、红外线发光二极管、天线与信号发射设备等组成。由控制转换器分别与荧光显示屏和办公自动化装置电连接组成体外显示、存储和打印设备，由探头体和装入其内的摄像机镜头组成腔体内检查器探头，摄像机镜头的侧壁圆周上固定有红外线发光二极管和白色发光二极管。

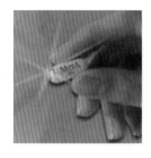 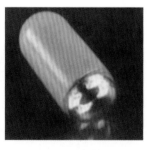

图 2-57　胶囊(药丸)内窥镜小肠检查仪
中国发明人——陈少明

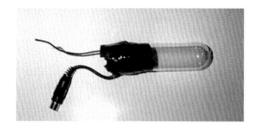

图 2-58　短腔道探头照片
（红外线内窥镜阴道、直肠、口腔探头）
中国发明人——陈少明

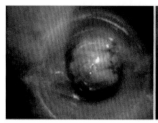 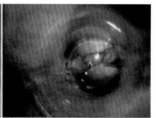

图 2-59　对直肠(左)和阴道(右)的检查影像

它被患者吞服之后，可对体内器官进行精确拍摄，并将照片传送给医生供诊断用。这种照相机的电池组可以在病人体内工作 10 个小时，拍摄并传送约万张图片，图片的清晰度可分辨出肠道黏膜上的绒毛。照相机在人体消化道内随消化过程自然运动，直至排出体外（图 2-57、58、59）。

三、关键技术

1.项目的技术路线、关键技术的先进性论述。

该产品应用了光学成像技术、计算机软件技术、红外线实用技术等先进技术，技术含量高，填补了红外线在医学腔体检查方面的空白。

该仪器在早期识别小肠癌方面会取得良好效果。

2.项目产品性能

1)拟研制产品特性：

（1）操作步骤无痛无伤害，安全可靠且简便、灵活易行；

（2）多镜头(2～3)、全方位、全小肠段真彩色图清晰微观，减少或避免漏检率，大大提高诊断检出率，对病变部位进行近红外线拍摄照片，根据红外线对温度的敏感特性，依次来判断病理性质

（3）检测过程中患者行动自如，即使重度体虚患者亦可适用

（4）一次性使用，避免交叉感染，无需注入空气

（5）便于教学及临床病例研讨，为教学、科研、提供可靠的资料

（6）提供药丸(胶囊)内窥镜体内定位功能，估测胃排空及小肠通过时间。

2)产品技术参考规格

药丸(胶囊)内窥镜：

尺寸：26mm(L)×11mm(D)或直径(d)20mm(圆形)

重量：3.45±0.35g

光学特性：

单镜可视范围：视场角 125°±15°，最大 140°

2～3 镜可视范围：

视场角 (2-3)*(125°+15°)=180°，最大 (2-3)*140°=360°

最小可视物小于 0.1mm

有效可视区 30mm

运作特性：

采样频率 2 祯/秒

电池类型 2 节氧化银电池

运行时间 6～8 小时

数据记录仪：

记录时长 10 小时以上

重量 305 克

电能供应 6V～8V 直流 0.5～0.8A

电池类型外置，镍金属 6V7000Mah

电池包重量 912 克

阵列传感器 8 片 40mm 直径柔性 PCB

应用软件：

数据输出 JPEJ，AVI，HTML

数据显示图像、时间及其他诊断数据

事件标记略图注解

显示频率 1～25 祯/秒

3)临床经验用时

检查前肠道准备时间 12 小时以上

药丸(胶囊)内窥镜检查时间 6～8 小时

吞服药丸(胶囊)内窥镜时间即时

患者饮水检查开始后 2 小时

患者餐食服药丸时间检查开始后 4 小时

数据下载时间 2.5～7 小时

观看结果及完成报告时间 1.5～3 小时

四、创造点

“红外线腔体影像检查仪”(专利号 00230160·1)，即肛肠、阴道、口腔、五官影像内窥镜和药丸(胶囊)内窥镜小肠检查仪，填补了国内在此领域内的空白。

关于这项技术在短腔道(阴道、直肠、口腔)领域的应用在国内和国外仍然是空白项目。所以，在短腔道领域方面的应用在国际具有领先水平。

目前这项技术的部分同类产品(药丸摄像机内窥镜小肠检查仪)以色列于 2002 年底产品投放中国市场，经临床应用已经显示它的优越性，但是，以色列的产品仍有缺陷和不足，它只有单镜头，有 30%的漏检率，它只有真彩照片，不能辅助判断病理性质。

红外线腔体影像检查仪是 2000 年 6 月 13 日申报并获得国家专利的，是目前具有中国自主产权的在国际上具有领先水平的一项技术。药丸摄像机内窥镜肠胃检查仪属红外线腔体影像检查仪的部分内

容之一。在权利要求书中已经保护了：①在药丸里可以在等分点位置安放 2～3 个摄像机像头，避免单镜头(140 度)视野之外的盲区而漏诊，②利用红外线对温度的敏感性的特点，所拍摄的近红外线属性照片可以判断病变区病理性质。所以本专利技术比以色列的技术更为完善和全面；弥补了以色列产品的不足之处。药丸摄像机肠胃检查仪是电子纤维镜的替代和换代产品。它带来了内窥镜革新的一场大革命！

五、本专利的临床价值

本专利是红外线腔体影像检查仪，适合人体的所有腔道，和现行的技术相比有两大优：

1.较好解决了短腔道的影像检查 既：电子影像压舌板，电子影像阴道镜，电子影像肛肠镜。目前，这些产品在国内外、在临床上是空白的。现在市场上有一种电子数码阴道镜，是必须在传统的阴道扩张器的支持下才能完成。是没有从根本上逃脱原始检查办法的一种方法。

2.从根本上解决和革命了深腔道的影像检查 既药丸(胶囊)内窥镜，主要优势是对小肠的检查。现行的技术既电子胃镜、肠镜，只能检查胃和大肠部分，不能检查小肠，并且具有痛苦大的缺点，是一个过度的、需要改进、替代的产品。

目前这项技术以色列于 2002 年底已经有产品投放中国市场，经临床应用已经显示它的优越性，但是，以色列的产品仍有缺陷和不足，它只有单镜头，有 30%的漏检率，它只有真彩照片，没有红外线支持的照片不能辅助判断病理性质。

红外线腔体影像检查仪是在药丸里可以在等分点位置安放 2～3 个摄像头，避免单镜头(140 度)视野之外的盲区而漏诊，利用红外线对温度的敏感性的特点，所拍摄的照片可以判断病变区病理性质。

关于这项技术在短腔道(阴道、直肠、口腔)领域的应用在国内和国外仍然是空白项目。所以，在短腔道领域方面我国的技术在国际仍具有领先水平。

红外线腔体影像检查仪是于 2000 年 6 月 13 日申报并获得国家专利的，是目前具有中国自主产权的在国际上具有领先水平的一项技术。药片摄像机内窥镜肠胃检查仪属红外线腔体影像检查仪的技术的部分内容之一。药片摄像机肠胃检查仪是电子纤维镜的替代和换代产品。药片摄像机肠胃检查仪由透镜组、控制芯片、白色光发光二极管、红外线发光二极管、天线与信号发射设备等组成。它被患者吞服之后，可对体内器官进行精确拍摄，并将照片传送给医生供诊断用。摄像机在人体消化道内随消化过程自然运动，直至排出体外。使用药片摄像机肠胃检查仪进行检查时，无损伤、无痛苦，可直接显示、存储，为检查人员提供了方便，避免了人为的失误，结果准确，速度快。

本专利技术还在药丸探球里等分点位置安放 2～3 个摄像头，避免单镜头(140 度)视野之外的盲区而漏诊，利用红外线对温度的敏感性的特点，所拍摄的照片可以判断病变区病理性质。比以色列的产品更完善，在国际上具有先进性。

六、展望

任何一项技术都是在不断的发展中完善，药丸内窥镜技术也是如此，尽管药丸内窥镜技术已经在临床上应用并取得好的效果，但是，目前的药丸内窥镜仍然处于低级阶段，处于发展阶段，目前的药丸内窥镜仅为检查使用，智能化的药丸内窥镜，既检查和治疗一体化的和智能机器人技术的配合应用的药丸内窥镜治疗机，科学家们正在积极地研制中，中国科学家首先提出在药丸的特定部位设置像蜗牛的吸盘和蜜蜂的蜂针及蝙蝠的探测器，对病变组织进行探测和吸附固定后进行活体组织检查或进行治疗。日本科学家在进行体外磁场磁力进行遥控控制方面研究已经取得长足性的进展。我们有理由相信，在不远的将来，有3～5年的时间，这项技术会得到发展和普及，它会取代现行的光纤维管性的电子内窥胃、肠镜，这是内窥镜的一场大变革，内窥镜的革命已经到来了！

（陈少明）

第三章　围手术期处理和麻醉

　　严格掌握治疗或手术的禁忌证和适应证是手术病人围手术期重要内容，细节决定成功，它关系手术成功的重要因素。尽管套扎吻合技术是微创的治疗技术，但是它介于手术和治疗之间，尽管发生意外情况微乎其微，仍然必须有心理准备和防范意识及预案。大家有过或熟知以往痔核结扎疗法，如7天痔核脱落时期，如果愈合不良好，或坚硬的粪块刺激，可造成直肠动脉开放性大出血，又因为直肠出血倒流到到结肠腔甚至回盲部，特别是平卧休息的患者，出血到达一千毫升甚至更多时才有便意，等排出血块或失血性休克才被发现，严重时危机病人生命。这些实例既有手术方式、手术操作问题，也还有病人个体因素，做好术前筛查，有手术禁忌症或暂时不能手术者均要停止下来，还有很多临床实例这里不一一论述，已经足以说明治疗或手术的病人围手术期个性化处理的重要性。

　　另一个问题在这里简要的提示，相关章节可能重复叙述，在手术中应用的器械和工具是方便医师做治疗或手术使用的，但是，病人的情况往往是复杂的，往往需要多种方法或准备多种工具，在手术前必须考虑到这些情况，有予案和处理措施。

　　围手术期是围绕手术的一个全过程，从病人决定接受手术治疗开始，到手术治疗直至基本康复，包含手术前、手术中及手术后的一段时间，具体是指从确定手术治疗时起，直到与这次手术有关的治疗基本结束为止，时间约在术前5～7天至术后7～12天。

　　围手术期的一般准备主要包括心理方面准备和病人的身体准备。

　　1.心理方面准备

　　(1)增进与病人及家属的交流，对病人的病情、诊断、手术方法、手术的必要性、手术的效果以及可能发生的并发症及预防措施，告知即是目前最先进的最微创手术仍然有意外情况的发生，但是我们有制定的防范预案。把手术中的危险性、手术后的恢复过程及预后，向病人及家属交代清楚，以取得信任和配合，使病人愉快地接受手术。

　　(2)充分尊重病人自主权的选择，应在病人"知情同意"的前提下采取诊断治疗措施，在病人没有知情同意前，不宜做任何手术或有损伤的治疗。

　　2.生理方面准备　病人维持良好的生理状态，以安全度过手术和手术后的过程。

　　(1)胃肠道准备：术前12小时禁食，术前4小时禁水，为防止麻醉或手术中呕吐。术前一夜肥皂水灌肠。

　　(2)其他：术前一天或术日早晨检查病人，如有发热(超过38.5度)或女病人月经来潮，延迟手术；术前夜给镇静剂，保证病人的充分睡眠；进手术室前排空尿液，必要时留置尿管；手术前取下活动牙齿。

　　3.围手术期护理

(1)手术前期病人评估及护理；

(2)中期病人评估及护理；

(3)手术后期病人的评估及护理。

第一节 手术前准备

手术前准备工作的好坏，对手术的成败，患者的安危具有极重要的意义。手术前准备主要包括以下三方面的工作：

（1）有关手术本身的准备，如确定诊断，明确手术的适应证和禁忌证以及麻醉方法和术式等；

（2）对患者心理、精神和身体健康状况的全面了解和评估，提高患者对手术的耐受力；

（3）手术前的最后准备，包括饮食、皮肤、胃肠道准备和麻醉前用药等，并对全部工作进行全面检查，如有不足，应立即补充；如有重要影响而又来不及补救者，应延期手术。

在术前准备工作中，对患者手术耐受力的评估是十分重要的，一般可分为二类四级：

第一类：耐受力良好。又分二级，第一级：良，全身健康状况良好，外科局部病变对全身无影响或极少影响，重要生命器官无器质性疾病；第二级：较好，全身健康状况较好，外科疾病对全身已有一定影响，但易纠正，或重要生命器官有早期病变，但功能处于代偿状态。

第二类：耐受力不良。也分为二级，第三级：较差，全身健康状况较差，多见于老年或婴幼儿，外科疾病对全身已有明显影响，或重要生命器官有器质性病变，功能濒于失代偿或早期失代偿状态。

第四级：很差，全身健康状况极差，外科疾病对全身已有明显影响，或重要生命器官有明显器质性病变，失去代偿功能，经常需要内科支持疗法。

对第一类手术耐受力良好的患者，做好一般手术前准备，即可进行手术。但对第二类耐受力差的患者，涉及营养、心血管、肝肾功能、内分泌、水和电解质失衡等问题，必须认真做好必要的特殊准备，方能手术，否则将招致术后严重并发症甚至危及生命的意外发生。

一、一般准备

（一）病史及检查

手术前应详细询问病史和全面体格检查，完成有关实验室检查，确定诊断，明确手术的适应证和禁忌证。

一般肛门会阴部手术应作血（包括出、凝血时间）、尿、大便常规，胸部透视；较大手术应作肝肾功能、心电图检查及血型确定。疑有结直肠肿瘤、炎症性肠病者，应作纤维结肠镜或电子摄像结肠镜及气钡双对比灌肠检查。下消化道出血，经常规钡灌及结肠镜检查仍不能确定其原因或部位者，可考虑肠系膜动脉血管造影或同位素扫描。如发现有重要情况，应作相应处理，再酌情考虑手术。

(二)心理准备

患者往往对手术顾虑甚多,如手术能否成功,术后是否复发,正常的生理机能结构能否维持和保护,以及惧怕手术痛苦等,以致情绪紧张,焦虑不安,或者对手术信心不足,有些则又要求过高。对这类病例必须做好充分耐心的思想工作,医生应进行术前详细讨论,取得一致意见,并将手术的必要性和可行性以及手术方式,可能取得的效果,手术的危险性,可能出现的并发症及预后等,应向患者家属或患者说明,得到理解;并对手术前后一些特殊要求,如饮食、体位、大小便、导管等交代清楚,取得患者和家属的合作,提高和鼓励患者对治疗疾病的信心。但有些情况对患者本人应注意遵守医疗保护制原则。医护人员的言谈和表情对患者的影响亦很重要,应当注意避免患者产生不良情绪反应。

(三)饮食和营养

一般肛门会阴部手术术前不必禁食,必要时术前 1 日半流汁,手术日晨禁食。食欲差者给予助消化药或中药醒胃健脾剂,如香砂六君丸等。必要时给予胃肠外营养补充,常用制剂有复方氨基酸、水解蛋白、脂肪乳、复合维生素等。一般而言,正常成人每天需 7560kJ 热量,以保证实现人体生物化学方面的功能。为保证每天正常活动尚需补充至少 4200kJ 热量。若因择期手术,而营养不良患者,为维持正氮平衡,则需每日再补充 18gkJ/kg 热量。

(四)补液

一般肛肠病手术,通常术前无需输血,但有明显贫血者,应设法纠正,使血红蛋白至少恢复到 80g/L,方能手术;血红蛋白在 40g/L 以下者应适量输血。最好于术前输血纠正,使血红蛋白值升至 10g/L 为佳,并需准备一定量的全血,以便术中急需时使用。对有长期腹泻、发热、不能正常饮食、大汗、呕吐等,使水和电解质丢失的患者,应根据病情及生化测定结果予以适当补充。

(五)肠道准备

肛肠手术后感染机会较多。据有人研究,即使严格无菌操作,仍有 40% 的创口有细菌生长。Irving 曾报道 134 例大肠急诊手术,术前未作肠道准备,结果术后感染的死亡率竟高达 17%。另 557 例行择期手术,术前作了肠道准备,其术后感染死亡率为 1%。由此可见,术前肠道准备的重要性。肠道准备一般有机械性的和抗菌药物的准备,两者当密切结合应用。

机械性肠道准备:主要通过灌洗的方法排除肠道内的积粪,清洁肠道,减少细菌数量。一般痔瘘手术不必灌肠,仅于临手术前排空大小便。也可于手术前 1 日晚给番泻叶 10g,泡水代茶饮,或大黄粉 10g 温开水送下,必要时于术前 1 日晚及手术日晨各用生理盐水灌肠 1 次。

结直肠手术及肠道窥镜检查的肠道准备有多种方式,如传统的肠道准备法、全肠道灌洗法、甘露醇口服法、要素饮食法及术中结肠灌洗法等。

1.传统肠道准备法 手术前 3～5 天给少渣饮食(或半流汁),术前 1 日改流汁,并服缓泻剂和抗生素。术前 1 日及手术日晨清洁灌肠。有人则于术前 3 日即开始每晚生理盐水灌肠 1 次,术前 1 日晚清洁灌肠。此法可清洁结肠,但易使电解质丢失,故应酌情补充。

2.口服甘露醇法 常用于纤维结肠镜和钡灌肠检查及直肠下段手术前之肠道准备。其用法是,术前 1 日下午一次性口服甘露醇 500ml，一般服后 3～5 小时即开始排便。应用时须注意，对有脱水、梗阻及体质虚弱者要慎用。有人认为，口服甘露醇后，易诱发肠腔感染，偶有产生爆炸性气体，故术前肠道准备可加用抗生素，在作纤维结肠电凝、电切时应慎重。

3.一般痔瘘手术　术前 2～3 天可服磺胺类药如复方新诺明 2 片，1 日 2 次，灭滴灵 0.4g，1 日 3 次，持续到术后 3～5 天。灭滴灵于 1978 年被 WHO 定为抗厌氧菌的基本用药，可常规应用于术前准备及术后用药。

（六）皮肤准备

一般肛门会阴部手术，应于术前 1 日局部剃毛，范围约 25cm×25cm（注意勿使皮肤刮破），去除油污（用汽油、乙醚或松节油擦净），温水坐浴，特别肛门口必须彻底清洗，并保持清洁干燥。肛门周围皮肤有溃疡、糜烂、渗液者，应用过氧化氢和生理盐水洗净擦干，或用中药苦参、黄柏、金银花或野菊花等煎汤清洗，以解毒祛湿，并用青黛散或金黄散外扑。待局部皮肤干洁之后再行手术。术前 1 日应尽可能洗澡，更换清洁内衣。结直肠手术需开腹者，除上述准备外，须常规行腹部皮肤准备。

手术区皮肤和黏膜消毒剂的应用，我国常规应用 2.5%～3% 碘配涂擦皮肤，待干后再以 75% 酒精脱碘。肛门会阴部皮肤也可用 1:1000 硫柳汞等。最近一种新型消毒灭菌药—碘伏，也是含碘的强力消毒剂。其碘的毒性已基本消失，但仍具有表面和皮肤的杀菌力；既可用于手术前刷手，也可用于皮肤黏膜伤口之消毒，还可行创口冲洗或妇科黏膜冲洗。其杀菌效力和杀菌谱与碘相当。手术区皮肤消毒可用。

二、特殊患者的准备

特殊患者的准备主要指合并有重要内科疾患的肛肠科患者之术前准备。

（一）心脏病患者的术前准备

据临床分析，伴有心脏病的患者，手术的死亡率与并发症率，较无心脏病的外科疾病患者高 2～3 倍。急性心肌梗死患者，接受全麻的危险性为已确诊为局部缺血性心脏病患者的 40 倍，而普外手术的危险之一是近期内可发生心肌梗死。经研究表明，对 3 个月以内患有心肌梗死的患者进行手术，其心肌梗死的复发率或死亡率为 31%，梗死在 3～6 个月以内者，复发率或死亡率为 15%，超过 6 个月以上普外科手术的危险降至 5%。患有充血性心力衰竭，年龄 70 岁以上，病情急剧，手术部位于腹腔内、胸腔内或主动脉部位，均能增加普外手术的危险性。为此，首先应判定肛肠科病有无伴发心脏病；其次，应准确了解心脏的病况或心脏功能情况。因此，对这类患者术前准备应注意如下几点：

（1）病史有无心绞痛、晕厥或近似晕厥、心悸、气促或乏力等，这些均提示心脏功能有一定问题。

（2）体格检查注意有无颈静脉怒张，心尖区是否合并第三心音，如出现此征，近期内应予注意，避免发生心肌梗死。

（3）术前应查心电图、二维超声心动图、心脏综合试验等，以测定患者心脏功能。为了了解心肺肝脏功能情况，尚需作电解质、血气分析和肝功能测定。

（4）心脏代偿功能的评估比较简易实用的方法是屏气试验，其结果结合临床表现一起评价。具体方法是令患者深吸气后即屏住呼吸，计算其耐受时间。临床上分四级，见表 3-1。

表 3-1 屏气实验估计心脏代偿功能

心脏代偿功能	屏气时间(秒)	临床表现	手术耐受力
第一级	30 以上	能负重或快速步行，上下坡不感心慌气促	近于一般患者
第二级	20 以上	能维持正常活动，但不能跑步或做重活	略差
第三级	10 以上	必须卧床休息，经劳动即心慌气促	较差，须充分准备
第四级	10 以下	不能平卧，甚至端坐呼吸，肺底有罗音	极差，除急诊外，应推迟手术

（5）下列一些心脏异常情况均有手术危险性急性心肌梗死或心肌梗死近 3 个月或 3 个月内有发作者；最近几周内或数月内心绞痛呈加重趋势或有不稳定的心绞痛；严重主动脉瓣狭窄伴心衰，心肌缺血者；高度房室传导阻滞，心房率 70 次／分，心室率仅 30～40 次／分者；有心衰体征表现，如平地走路即气喘、有端坐呼吸及夜间呼吸困难，以及奔马律、颈静脉怒张和肺底部罗音等，手术前先治疗心衰稳定 1 个月后方可手术。有人主张，亚急性手术(一定时限性手术)，有冠心病发作，至少准备 3 周；一般择期性手术需准备 3～6 个月，心脏病无发作时才应考虑手术治疗。心力衰竭并有体征表现者，手术必须延期。单纯左、右束枝传导阻滞而无其他心脏异常情况者，可考虑手术，但需慎重。对有频繁的室性早搏并伴有异位节律者，一般需先用药物控制，不应急于手术。总之，心脏功能处于代偿期，症状不多，可考虑手术，但有一定危险性，需谨慎从事；如心脏功能失代偿，或处于失代偿边缘，则不应急于手术。

（6）心脏病患者术前准备的注意事项①纠正水和电解质失衡，特别因心脏病长期利尿控钠引起的低钠、低钾血症，术前应予纠正。②术前少量多次输血纠正贫血。最好输用红细胞悬液，以免增加心脏负荷。③心律失常者应根据不同情况区别处理，单纯房性、结性或偶有室性期前收缩，一般不需治疗，室性早搏频繁，可静脉点滴利多卡因，5％葡萄糖溶液 1000ml 加利多卡因 2g，以每分钟 2～4mg 速度静滴，手术开始、术中持续应用。对频繁的房性或结性早搏及房性纤颤、房性扑动，则需洋地黄化，但又须防止中毒。遇有下列情况：①、Ⅰ度房室传导阻滞，左或右束枝传导阻滞合并Ⅰ度房室传导阻滞或电轴异常，左、右束枝传导阻滞，窦房结传导阻滞，曾有阿一斯氏综合征病史者，应作好起搏装置的准备，直至术后病情稳定为止，并于术中、术后严密监护。②有心衰、心脏扩大，心电图显示心肌劳损，冠状动脉硬化，及年过 65 岁，心脏情况较差者，应用小剂量洋地黄制剂，如口服地高辛 0.25mg，每日 1 次或 1 日 2 次，不应急于手术。③抗生素的应用，如青霉素、链霉素、红霉素、万古霉素等，均可酌情选用，以防细菌性心内膜炎的发生。

(二)高血压患者的术前准备

高血压手术死亡率与高血压病的程度有密切关系，据有人研究，恶性高血压(重症)手术死亡率可高达 10％，未进入恶性期，手术死亡率仅为 1.6％。由此可知，肛肠科医生对高血压患者必须了解病情的严重程度，分析病因，妥善处理，以确保安全。首先应明确高血压的界限，再分析其严重程度。

（1）高血压界限 WHO 拟订的高血压界限如表 3-2，可供参考。

表 3-2 高血压的诊断标准（单位：kPa）

		17～40 岁	41～60 岁	>60 岁
正常血压		<18.7/12	<20/12	<21.3/12
高血压		>21.3/13.3		>23.3/13.3
边缘性高血压	（甲）	>18.7/12		>21.3/13
		<21.3/13.3	<21.3/13.3	<23.3/13.3
	（乙）	有时血压上升	在高血压范围	有时血压正常

（2）高血压的严重程度可划分为三期，第 1 期：①舒张压介于 12kPa～13.3kPa 之间，休息时正常，或收缩压符合于高血压标准，患有高血压，但未引起心脑肾等脏器的损害。②舒张压持续大于 13.3kPa，无内脏损害。第 2 期：舒张压持续在 12kPa 或收缩压超过各年龄组的正常上限，即使休息亦不能恢复正常，并引起心脑肾的轻度损害。第 3 期：血压持续升高，引起一项或一项以上的心脑肾严重损害，如心力衰竭、高血压脑病、脑血管并发症、一过性脑缺血、眼底重度病变、氮质血症等。

（3）高血压患者手术可能引起的危险①创面出血多。②麻醉时血压易波动，术前精神紧张血压易突升，术中因麻醉、失血血压易突降；突升易发生脑血管意外，突降易致低血压休克。③并发脑血管意外，如脑出血、脑血栓。④易出现术后低血压或反跳性高血压。一般认为，无并发症的慢性高血压，即使伴有左心室肥大和心电图异常，只要无冠心病或心力衰竭，肾功能亦正常，手术死亡率不致显著增高。重症恶性高血压，舒张压在 14.6kPa 以上，伴有心脑肾损害者，应禁忌手术。如必要手术，术前亦须对高血压及并发症加以治疗。

（4）高血压患者术前处理要点①针对脑血管问题的处理：适量应用低分子右旋糖酐，以免脑血管病加重；预防肺部并发症，禁止吸烟，应用抗生素；

控制血压不宜过高，亦不宜太低；补充营养，必要时应用静脉内高营养。②针对高血压合并心脏病问题的处理：高血压主要有三大心脏合并症，即左心室肥大、充血性心力衰竭及心脏缺血。对此，其处理要点是：应用利尿剂，排除过量液体，清除心脏过多负荷；降血压药的应用；避免一切能使血压升高的因素，如饮食、睡眠、精神因素等。③针对高血压合并肾损害的处理：首先查明是否有肾损害，如有血尿、蛋白尿、低蛋白血症、血尿素氮或血清肌酐升高，均提示有肾损害，处理原则同一般肾功能损害。

（5）抗高血压药物的应用轻症原发性高血压开始只用利尿剂及限盐即可；若用上法无效，则加用交感神经抑制剂，如仍无效可加用血管扩张剂。对合并有急性左心衰者，硝普钠加入 5％葡萄糖液 500ml 中缓慢静滴，以每分钟 30ug/kg 为限，不得超过此限。对冠状动脉功能不全者，硝普钠加心得安或地巴唑 10～30mg/日 3 次。对肾功能不全者(轻中型高血压)加用甲基多巴 0.25g，1 日 3 次，每 2 天调整 1 次，效果满意后小剂量维持。对脑出血或高血压脑病者应用地巴唑，以降压解痉。一般认为高血压轻症不用或少用利血平，已用利血平者，最好于术前 2 周起停用，如血压上升则改用排泄快的降压药。严重高血压，直至手术前不宜停用降压药。术前舒张压一般应控制在 14kPa 内为妥。若超过 14.6kPa 则危险性很大。若有心脑肾合并症，即使舒张压在 14kPa 以内，危险性仍很大。术前不停用降压药者，术中、术后均应注意血压骤降的危险。

(三)呼吸系统疾病患者的术前准备

首先应注意病史中有无慢性咳嗽、咳痰、哮喘或哮鸣音存在，长期大量吸烟(每天吸 20 支以上，历时 10 年以上者)史，以及有无因体力活动时发生呼吸困难或紫绀者，可初步估计肺呼吸功能的情况，必要时应作肺功能测定。呼吸功能差的患者，术后发生肺部并发症的危险很高。有下列呼吸系统疾患时，手术时应予注意。

(1)急性呼吸道感染包括感冒咳嗽、扁桃体炎、支气管肺炎等，此时禁止做手术，待病愈后 1～2 周才可考虑手术治疗。

(2)慢性支气管炎、支气管扩张、肺气肿、哮喘、肺结核等，术前必须查痰或作痰培养，应用抗生素、支气管解痉剂，并禁烟 2 周以上，方可考虑手术。

(3)慢性呼吸功能障碍应预防肺不张和呼吸衰竭，主要是控制感染和解痉。术中须充分给氧，麻醉应尽量减少刺激。

(四)糖尿病患者的术前准备

糖尿病对手术的不利影响主要是创口愈合不良和易感染。糖尿病可引起周围血管缺血，是影响愈合的主要因素。酮体性酸中毒及低血糖反应亦将给创口愈合带来不利影响，应加以预防。一般经妥善控制的糖尿病患者可不致增加手术的危险性，未经控制者，出现手术危险性的可能性极大，必须加以适当控制后，才能进行择期手术。

患有糖尿病的肛肠科患者，术前应详细询问病史，测定尿糖、血糖及酮体等，以了解病情的严重程度。同时也须了解患者所用胰岛素的剂量，如每日使用胰岛素量超过 40 单位者，已属中等严重的糖尿病，术前必须作适当处理。控制糖尿病的手段包括饮食控制、口服降糖药和胰岛素的应用三个方面。应与内科医师合作，共同处理。

经饮食控制或口服降糖药就能控制的糖尿病患者，如果手术较小，采用局麻，术后能经口进饮食者，仍可按一般手术处理，不必作特殊的术前准备。但术后应勤查尿糖，勤观察，及时发现异常，及时处理。如有以下情况，必须做好术前准备：①病情较重，日需胰岛素总量在 40 单位以上者；②病情虽较轻，但有以下情况之一者，如手术较大，需采用全麻，术后不能经口进饮食，原来已口服降糖药或应用鱼精蛋白锌胰岛素的患者。术前准备包括以下几个方面：

(1)如尿糖血糖控制不够理想，应重新调整，使病情稳定，代谢平衡状态良好血糖和尿糖保持最佳水平尿查无酮体。

(2)术前 24 小时复查尿糖及血糖，并核查病情。

(3)对原来口服降糖药或鱼精蛋白锌胰岛素的患者，术前 2～3 天改为正规胰岛素。

(4)应用正规胰岛素的患者于手术日晨可将胰岛素日需总量之 1/2 皮下注入，并开始输 10% 葡萄糖液。另一种方法是将手术日晨测得的空腹血糖值(mmol)除以 8.3，即约等于手术时为控制血糖所需每小时静脉注射正规胰岛素的单位量。为了补足给药时因器具丢失的胰岛素，需另外加入 3 单位于容器中。连续静滴 8～36 小时，然后根据血糖或用药后新排出尿液的尿糖值可改为皮下注射胰岛素。行大手术治疗时，术前、术中、术后一般不宜停用胰岛素和葡萄糖。

糖病患者特别容易导致尿路感染，除非绝对必要，一律禁用导尿管。

（五）肾脏病患者的术前准备

肾脏是调节水、电解质和酸碱平衡的重要器官，如肾功能受到损害，必然引起一系列病理生理的改变。肾功能损害程度越严重，手术耐受力越差。手术创伤越大，对肾脏带来相应的影响也越大。故术前准备应注意以下几点：

（1）详细询问病史和进行检查，分析病因。

（2）详细检查肾功能，了解肾功能损害程度。

（3）注意纠正水和电解质紊乱，调节酸碱平衡，适当补钾，但应注意避免引起高钾血症，肾功能衰竭严重时需行血液透析。

（4）纠正贫血，除失血量大时，一般不需输血，如需输血应注意避免输血时心脏代偿失调。

（5）有高血压者，不必中断抗高血压药物的应用，直到手术前夜。

（6）避免应用对肾脏有损害作用的药物，如卡那霉素、多黏菌素、庆大霉素、磺胺类药等。亦须避免应用血管收缩剂，如用升压药，可选用多巴胺。并应警惕因肾排泄功能障碍而引起药物积蓄中毒。

（7）避免应用对比造影剂作X线检查而损害肾脏。

（8）避免尿路感染加重肾损害。

（六）对老年人的术前准备

老年肛肠病患者围手术期处理，老年人的特点是各重要生命器官发生退行性变化，应激、代偿、修复愈合、消化吸收等功能低下，又常患有不同程度的各种慢性病，手术耐受力较青壮年为差。其术前准备应注意如下几点：①对各重要生命器官的功能应进行详细检查，全面分析，并作相应处理。②注意蛋白质、维生素、微量元素等营养补充。③注意口腔卫生，有假牙者麻醉前应取除。④男性患前列腺肥大而尿潴留者，应作相应处理。⑤年老体衰者应用镇静剂要慎重。

痔疮、肛瘘、便秘、脱肛、结直肠炎症是老年人群的常见多发病。老年患者常因机体衰老、脏器功能减退或合并多系统疾病，对麻醉、手术打击以及疼痛、出血等的耐受力很差，容易发生并发症甚至有生命危险。如何做好手术前准备、手术中及手术后监测与处理工作，确保老年患者手术安全顺利，术后尽快康复，在我国人口老龄化趋势愈加明显的今天，已成为老年医学研究者和外科工作者共同瞩目的问题。术前做好：

1. 做好术前准备及监测处理

1）术前对病情要有比较准确的估计：

（1）老年人术前应重点考虑其预期寿命、手术对寿命的影响及术后的生活质量。若手术不能延长寿命或不能改善生活质量时，不应施术。术前需向亲属说明手术的必要性和危险性，（同时应向老人征求意见），获准签字后方可施行。

（2）对老人健康影响不大或不影响生命的良性疾患，以观察或有选择地施术为宜；必须手术的急性疾病，以创伤小、时间短又能挽救生命为原则。如低位结肠癌或直肠癌性肠梗阻可先行肠造瘘术。

（3）三个月内有恶性高血压、未控制的心律失常、心绞痛、心肌梗塞、心力衰竭或严重呼吸系统疾病者，不宜手术。

（4）"吹火柴试验"可了解肺的通气储备量。无力吹灭者说明有严重通气功能不全，应作肺功能测定。除严重肺功能不全避免施行大手术外，轻至中度损害不属手术禁忌。

（5）"登楼试验"能粗估心脏的储备功能。连续登上三层楼不感吃力者，可承受一般大手术。若上一层楼即所喘，表明心脏储备功能不全，需有效地处理。

（6）老年人的麻醉选择以局麻、神经阻滞为妥在循环代偿功能尚好时，可选用硬膜外麻醉。术中保持清醒与自主呼吸，可减轻对循环及代谢的影响。即使需全麻，亦不宜深，以防各种麻醉并发症的发生。

2）做好充分的术前准备：

（1）老年人的手术最好择期而非急症施行。术前尽可能明确病变的性质和程度，避免术中盲目探查。

（2）术前戒烟至少二周，练习深呼吸及咳嗽排痰。痰多及有哮喘者应口服祛痰药及氨茶碱 0.1g 或地塞米松 0.75mg 口服 3 次/d。

（3）常规作血气分析、胸部 X 线平片及肺功能测定，综合判断呼吸系统功能状况。

（4）常规作心电图检查，如心率快有心房颤动或扑动宜用洋地黄等控制；频繁室性早搏、阵发性心动过速可静注利多卡因；窦性心动过缓或房室传导阻滞给阿托品。术前心动过速及房颤伴心室率较快者。

（5）高血压病人经过正规治疗后手术危险性小。舒张压>14.6kPa(110mmHg)者应使用甲基多巴或可乐宁降压，且术前一般不需停用。

（6）常规检查血糖和糖耐量试验，隐性糖尿病不需特殊处理，糖尿病的胰岛素治疗就持续到手术时。

（7）老年人肝功能多属正常，肾功能则有 40% 的人降低，男性应明确有无前列腺肥大及尿潴留。

（8）恶性肿瘤患者心理反应较剧烈，往往有不同程度的恐惧、烦躁或消沉等，特别是肛管直肠癌患者对术后的腹壁结肠造口、性生物障碍等的顾虑，往往影响手术方案的实施。因此，详细深入的思想工作、恰当的心理护理是术前所必需的。根据患者的文化程度、心理素质、向患者阐述手术治疗的意义，耐心而适度地与患者分析病情，讲明手术方式，使其树立战胜疾病的信心，并配合治疗。特别是对必须行肠造口的患者，术前需耐心细致地向患者讲明其必要性，使患者心情平静地接受这一现实，从而调动患者的主观能动性，使肠造口可能带来的生活上的不便及心理障碍减少到最低程度。

（9）麻醉前用药首选阿托品，因老年人常有心动过缓，用量为 0.5～1mg；镇静用安 2.5～5mg，肌注。避免使用可致呼吸、循环抑制的吗啡和巴比妥类药物。

2. 做好术中监测与处理工作

（1）腹部手术尽量选用硬膜外阻滞麻醉，麻醉剂以不引起低血压和心律失常为妥。

（2）监测呼吸、脉搏、体温、尿量和心电图，了解有否心律失常、尿量不足、呼吸抑制及体温地低并及时予以处理。

（3）血压力求维持平稳，防止术中过高，过低或脉压差<3.99kPa。若血压升至 31.92/14.63kPa，为防止发生脑血管意外，宜用硝普钠 50mg 溶于 250mlG.S 中静脉滴注。高血压病人的血压下降幅度应不超过其基础血压的 30%，如超过 30% 应立即纠正。

（4）保持气道通畅，定时吸痰，供氧流量为 4～6L/min。危重病人应作血气分析监测 $PaCO_2$ 和 PaO_2，防止换气不足或过度换气的发生。

（5）大型手术应作 CVP 测定，以指导输血及补液。如 CVP>14.7kPa(15cmH2O)而血压低，尿少时，应考虑有右心衰竭，宜用强心药物。

（6）特殊情况下，可用 SWam—Ganz 漂浮导管测定 PAWP 和心输出量，以指导抢救用药。

3. 加强术后监测，防治并发症

（1）一般处理：①老年人大手术结束后应待呼

吸、循环情况稳定后，由医师护送回 ICU。在 ICU 内由有经验的医护人员继续监测呼吸、心血管系统指标变化。②术事协助老年人尽早活动，以减少尿潴留，预防下肢静脉栓塞等并发症。③对高龄病人需观察精神是否正常，防止因高热、脱水、酸碱失衡、镇静药过量、尿路感染及毒血症导致的精神错乱、抑郁或过度兴奋，及时发现异常，尽快予以处理。④常规给予抗生素，防治感染。

（2）呼吸监测与处理：①鼓励老年人深呼吸和咳嗽排痰，定时变换体位，可减少术后肺炎、肺不张的发生。②供给湿化氧气 4～6L/min，若经鼻给氧不能纠正低氧血症时，可用呼吸机输氧。③病情严重或有呼吸窘迫综合征者，宜用呼吸机纠正低氧血症，使 PaO_2 维持在 9.31～13.3kPa，防止过度换气导致碱中毒。④老年人术后常有排痰困难，而呼吸道感染多与气道不畅所致低氧血症有关，故应反复抽吸气管内分泌物，必要时行气管插管短时保留吸痰，一般无必要施行气管切开术。

（3）循环监测及处理：①如脉率 120 次/min 除外高热、脱水、缺氧及感染，属心功能不全时，可酌情使用洋地黄制剂。②依据手术前后测定的心率、血压、计算 △DP 值，即术后心率与收缩压乘积—术前心率与收缩乘积=△DP。若 △DP>532(血压以 mmHg 计时则为 4000)时，提示危险。③持续心电监测：老年人术后常出现房颤、早搏和心动过速，经给氧、止痛后多能自行恢复。若无效或出现其他心律紊乱时，应请心内科医师会诊处理。④持续监测 CVP 和尿量，避免发生血容量不足、过量及心功能不全。

（4）输液问题：①老年人在术后 2～3d，如无异常体液丧失，入量按每日 35～40ml/kg 计算补充，钠为 50～80mmol/d。应避免过量输液和大量输注生理盐水，以防肺水肿及诱发心力衰竭。②老年人术后常见低血压，多因血容量不足所致而并非心肌梗塞。此时补充液量视 CVP 达 1.4kPa，尿量>ml/h 即为充足。③心功能不全者因心搏出量少，肾脏保钠能力差，易致低钠血压症。故应限制水的入量及给予速尿 40～200mg/d 以排除多余水分。

（5）对中小手术后发生水潴留及大手术后估计短时间无法自主排尿者均需留置尿管。持续性导尿也可避免尿液对会阴部切口的污染，这一点在女性患者更显重要。一般导尿管留置 2～7d 不等。直肠癌根治术后的患者留置时间较长，拔管前应定时开放做膀胱充盈锻炼 2～3d，超过一周者应在无菌条件下更换尿管(每周一次)。

（6）对有引流管(条)者，应注意观察引流物的质与量，一般术后 1～2d 引流液为痰血性，2～3d 后应转为血清样。如术后引流量较多，且颜色较深，应警惕有无术后出血；如引流物较混浊或有臭味，应考虑发生感染，做引流物细菌培养加药敏试验，及时应用或更换有效的抗生素。一般于术后 24h 拔除引流条，术后 48～72h，引流液颜色较淡，每天不超过 20ml 时即可拔除引流管，以免放置时间过长增加感染的机会。一旦发现已有腹腔、盆腔或肛旁间隙感染，且引流有效，则应适当延长放置时间，以便彻底引流，尽快消除感染。

（七）对婴幼儿的术前准备

婴幼儿的特点是身体小，有些器官发育不全，对外界刺激、环境改变影响反应较大；肾浓缩功能差，易脱水；糖储备能力差，易致酮中毒；且婴幼儿总血量少，易引起血容量不足，不能耐受较多的失血，这些都必须引起足够重视。

其术前准备要点为：

（1）注意水和电解质、酸碱平衡失调之纠正。

（2）因小儿常有出血倾向，术前宜常规应用维生素C和K。

第二节　手术后处理

一、休息

一般门诊手术如局麻下肛裂单纯切除术或侧方皮下括约肌切断术、内痔注射术、内痔单纯结扎或套扎术、低位单纯肛痔切除术等，术毕可在门诊观察室休息半小时，如局部无明显活动性出血或无其他不良反应时，即可离开诊室，但应避免体力劳动2～3天。内痔结扎或套扎术，应在结扎线脱落确无不良反应后，再恢复正常劳动。腰俞麻醉或硬膜外腔麻醉手术者，术后应平卧6小时，如情况允许才能起床活动，以免发生意外。必须指出，有个别痔结扎患者，结扎后半个月左右，仍可有大量出血发生，对这类患者应适当延长休息时间。术后患者均应避免房事。结直肠手术如Miles手术，约2星期后起床活动。

二、饮食

一般痔瘘手术，术后饮食如常，或手术当日略加限制。如行椎管内麻醉者，则待麻醉恢复后给流汁或半流汁，翌日改半流汁或普食。某些患者因畏惧排便时疼痛而有意控制饮食，事实上是不必要的，但应避免进刺激性食物，并以富含营养、易消化的食物为宜。有习惯性便秘的患者，应鼓励多吃纤维素多的新鲜蔬菜和水果。

腹部肠道手术后，一般在24～48小时内禁食，第3～4日肛门开始排气后，可多次少量进流汁饮食，第5～6日开始进半流汁，一般7～9日恢复普通饮食。

三、排便

痔瘘术后除24小时内不应蹲厕排便外，一般无需控制排便，但应保持大便稀软通畅。手术后七天的组织坏死脱落，防止排便用力和大便干结，肛门创口一期缝合者，可适当控制排便2～3日。术后48小时内未排便者，则予麻仁丸10g或其他缓泻剂，每晚1次。有习惯性便秘或术后3～4日尚未排便者，则用温盐水1000ml或甘油溶液100ml灌肠。但所用灌肠导管应细软光滑，一般可用橡皮导尿管代替。插肛门导管时手法要轻，避免擦伤局部。

四、坐浴

一般肛门部手术手术后肛门不宜温水坐浴，如为开放创口，第一次排便后即开始以温开水或1%新洁尔灭或1:5000高锰酸钾等坐浴，或用中药煎汤熏洗。常用熏洗药物如荔枝草、鱼腥草、马鞭草、马齿苋、虎杖、枳壳、防风、威灵仙、五倍子、黄柏、苦参、乌梅、生大黄、明矾、朴硝等，可随证选药组方，每日1剂，煎水坐浴，早晚各1次，每次20

分钟左右，然后换药。但术后1～3日伤口易出血者，熏洗时间不宜过长，可用稍温药液。一期缝合创口拆线前不应坐浴。

五、换药

肛门部伤口与身体其他部位不同，常处于隐蔽皱缩闭合状态，易使伤口引流不畅，而且每天又需排便，亦可污染创面。根据以上特点，换药时应做到创面暴露良好，清洗彻底，并根据不同情况作相应处理。关于伤口用药，应视病情而定。在此方面各地医家均有有效方药和积累了丰富的经验，故具体用药不必强求一致。现将作者常用处理方法介绍如下。

（1）术后1～2日，创面污染不严重者，清洗后仅更换外层敷料即可，创面所覆盖的止血油纱条不要硬性撕揭，以防损伤出血。

（2）面肉芽新鲜，分泌物不多者，一般可用生肌散或生肌玉红膏纱条换药。

（3）复杂肛痔切开挂线术后，创口一般比较深广，创面底部或腔道易积留污物，换药时应用生理盐水或灭滴灵溶液冲洗，将污物从创口内彻底清除，并经常检查有无残留死腔或引流不畅等，一旦发现，应及时给予相应处理。

（4）面组织肿胀、坏死，脓性分泌物多，并伴有恶臭者，除用上法冲洗外，必要时用双氧水洗擦，拭干后创面用五五丹或拔毒药外敷，以提脓拔毒，去腐生新。也可几种药交替应用。

（5）肉芽水肿、过长，可用枯矾散收敛，或以高渗盐水湿敷。亦可酌情选用硝酸银棒、平衡丹、白绛丹等，或直接用干纱布外压伤口。必要时予以修剪。

（6）肉芽不鲜、生长缓慢，可用红粉油膏纱条换药，用含汞之丹药可能有过敏者，应予注意。如创口久不愈合，应作分泌物涂片查找抗酸杆菌，必要时作病理活检以排除结核。如为结核性创口，可加用抗结核药物，如猫眼草膏等。如为一般炎症性创口，应检查有无其他影响创面愈合之因素，并及时处理，或辅服补益气血生肌之剂，以促进伤口愈合。

（7）面周围皮肤因创口滋水浸淫、糜烂湿肿者，清洗后宜用黄柏散外扑或麻油调敷。

（8）口周围红肿热痛，应检查其原因，如因窦道死腔感染，可用氦氖激光等物理疗法处理，或用金黄散软膏等外敷，以清热解毒、消肿止痛，并注意观察，必要时扩创引流。

（9）缝合创口的换药，由于肛肠外科具易感染的特殊性，为防止感染，可作如下处理：①术后腹部和臀部创口可隔日用75%酒精纱布湿敷，肛门部创口可用纱布湿敷，每日1次，直至拆线。②如创口轻度感染，每日亦可用75%酒精纱布外敷；创口感染较重时，拆线或扩张后，再予常规换药。

（10）检查创口生长情况，避免假愈合。换药期间一般1周内不作指诊，2周内不作肛镜检查。

六、拆线

一般痔结扎后或外痔切除缝合伤口，1周左右痔结扎线即随痔坏死组织一并脱落，但有些病例2周后仍未脱线，此时不应强行拆除，应轻柔插入肛镜，在直视下拆除之。

肛门部无菌手术切口全层缝合者，一般术后7天左右拆线。小儿手术，拆线时间可提前。如污染创口，为使创腔缩小仅一时性缝闭，术后仍使创口开放者，或创口感染时可3天左右拆线或间断拆线。

第三节　围手术期护理

一、手术前期病人评估及护理

1.手术前期的护理重点

(1)评估并矫正可能增加手术危险性的生理和心理问题,帮助病人做好心理和身体护理。

(2)向病人和家属提供有关手术的卫生指导。

(3)帮助制定出院和生活形态改变的调适计划。

2.手术前期病人的评估

(1)一般资料。

(2)既往史及健康状况。

(3)病人心理状况进行评估。

(4)询问亲属对手术的看法是否支持、关心程度及经济承受能力。

(5)评估病人对手术的耐受性、实验室检查结果及重要脏器功能。

3.手术前期病人护理措施

(1)心理准备:术前心理准备的意义是减轻焦虑;促进术后脉搏和血压的稳定;减少术中麻醉剂的用量,减少病人术后对止痛剂的需求;增加病人术后活动的主动性;降低手术后感染的发生率;缩短住院时间。心理护理的最基本措施:正视病人的情绪反应,鼓励病人表达自己的焦虑,感受或疑问,给予支持和疏导。术前病人常见的心理问题:夸大手术的危险性;不理解麻醉的过程;不知道疼痛的程度;对预后悲观。解决这些问题最有效的方法是消除'未知',增强病人的控制感。进行术前教育,安排病人参加娱乐活动都可以达到较好效果。

(2)环境准备:病房温度应保持在 18～20℃,湿度 50%～60%,减少陪护。对新入院的病人,护士要介绍病区环境。

(3)身体准备:帮助病人完善各种检查,护士向病人讲解各项检查的意义,帮助和督促病人接受检查。对于留取样本的血,尿,便化验检查,应向病人交代各种标本的采集要求。皮肤准备:清除皮肤上的微生物,减少感染导致伤口不愈合的机会。皮肤准备一般在术前一天进行。病人清洁皮肤,修剪指(趾)甲,并备皮。备皮的范围需要大于预定的切口范围。呼吸道准备:目的是改善通气功能,预防术后并发症。主要措施是戒烟和深呼吸和咳嗽、咳痰训练。如病人患有呼吸系统疾病,术前应行体位引流,雾化吸入,必要时应用抗生素。胃肠道准备:目的是减少麻醉引起的呕吐及误吸,也可以预防消化道手术中的污染。①禁食禁饮:术前 12 小时禁食,术前 6 小时开始禁止饮水。肠道手术前 3 天起进少渣饮食,术前 1 天改流食。②灌肠:除急诊手术病人严禁灌肠外,普通病人于术前晚常规用 0.1%～0.2%肥皂水灌肠一次或使用开赛露,肠道手术时需清洁肠腔。③放置胃管或肠管,一般在术日晨放置。④排便练习。增加机体抵抗力,加强营养,促进休息和睡眠。为适应手术,术后变化的练习。

(4)手术晨护理:测量生命体征并做好记录,

注意有无异常。检查皮肤及胃肠道准备。嘱患者排尿，决定是否置胃管和导尿。取下发夹，假牙及身上饰品。擦去指甲油，唇膏，眼影等。准确及时给予麻醉前用药。将病历，X-线片，术中特殊用药等一并清点，交给手术室接送人员。记下家属姓名，联络方式。

4.手术前病人健康教育　尽量使用简单易懂的言语进行交流；告病人各种事项，动作的理由或原因；多种教育方法并用。术前病人应掌握的术后基本活动方法有：深呼吸，有效咳痰，体位改变和肢体功能锻炼，练习床上大小便。

二、中期病人评估及护理

1.手术室的环境　手术室应邻近手术科室和相关科室。手术室分为无菌区，清洁区，半清洁区和污染区。适宜温度为 20～24℃，湿度为 50～60%。

2.手术中病人的护理　包括评估及文件记录，体位准备和手术过程中的观察。

(1)手术体位的要求：最大限度地保证病人的舒适与安全；有利于暴露手术野，方便术者操作；对呼吸、循环影响最小；不使肢体过度牵拉或压迫而受损；肢体不可悬空放置，应有托架支脱。常用的手术体位：仰卧式、颈仰式、头低仰卧式、俯卧式、肾手术式和膀胱截石位。

(2)手术野皮肤消毒：消毒用药液不可过多；从手术中心开始，用力稳重均匀环行涂擦；消毒范围应超过手术切口所需面积。

(3)手术过程中的观察：巡回护士应密切观察病人的反应，及时发现病人的不适，或意外情况，防止并发症的发生，确保病人的安全。

三、手术后期病人的评估及护理

1.评估

(1)麻醉恢复情况。

(2)身体重要脏器的功能。

(3)伤口及引流物情况。

(4)情绪反应。

2.护理诊断

(1)焦虑、恐惧：与术中放置引流管、术后身体不适有关。

(2)自我形象紊乱：与手术有关。

(3)营养失调--低于机体需要量：与术后禁食、呕吐有关。

(4)躯体移动障碍：与伤口疼痛、管道约束有关。

(5)自理缺陷：与术后疼痛、虚弱、活动受限有关。

(6)活动无耐力：与手术创伤、机体负氮平衡有关。

(7)腹胀、便秘：与术中操作、术后活动减少有关。

(8)尿潴留：与麻醉、排尿习惯改变，直肠、肛门手术后伤口疼痛有关。

(9)有感染的危险：与手术有关。

(10)清理呼吸道无效：与麻醉和疼痛有关。

(11)低效型呼吸形态：与疼痛、敷料包扎过紧有关。

(12)疼痛：与手术创伤有关。

(13)知识缺乏：与缺乏术后康复知识有关。

(14)潜在并发症：出血、感染等。

3.护理措施　主要是维持各系统的生理功能；减轻疼痛和不适；预防术后并发症；实施出院计划。

1)术后病人的卧位：麻醉未清醒前取侧卧或仰卧位，头偏向一侧。腰麻病人术后去枕平卧 6 小时，硬膜外麻醉病人平卧 4～6 小时。麻醉清醒，生命体征平稳后，颅脑部手术可取 15°～30°头高脚低斜坡卧位，如病人伴有休克，应取仰卧中凹位，即下肢或床脚抬高 20°度，头部和躯干同时抬高 15°的体位。腹部手术后，多取低半坐位卧式或斜坡卧位，以减少腹壁张力，脊柱或臀部手术后可采用俯卧或仰卧位。

2) 生命体征的观察：大手术后一般每 15～30min 测量脉搏、血压、呼吸一次，至少连续 4 次，直至生命体征平稳。后可改为每 60min 测量一次。小手术后可每 1～2 小时测量脉搏、呼吸、血压一次，平稳后可改为每 4 小时一次。体温一般为每 2～4 小时测量一次。

3）正常生理功能的维护

（1）维持呼吸功能：保持呼吸道通畅。及时吸痰。有呕吐物及时清除。给氧。如发现病人烦躁不安、鼻翼煽动、呼吸困难，应立即查明原因，尽快处理。病人生命体征平稳后，鼓励床上翻身、变换体位，鼓励其做深呼吸和咳嗽咳痰.

（2）维持有效循环血量和水电平衡：给予静脉补液。记每小时出入液量，保持各种管道通畅。记录尿液的颜色、性质和量，检查皮肤的温度、湿度和颜色，观察敷料渗血情况，每日计算 24 小时出入液量，根据中心静脉压、肺动脉契压、尿量、尿比重、脉搏的变化调整补液量。定期取血了解电解质与酸碱平衡情况，及时纠正失衡。

（3）重建正常饮食和排便形态：术后饮食形态的恢复步骤由麻醉方法、手术的种类、病人的反应来决定。要鼓励病人及早恢复经口进食。腹部手术，尤其是胃肠道手术后带有胃肠减压者，术后 24～72 小时禁食、禁水，经静脉补充营养，待肠道功能恢复。肛门排气后拔除胃管，试行进食。术后需观察病人排尿情况，记录自行排尿的时间。

（4）控制疼痛、增进舒适：麻醉作用过去之后，切口开始感觉疼痛，术后当天下午或晚上疼痛最为剧烈，24～48 小时后痛感会逐渐减轻。切口痛与切口的大小、切口的部位、体位和情绪状态等因素有关。控制疼痛的措施包括取合适体位、药物止痛和减轻焦虑。使用药物止痛是术后 24 小时切口疼痛最有效的止痛措施。止痛剂的作用时间因药物、剂量不同，以及病人的疼痛强度，对药物的吸收、转换和排泄能力的不同而异。对执行的各种处理和操作向病人进行解释，教导病人自我处理疼痛的方法。

（5）引流管的护理：妥善固定；保持通畅；每日观察、记录引流液的颜色、性质和量；按需要进行特殊护理，如冲洗；不过久留置各种引流。

（6）并发症地观察及预防呼吸道并发症：肺不张、肺部感染、肺水肿、肺栓塞、成人呼吸窘迫综合征等，最常见的有肺不张和肺炎。

4.呼吸道护理问题的主要相关因素

(1)有吸烟史。

(2)术前有呼吸道感染。

(3)术后有导致呼吸道感染的因素。

(4)麻醉剂、气管内插管和氧气吸入导致支气管分泌物增多。

(5)术后疼痛剧烈，或有胸部或腹部高位切口。

(6)术后缺乏活动。

(7)开胸手术导致肺泡萎陷。

(8)麻醉性止痛剂的应用。

5.呼吸道并发症的主要预防措施

(1)术前做好呼吸道准备。

(2)术后协助病人早期活动，卧床病人做床上移动和翻身。

(3)鼓励病人每小时需要重复做深呼吸 5～10 次，至少每两个小时作咳嗽咳痰一次。

(4)观察痰液的外观、性质。痰液黏稠，带有颜色，或有气味，给予雾化吸入、局部或全身用药稀释痰液、控制感染。

(5)保持足够的水分摄入。

(6)避免术中术后呕吐物误吸，防止继发感染。

(7)评估病人是否有呼吸不畅和咳嗽抑制现象。给止痛药物之前数呼吸，若呼吸次数低于12次每分钟，不能给药。

(8)有呼吸道感染的病人术前积极控制感染，术中尽量不用吸入麻醉。

胃肠道并发症：多见腹部手术后，常见并发症包括恶心、呕吐、腹胀、便秘和急性胃扩张，多数为麻醉反应以及术中暴露，手术操作刺激的神经反射性反应。水、电解质和酸碱平衡失调，缺氧，精神心理因数也可能是术后胃肠道并发症的原因。腹腔手术后胃肠道功能的正常恢复往往需要一定时间。一般情况下肠管功能的恢复在术后12～24小时开始。此时肠鸣音可以闻及，术后48～72小时整个肠道蠕动可恢复正常，肛门排气和排便。由于术后禁食或进食过少，术后早期便秘属正常情况，不需处理。如果术后已进食多天而不能排便，则需要采取通便措施。

胃肠道并发症的主要预防措施：①胃肠道手术术前灌肠，放置胃管。②麻醉前给药。③维持水、电解质和酸碱平衡，及早纠正低血钾、酸中毒等。④术后禁食，留置胃肠减压3～4天。⑤卧床病人取半卧位，坐床上移动和翻身，腹部按摩。⑥协助病人早期进行术后活动、下床行走。⑦严密观察胃肠道功能恢复情况。⑧给予心理支持，消除紧张情绪。泌尿道并发症：包括尿潴留、尿路感染。术后8小时病人仍未排尿，耻骨上有明显浊音区，既表明有尿潴留。尿路感染多发生在膀胱，感染蔓延后可形成肾炎或肾盂肾炎。急性膀胱炎一般无全身反应，主要表现为排尿困难或膀胱刺激征，尿液检查可发现红细胞或脓细胞。

术后尿路感染的主要相关因素：①尿潴留。②留置导尿。③摄入水分不足。泌尿道并发症的主要预防措施：①术前锻炼床上排便。②术后鼓励和协助不习惯床上排尿者在床沿，或站立排尿。③给予镇痛药物控制疼痛。④积极解除排尿困难，防止尿潴留诱发尿路感染。⑤对留置导尿病人操作时注意无菌原则。⑥鼓励留置导尿病人饮水，冲洗泌尿道。⑦观察排尿情况切口并发症：切口感染和切口裂开。切口感染在手术后3～4天内最明显。主要表现为体温升高及切口局部变化。术后初期病人低于38℃的发热，较为常见，这是由于破坏组织的分解产物及局部渗液、渗血吸收后出现的反应，称为外科热或吸收热，不需处理。若术后3～4天体温恢复正常后再次出现的发热，应及时检查切口部位有无红、肿、热、痛和硬结或波动感。切口裂开发生与手术后6～9天，腹部切口裂开较常见，多发生于体质差、营养不良或是过度肥胖。切口感染、切口缝合不佳也是切口咧开的主要原因。

切口并发症的主要相关因素：①病人体质差、慢性贫血、营养不良或是过度肥胖。②切口有血肿、死腔。③术后切口保护不良。④术后严重腹胀使腹壁切口张力增大。⑤术后剧烈咳嗽、喷嚏、呕吐，用力排便增加腹压。⑥缝合技术不佳。

切口并发症的预防：①严格无菌操作。②增加病人的抵御能力。③避免和及时处理术后腹胀、呕吐等导致腹内压增高因素。④肥胖病人可用张力缝线或延长拆线时间，拆线后继续腹带加压包扎伤口。⑤观察体温等生命体征的改变及伤口局部变化，化脓的切口需及早间隔拆除部分缝线，引流脓液，防止切口裂开。其他并发症：手术后常见并发症还有褥疮、下肢静脉血栓和化脓性腮腺炎。褥疮和下肢静脉血栓均与术后卧床、缺乏活动有关。

一般手术病人均应鼓励于术后24～48小时内下床活动，但循环呼吸功能不稳定、合并休克、极度虚弱，或是血管手术、成型手术、骨关节手术后病人应根据情况选择活动的时间。下床活动要循序渐进，可由第一天从床上坐起开始，逐渐增加活动量至坐床边椅上数分钟，然后再开始床边、房间内和走廊走动。

实施出院计划：出院计划的目的是让病人及家属做好出院准备，保持医疗、护理工作的连续性、完整性。实际上出院计划的制订在病人入院后、手术前即已开始。

（刘卫东 陈少明 赵明珠）

参考文献

1. 黄乃健. 中国肛肠病学. 第 1 版. 济南：山东科学技术出版社，1996

2. 吴阶平，裘法祖，黄家驷.外科学(上册). 第 4 版. 北京：人民卫生出版社，1986.

3. 陈少明. 现代中医肛肠病诊治.第 1 版. 北京：人民卫生出版社，2004

4. 李润庭. 肛门直肠病学. 沈阳：辽宁科技出版社，1987.37

5. 华积德. 普外科手册. 上海：上海科技出版社，1989.119-319.

第四节 麻醉概述

肛肠外科手术部位多是人体对疼痛最敏感的部位，安全有效的麻醉是手术成功的保障。麻醉医师在手术过程中负责管理麻醉，以减轻疼痛和管理至关重要的生命功能，基础监测包括呼吸、心律、心率、脉搏、血压和SPO2。手术后，使病人在一个舒适平稳的过程中恢复，并提供术后镇痛。

结直肠病的手术麻醉根据疾病的种类和患者的体征需采用不同的麻醉方法。肛门直肠手术一般采用区域麻醉为多，如：表面麻醉、局部浸润阻滞(局麻)、骶管阻滞(骶麻，包括中医腰俞麻醉)，结肠手术可用全身麻醉、硬膜外麻醉等，小儿以全身麻醉为主。针刺麻醉是祖国医学的特色，针刺复合麻醉是创新的研究方向。

肛肠手术麻醉的特点：

（1）肛肠手术涉及到各年龄段，包括新生儿和老年人。麻醉医师和手术医师应掌握小儿麻醉特点，又要有老年病人麻醉的经验和能力。社会的老龄化，提供老年人安全有效舒适的麻醉，是对麻醉医师的不断挑战。

（2）肛肠疾病虽较局限，但病史长。常有感染、出血、流脓、瘙痒、疼痛和排便不畅等。病人思想负担重，术前有恐惧、紧张心理。麻醉医师既要做好病人的思想工作，消除其紧张心理，也要注意病人全身状况的改善，以便提高病人麻醉的耐受性。

（3）肛肠手术常取特殊体位（如截石位），术中应重视病人的呼吸、循环管理。老年病人由截石位改为仰卧位时，要高度重视血流动力学变化。

（4）肛管和肛门周围血管、神经丰富，局部麻醉时严防局麻药注入血管内，以免发生毒性反应。同时麻醉作用消退后，括约肌挛缩，可引起剧烈疼痛，令患者坐立不安，难以忍受，故术后止痛十分重要。

（5）局麻、封闭或骶管麻醉等，麻醉的操作在肛门周围时，为防止感染，术前要求患者清洁局部皮肤。严格按无菌要求操作，清毒要彻底，范围要足够大。

（6）中医肛肠医师一般亲自操作腰俞穴阻滞还有争议，该麻醉类同于椎管内骶麻，应按当地卫生行政部门规定执行，并要注意病人的生命体征的监测。

（陈少明）

第五节　临床常用药物的药理学

一、局麻药药理

局麻药是指病人经局部用药后，能干扰局部神经冲动的产生和传导，在相应的神经支配区域产生可逆性暂时痛觉缺失，而能保持神志清醒及远隔脏器活动基本正常的一类药物。国内常用的局麻药有普鲁卡因、丁卡因、利多卡因、布比卡因、罗哌卡因等。

（一）常用局麻药

1.酯类局麻药

（1）普鲁卡因：时效短，一般只维持 45～60 分钟。pKa 为 8.9，在生理状态下生物解离度高，脂溶性较低，且生物活性碱基较少，故其穿透和弥散力较差；具有较强扩血管作用，注射部位吸收较快，表面麻醉效能低，故不用于表面麻醉，也很少用于较粗大神经如臂丛的阻滞。但是由于脂溶性低，毒

性小，适用于局部浸润麻醉或肋间神经阻滞麻醉，常用不超过 0.5%浓度药液。肛肠短小手术中作局部浸润麻醉、封闭。需做皮肤过敏试验。

（2）丁卡因：又称地卡因，邦妥卡因，麻醉效能是普鲁卡因的 10 倍，但毒性也较普鲁卡因明显增大。起效时间 10～15 分钟，作用持续时间可达 3 小时以上，是强而长效的局麻药。常用尝试为 1%～2%，一次限量为 40mg，硬膜外腔阻滞可用 0.2%～0.3%浓度，一次限量为 40～60mg，持续时间 2～3 小时。因其毒性较大而起效较慢，不用于局部浸润麻醉。在临床肛肠手术的硬膜外麻醉时，多与利多卡因合用。配 0.1%丁卡因和 1.0%～1.5%利多卡因的混合液，具有起效快、时效长的优点。

2.酰胺类局麻药

（1）利多卡因：属中效酰胺类局麻药，具有起效快、弥散广、穿透性强、无明显扩张血管作用等特点，是临床应用最广泛的局麻药。pKa 为 7.9。表面

麻醉用 2%~4%浓度，一次限量为 100mg，起效 5 分钟，持续 10~15 分钟，局部浸润麻醉用 0.25%~0.5%浓度，时效 120~400 分钟。神经阻滞或封闭则用 1.0%~1.5%浓度，时效为 60~120 分钟。硬膜外麻醉用 1.0%~2.0%浓度，时效为 90~120 分钟。这后三种麻醉一次限量为 400mg。脊麻则用 2.0%~4.0%浓度，时效为 60~90 分钟，一次限量为 40~100mg。肛肠手术多用于表面麻醉、局部浸润、封闭、骶麻（包括腰俞麻醉）和硬膜外麻醉。

(2)布比卡因：又名丁吡卡因、丁哌卡因、麦卡因或马卡因。麻醉效能和持续时间是利多卡因的 2~3 倍。pKa8.1，脂溶性高，是一种强而长效的局麻药。临床常用浓度为 0.25%~0.75%溶液，成人安全剂量为 150mg，极量为 200mg。胎儿/母血浓度比 0.30~0.44，透过胎盘量少，故对产妇应用安全，对新生儿也无明显抑制。0.25%~0.5%布比卡因溶液可用于神经阻滞；0.5%的等渗溶液可用于硬膜外腔阻滞，但对腹部手术肌松不够满意；0.75%的溶液起效时间缩短，且运动神经阻滞更趋于完善。在肛肠手术麻醉中，多用于脊麻，在硬膜外麻醉中与利多卡因合用。现也有用于局部浸润麻醉、封闭。尤其是考虑术后镇痛时。

(3)罗哌卡因：又名罗比卡因。其脂溶性和麻醉效能大于利多卡因而小于布比卡因，对运动神经和感觉神经阻滞相分离作用较布比卡因更明显，对心脏毒性较布比卡因为小，故适用于硬膜外镇痛，起效时间为 2~4 分钟，感觉神经阻滞可达 5~8 小时。0.5%~1.0%浓度溶液可用于神经阻滞和硬膜外腔阻滞，一次限量为 200mg。术后镇痛泵配方中常用。

（二）局麻药的不良反应

可分为局部和全身性两种类型。

1.局部不良反应 多为局麻药的化学结构或助溶剂与组织直接接触而引起，如局部坏死，临床中较为罕见。

2.全身不良反应 包括毒性反应和变态（过敏）反应。

1)毒性反应：指机体和组织器官对一定量局麻药所产生的不良反应或损害，其中中毒反应多见，处理不当可致死。全身毒性反应以中枢神经系统和心血管系统毒性最为严重。

引起局麻药全身毒性反应的常见原因：①局麻药过量；②误注入血管内，使血液中局麻药浓度迅速升高；③病人机体状态，如高热、恶病质、休克、老年等对局麻药耐力降低。

2)中枢神经毒性：一般局麻药中枢神经系统毒性表现先于心脏毒性，因为中枢神经系统对局麻药作用更为敏感。临床表现及体征：

（1）轻度毒性反应：病人有如醉汉，表现为多语、吵闹、无理智、头晕目眩、血压升高、脉压变窄等。如发现，应立即停止用药，同时吸氧、加强通气。

（2）中度毒性反应：临床上常表现为病人烦躁不安，血压明显升高，但脉搏趋向缓慢，并伴有缺氧和脊髓刺激症状。此时除停药和吸氧外，应肌肉或静脉注射安定 10~20mg。

（3）重度中毒反应：表现为肌震颤发展为肌痉挛、抽搐，如不处理。可迅速导致死亡。处理关键在于尽快解除惊厥，任意选用咪唑安定 2mg，丙泊酚 50~100mg，2.5%硫喷妥钠静脉推注，必要时注射琥珀胆碱快速气管内插管维持呼吸道通畅，进行人工或机械通气，并同时维持循环稳定。如发生心搏骤停，按心肺复苏处理。

3)心脏毒性：临床应用局麻药引起心脏毒性的

剂量为中枢神经系统惊厥剂的 3 倍以上。一旦发生心脏毒性反应，可产生心脏传导系统、血管平滑肌及心肌抑制，出现心律失常，心肌收缩力减弱、心排血量减少，血压下降，甚至心脏骤停。布比卡因导致心脏毒性而引起的室性心律失常复苏困难。利多卡因可降低室性心动过速阈值而加重心脏毒性，因此不能用利多卡因纠正。抢救处理按心肺复苏处理。

4) 过敏反应：局麻药过敏反应发生率只占其不良反应的 2%，临床上常把毒性反应或药液中加入的肾上腺素所致的不良反应误认为变态反应。酯类局麻药引起变态反应远比酰胺类多见。注入少量局麻药后仅有荨麻疹等轻微反应，可静脉使用糖皮质激素和抗组胺药。如有喉头水肿、支气管痉挛、低血压等表现，立即再静脉加注肾上腺素 0.2～0.5mg。

二、静脉麻醉药药理

经静脉注入体内产生麻醉的药物为静脉麻醉药。神经安定药用于镇静为主。

1.苯二氮䓬类包括地西泮(安定)和咪达唑仑(咪唑安定)等 咪达唑仑随着制剂的不同可产生抗焦虑、镇静、催眠、顺行性遗忘、抗惊厥和中枢性肌松弛等不同的临床作用。用于神经安定为主。

咪达唑仑的中枢作用是通过占据苯二氮䓬受体，进而影响 GABAA 受体起作用。咪达唑仑与苯二氮䓬受体结合后，改变了 GABAA 受体复合物的构型，使其激活，氯离子通道开放，氯离子内流增加，细胞膜呈超极化状态。20%苯二氮䓬受体被咪达唑仑占据时，产生抗焦虑作用，30%～50%苯二氮䓬受体被占据时，出现镇静作用，60%以上受体被占据时，意识丧失。

苯二氮䓬类药能降低脑血流量和脑氧耗量，能够提高局麻药的中枢惊厥阈值。小剂量苯二氮䓬类药对血流动力学影响小，剂量增加，主要是减低全身血管阻力，使血压有所降低，如果同时给予芬太尼，血压下降更为显著，可能与交感神经张力减低有关。苯二氮䓬类药具有剂量相关的中枢性呼吸抑制作用，同时使用阿片类镇痛药的病人。给予苯二氮䓬类药后呼吸抑制更为显著。

咪达唑仑与地西泮相比，作用快，半衰期短，安全性大，常用于麻醉诱导和静脉复合麻醉。地西泮难溶于水，其有机溶液静注后会引起疼痛和静脉炎。咪达唑仑可溶于水，可以减少静脉炎的并发症。

2.丙泊酚〔异丙酚) 是 21 世纪 70 年代初期合成的酚的衍生物，1983 年正式用于临床，为乳白色、无臭液体。临床使用的丙泊酚是等张油－水混悬液。该混悬液的溶媒含甘油、卵磷脂、泛油、氢氧化钠和水。丙泊酚不宜与任何药物混合。丙泊酚是起效迅速的超短效静脉麻醉药，其起效时间是 30 秒，作用维持时间 7 分钟左右。它的作用时间取决于体内的再分布和肝内代谢失活。

丙泊酚能使颅内压降低，脑灌注压轻度减少，脑氧代谢率降低；能引起剂量相关的心血管和呼吸系统抑制，注药速度过快时，心血管系统的抑制特别明显。丙泊酚不会引发恶性高热。长时间输注后，不改变肝肾功能，不影响皮质醇的合成和对促肾上腺皮质激素的正常反应。不过脂肪乳剂本身能减少血小板的聚积。已有报道给予丙泊酚后产生幻想、性想象等现象。

丙泊酚可以用于麻醉诱导和维持，长时间持续给药停药后，病人很快就可以苏醒，并且清醒的质量高，很少出现恶心或呕吐，特别适用于短小手术。丙泊酚无镇痛作用，应与麻醉性镇痛药合用。也可以并用于局部麻醉或阻滞麻醉，以及在重症治疗病房中维持病人深镇静或浅麻醉状态，丙泊酚能够有效地降低咽喉部的敏感性，这样使得病人镇静时能更好地耐受气管导管。

3.硫喷妥钠 于 1934 年开始用于临床麻醉，至今仍在使用。静脉注射后，首先到达血管丰富的脑组织，15～30 秒病人神志消失，持续约 15～30 分钟，醒后继续睡眠 1～2 小时从脑组织转向其他组织，使脑组织中硫喷妥钠浓度迅速下降的结果。但是重复注射或持续输注后，药物在血浆中浓度下降的速度显著延长。因此，硫喷妥钠仅适用于麻醉诱导和短小手术。

硫喷妥钠影响多个神经递质系统，但主要是作用于 GABAA 受体和电压依赖性钠通道。硫喷妥钠和巴比妥受体结合后，影响 GABAA 受体，增加氯离子通道开放的频率和时间。增强 GABA 与 GABAA 受体的亲和力，增强 GABAA 受体调节的中枢神经系统抑制效应。在临床剂量范围内，硫喷妥钠减少电压非依赖性钠通道开放时间，并能抑制电压依赖性钠通道稳态开放时间，产生中枢神经系统的抑制效应。

硫喷妥钠对呼吸中枢有明显的抑制作用，其抑制的程度与剂量成比例，和注射速度有关。硫喷妥钠有抑制交感神经而兴奋副交感神经的作用，使喉头、支气管平滑肌处于敏感状态。给予硫喷妥钠后，对喉头、气管和支气管的刺激，易诱发喉痉挛或支气管痉挛。

硫喷妥钠对交感神经中枢和心肌有抑制作用，引起心搏出量减少，外周血管扩张，血压下降。血压下降的程度与注射速度和剂量密切相关，对于心功能不全和血容量不足的病人，血压下降更为急剧。

硫喷妥钠静脉注射后，很容易通过血脑屏障，使脑血管阻力增加。脑血流减少，颅内压下降，可以使脑氧耗减少，能够在一定程度上提高脑细胞对缺血缺氧的耐受力。可以缓解局麻药毒性反应。

4.氯胺酮 氯胺酮是目前唯一一个同时具有镇痛和麻醉作用的静脉麻醉药，但会产生某些不利的心理影响。它主要是非竞争性拮抗 NMDA 受体，选择性地抑制大脑联络径路、丘脑和新皮层系统，但对神经中枢的某些部位，如脑干网状结构影响轻微，激活边缘系统和海马等部位。氯胺酮的其他作用机制包括激活阿片受体；与毒蕈碱样受体相互作用，产生抗胆碱能症状（心动过速、支气管扩张等）。氯胺酮产生的麻醉状态和其他的静脉麻醉药不同，注药后，病人并非处于类似正常的睡眠状态，而是对周围环境的变化不敏感，表情淡漠，意识丧失，眼睑或张或闭，泪水增多，眼球震颤，瞳孔散大，对手术刺激有深度镇痛作用，表现出与传统全身麻醉不同的意识与感觉分离现象，因此称之为"分离麻醉"。单次静脉注射后 30～60 秒意识丧失，麻醉维持时间 10～15 分钟，定向力完全恢复需要 15～30 分钟。氯胺酮苏醒初期，病人常常出现愉快或不愉快的梦幻、恐惧、视觉紊乱、漂浮感以及情绪改变，这是氯胺酮抑制听神经核和视神经核，导致对听觉刺激和视觉刺激错误感知的结果，注射氯胺酮前给予苯二氮卓类药物，能有效地减少氯胺酮的不良心理反应。氯胺酮在肝内被微粒体混合功能氧化酶代谢，主要是去甲基化，生成去甲氯胺酮，再进一步羟基化成为羟化去甲氯胺酮，这些代谢产物和葡萄糖醛酸结合成水溶性物质经肾排出体外。

氯胺酮麻醉时病人角膜、呛咳和吞咽反射都存在，颈不松弛，舌不后坠，一般都能保持呼吸道通畅，但病人唾液分泌显著增多，反流和误吸仍可发生，麻醉前抗胆碱能药物不能省却。静脉注射氯胺酮时，可抑制呼吸，用量过大、注药过快或与其他镇静药、麻醉性镇痛药合用时，可出现短暂的呼吸暂停。氯胺酮的交感兴奋作用以及气管平滑肌直接松弛作用，引起支气管扩张，肺顺应性能够得到改善，特别适用于呼吸道应激性较高病人的麻醉诱导和维持。氯胺酮兴奋交感神经系统，常出现心率增快，血压升高，使肺动脉压增加，同时对心肌有直接抑制作用，当病人心血管功能显著低下，内源性儿茶酚胺耗竭时，其对心肌的负性肌力作用最为显著，可引起血压下降，甚至心跳停止。氯胺酮对血流动力学的影响与剂量没有明确的关系，重复给药对血流动力学的影响弱于首次用药，甚至会出现与首量相反的效应。因此不宜用于冠心病、高血压、肺动脉高压病人。氯胺酮可增加脑血流量，脑氧代谢率和颅内压。可使眼外肌张力增加，眼压升高。因此，颅内压增高病人、眼开放性创伤和青光眼病人，不宜应用此药。

低剂量氯胺酮有明确的镇痛效应，可作为镇痛药用于危重病人和哮喘病人，还可用于心导管、放射科检查，更换敷料和牙科操作等检查和手术。肌肉注射氯胺酮还适用于烧伤病人的植皮和换药。

5.依托咪酯(乙咪酯)　它的作用起效迅速，静脉注射后，几秒钟内病人便入睡，其作用维持时间3～5分钟。90%注入量的依托咪酯在肝内代谢，代谢产物经肾排除。对循环系统几乎无不良影响，很少引起血压和心率的变化，心输出量和心搏出量也没有显著改变；对呼吸系统无明显抑制。乙咪酯特别适用于重症心脏病病人、重危、老年病人的麻醉诱导。但它无镇痛作用，注射后部分病人出现肌震颤。因此，麻醉诱导时，应和麻醉性镇痛药及肌松弛剂同时使用。依托咪酯引起剂量相关的可逆性抑制肾上腺皮质的碳链酶，它与细胞色素 P-450 结合后游离咪唑基团，还抑制抗坏血酸的再合成，影响皮质醇的合成，降低血中皮质醇的水平。补充维生素 C 能够使接受依托咪酯的病人皮质醇水平恢复正常。单次给予后对肾上腺皮质功能的影响没有任何临床意义。

第六节　麻醉种类和解剖生理

肛肠科手术的麻醉种类虽然以局部麻醉和椎管内麻醉为主，但也涉及全身麻醉等。临床以成年病人多见，也要考虑到小儿麻醉。另外针刺麻醉也提供给大家探索。

一、局部麻醉的解剖生理

麻醉药使用到人体内，不产生中枢神经系统的抑制，临床表现神志清楚的麻醉，统称为局部麻醉，包括椎管内麻醉。椎管内麻醉有其独特性分开介绍。

（1）局部表面麻醉将渗透性能力强的局麻药与局部黏膜接触所产生的无痛状态，称为表面麻醉，也称黏膜麻醉。表面麻醉多用于眼、鼻腔、口腔、咽喉、气管及支气管，肛肠外科用于尿道、肛管等处的浅表手术和检查。

（2）局部浸润麻醉沿手术切口线分层注入局麻药。阻滞组织中的神经末梢，称为局部浸润麻醉。

（3）肛周局部神经阻滞将局部麻醉药注射于肛门直肠周围皮下组织及两侧坐骨直肠窝内，暂时阻断肛门神经传导，称为肛周局部麻醉，为神经阻滞范畴。

二、椎管内解剖生理

1.椎管内解剖

（1）脊柱的构成及生理弯曲脊柱是由脊椎重叠而成。正常脊柱有四个生理弯曲，即颈曲、胸曲、腰曲和骶曲、颈曲和腰曲前突，胸曲和骶曲后突。曲度大小有时受病理因素影响。处于仰卧位时，其最高点位于第3腰椎和第3颈椎，最低点位于第5胸椎和骶部。这一生理弯曲对蛛网膜下腔内局麻药液的移动有重要影响，是通过改变病人体位调节阻滞平面的重要解剖基础。

（2）脊椎的结构正常脊椎由椎体、后方的椎弓及其棘突三部分组成。相邻两个上、下椎弓切迹之间围成一个孔称椎间孔，脊神经根从此通过。位于上、下两个棘突之间的孔略呈梯形称棘间孔，当病人脊柱呈弯曲状时其间隙增大，此孔是椎管内麻醉穿刺必经之路。颈椎和腰椎的棘突基本呈水平排列，而胸椎棘突则呈叠瓦状排列。每个椎体与后方呈半环形的椎弓共同构成椎孔，上、下所有椎孔连通在一起呈管状，即为椎管。椎管上起枕大孔，下止于骶裂孔。在骶椎部分的椎管称为骶管。

（3）韧带从外到内依次有三条韧带，即连接所有椎体棘突尖端的纵行韧带称棘上韧带，质地坚韧。连接棘突间的棘间韧带较松软；连接上、下椎弓坚韧面富有弹性的韧带是黄韧带，它覆盖椎间孔组织，致密厚实，是三层韧带中最坚韧的一层，穿刺时针尖穿过时有阻力，穿过后有落空感。

（4）脊髓脊髓容纳在椎管内并有三层膜所包裹。脊髓上端从枕大孔开始，在胚胎期充满，发育到6个月时脊髓终止于第2腰椎上缘或第1腰椎。因脊髓比椎管短，脊神经根离开脊髓后在椎管内下斜行，才能从相应的椎间孔穿出，在成人第2腰椎的蛛网膜下腔只有神经根，即马尾神经，所以在腰椎穿刺时多选择第2腰椎以下的间隙，小儿应在第3腰椎以下进行腰椎穿刺，以免损伤脊髓。

（5）脊膜与腔隙脊髓有被膜、软膜、蛛网膜和硬脊膜。软膜与蛛网膜之间形成的腔隙称蛛网膜下腔。蛛网膜与硬膜之间形成的潜在腔隙称为硬脊膜下腔，内含有少量浆性组织液，与蛛网膜下腔不相连通。硬膜与椎管内壁（即黄韧带）之间构成硬膜外腔。硬膜外腔是一环绕硬脊膜囊的潜在腔隙，内有疏松结缔组织和脂肪组织，并有极丰富且较粗的静脉丛，纵行排列在两侧，静脉丛血管壁菲薄，所以注入硬脊膜外腔的药液易被迅速吸收，穿刺或置入硬膜外导管有可能损伤静脉丛而出血。

（6）骶管骶管是硬脊膜外腔的一部分，呈长三角形，其长度成人约为47mm，从第2骶椎开始向下逐渐变小。骶管上自硬脊膜囊即第2椎水平，终止于骶裂孔。在骶管穿刺时，勿超过骶2脊椎水平，以免误入下腔。正常人骶裂孔呈"V"或"U"形，是椎管穿刺部位，内含有疏松的结缔组织、脂肪组织及丰富的静脉丛，其容积约25～30ml。中医腰俞穴穿刺进入此腔。

2.椎管内生理

（1）蛛网膜下腔的生理蛛网膜下腔除脊髓外，还充满着脑脊液。脑脊液由小脑延髓池流向蛛网膜下腔，分布在脊髓表面，马尾神经浸润在脑脊液中。成人脑脊液总量为120～150ml，蛛网膜下腔仅占25～30ml。正常成人脑脊液压力侧卧位为70～170mmH2O(0.69～1.67kPa)，坐位时为200～300mmH2O(1.96～2.94kPa)。脱水及老年病人降低。脑脊液呈无色透明，pH7.35，比重1.003～1.009，男性较女性稍高。

(2) 硬膜外腔生理硬膜外腔总容积约为 100ml。在妊娠晚期。由于硬膜外腔的静脉丛呈怒张状态；老年人由于骨质增生或纤维化使椎间孔变窄，硬膜外腔均可相对变小而硬膜外腔内的结缔组织纤维在中线处交织致密成纵行模样，似将硬膜外腔左右隔开，此种现象在颈、胸段较为明显，使注入的药液扩散易偏向一侧。

(3) 硬膜外腔的压力硬膜外腔呈现负压。许多因素可影响硬膜外腔负压，如年轻人前屈位幅度大，呼吸功能良好，使硬膜外腔负压增大；相反，老年病人由于韧带硬化，脊柱屈曲受限，呼吸功能差.使硬膜外腔产生负压的几率减少且不明显。病人咳嗽、屏气、妊娠，使硬膜外腔负压变小、消失，甚至出现正压。

(4) 脊神经根及体表标志 31 对脊神经，其中 8 对颈神经，12 对胸神经、5 对腰神经、5 对骶神经和 1 对尾神经。每对脊神经根分为前根和后根。前根从脊髓前角发出，由运动神经纤维和交感神经传出纤维组成；后根从脊髓后角发出，由感觉神经纤维和交感神经传入纤维所组成。骶段蛛网膜下腔阻滞麻醉又称"鞍区"麻醉；而在硬膜外腔阻滞时又称骶管麻醉。为便于记忆脊神经对躯干皮肤的支配区，可按体表的解剖标志记述：甲状软骨部位皮肤为 C2，胸骨上缘是 T2，双乳头连线是 T4，剑突下是 T6，平脐是 T10,自耻骨联合及以上 2～3cm 是 T12～L1，大腿部前面为 L1～3，小腿前面和足背为 L4～5。大小腿后部及足底、会阴部是 S1～5 神经支配。

3.椎管内麻醉的生理　将局麻药注入椎管的蛛网膜下腔或硬膜外腔，脊神经根受到阻滞或暂时麻痹使该脊神经所支配的相应区域产生麻醉作用，统称为椎管内麻醉。局麻药注入蛛网膜下腔产生的阻滞作用，称为蛛网膜下腔阻滞，又称脊麻或腰麻；局麻药注入硬脊膜外腔所产生的阻滞作用则称为硬膜外阻滞，骶麻，包括中医腰俞穴阻滞，皆为此类。将脊麻和硬膜外两种技术同时应用以增强麻醉效果，称脊麻—硬膜外联合阻滞。

（1）药物的作用部位椎管内注入的局麻药主要是阻滞所波及的脊神经根。蛛网膜下腔阻滞时，局麻药选择性地透过软膜直接作用于裸露的脊神经前根和后根，部分直接作用于脊髓表面，极少部分局麻药沿间隙穿过软膜作用于脊髓深部。硬膜外腔阻滞主要经椎旁阻滞、蛛网膜下腔阻滞等多种途径发生作用。

注入蛛网膜下腔的药液，可被脑脊液稀释，所以用于蛛网膜下腔阻滞局麻药浓度较硬膜外腔阻滞为高；但是，因蛛网膜下腔的脊神经根是裸露的，易被阻滞，故用药总剂量和总容积较硬膜外腔为小。而硬膜外腔阻滞范围主要取决于用药容量的大小，阻滞完善程度还取决于适宜的浓度。

（2）神经阻滞顺序虽然局麻药对脊神经前、后根均产生阻滞作用，但由于各种神经纤维粗细不等和传导神经冲动的功能不同，用相同浓度的局麻药对不同神经纤维阻滞作用的速度及效能不同。不同神经纤维阻滞先后顺序为：交感神经冷觉温觉(消失)、温度识别觉、钝痛觉、触觉消失，运动神经(肌松)压力(减弱)，本体感觉消失。消退顺序则与阻滞顺序相反。神经阻滞范围亦不相同，交感神经阻滞平面比感觉神经高或宽 2～4 个节段，因此阻滞范围越广血压下降越明显。而运动神经阻滞较晚且持续时间亦短，其被阻滞范围也较感觉神经低或窄 1～4 个节段。临床上所指的阻滞平面是指痛觉消失的平面。

第七节　临床麻醉实施

一、麻醉前病情评估及麻醉前准备及用药

为了保证麻醉和手术的安全，减少麻醉后并发症，作好麻醉前病人的病情评估，做好有准备的麻醉，是手术成功的重要环节。

(一)麻醉访视与检查

(1)掌握病情麻醉人员在术前必须访视病人，了解病人的病史和生理、心理状况，对病人的病情和手术、麻醉的耐受能力作出正确的评价。明确病人的全身状况，特别注意了解有无麻醉手术史；是否存在出血性疾病、出血倾向史；或使用抗凝治疗等。了解哪些脏器存在问题。评估全身状况，心肺功能。对存在的问题积极做好麻醉前处理。尤其对老年病人的脊柱退变、颈项活动受限，对麻醉操作造成的困难，要有充分的估计。

(2)体格检查根据麻醉的需要，除常规心肺听诊检查外，主要检查脊柱有无解剖异常、穿刺部位有无感染或慢性皮炎；棘突间隙是否清楚。要了解有无慢性腰背痛病史；有无脊髓疾病史。全麻插管条件的相应体检部位。小儿患者要注意检查口腔、鼻腔有无异常，有无牙齿松动，有无扁桃体肿大等。

(3)实验室检查麻醉前应常规检查：血常规、出凝血时间、尿常规、肝功能、电解质、胸部 X 线透视和心电图等。胸透有异常者应拍胸部 X 线片，必要时做肺功能测定和血气分析。有心脏病患者应进一步做心功能和心脏彩色超声等检查。合并肾脏疾病者应检测血肌酐、尿素氮、血钾等。

(4)与病人交流针对病人的思想状况，耐心解释，尽量消除对麻醉和手术的顾虑，增强病人的信心，取得病人的密切合作。术前酌情禁饮禁食。成人麻醉前 12 小时内禁食，4 小时内禁饮；小儿麻醉前 4～6 小时给一次流质饮食。以防止麻醉中发生呕吐后导致误吸的危险。

(5)签署麻醉同意书常规交代麻醉方式及可能发生的情况。签署麻醉同意书。
对有严重疾患，麻醉评估风险较高病人，应特殊交代，必要时签署重大疾病手术麻醉同意书，并向医疗主管部门备案。

(二)麻醉前准备

(1)麻醉选择根据病人病情和手术的需要选择麻醉方式，比如，心脏病患者选用麻醉药应避免心肌抑制药，多用扩血管药；呼吸系统疾病患者应选择不刺激呼吸道的麻醉药；糖尿病者尽量选择局麻、腰椎麻醉、硬膜外阻滞麻醉等对糖代谢无影响的麻醉。在安全的前提下应充分考虑到病人的意愿。

(2)物品准备对术中可能出现的并发症制定防治措施，及特殊的操作工具设备。

(三)麻醉前用药

用药种类根据麻醉方法和病人情况选择，通常

局部麻醉仅用镇静药，脊麻和硬膜外麻醉，用镇静药和抗胆碱药，全身麻醉用镇静、镇痛药和抗胆碱药。各类药一般只选一种，以选择具有多种作用、副作用较少的药物为优先。

1.麻醉前用药的目的

(1)镇静，减轻病人的恐慌心理，稳定病人情绪使之能充分合作。

(2)拮抗，拮抗组胺，减少腺体分泌，保持呼吸道通畅，防止术后肺部并发症。

(3)降毒，降低或对抗某些麻醉药物的毒性并发症，减少麻醉药的用量。

(4)镇痛，提高痛阈，减轻原发疾病或麻醉有创操作引起的疼痛，并能增强麻醉镇痛效果。

2.常用的麻醉前用药

(1)镇静类并有催眠，降毒类作用。其对中枢神经系统的作用依剂量大小而不同，按大脑皮质、网状激活系统、脊髓和延髓为顺序逐级产生抑制。巴比妥类药可提高大脑皮质对局麻药的耐受阈，有预防局麻药中毒的效能。应作为局麻手术前的常规用药。

苯巴比妥钠 0.1g。

用量成年人 0.1g。于晚间睡前或麻醉前 2 小时口服，亦可术前 1 小时肌内注射。小儿按 2～4mg/kg 计算。老年人酌减。

安定注射液 2ml:10mg。

用法:10mg 肌注，术前 1 小时。

异丙嗪注射液 1ml:25mg。

用法:25mg•肌注，术前 1 小时。

(2)拮抗类主要取其抑制唾液腺、气管支气管黏液腺分泌的作用。小儿使用常预防麻醉中心率减慢和减少分泌物。

硫酸阿托品注射液 1ml：0.5mg。

阿托品用法:1ml，皮下注射，术前 1 小时。

注意：心跳快、体温高、青光眼者禁用，高血压者慎用。

氢溴酸东莨菪碱注射液 1ml:0.3mg。

东莨菪碱用法:1ml，皮下注射，术前 1 小时。

注意：老年患者慎用。

3.镇痛、镇静类　能提高痛阈，具有强力抑制代谢和显著改变精神状态等功效，从而缓解术前疼痛，消除病人焦虑和紧张心理，使其情绪稳定、静息或处于入睡状态。

盐酸吗啡注射液 1ml:10mg。

吗啡用法:1ml，10mg 皮下注射，术前 1 小时。

注意：<1 岁小儿、产妇及颅脑外伤禁用。

盐酸哌替啶注射液 2ml:100mg。

哌替啶用法 100mg，肌注，术前 1 小时。

注意:小儿<1 周岁禁用。

二、局部麻醉

局部麻醉，广义上亦称区域麻醉，包括椎管内麻醉。狭义的局部麻醉，不包括椎管内麻醉，一般肛肠医师可自行操作。常用的有表面麻醉、局部浸润麻醉、肛周局部神经阻滞。

(一)表面麻醉

浅表皮肤(6mm 以内)，黏膜，尿道和肛管。

1.局部注入法给药　多采用 0.5%利多卡因。

2.局部药喷雾(涂)　也可试用 4%利多卡因，盐酸利多卡因凝胶，复发利多卡因乳膏。

近期盐酸利多卡因凝胶和复发利多卡因乳膏在临床上已广泛应用。复方利多卡因乳膏是由利多卡因和丙胺卡因两种局麻药物混合而成，二者是酰胺类局部麻醉药物，结合了利多卡因起效快，丙胺卡因维持时间长的优点。复方利多卡因乳膏可以渗透完整皮肤，而盐酸利多卡因凝胶仅限于黏膜；复方利多卡因乳膏具有强大的抗菌作用，而盐酸利多卡因凝胶抗菌作用很小；盐酸利多卡因凝胶的毒性是复方利多卡因乳膏的 4 倍。目前临床应用范围：

（1）浅表皮肤(6mm 以内)的各种外科手术。

（2）针穿刺(腰穿、静脉穿刺、小儿各种疫苗、预防针、取血样本)。

（3）医疗美容(美容注射、激光治疗、文身、文眉、文唇、毛发移植、金丝埋线)。

（4）生殖器、肛门黏膜手术、镇痛(尖锐湿疣、生殖器疱疹)。

（5）腿部溃疡清创术处理前镇痛。

（6）皮肤瘙痒、疱疹病毒神经痛的止痛、止痒。

（二）局部浸润麻醉

沿手术切口线分层注入局麻药。阻滞组织中的神经末梢，称为局部浸润麻醉。

1.操作方法　先用 7 号针头沿切口线一端刺入作皮内注药，药液形成一白色橘皮样皮丘，然后再取 7 号长 10cm 穿刺针经皮丘刺入，分层注药，若需浸润远方组织，穿刺针应经上次已浸润过的皮丘刺入，以减少穿刺疼痛，以此连续进行下去，在切口线形成皮丘带。注射局麻药液时应加压使其在组织内形成张力性浸润，达到与神经末梢广泛接触，以增强麻醉效果。如手术需达深层部位，看到肌膜后，在肌膜下、肌层内、腹膜逐层浸润。常用药物为加肾上腺素的 0.5%普鲁卡因溶液，最大剂量为 1.0g；0.25%～5%利多卡因，最大剂量为 400～500mg。

2.注意事项　①每次注药前应抽吸，以防局麻药进入血管内；②每次注药量不要超过极限量，以防局麻药毒性反应；③肌膜表面、肌膜下和骨膜等处神经末梢分布最多，且常有粗大神经通过，应加大局麻药剂量，必要时可提高浓度。肌纤维痛觉神经末梢少，少量局麻药即可产生一定肌松弛作用；④穿刺针应缓慢进入，如需改变穿刺针方向时，应先退针至皮下，避免针干弯曲或折断；⑤实质脏器和脑髓等并无痛觉不必注药；⑥感染或肿瘤部位不宜用局麻药浸润麻醉。

（三）肛周局部神经阻滞

将局部麻醉药注射于肛门直肠周围皮下组织及两侧坐骨直肠窝内，暂时阻断肛门神经传导，称为肛周局部麻醉，是神经阻滞的一种。

1.操作方法　常规消毒肛周皮肤及肛管、直肠下段，先在尾骨尖与肛门连线中点注射一皮丘，再经皮丘处沿肛门两侧缓缓进针，边推药边进针，直达肛门前侧。退针至皮下，左手食指伸入直肠内引导，避免穿透直肠壁，向前、后深部组织注射药物，退针至皮下后再向前向双侧坐骨直肠窝内注射药物。一般用药量约 20～40ml。就可达到阻滞肛门神经和第四骶神经会阴支，暂时阻断肛门肛管和直肠下段感觉，松弛括约肌的目的。优点是操作简单，安全，对生理功能影响小。缺点是易出现局部肿胀，可能延长恢复时间；偶有括约肌松弛不全造成手术不便；有时可引起感染；麻醉时间短；麻醉范围小。

2.常用药物

(1)普鲁卡因，0.5%～1%，10～30ml，每小时不能超过 1g。

(2)利多卡因，0.25%～0.5%，10～30ml，每次不能超过 400mg。

(3)布比卡因，0.25%，10～30ml，每次不能超过 100mg～150mg。

3.注意事项

(1)严格消毒，避免出现局麻感染。

（2）注射时避免针头刺入直肠和阴道。

（3）一针浸润、分层浸润。

（4）注药前应回吸，无血后再注射。

（5）容量比浓度更重要，相同剂量的局麻药，低浓度、大容量的效果往往较高浓度、小容量更好。

（6）当大量局麻药进入血管内，会导致全身毒性反应，常表现为神志改变：神情淡漠，嗜睡、呼吸困难，甚至抽搐、惊厥，严重可导致死亡。一旦出现，立即吸氧，保持呼吸道畅通，肌注或静注安定5～10mg或鲁米钠0.1肌注，可以逐渐缓解。

三、椎管内麻醉方法

椎管内麻醉包括蛛网膜下腔麻醉（脊麻），硬膜外腔阻滞（硬膜外麻醉），骶管阻滞（骶麻），因祖国医学的腰俞麻醉类同于骶管阻滞，故放在一起讲述。

（一）蛛网膜下腔阻滞

局麻药注入蛛网膜下腔后，需经过一段时间方充分发挥对神经根阻滞效应，这段时间称为脊麻诱导时间；诱导时间的长短与用药种类、比重及配药方式有关。蛛网膜下腔阻滞持续时间与药物的种类、浓度及质量有关，而主要取决于药物浓度，与其呈正相关。但浓度过高可损害神经而致永久性麻痹。因此临床上限定了蛛网膜下腔阻滞不同用药的适宜浓度。

由于蛛网膜下腔充满着脑脊液，局麻药的比重高于或低于脑脊液比重之差异对药物在蛛网膜下腔内的移动和扩散的范围有较大影响，按局麻药液比重的不同，可分为重比重和轻比重脊麻。利用轻比重"上浮"，重比重"下沉"的特性，配合体位可调节阻滞平面。

1.适应证及禁忌证　肛肠麻醉常用，也适用于

2～3小时以内下腹部、下肢及会阴部等手术麻醉。高平面阻滞对病人生理扰乱较大，持续时间有限，所以上腹部手术麻醉多被连续硬膜外腔阻滞麻醉所替代。

冠心病病人应慎用；低血容量性休克如能补足血容量，低平面阻滞可慎用。一般应避免为好；脊髓多发性硬化症、脑膜炎、败血症，穿刺部位有感染及脊柱转移癌等病人均为禁忌。

2.麻醉准备　严格按无菌要求规范操作，并使用正规合格有效灭菌的一次性脊麻穿刺包。

3.局麻药配　制临床中常用重比重局麻药。

（1）普鲁卡因：选专用于脊麻的高浓度普鲁卡因结晶（150mg装）。应用时以10%葡萄糖溶液溶成2.8ml，加入0.1%肾上腺素0.2ml。一次用量为100～150mg，此溶液起效快，约1～5分钟，但维持时间仅45～90分钟。

（2）丁卡因：最低有效浓度为0.1%，常用浓度为0.33%常用剂量为10mg，最多不超过15mg。临床应用1%丁卡因1ml，加10%葡萄糖1ml和3%麻黄碱各1ml，配制成所谓1:1:1溶液。丁卡因配方阻滞安全有效，维持时间较长，达2～3小时，但起效时间需5～10分钟，阻滞平面固定需20分钟，故阻滞平面难以调节是其缺点。

（3）利多卡因：临床常用2%利多卡因溶液，一次用量为60～100mg，最多不超过120mg。加入5%葡萄糖溶液0.5ml即配制成重比重溶液。利多卡因起效快，易于弥散，使阻滞平面不易调整，故使用时有所顾虑。

（4）布比卡因：目前临床常用，取0.5%或0.75%布比卡因溶液2ml，加10%葡萄糖溶液0.8ml加0.1%肾上腺素0.2ml，配制成3ml。溶液中分别含有布比卡因10mg或15mg，成人剂量6～12mg；最多不超

过 20mg，起效时间 10～15 分钟，维持 3～4 小时。

等比重的布比卡因应用更为方便、更广泛。取 0.75%布比卡因 6～15mg(0.8～1.0ml)，以 1/2 药物容量的脑脊液稀释后注入。

4.蛛网膜下腔阻滞的穿刺 常用脊椎穿刺方法有两种：

(1)直入穿刺法：用左手拇、示指固定穿刺针刺入脊间隙中点保持与病人背部水平垂直位，针尖稍向头侧缓慢进入，仔细体会通过各层次阻力的变化，针头抵达黄韧带时阻力增加，当突破黄韧带时阻力突然消失，即所谓"落空感"，继续推进时，常有第二个"落空感"，此时即提示已突破硬膜和蛛网膜而进入蛛网膜下腔，穿刺针有脑脊液流出。

(2)侧入穿刺法：在棘突间隙中点下侧旁 1.5cm 处作局麻丘，穿刺针经皮丘向中线倾斜与皮肤约成 75°角，对准椎间孔方向刺入，突破黄韧带和硬膜而达蛛网膜下腔。另外，较为方便的为旁侧穿刺方法，即在下位棘突上缘，距中线 0.5～1.0cm 处，作局麻浸润椎板。穿刺针经皮丘垂直入皮肤，深抵椎板后略将针体外提，将针尖斜向中线，刺向椎间孔，突破黄韧带和硬膜进入蛛网膜下腔。本方法可避开棘上和棘间韧带。

老年人韧带硬化或脊椎有病变腰部不易弯曲或棘突间隙不清的肥胖病人应先以注射针，探明棘突间隙后再行穿刺，以提高穿刺成功率。

穿刺成功的确切标志是脊椎穿刺针有脑脊液流出。若未见脑脊液流出，应首先考虑手术前禁食后颅内压过低所致，可采取压迫颈静脉或让病人屏气、咳嗽等增加颅内压的方法；如怀疑针体阻塞，可用针芯反复通透；如针尖斜口受阻，旋转针体后即可解除。经上述处理仍未见脑脊液流出时，应调整进针深度或重新穿刺。穿刺成功后将装有配制好的局

麻药注射器与穿刺针紧密衔接，稍加回抽后将药液以每 5 秒钟 1ml 的速度注入，鞍区麻醉时以每 10 秒钟 1ml 的速度注入。注入后期时再回抽以证实注入蛛网膜下腔，将针体同注射器一起拔出。

5.麻醉平面调控 临床上常以针刺皮肤试痛或用冷盐水浸过的棉棒试冷温觉测知阻滞平面。阻滞平面的调控是蛛网膜下腔阻滞操作技术最重要的环节，应在极短时间内，将麻醉平面控制在手术所需要的范围内，从而避免平面过高对病人过多的生理扰乱，或平面过低不能满足手术要求致麻醉失败。布比卡因药物固定时间较长，约 20 分钟左右。

6.影响阻滞平面因素 影响阻滞平面因素较多，如穿刺脊间隙的高低，病人身高、体位，局麻药的种类、浓度、剂量、容量及比重，以及针口方向和注药速度等。如果局麻药的配制方式和剂量已经确定，则穿刺部位、病人体位、针口方向和注药速度成为主要影响因素：

(1)穿刺部位：正常脊柱生理弯曲，病人仰卧位时最高点为 L3，最低点为 T5 和骶椎，当注药后病人转为仰卧位时，从 L3～4 注入大部分药液向骶段移动，则麻醉平面偏低，而从 L2～3 穿刺注药时大部分向胸段流动，则麻醉平面偏高。

(2)病人体位：由于重比重药液在蛛网膜下腔向低处移动扩散，因此调控病人的体位对麻醉平面起重要作用，一旦平面确定后，则体位影响较小。故注药后一般应在 5～10 分钟之内调节病人体位，以获适宜阻滞范围。

(3)针口方向和注药速度：这两个因素应统一考虑，如针口方向朝头部，注药速度越快，药液按针口方向越向上扩散，麻醉范围越广；如针口方向朝尾，即使注药速度较快，麻醉平面也不易上升，注药速度越慢，麻醉平面越窄。一般以每 5 秒钟 1ml

的注药速度为宜。鞍区麻醉时，注药速度可减慢至
1ml/20s 以使药物集中在骶部。

7.并发症

(1)麻醉失败：注药速度过慢或体位调节不当致
麻醉平面过低；针口脱出使注入药量不足致麻醉作
用不全；药液混入血液使药效降低；脑脊液 pH 偏高
致使局麻药沉淀失效。

(2)血压下降：麻醉平面升高时血压下降较常
见，一般阻滞平面超过 T4 时，常出现血压下降，伴
有心率缓慢。血压下降多在注药后 15～30 分钟内发
生，少数病人可骤然下降。严重者可因脑缺氧引起
恶心、呕吐和不安，甚至意识消失。脊神经被阻滞
后血管扩张引起的低血压，对血管收缩药物极为敏
感，一般只需少量麻黄碱(15～20mg)静脉注入，或
加快输液可恢复。如有心动过缓可给予阿托品 0.3～
0.5mg 静脉注射。

(3)呼吸抑制：麻醉平面过高时。可因肋间肌麻
痹面引起呼气性呼吸抑制，表现为胸式呼吸运动减
弱甚至消失。应加强吸氧，或用面罩辅助通气，直
至肋间肌运动能力恢复。如因全脊髓麻醉时呼吸停
止，应立即气管插管、放喉罩等人工呼吸或机械通
气。因膈神经较粗，多在 20～30 分钟内恢复。

(4)恶心、呕吐：脊麻时恶心、呕吐的发生率约
为 13%～42%，女性多于男性。多因循环呼吸被抑制
引起低血压致脑缺氧，兴奋恶心呕吐中枢，另外麻
醉后交感神经阻滞而迷走神经功能亢进致胃肠蠕动
增强，外加手术牵引等因素也易发生恶心呕吐。如
因平面过高引起低血压，应用缩血管药物提升血压
及吸氧多能解除；如因呼吸抑制所致，则需扶助呼
吸方能缓解；如为手术牵引内脏所致，可实行内脏神
经阻滞或静脉注射哌替啶、异丙嗪或氟哌利多后可缓
解。但应避免给予氯丙嗪以防血压剧降。

(5)麻醉后并发症

头痛：头痛是脊麻后较常见并发症，其发生率
在 4%～37%，女性(16%)高于男性(4%)，尤其年轻
女性发生率较高。头痛多在麻醉作用消失后 6～24
小时内出现，2～3 天最剧烈。一般在 7～14 天消失，
个别病人可持续 1～5 个月甚至更长。头痛发生原因
至今尚不完全清楚。多数人认为是因脑脊液流出致
颅内压降低所致，用 25～26G 细穿刺针可明显减少
脑脊液外漏。

头痛处理：①保持病人平卧，轻度头痛 2～3 天
自行消失；②每天补液或饮水 2500～4000ml；③应
用小剂量镇痛药或镇静药；④严重头痛经上述处理
无效，可行硬膜外腔血充填疗法，即采集自身血
10ml，经穿刺针注入硬膜外腔(10 秒内)，注后平卧
位 1 小时，有效率可达 95%以上。

尿潴留：多因支配膀胱的骶神经恢复较晚所致，
也可能因下腹部手术刺激膀胱、会阴及肛部手术疼
痛以及病人不习惯卧位排尿等引起，可采用针刺足
三里、三阴交等穴位或膀胱区热敷处理。必要时导
尿。

脑神经受累：脊麻后脑神经受累多发于第 6 对
和第 7 对脑神经。如展神经在颞骨岩部伸展或受压，
可引起神经麻痹，多发生在术后 2～21 天，前驱症
状有剧烈头痛、眩晕，相继出现复视或斜视等症状。
治疗上应缓解头痛，给予维生素 B1，多数病人在 4
周左右自行恢复。

假性脑膜炎：即无菌性或化学性脑膜炎。多发
生在脊麻后 3～4 天，发病急，主要临床表现为头痛、
颈强直、克尼格征阳性，有时复视、眩晕、呕吐。
可按脊麻后头痛处理，并用抗生素，症状会很快消
失。

下肢瘫痪：是一少见严重并发症。多是药物化

学刺激引起的黏连性蛛网膜炎所造成。因此在局麻药配制时应注意药物的纯度、浓度及渗透压以及穿刺时防止出血等，多能避免本病发生。黏连性蛛网膜炎潜伏期为 1～2 天，从运动障碍，甚至发展为完全肢体瘫痪。无特效疗法，主要是促进神经功能的恢复。手术治疗效果不佳。

马尾神经综合征：以下肢感觉和运动功能长时间不恢复、大便失禁、尿道括约肌麻痹等骶尾神经受累为特征。其发病原因与黏连性蛛网膜炎相似。

(二)硬膜外腔阻滞麻醉

硬膜外麻醉有连续法和单次法两种。连续硬膜外法是目前临床普遍应用的麻醉方法之一。单次硬膜外麻醉是将所需局麻药一次性注入硬膜外腔产生阻滞麻醉作用：此法一次用药量偏大，阻滞范围可控性差，常引起血压剧烈变化，易出现全脊椎麻醉意外等并发症，故极少应用。

1.硬膜外腔阻滞方法

(1)适应证与禁忌证：硬膜外麻醉主要适用于腹部手术。颈部、上肢及胸部也可应用，但管理稍复杂。下腹部肛肠手术的麻醉较安全。此外，凡适用于蛛网膜下腔阻滞麻醉的手术均可采用硬膜外麻醉；严重贫血、高血压及心脏代偿功能不良者慎用；严重休克病人、穿刺部位有感染病灶者视为禁用。肛肠术后硬膜外镇痛泵的应用，更适宜应用硬膜外麻醉。

(2)麻醉前准备：硬膜外麻醉时，局麻药用量较大，为减少中毒机会．术前 1 小时应给巴比妥类和苯二氮卓类药物，并用阿托品，可防心动过缓。硬膜外麻醉用具准备：正规有效灭菌的一次性使用硬膜外穿刺包(市售无菌包)。

(3)硬膜外腔穿刺术：多取侧卧位，姿势与蛛网膜下腔麻醉相似。根据肛肠手术要求一般选腰及骶段间隙进行穿刺针。两侧髂嵴最高点连线交于 L₄ 棘突或 L₃~₄ 棘间隙。硬膜外腔穿刺也有直入法和侧入法。硬膜外穿刺针尖呈勺状，针尖又钝，因此针尖抵黄韧带时的阻力及突破黄韧带时的"落空感"均较腰麻穿刺时明显，结合负压现象，可判断穿刺是否成功。负压测定常用方法：①玻璃接管测定法：穿刺针尾接玻璃接管，管内充有少许液体，当穿刺针进入硬膜外腔呈现负压时，管内液体被吸入或随负压变化而波动，此法较上法确切。②玻璃注射器测试法：穿刺针定位穿刺针尖感到吃紧固定时，接上内含生理盐水的 5ml 玻璃注射器，以均力测试阻力，阻力消失并无脑脊液流出，判断成功。确定穿刺针进入硬膜外腔后，如用单次法，可注入试验剂量，确定未进入蛛网膜下腔后，即可分 2～3 次将所需局麻药全量注入。连续法则将特制硬膜外导管置入超过针口约 3～4cm，然后边拔针边固定导管，直至将针体拔出皮肤。

2.硬膜外腔阻滞常用的局麻药

(1)利多卡因：起效快(5～12 分钟)，浸润扩散能力强，阻滞完善，效果最好。常用浓度为 1%～2% 溶液，作用时间平均 90 分钟。

(2)布比卡因：注药 5～10 分钟起效，15～30 分钟达高峰，维持时间可达 4～6 小时。常用浓度为 0.5%，用 0.75%浓度对运动神经阻滞作用(肌松弛)才满意，但心脏毒性也随之增加。

(3)混合液：为临床上常用 1%地卡因、生理盐水和 2%利多卡因。配制比例可按 1:2:3，即 1%地卡因 1ml、生理盐水 2ml、2%利多卡因 3ml。

注药方法：穿刺置管成功后，将病人转为仰卧位，先用 2%利多卡因注入试验剂量 3～5ml，目的在于排除误入蛛网膜下腔。一般在 5～10 分钟后，每间隔 5

分钟注入混合液 4～5ml 直至达完善阻滞效果，诱导剂量不能超过合药的最大限量，之后根据手术时间长短间断给首次量的 1/3～1/2 以维持麻醉。老年病人一般 1/3 成人量即可满足手术要求。

3.并发症

(1)穿破硬脊膜：主要由于穿刺操作失误或初学者对解剖层次针刺感体会不深所造成。另外病人硬脊膜外腔黏连变窄、老年韧带钙化穿刺时用力过大、先天性硬脊膜菲薄以及导管过硬等因素也使穿破硬脊膜几率增大。因此穿刺时应在思想上重视，严格按正规操作，认真体会入硬膜外腔指征，一旦穿破硬膜，最好改为其他麻醉方法，如全麻或神经阻滞。如穿破点位于第 2 腰椎以下，属下腹部、下肢或会阴部手术病人，可谨慎地施行脊麻。

(2)全脊椎麻醉：穿刺针或硬膜外导管误入蛛网膜下腔而未能及时发现，即将超过脊麻数倍剂量的局麻药注入蛛网膜下腔，产生异常广泛的阻滞，称为全脊椎麻醉，临床表现为全部脊神经支配区均无痛觉、低血压、意识丧失及呼吸停止。可在注药后数分钟内出现，若处理不及时可导致心搏骤停。全脊椎麻醉处理原则：①维持病人循环和呼吸功能；②若病人意识丧失，应立即气管内插管，机械通气，加快输液，输注血管活性药物提升血压，如能维持循环功能稳定，30 分钟后病人即可清醒；③不要浪费时间于蛛网膜下腔冲洗；④若心搏骤停，迅速作心脏按压常可很快恢复心跳和血压，并按心肺脑复苏术进行处理。观察有无脑脊液流出，和采用试验剂量注药，是预防或避免全脊麻的重要措施。

(3)血压下降：多发生在阻滞平面在 T6 以上胸段阻滞可使内脏大、小神经麻痹，腹腔内血管明显扩张、血液淤滞、心排血量减少、血压下降，一般在注药后 15～30 分钟出现，应加快输液补充血容量，

或必要时静注麻黄碱 15mg，可有效提升血压。

(4)呼吸抑制：阻滞平面低于 T8 对呼吸功能基本无影响。感觉阻滞平面达 T2 以上，病人呼气功能明显低下。在硬膜外麻醉期间必须严密观察病人呼吸，面罩吸氧应列为常规，并作好呼吸急救的准备。

(5)脊神经根损伤：在穿刺时针体方向偏位或操作粗暴，可能损伤神经根，如病人主诉有电击样痛并向单侧肢体传导，即不应强行进针，需调整进针方向，以避免损伤。神经根损伤表现为其分布区根痛或麻木，典型症状伴发咳嗽、喷嚏、用力憋气时疼痛或麻木加重等脑脊液冲击征。3 天内根痛最剧，一般 2 周内多能缓解或消失，但麻木区可遗留达数月，可行对症治疗。

(6)导管拔出困难或折断：术中遇到硬膜外导管拔出困难，此时应让病人再处于原穿刺体位，常可顺利拔出；如椎旁肌群强直可用热敷或用局麻药行导管周围注射，将有利于导管拔出；如仍未成功。可留置 2 天。待导管周围组织变疏松后便可拔出。若遇导管拔出困难而强行拔管或其他原因造成导管折断在体内，因导管残端较短不易定位，一般不会引起并发症，可严密观察，如无感染或明显神经刺激症状，不必手术取出。

(7)硬膜外血肿：是硬膜外腔出血所致，尽管形成血肿的发生率极低(仅为 0.0013%～0.006%)，但却是硬膜外麻醉并发截瘫的首要原因。直接原因是穿刺针或置入导管损伤硬膜外腔的静脉丛，如病人有凝血功能障碍或接受抗凝治疗则促进出血。一旦术后病人发生剧烈背痛。硬膜外腔末次注药 2 小时后肢体运动、感觉功能及反射仍未恢复，或上胸段硬膜外麻醉后病人出现呼吸困难等症状应高度警惕，如上述症状进行性加重，且有大便失禁，则硬膜外血肿所致截瘫诊断即可成立。应行脊椎造影定位，

确诊,及早(8小时内)行椎板切开减压术,清除血肿,症状多可缓解或恢复。如手术延迟至12小时者可致永久性瘫痪。对有凝血障碍或正应用抗凝治疗的病人,应避免应用硬膜外麻醉。

(三)骶管阻滞(腰俞麻醉)

骶管阻滞是经骶裂孔将局麻药注入骶段硬膜外腔即骶管腔以阻滞骶脊神经,是硬膜外腔阻滞麻醉的一种方法。

腰俞麻醉又称腰俞穴麻醉、低位骶管麻醉、简化骶管麻醉,类同于骶管麻醉。它是将局麻药于骶管裂孔位置注入腰俞穴,暂时阻滞骶脊神经中第二、三、四骶脊神经根而达到麻醉的效果。它是中医界用于术后封闭止痛,后广泛应用于各种肛肠手术的穴位麻醉。

1.穿刺体位及穿刺点定位 病人取侧卧位或俯卧位。侧卧位时髋膝关节尽量屈向腹部,俯卧位时髋关节下垫一厚枕,充分显露骶部,两腿略自然分开使臀肌放松。

用手指先摸到尾骨尖,再沿尾骨中线向上(约4cm)摸,可摸到一呈"V'形或"U"形的弹性凹陷,即为骶裂孔。在孔的两侧可触到蚕豆大的骨质结节即为骶角。在此点向两侧髂后上嵴分别连线及两嵴连线成等边三角形,即为骶管三角区。髂后上脊连线处在第2骶椎水平,即硬脊膜囊的终止部位,骶管穿刺不得越过此连线水平,否则有误入蛛网膜下腔发生全脊麻的危险。也可以解剖标志,是第四骶椎棘突和左右骶骨角,三点构成一个三角形,中间即是骶裂孔。骶裂孔表面覆盖骶尾韧带和皮肤。有的人不易摸清,特别是肥胖者。可以用以下方法作为定穴参考:①尾骨尖上方5~6cm两骶骨角间的骨性凹陷。②以两侧髂后上棘连线为底边向尾骨尖方向作一等边(腰)三角形,其顶角即为骶裂孔。③肥胖者骶裂孔常位于骶部脂肪垫下沿。

2.穿刺方法 皮肤消毒,铺无菌巾后,在骶裂孔中心皮肤作一小皮丘。用22G穿刺针垂直刺进皮肤,穿破骶尾韧带时有阻力消失感觉。此时将针体向尾侧倾斜与皮肤呈30°~45°角,顺势进针2cm即进入骶管腔。衔接注射器回抽无脑脊液无血液,注射生理盐水或空气无阻力,也无皮肤隆起,证实针尖确在骶管腔内,即可注入试验剂量局麻药液3~5ml,观察5分钟后如无脊麻现象,即可将全量局麻药分次注入。另外。也一可用7号短针作简易骶管穿刺法,穿破骶尾韧带后即可注药。

3.常用局麻药及剂量 常用1.0%~1.5%利多卡因或0.5%布比卡因溶液,如加入1:20万肾上腺素可降低局麻药毒性反应,并延长实效。用药剂量依需要阻滞平面的高低而不同,如阻滞平面需在T_{12}以下,成人为20ml;达T_{12}平面需30ml,一般肛肠短小手术不超过15ml。

4.并发症 骶管腔内有丰富的静脉丛,除穿刺时易出血外,对局麻药吸收也较快,故易引起局麻药毒性反应,如注药过快可能产生眩晕和头痛;因能神经阻滞时间较长,术后尿潴留也较多见。另外,因骶裂孔解剖变异较多,畸形或闭锁约占10%,故穿刺失败率较高。如穿刺失败或当回吸有较多血液时,应用腰段硬膜外或鞍区麻醉比较可靠。

(四)蛛网膜下腔与硬膜外腔联合阻滞麻醉

蛛网膜下腔与硬膜外腔联合(CSE)阻滞麻醉.简称为脊麻-硬膜外联合麻醉或CSE阻滞。近年来在临床上已广泛应用于下腹部及下肢手术。CSE阻滞,显示出脊麻起效迅速,镇痛及运动神经阻滞完善的优点,同时也发挥硬膜外麻醉可经导管连续间断给药以满足长时间手术的需要并弥补了两者的各自不足；CSE 阻滞有两种穿刺方法：

1.两点穿刺法 先于较高位棘突间隙如 T_{12}～L_1 穿刺成功后，置入硬膜外导管；然后再于 $L_{3～4}$ 或 $L_{4～5}$ 棘突间隙行蛛网膜下腔穿刺，注局麻药行脊麻。

2.一点穿刺法 一般选 $L_{2～3}$ 或 $L_{3～4}$ 脊间隙用特制的联合穿刺针穿刺，当硬膜外穿刺成功后，用 25G 脊麻穿刺针经硬膜外穿刺针管腔行蛛网膜下腔穿刺，当有脑脊液缓慢流出后，注入所需局麻药于蛛网膜下腔。然后拔出蛛网膜下腔细穿刺针，再经硬膜外穿刺针向头侧置入硬膜外导管 3～4cm 后，将硬膜外穿刺针拔出，固定好导管。将病人转为仰卧位，调节麻醉平面。25G 脊麻穿刺针很细，注药时间需 45～60 秒钟，与两点穿刺法相比对病人损伤小，尤其几乎无脑脊液外漏，术后头痛并发症发生率明显减少。已为临床广泛应用。肛肠手术中应用，可解决起效快，肛门松弛，便于术后硬膜外泵持续镇痛的使用。

四、全身麻醉

全身麻醉包括吸入麻醉、静脉麻醉及多种复合全身麻醉。

(一)肛肠手术全麻适应证

(1) 婴儿和年幼的儿童。

(2) 局麻下难以取得合作的患者，如精神障碍或强烈要求全麻的患者。

(3) 对局部麻醉药有中毒或过敏史患者。

(4) 局麻操作失败或不能使手术满意的。

(5) 时间短的检查(如胃肠镜检)。

(6) 紧急抢救创伤、大出血或休克患者。

(二)吸入麻醉的实施

纯用吸入麻醉药已经很少用于成人的麻醉或全身麻醉诱导，小儿全身麻醉诱导仍在应用。吸入麻醉药主要用于全身麻醉的维持。临床上常将氧化亚氮与挥发性吸入麻醉药合并使用，氧化亚氮的吸入浓度维持在 60%～70%，再根据手术的刺激，及时调节挥发性吸入麻醉药的吸入浓度，必要时给予肌松弛药，能够维持麻醉过程平稳，手术结束后病人容易立即苏醒。肛肠手术麻醉中，可以复合使用于阻滞效果欠缺，短时间吸入。

1.优点

(1)作用全面：挥发性吸入麻醉药，既能够使病人的意识丧失，全身痛觉消失，有效抑制伤害性刺激触发的应激反应，又能够产生一定程度的肌松弛。

(2)麻醉深度易于监控：麻醉维持期间，吸入麻醉药在肺泡气、血液和中枢神经系统中浓度达到平衡后，肺泡气中麻醉药的浓度基本上反映血中乃至作用部位的麻醉药浓度。呼气末呼出气中麻醉药的浓度与肺泡气中麻醉药浓度是一致的，因此，只要监测呼气末麻醉药的浓度，就能够知道血液中和体内作用部位麻醉药的浓度。由于吸入浓度和肺泡分钟通气量决定着吸入麻醉药进入或排出体内的量。因此，麻醉科医师根据手术进行的情况，只要增加氧流量，开大麻醉药挥发器，提高麻醉药吸入浓度，增加潮气量或通气频率，就能够加深麻醉；反之，只要增加氧流量，减低麻醉药的吸入浓度，甚至关闭麻醉药挥发器，停止给予麻醉药，增加肺泡分钟通气，即可减浅麻醉，乃至病人苏醒。与静脉麻醉相比，吸入麻醉的可控性更强。

(3)心肌保护作用：恩氟烷、异氟烷和七氟烷等吸入麻醉药可通过激活肌耐受缺血的能力：

2.缺点

(1)环境污染：吸入麻醉药排放到手术室，将污染手术室内的空气，排放到手术室外，会产生温室效应，破坏臭氧层，氧化亚氮经紫外线照射后可产生有毒物质。性能良好的麻醉机可低流量麻醉，排放废气极低。

(2)肝毒性：主要是氟烷，它在体内的代谢率为11%～25%，代谢的还原途径生成无机氟化物，该无机氟化物与肝细胞表面蛋白结合后具有抗原性，再次使用氟烷时，可以引起肝细胞的损害。

(3)抑制缺氧性肺血管收缩：缺氧性肺血管收缩是在肺泡通气不足时，肺泡气中氧分压降低，肺泡的血管收缩，减少灌注该部分的血流量，维持通气—血流比值正常，防止肺内分流量增加，避免出现低氧血症，这是机体正常的保护性生理反射。吸入麻醉药能够抑制缺氧性肺血管收缩，在胸内手术单肺通气给予吸入麻醉药时。有可能导致低氧血症。

(4)恶心呕吐：比静脉麻醉手术后恶心呕吐的发生率高。

(5)恶性高热：挥发性吸入麻醉药骨骼肌的代谢急性异常增加，使机体温度迅猛升高(每5分钟升高1℃)，同时骨骼肌强直，心动过速，二氧化碳分压异常增高，并出现严重的代谢性酸中毒，如果处理不及时，死亡率很高。

(三)静脉麻醉的实施

1.临床静脉麻醉的实施范围 静脉麻醉药注入后病人无明显不适便很快意识消失，用于短小手术。注药过程中必须严密观察病人的循环和呼吸的变化。

静脉麻醉药全麻诱导，现常用咪唑安定、丙泊酚经静脉直接注入血液循环，病人很快意识消失，

应用面罩给病人吸入纯氧，并以氧气替换出肺泡气中的氮气，并静脉注射肌松弛药，待全身肌松弛后，行人工通气，进行气管内插管。为减轻气管内插管引起的应激反应，插管前应静脉注射阿片类镇痛药，如芬太尼等。

静脉麻醉药也可以用于全身麻醉的维持，即在麻醉诱导完成后，根据手术刺激的强度、病人循环状态以及麻醉药物的药理特性，分次或持续静脉注射静脉麻醉药、麻醉性镇痛药和肌松弛药，达到稳定的麻醉状态。肛周脓肿的切排手术可使用丙泊酚完成。无痛窥肠镜麻醉专节讨论。

静脉麻醉药经过再分布、生物转化和排泄，在中枢神经系统中的浓度下降，麻醉作用逐渐消退。为了维持静脉麻醉稳定的临床效果，需要重复给药或麻醉输注泵靶控持续静脉输注药物。在选择药物以及追加剂量和估计病人从麻醉中苏醒时，必须考虑应用药物，时—量半衰期短的药物，用于短小手术；时—量半衰期长的药物，适合较长时间的手术或术后长时间的镇静和镇痛。

2.常用静脉药

(1)硫喷妥钠主要用于全身麻醉的诱导，常用浓度为2.5%，用量为4～6mg/kg，低血容量和心功能不全的病人应严格控制给药的速度和剂量。硫喷妥钠还适用于一些短小手术，如脓肿切开引流、关节脱臼复位、烧伤换药等，短小手术时静脉注射2.5%溶液6～10ml。

(2)丙泊酚麻醉诱导的剂量为1.0～1.5mg/kg即可，缓慢注射可减轻心血管的抑制，麻醉维持的剂量为4～12mg/(kg·h)持续滴注，持续镇静的剂量为0.5～3mg/(kg·h)。小剂量丙泊酚具有明确的止吐作用，10mg即可成功地处理术后恶心。

(3)地西泮、咪达唑仑诱导时，地西泮静脉注射

用量为 0.4mg/kg，咪达唑仑 0.2mg/kg。静脉注射后 30 秒内起效。几分钟后病人意识恢复。现在更多的是利用咪达唑仑与阿片类药物和其他静脉麻醉药出现协同效应，进行联合诱导，即给予 0.02mg/kg 咪达唑仑后，再注射硫喷妥钠或丙泊酚，硫喷妥钠或丙泊酚的诱导剂量可减少 40% 以上，气管插管和麻醉维持时，须与麻醉性镇痛药同时使用。咪达唑仑可在术前、诊断性操作、局部麻醉时和术后用于镇静、抗焦虑，提高局麻药的中毒阈值，可以肌注 0.07mg/kg，静脉注射 0.05～0.07mg/kg。

（4）氯胺酮静脉注射 1～2mg/kg，可维持麻醉 10～15 分钟，必要时追加半量。也可以使用 0.1% 氯胺酮溶液，2mg/(kg•h) 持续点滴。肌肉注射 5mg/kg，维持时间 30 分钟左右。低剂量咪达唑仑 0.05～0.15mg/kg 和低剂量氯胺酮 0.5mg/kg 联合静脉注射，广泛用于重危、局麻和门诊手术病人的镇静和镇痛。儿童给予氯胺酮后较少出现精神反应，对儿童血流动力学无显著影响，更适合于儿童麻醉的诱导和维持，还特别适合小儿的镇静和镇痛。口服氯胺酮 6mg/kg 加可口可乐 0.2ml/kg，为儿童易于接受的术前用药，20～25 分钟后出现镇静作用，没有显著的不良反应。

肌肉注射氯胺酮 4～6mg/kg 是不合作儿童最常用的麻醉诱导方式，待几分钟儿童意识丧失，开放静脉，静脉给予肌松弛药后完成气管内插管，给予局部麻醉，进行某些诊断或小手术，不需要气管内插管。

（5）依托咪酯临床上主要用于心血管疾病、呼吸系统疾病和感染性休克等危重病人的麻醉诱导.麻醉诱导剂量为 0.2～0.6mg/kg，同时给予芬太尼 3μg/kg。也可用于心脏电转复，依托咪酯溶于甘油的制剂术后恶心呕吐发生率高达 30%～40%，其脂肪乳制剂术后恶心呕吐发生率极低，与丙泊酚相似。

3.静脉麻醉的优缺点

（1）优点：使用静脉麻醉药进行麻醉诱导的速度快、诱导比较平稳，病人感觉舒适。静脉麻醉药对呼吸道没有刺激作用，对环境没有污染，使用时不需要特殊的设备。因不需要通过呼吸道给药，特别适用于气管和支气管手术。静脉麻醉药对缺氧性肺血管收缩不产生抑制作用，能够更好地维持开胸手术单肺通气时机体的氧合状态。

（2）缺点：静脉麻醉药作用的终止仅依赖于其药代动力学特性，即药物在体内经过再分布、生物转化和排泄从血液中消除。麻醉科医师对其主动干预的能力有限。对静脉麻醉药的反应个体差异大，与吸入麻醉相比其可控性较差。另外，静脉麻醉药，除氯胺酮外，都没有良好的镇痛作用，单独使用难以完全满足手术的需要，必须同时给予麻醉性镇痛药和肌松弛药，才可能达到最佳麻醉状态。

（四）气道内全身麻醉

使用喉罩、气管插管导管、双腔支气管插管导管、气管造口插管导管等，通过静脉麻醉诱导置入或插管后施行控制或自主呼吸的管理，并实施麻醉。

1.全身麻醉诱导

静脉用药：目前临床上最常用：镇静安定药+静脉全麻药+麻醉性镇痛药+肌松药如选用咪唑安定 2～3mg、丙泊酚 80～120mg、芬太尼 0.1～0.2mg、维库溴铵 8-10mg。

面罩供氧：静脉用药同时施行有效面罩供氧。老年病人舌后坠，肥胖病人供氧时可放入口咽导气管，以保证供氧。

暴露声门：肌松药注完 2 分钟后即可暴露声门，行气管插管。使用喉罩可不必暴露声门，直接置入或使用专用推舌板后置入。

喉镜：可使用的一般麻醉咽喉镜对大部分病人声门暴露并不困难。可视麻醉咽喉镜对声门暴露困难的病人解决了很大问题。纤维支气管镜也是困难插管的有效工具。

气管、双腔支气管导管、喉罩：成人一般选用 6.0-7.5(ID)气管导管插管；支气管选用 35-37 双腔支气管导管插管；喉罩 4 号常用。完成后固定。并听诊双肺呼吸音对称，证实导管、喉罩位置可靠后接麻醉机，通过检测呼末二氧化碳进一步证实，通过纤维支气管镜检查进一步确定双腔支气导管插入的位置。

2.全身麻醉维持

全凭静脉麻醉维持：选用丙泊酚靶向持续注射 50～100ug/kg/min；分次注入首剂:2mg/kg,，以后 4～5min 追加 1 次。芬太尼:1～2ug/kg。必要时 30～60min 后重复使用，增强镇痛作用，使用肌松药维持骨骼肌松弛。

静吸复合麻醉维持：是临床广泛实施的方法。选用吸入异氟醚、七氟醚等，同时静脉分次追加麻醉镇痛药(如芬太尼)、肌松药(如维库溴铵)。

其他复合麻醉维持：是麻醉种类的复合。如全麻与脊麻、硬膜外、肛周神经阻滞、骶管、中医腰俞麻醉复合。使用的全麻药量要减少。

3.术毕前拔管时　维持术中控制呼吸的要注意吸痰或张肺。术闭前约十分钟停止吸入性药物，控制好肌松药的时间，逐渐减浅麻醉。以少量短效静脉麻醉药如：瑞芬太尼 0.2～0.3μg/kg/min，丙泊酚持续注射 2～4mg/kg/h 维持至拔管。可根据血压、心率调整异丙酚的用量。

第八节　无痛窥镜检查麻醉

随着结肠镜检查技术的日渐成熟，操作水平的逐渐提高，根据临床患者的需求，开展无痛电子结肠镜检查。本检查与普通电子结肠镜检查的区别在于，受检者是在麻醉状态下进行的，检查前由麻醉师给药，一般 1～2 分钟内受检者进入麻醉状态，检查结束后 5 分钟内清醒，受检者对检查无记忆，因而无痛苦。检查时间与普通电子结肠镜检查时间相同，只是术前准备与术后苏醒会使整个检查时间延长。术后有人略感头晕、有头重脚轻之感。

一、适用人群

（1）病人要求无痛结肠镜检查。

（2）病人患有其他病症如严重高血压、冠心病等不能耐受结肠镜检查所致应激反应者。

（3）不能合作配合的病人(如小儿)。

二、常用药物

术前肌注阿托品 0.5mg，高血压患者使用东莨菪碱 0.3mg，患者处于结肠镜检查体位后，选择静脉给予下列药物之一，丙泊酚目前应用最广。

（1）先给予芬太尼 10μg/kg，丙泊酚 1.0～1.5mg/kg，

（2）给予芬太尼　10μg/kg，丙泊酚　1.0～1.5mg/kg，氯胺酮0.3～0.5mg/kg，

（3）给予咪唑安定　0.02～0.04mg/kg，芬太尼10μg/kg，

（4）给予咪唑安定　0.02～0.04mg/kg，哌替啶1mg/kg。

追加使用丙泊酚。

三、优点

（1）病人舒适，可避免普通结肠镜检查所带来的各种痛苦不适的体验，减轻精神创伤。

（2）麻醉状态下检查与治疗可有充足的时间去仔细观察，避免病人因不能耐受结肠镜检查而导致检查中断，可降低漏诊、误诊的发生。

（3）有助于减轻机体应激反应，不仅可使原来视结肠镜检查为禁忌的一些心血管疾病病人也可接受检查，而且可减少或避免心脑血管意外事件的发生。

四、缺点

（1）麻醉状态下病人的自我保护能力下降，存在麻醉所引起的各种并发症，包括上呼吸道梗阻、呼吸或循环抑制等。

（2）费用增加。

（3）增加了术前准备与麻醉后苏醒时间，使整个检查时间延长。

五、注意事项

术中均给予鼻导管吸氧，3L/min，并使用多参数监护仪监护BP、HR、SpO2、ECG、RR。记录检查前、插镜时、检查结束时HR、SBP、DBP、MAP、SPO2、RR。术毕时根据患者反应、语言表达、面部表情和睁眼情况、清醒，及计算能力恢复后，至少再观察30分钟方可离开观察室。备加压呼吸面罩皮囊及气管插管工具。

（洪运忠　陈少明）

第九节　小儿麻醉

一、小儿解剖生理特点

小儿的解剖、生理特点与成人不尽相同，而且对疾病与手术的反应也不一样，所以在麻醉处理方面也有特殊之处。为了安全地进行小儿麻醉，必须熟悉小儿的解剖与生理特点，才能恰当的选择麻醉方法和妥善处理麻醉中的各种意外。小儿麻醉是指对12岁以下患儿的麻醉。

(一)呼吸系统

和身体相比，婴幼儿头部比例较大，颈部的肌肉发育不足，而上呼吸道由于鼻、声门和气管通道较窄及存在淋巴组织和比较大的舌，因而容易发生呼吸道的梗阻。婴幼儿由于肩部较窄，胸廓较小、

腹部膨隆致使膈肌上升，肋骨排列近于水平位，并且与胸骨未固定，所以呼吸时胸廓运动的幅度小，主要靠腹式呼吸。而肺的扩张又由于肺的弹力纤维发育不良和胸廓狭窄的限制，致使肺活量较成人小。当需要增加通气量时，只能靠呼吸频率的增加来代偿，因此容易引起呼吸肌疲劳而导致呼吸衰竭。婴幼儿因为代谢率高，需要大量的氧气供给，因此小儿麻醉中呼吸的管理是十分重要的。

(二)心血管系统

最常引起关注的小儿心血管系统的主要问题，是先天性心血管异常。在先天性肛门直肠畸形的患儿中，有 40%～50%患儿同时伴有其他部位或脏器的畸形，心血管系统的畸形占有相当大比例，应加以重视。从心率来看，婴幼儿年龄越小，心率越快。1～3 周岁约为 100～120 次/min；4～6 周岁每分钟约为 90～10 次/min；6 周岁以上接近于成人。一般小儿对心率快耐受较好，有时增至 200 次以上而无任何体征，则无需特殊处理。若小儿脉搏减慢，则提示情况不良，这反映了心输出量减少，可能因缺氧、迷走反射及麻醉药的抑制所致。

(三)神经系统

婴儿由于髓鞘形成较晚，脑含水量大，基础代谢率高，抑制反射机制尚未完全形成，所以易发生惊厥。并且神经功能不够稳定，调节功能较差，如呼吸、肌肉运动及体温调节功能均差。一周岁时，脊髓即达永久的位置，终止在第 1 腰椎。小儿植物神经系统发育较快，血管压力感受器反射很差，而新生儿迷走神经较为紧张，麻醉中极易出现心动过缓意外。另外小儿各种神经反应易于疲劳，因此易出现阵发性、短暂的动作及睡眠增多。

(四)体温控制

婴儿在下丘脑的体温调节中枢是活跃的，但发育尚未完善，周围体温调节机能也不健全，故体温易变。小儿麻醉中，由于发热、脱水、室温升高、药物抑制、出汗或全身麻醉药干扰体温调节等因素发生体温过高是很危险的，所以小儿麻醉中应使用持续的体温监测。

(五)体液平衡

小儿较成年人水的代谢率高，细胞外液所占的比重大，因此需要的体液和电解质较多，液体输入量和输入速度应尽量准确，否则会出现液体过量或不足。小儿血容量为体重的 7%～8%，如果丧失循环血量的 10%，就需要及时补充，所以安全界很小。在输血过程中，也应考虑到体液失衡，输血量超过血容量的 50%时，则可产生代谢性酸中毒，应予以纠正。

(六)静脉穿刺的位置

小儿可选择手部或脚背部的静脉，除非穿刺困难，不主张常用肘前的静脉，因为易使动脉和正中神经损伤。穿刺尽量使用动静脉留置针，既可避免小儿活动而脱针，又可延长保留时间。为便于术中和术后的用药，手术时多采用开放式输液。麻醉诱导后，小儿安静并周围血管扩张，静脉穿刺比较容易，则可选择此期间操作。

二、麻醉前准备与麻醉前用药

(一)小儿麻醉前准备

询问病史，着重了解小儿的发育情况，有无其他慢性病、过敏症，最近服药与治疗情况。家族史要注意有无慢性遗传性疾病，如代谢性疾病、肌肉疾病、血液疾病等。在体格检查时，重点注意循环系统和呼吸系统情况，有无肝脾肿大，检查牙齿及扁桃体情况，有无发热、脱水、贫血等异常情况。实验室检查除血、尿常规、凝血机制测定外，应做红细胞压积及血糖含量测定等。此外应进行胸部拍片和心电图的检查。麻醉前一般禁食在 6 个小时以上。麻醉前 4 小时喂少量糖水。这一点必须向家长讲清其重要性，以免由于家长的不理解而给患儿偷进饮食。

（二）麻醉前用药

阿托品：在小儿麻醉前用药中占重要地位，剂量为 0.02mg/kg。因小儿麻醉常用全身麻醉药，会引起迷走神经兴奋和呼吸道分泌物增加。

安定：0.2mg/kg，或苯巴比妥钠 2mg/kg。使患儿能安静地甚至以睡眠状态进入手术室。但应注意呼吸情况。

三、小儿基础麻醉

小儿麻醉时，除稍大儿童尚能配合外，一般不易合作，必要时应先采用基础麻醉。

常用的基础麻醉方法：

硫喷妥钠肌肉注射：一次用量为 15～25mg/kg，注意臀肌深部注射。

氯胺酮肌肉注射：用量为 4～6mg/kg；或静脉注射，用量为 1～2mg/kg，既可作为基础麻醉，又会产生全身麻醉作用。

冬眠合剂肌肉注射：一般使用冬眠合剂 1 号：氯丙嗪、异丙嗪、杜冷丁各 1mg/kg。以达到意识模糊的深睡眠状态。

四、小儿椎管内麻醉

小儿以静脉麻醉为主，如实施椎管内麻醉时，对配合能力差的小儿，要复合基础麻醉或静脉麻醉。

（一）蛛网膜下腔麻醉

小儿的脊髓与蛛网膜下端的终止位置较成人为低，1～3 周岁幼儿终止于第 3 腰椎水平。为此，小儿蛛网膜下腔麻醉时的穿刺点应根据年龄选择，避免损伤脊髓。小儿脊柱的生理弯曲度小，加之椎管短，麻醉平面的控制远较成人困难，安全程度较差，在无经验情况下，尽量少采用。常用的局麻药为普鲁卡因，6 周岁以下按 10mg/周岁计算，6 周岁以上按 8mg／周岁计算，浓度为 3%～5%。

（二）小儿硬膜外麻醉

小儿硬膜外麻醉在任何年龄均可使用。由于小儿的各层韧带组织都较脆弱细嫩，所以穿刺操作时层次阻力感不清楚，采用穿刺针接玻璃注射器缓慢边进针边测试阻力的方式，较为安全，熟练掌握进针技术，才能作出正确判断。其穿刺深度较浅，2～8 周岁为 1.6～2.2cm；9 周岁以上为 2.2～3cm。因此在穿刺点作局麻和穿刺过程中进针深度必须做到心中有数，切勿穿刺过深。由于小儿硬膜外腔中内容物较多，故常有回流、回吸等现象，必须与脑积液鉴别，否则较易造成刺破硬膜、刺伤脊髓或全脊髓麻醉等严重意外。肛肠病手术一般选用腰 2-3 间隙即可。也要复合基础麻醉或静脉麻醉。

（三）小儿骶管麻醉

适用于所有小儿病人。小儿骶裂孔的局部标志比成人清楚，穿破骶尾韧带时突破感明显，麻醉出现时间较快，一般仅需 1～3 分钟。穿刺方法与成人相似。穿刺时复合基础麻醉。用药总剂量参照硬膜外麻醉。

临床常用的局麻药：

利多卡因用 0.9%生理盐水配制成利多卡因 1%～1.2%的浓度，10～20ml；布比卡因用 0.9%生理盐水配制成 0.15%～0.3%浓度，10～20ml。

五、小儿静脉麻醉

静脉麻醉是小儿临床广泛使用的全身麻醉，以多种药物复合为主导。

(一)小儿氯胺酮麻醉

氯胺酮是小儿静脉和肌肉注射的良好麻醉药，不仅可作为静脉全身麻醉，并可作为局部麻醉的基础或辅助用药，在临床上已得到广泛使用。麻醉诱导可肌注 4～6mg/kg，或静注 1～2mg/kg。静注的速度要缓慢，应在 60 秒以上。注射完后大约 20 秒～2 分钟内即可进入麻醉状态。麻醉作用的持续时间为 5～20 分钟。麻醉维持可以补充 0.5mg/kg 来完成。应用肌注氯胺酮给药后 1～5 分钟出现麻醉，可维持 15～30 分钟。如需延长麻醉时间，可追加首次量的 1/2 至全量，同时可以和 γ—羟基丁酸钠、安定、丙泊酚、镇静镇痛药等复合使用。

(二)小儿硫喷妥钠基础麻醉

1. 硫喷妥钠肌注基础麻醉　由于小儿静脉穿刺困难，多采用肌注完成基础麻醉。一般以 2.5%硫喷妥钠溶液按 15-20mg/kg 臀肌深部注射，可持续深睡 40-50 分钟。如注药后 15 分钟仍未入睡，可追加半量。手术时间长者在首次用药后 45 分钟追补初量的 1/2。较大儿童一次量以不超过 0.5g 为限。注药后，患儿如果在 1-2 分钟内即达深睡，或对疼痛刺激已无明显反应，提示用药可能过量，应加强呼吸循环的管理，并及时处置。注射时防止注到皮下，更不能注于坐骨神经部位。

2. 硫喷妥钠直肠灌注基础麻醉　用 10%硫喷妥钠溶液按 45-50mg/kg 计算，于麻醉前 15-20 分钟灌入直肠，无须清洁灌肠。5-10 分钟起效，20-30 分钟后可达深睡眠状态。用药后要加强呼吸循环的监护，防止吸收过快而致的麻醉过深。由于此法操作复杂，效果不稳定，目前已很少应用。

3. 静脉注入法　能配合建立静脉通路的小儿，可采用静脉注入实施基础麻醉。一般用量 3～5mg/kg。术中出现四肢活动时，可追加首量的 1/2。麻醉中要密切观察呼吸、血压、脉率及病人的反应。高度注意以下情况的发生：①舌后坠引起的呼吸道不畅；②呼吸频率和幅度的变化，应监测脉搏血氧饱和度；③血压下降；④避免刺激咽喉部，防止引起喉痉挛。

（陈少明　洪运忠）

第十节　针刺麻醉

针刺麻醉是在人体某些穴位或特定部位进行刺激，以调整人体生理机能，在保持各种感觉基本正常的情况下，只是痛觉迟钝或减退，达到镇痛效果，从而能够施行手术操作的麻醉方法，简称针麻。目前针麻仍存在镇痛不全、内脏牵拉反应和肌肉不松弛等问题，尚有待进一步研究。

为便于患者在术中积极配合，手术前应指导患者进行某些必要的训练。伴有其他疾病的患者，术前应积极进行治疗，以增强抵抗疾病和手术创伤的能力。

一般可在术前 1 小时肌注苯巴比妥钠 0.1g，切皮前用哌替啶 50mg 静脉或穴位注射，但用药量不要过大，以保持患者神志清醒。

一、穴位的选择原理

根据取穴范围针麻可分体针、耳针、头针、面针、鼻针、手针、足针等方法，临床较常用的为体针和耳针麻醉。

(一)体针麻醉的选穴

根据脏腑经络理论选穴：穴位是经络在体表流注的集点，针刺穴位可使人体脏腑经络的气血通畅运行，从而达到镇痛和控制生理紊乱的效果，因此在选穴时就必须考虑到经脉的循行路线，手术所涉及的脏腑以及脏腑间或经脉间的相互关系等。根据脏腑经络原理进行选穴。

循经取穴：根据"经脉所过，主治所及"的原理，先选取有关经脉，再在这些经脉上选取穴位。在具体应用中，可在手术切口部位所通过的经络及手术涉及脏器所属的经络上取穴，如痔切除术选用足太阳膀胱经上的白环俞。

辨证取穴：运用脏象理论关于脏腑的基本功能和脏腑相关的理论选取有关穴位。即先辨别疾病症状或手术过程中患者种种反应和脏腑经络之间的关系，再取有关的经络穴位，如大肠手术除选用手阳明大肠经外，还可以选用手太阳肺经上的穴位，因肺与大肠是表里关系。

邻近取穴：在手术部位附近取穴，这是"以痛为俞"的针灸治疗经验在针麻中的具体应用。一般用于配合循经取穴或辨证取穴，用以加强局部的镇痛效果。

(二)根据神经解剖生理学说取穴

从现代神经生理学的角度考虑，分布在穴位处的某些神经感受器，是穴位接受针刺的物质基础，身体大部分区域的针刺冲动和手术的疼痛冲动都经由外周神经传递至脊髓的相应节段，并在脑的各部分得到反应而相互作用，从而产生了镇痛效果。

近神经节段取穴：选用与手术部位属于同一或邻近脊髓节段支配的穴位。在手术部位附近选穴，通常称为局部取穴。

远神经节段取穴：从临床和实验研究观察，针刺得气感比较强的穴位，一般镇痛效果比较强，镇痛范围也比较广。临床上则可选择得气感较强的穴位组成穴位处方,虽然这些穴位与手术部位不属于同一或邻近脊髓节段,但可用于多种手术,故常配合应用。

刺激神经干:直接刺激支配手术区域的神经干,使神经干对神经反应起抑制作用,即阻断了神经远端的手术刺激的传入。形成了"物理阻断"而产生针麻效果。

(三)耳针麻醉取穴

中医经过长期的临床实践,在耳壳上确定了近100个穴位,针刺这些穴位可治疗与其有关的疾病,就此发展了耳针麻醉。根据手术要求,将耳穴分为基本穴、手术部位穴和配穴三类。

基本穴:这些穴位具有镇痛、镇静和抗交感神经兴奋的作用。任何手术都可选用其中 1-2 个穴位,如神门、皮质下、交感、内分泌等。

手术部位穴:身体各部位在耳廓上都有相应的反应点,即为对应穴。在手术时可寻找对应穴进行刺激,如肛门手术可寻肛门穴。

配穴:按脏象经络理论选加配穴来配合手术的使用,如根据肺主皮毛的特点,手术切皮时可配肺穴。

针麻选穴注意事项:

不论体针或耳针麻醉,一般仅选患侧或单侧穴位即可。穴位数一般以 2～6 个为宜。根据手术需要可同时选用耳穴和体穴组成综合穴位处方,以起相互补充、互协调的作用。

避免选用容易出血和较痛的穴位。所选穴位不能影响手术操作。

二、肛门手术常用针麻处方及刺激方法

(一)常用针麻处方

(1)体针处方①白环俞(双侧)。②承山气衡(手太阴肺经穴,于前臂掌侧中上 1/4 与上 1/4 交界处)、长强。③骶管内电刺激:经骶裂孔置入尖端裸露1-2cm 的绝缘电极,用电麻仪进行刺激,一般采用高频率,强度因人而异,以患者耐受力为准。

(2)耳针处方神门、肺、直肠上段、直肠下段、交感。

(3)综合处方体穴:秩边(双侧);耳穴:直肠下段、肺、交感。

(二)刺激方法

(1)脉冲电刺激为当今针麻最常用的刺激方法,是以微弱脉冲电流代替手法捻针。使用过程中,可根据手术中不同反应和各步骤而调节其强度和频率,电流强度要自小而大,逐渐增强,避免给患者突然的强刺激。此法方便简单,可用于时间较长的手术,但不能进行提插手法刺激。

(2)手法运针为针麻的基本刺激方法。此法效果良好,不需用任何仪器,并可以根据患者的体质和手术各个阶段的要求进行捻针速度和幅度的改变,并可以捻转或提插手法进行"补"或"泻"。但操作者容易疲劳,捻针时可出现针干摇晃或扭曲而使针眼疼痛,出血或滞针,有时会妨碍手术操作或无菌技术。

(3)穴位注射法在选定的穴位上注射少量药液而起刺激作用,如维生素 B1 哌替啶、局麻药等。体针每穴位一般注射 2-5ml;耳针每穴位注射 0.1～0.2ml。

现在,还有推拿、气功、激光等穴位刺激法,何种方法最省力有效,并可不妨碍手术操作,有待

于进一步研究探讨。

三、针刺复合麻醉

针麻虽然使用安全，但因有镇痛不全、肌肉不松弛和内脏牵拉反应等不足之处，针刺复合麻醉是临床应用研究的方向。

针刺复合麻醉是应用针刺麻醉为主，同时配合另一种药物麻醉方法，也称针刺平衡麻醉，如：针刺-硬膜外复合麻醉，针刺-气体吸入麻醉等。

（1）针刺—硬膜外复合麻醉针刺配合小剂量硬膜外药物麻醉。硬膜外穿刺部位可选择相关的棘突间隙，向头端插管3cm留置。针刺诱导后5分钟先注入麻醉药物5ml，过15分钟后开始手术。若镇痛效果不佳，可每隔15分钟追加3ml药物，直到效果满意为止，以确保手术顺利进行。麻醉药物通常选用2%的利多卡因或利多卡因与0.3%的盐酸地卡因混合剂。

（2）针刺—气体复合麻醉即针刺配合小剂量气体麻醉药麻醉。针刺诱导后给氧化亚氮和氧气各半的混合气体，穴位刺激可连续数小时。这种方法镇痛效果良好，常用于体外循环心内直视手术，可使痛觉减弱维持较久，减少麻醉药物用量，术中、术后患者循环系统功能保持相对稳定，各种生理功能也很少受到抑制，术后很少使用镇痛药，康复较快。

（3）针刺—异丙酚复合麻醉是针刺合并异丙酚一种麻醉方法。可接注射泵靶控注射。操作简效果稳定，诱导迅速平稳，苏醒迅速。可引起呼吸抑制，麻醉过程应严密监护。

（4）针刺—局部复合麻醉是指在针刺相关穴位镇痛的基础上，多次小剂量注射麻醉药物作局部浸润或阻滞，从而达到局部麻醉效果的方法。适用于通常情况下仅用针麻或局麻能完成的手术。

（陈少明）

第十一节　麻醉后苏醒的护理

由于手术结束后的一段时间内，麻醉药、肌松药和神经阻滞药的残留作用尚未消失，机体保护性反射尚未完全恢复，特别是全麻气管插管患者术后，当肌松药因再分布、代谢和消除使血浆浓度降低时，结合型肌松又释出具有肌松作用的肌松药至血浆中，导致呼吸抑制等致命性危险。因此，创建麻醉后恢复室（简称恢复室），加强麻醉消退期的监护，确保患者麻醉消退期的安全，减低并发症的发生，尤为必要。其主要工作是由麻醉护士承担。

一、麻醉后恢复室的设施

（1）恢复室环境应安静、清洁、光线充足。应设有换气系统和层流系统，每月进行空气细菌监测，保持室内清洁。

（2）设施应设有中心供氧、压缩空气、中心负压吸引，并在各床头设立终端。室内设有传呼系统，最好与手术室及麻醉科相通，以便抢救时传呼麻醉医生。

（3）床位数与手术台的比例约1∶1.5～2，床与床之间至少需要1.2米的空间。使用可移动活动床。

（4）恢复室抢救物品应备有急救车、除颤仪、插管设备、气管切开包、人工呼吸球囊、呼吸机、颈静脉穿刺包、基础监测仪和负压吸引装置外。还需配备$ETCO_2$和肌松监测仪。

（5）恢复室的药品备血管活性药(升压药、降压药)、抗胆碱药、抗心律失常药、强心药、镇静药、肌松药、激素、抗菌药、中枢兴奋剂、凝血药、抗凝药、脱水利尿剂等。

二、护理工作程序

（1）入室的标准全麻病人术后未拔管或已拔管，而神志、呼吸和保护性反射未恢复正常的，和其他麻醉病情不稳定的病人。由麻醉医师护送入恢复室继续进行监测治疗。

（2）交接班麻醉医师将病人送入恢复室，首先向护士交代病人围术期麻醉及目前情况，估计可能发生的并发症，重点观测的方面。

（3）监测治疗病人送入恢复室后，即刻实施各项监测措施如呼吸机、心电监测、血压、CO_2、SpO_2等，并10分钟记录各种参数，密切观察病人清醒度、循环功能、呼吸功能、肌张力的恢复情况等。如发现病人病情发生变化，及时进行对症处理，并报告麻醉医师，配合麻醉医师进行治疗抢救。

（4）出恢复室标准神志清楚，判断正确。肌力恢复，指令明确。肤色红润，呼吸平稳。血压正常，情绪稳定。

（洪运忠）

第十二节　疼痛治疗与术后镇痛

疼痛治疗包括骨关节痛、神经病理性痛和癌性痛的治疗以及胃肠镜无痛、人流无痛和分娩镇痛等。术后镇痛是疼痛治疗的一部分，对象是为手术后病人提供镇痛的治疗。术后镇痛药物根据其药理学分为麻醉性镇痛药、非麻醉性镇痛药(非甾体类、NSAIDS)、局麻药和神经安全类。

一、疼痛治疗

疼痛治疗的目的是最大限度地控制疼痛，伴随最轻的不良反应，获得最好的生理和心理功能，最佳的生活质量。

癌症疼痛是一个普遍性的问题，有效的止痛治疗是世界卫生组织癌症综合规划四项重点之一。1982年世界卫生组织为实现"到2000年让癌症患者不痛，并提高其生活质量"的目标，在全球推行癌痛治疗计划。卫生部于1991年下达了关于我国开展"癌症患者三级止痛阶梯治疗方案"工作的通知，以及镇痛药临床应用的五项基本原则。

癌痛治疗的三阶梯方法，就是在对癌痛的性质和原因做出正确的评估后，根据患者的疼痛程度和原因适当地选择不同作用强度的镇痛药。

第一阶梯的药物为非甾体抗炎药，代表药物为阿司匹林，其他药物有对乙酰氨基酚、布洛芬、双氯芬酸、高乌甲素、萘普生以及吲哚美辛栓(肛内)等。这类药物主要用于轻、中度疼痛的患者，也可作为第二、第三阶梯的辅助用药。

第二阶梯的药物为弱阿片类镇痛药，代表药物为可待因，其他药物有双氢可待因、氨酚待因、氢可酮、羟考酮、布桂嗪、曲马多等。这类药物主要用于中度疼痛的患者或第一阶梯用药后仍有疼痛的患者。

第三阶梯的药物为强效阿片类镇痛药，代表药物为吗啡，其他药物有氢吗啡酮、羟吗啡酮、左啡诺、二氢埃托啡、美沙酮、芬太尼等。这类药物主要用于重度疼痛的患者或应用了第二阶梯的药物后疼痛仍不能缓解的患者。

癌痛三阶梯治疗的新理念：

WHO 提出的 2000 年癌症患者无痛的目标未能实现，主要的原因是癌痛的机制非常复杂，单纯使用药物治疗有一定的局限性，因此，国内外学者倡导调整三阶梯治疗癌痛的理念。①按 WHO 阶梯化分方案，归类为第一、二阶梯的患者，目前新的观点是及早采用小剂量的强阿片类药物控制中度疼痛。②归类为第二、三阶梯的患者，疼痛机制更为复杂，部分还涉及神经和组织器官的损害，尤其是神经源性疼痛的患者。目前新的进展是规范和足量使用阿片类镇痛药后，采用辅助用药缓解，其中抗抑郁和抗惊厥类药物的研究是重点。③由于癌痛药物治疗的局限性，最后还会有 10%～20% 的患者，在接受规范化的镇痛治疗后不能使疼痛得到有效的控制。对这些患者可考虑采用微创治疗，如神经阻滞、神经损毁及病灶局部治疗等。但这类手术可能引起相应的神经功能障碍，且后期有失效的可能，因此，在临床上适合这些治疗的患者较少。目前国际上公认的比较先进的介入治疗方法是鞘内药物输注治疗，其作用原理是通过埋藏在体内的电脑输注泵，将止痛药物输注至蛛网膜下腔内，作用于脊髓的作用位点达到止痛的目的。它不仅能更有效地缓解疼痛，还可以减轻吗啡等药物的不良反应，改善癌症患者的生活质量。

镇痛药主要作用于中枢神经系统，能选择性地减轻或缓解疼痛感觉，又能使因剧烈疼痛而引起的恐惧、紧张、焦虑不安等不愉快的情绪得到缓解。

临床常用的镇痛药有：非甾体抗炎药，用于轻、中度疼痛；阿片类镇痛药及其代用品，用于中、重度疼痛。近年来，强阿片类药物新剂型(缓、控释片剂，透皮贴剂、舌下含片等)或阿片类与非甾体抗炎药复合剂型，正在成为慢性非癌性的或癌性的疼痛治疗中方便而有效的药物。

(一)非甾体抗炎药

该类药物品种很多，临床应用的有：阿司匹林、对乙酰氨基酚、布洛芬、双氯芬酸、萘普生、吲哚美辛、萘丁美酮、尼美舒利、洛索洛芬、氟比洛芬、吡罗昔康、美洛昔康、氯诺昔康、塞来昔布、帕瑞昔布等。

1.不良反应 该类药物均有不同程度的不良反应。如：贫血、低钾血症、焦虑，失眠、感觉减退、高血压，低血压、呼吸功能不全、咽炎、胃肠气胀、瘙痒、背痛、少尿、外周水肿、肌酐升高。血液尿素氮升高。剥脱性皮炎及超敏反应(包括过敏反应和血管性水肿)。

2.常用药物

(1)洛索洛芬：用于：①类风湿关节炎、骨关节炎、腰肌劳损、肩关节周围炎、颈肩腕综合征等疾病的消炎和镇痛。②手术后，外伤后及拔牙后的镇痛和消炎。③急性上呼吸道炎(包括伴有急性支气管炎的急性上呼吸道炎)下述疾患的解热和镇痛。

用法:成人一次顿服 60mg,应随年龄及症状适宜增减。但原则上一日 2 次,每日最大剂量不超过 180mg,或遵医嘱。

(2)氟比洛芬:用于术后及癌症的镇痛。用法和用量:通常成人每次静脉给予氟比洛芬酯 50mg,尽可能缓慢给药(1 分钟以上),根据需要使用镇痛泵,必要时可重复应用。并根据年龄、症状适当增减用量。一般情况下,本品应在不能口服药物或口服药物效果不理想时应用。

(3)氯诺昔康:急性轻度至中度疼痛和由某些类型的风湿性疾病引起的关节疼痛和炎症。

用量:①急性轻度或中度疼痛:每日 8~16mg。如需反复用药,每日最大剂量为 16mg。②风湿性疾病引起的关节疼痛和炎症:每日剂量为 12~16mg。

(4)帕瑞昔布:用于手术后疼痛的短期治疗。

用法和用量:①静脉或肌内注射推荐剂量为 40mg,随后视需要间隔 6~12 小时给予 20mg 或 40mg,每天总剂量不超过 80mg。可直接进行快速静脉推注,或通过已有静脉通路给药。肌内注射应选择深部肌肉缓慢推注。疗程不超过 3 天。②本品可使用氯化钠溶液 9mg/ml(0.9%)、葡萄糖注射液 50g/L(5％)、氯化钠 4.5mg/ml(0.45%)和葡萄糖 50g/L(5%)注射液作为溶媒。③对于老年患者(≥65 岁)不必进行剂量调整。但是,对于体重低于 50kg 的老年患者,本品的初始剂量应减至常规推荐剂量的一半且每日最高剂量应减至 40mg。

(二)阿片类镇痛药及其代用品

1.不良反应 常见恶心、呕吐、便秘、口干、头昏、嗜睡、出汗。少见过敏反应、低血压、心动过速、胃肠功能紊乱、头痛、视觉异常、情绪不稳、欣快、活动减退、机能亢进、认知和感觉障碍、惊厥、精神混乱、药物依赖性、幻觉、戒断综合征、瘙痒、皮疹、荨麻疹、血管神经性水肿、排尿障碍、尿潴留、呼吸困难、支气管痉挛、呼吸抑制,罕见高血压和心动过缓。

2.注意事项 本品为国家特殊管理的麻醉药品,必须严格遵守国家对麻醉药品的管理条例,按规定开写麻醉药品处方和供应、管理本类药品,防止滥用。

3.常用药物

1)可待因镇咳,用于较剧的频繁干咳,如痰液量较多宜并用祛痰药。

镇痛,用于中度以上的疼痛。

镇静,用于辅助局麻或全麻。

用法和用量,口服:

(1)成人,口服,一次 15~30mg,一日 2~3 次;极量一次 100mg,一日 250mg。皮下注射:一次 15~30mg(仅供手术中使用)。

(2)儿童,①镇痛,口服,一次按体重 0.5~1mg/kg,一日 3 次;②镇咳,用量按镇痛量的 1/2~1/3。

2)磷酸可待因

磷酸可待因糖浆:①10ml;②100ml。

磷酸可待因注射液:①1ml:15mg;②1ml:30mg。

磷酸可待因/双氯芬酸钠复方片(氯芬待因片):每片含磷酸可待因 15mg,双氯芬酸钠 25mg。本品适用于轻至中度疼痛,成人口服:一次 1~2 片,一日 2~3 次。

磷酸可待因缓释片必须整片吞服,不可截开或嚼碎。

3)可待因/对乙酰氨基酚(氨酚待因片)中等强度镇痛药。适用于各种手术后疼痛、骨折、中度癌症疼痛、骨关节疼痛、牙痛、头痛、神经痛、全身痛、软组织损伤及痛经等。

用法和用量口服：规格分为氨酚待因片（Ⅰ）和（Ⅱ）氨酚待因片

（1）氨酚待因片（Ⅰ）：①成人，一次1～2片，一日3次；中度癌症疼痛一次2片，一日3次。②7～12岁儿童一次1/2～1片，一日3次（一日不超过2～4片）。

（2）氨酚待因片（Ⅱ）：①成人，一次1片，一日3次，中度癌症疼痛必要时可由医生决定适当增加。②7～12岁儿童按体重相应减量，连续使用一般不超过5日。

4）吗啡本品为强效镇痛药。吗啡注射液及普通片剂用于其他镇痛药无效的急性锐痛，如严重创伤、战伤、烧伤、晚期癌症等疼痛；心肌梗死而血压尚正常者，可使患者镇静，并减轻心脏负担；用于心源性哮喘可使肺水肿症状暂时有所缓解；麻醉和手术前给药可保持患者宁静进入嗜睡；不能单独用于内脏绞痛（如胆绞痛等），而应与阿托品等有效的解痉药合用。吗啡缓、控释片则主要适用于重度癌痛患者镇痛。

用法和用量：

注射：

（1）皮下注射，①成人常用量一次5～15mg，一日15～40mg；②极量：一次20mg，一日60mg。

（2）成人镇痛时常用静脉注射量：5～10mg；用作静脉全麻按体重不得超过1mg/kg，不够时加用作用时效短的本类镇痛药，以免苏醒迟延、术后发生血压下降和长时间呼吸抑制。

（3）手术后镇痛注入硬膜外间隙，成人自腰脊部位注入，一次极限5mg，胸脊部位应减为2～3mg，按一定的间隔可重复给药多次。注入蛛网膜下腔，

一次0.1～0.3mg。原则上不再重复给药。

（4）对于重度癌痛患者，首次剂量范围较大，一日3～6次，以预防癌痛发生及充分缓解癌痛。

口服：

（1）普通片剂：①常用量：一次5～15mg。一日15～60mg；②极量：一次30mg，一日100mg。

对于重度癌痛患者，首次剂量范围可较大，一日3～6次，临睡前一次剂量可加倍。

（2）缓、控释片：成人常用量，个体差异较大，宜从每12小时服用10或20mg开始，视止痛效果调整剂量或先用速效吗啡滴定剂量后转换为等效控释片剂量。

5）哌替啶为强效镇痛药，适用于各种剧痛，如创伤性疼痛、手术后疼痛、麻醉前用药，或局麻与静吸复合麻醉辅助用药等。对内脏绞痛应与阿托品配伍应用。用于分娩止痛时，须监护本品对新生儿的抑制呼吸作用。麻醉前给药、人工冬眠时，常与氯丙嗪、异丙嗪组成人工冬眠合剂应用。用于心源性哮喘，有利于肺水肿的消除。慢性重度疼痛的晚期癌症患者不宜长期使用本品。

用法和用量：

注射剂：

（1）镇痛：成人肌内注射，一次25～100mg，一日100～400mg；极量：一次150mg，一日600mg。成人静脉注射一次按体重以0.3mg/kg为限。

（2）分娩镇痛：阵痛开始时肌内注射，一次：25～50mg，每4～6小时按需重复；极量，一次量以50～100mg为限。

（3）麻醉前用药：麻醉前30～60分钟肌内注射，按体重1.0～2.0mg/kg。麻醉维持中，按体重1.2mg/kg计算60～90分钟总用量，配成稀释液，成人一般每分钟静滴1mg，小儿滴速相应减慢。

（4）手术后镇痛：硬膜外间隙注药，24 小时总用量按体重 2.1～2.5mg/kg 为限。

（5）晚期癌症患者解除中重度疼痛：应个体化给药，剂量可较常规为大，应逐渐增加剂量，直至疼痛满意缓解，但不提倡使用。

（6）小儿基础麻醉：在硫喷妥钠按体重 3～5mg/kg10～15min 后，追加哌替啶 1mg/kg 加异丙嗪 0.5mg/kg 稀释至 10ml 缓慢静脉注射。

口服：成人，一次 50～100mg，一日 200～400mg；极量，一次 150mg，一日 600mg。小儿用量：一次按体重 1.0～1.5mg/kg。

6）布桂嗪为中等强度的镇痛药。适用于偏头痛，三叉神经痛，牙痛，炎症性疼痛，神经痛，月经痛，关节痛，外伤性疼痛，手术后疼痛，以及癌症痛（属二阶梯镇痛药）等。

用法和用量：

口服：①成人，一次 30～60mg，一日 3～4 次。②儿童，一次 1mg/kg，疼痛剧烈时用量可酌增。

皮下或肌内注射：成人，一次 50～100mg，一日 1～2 次。疼痛剧烈时用量可酌增。对于慢性中重度癌痛患者，剂量可逐渐增加。首次及总量可以不受常规剂量的限制。

7）羟考酮缓解持续的中度到重度疼痛。

用法和用量：控释片必须整片吞服，不得掰开、咀嚼或研磨。初始用药剂量 5mg，每 12 小时服用一次，继后，根据病情仔细滴定剂量或先用速效吗啡滴定剂量后转换为等效本品，个体差异较大。大多数患者的最高用药剂量为 200mg/12h。少数患者可能需要更高的剂量。口服本品 10mg 相当于口服吗啡 20mg。

8）对乙酰氨基酚/羟考酮复方片（氨酚羟考酮片）用于中、重度急、慢性疼痛。口服：成人术后疼痛，一次 1～2 片，间隔 4～6 小时可重复用药 1 次。癌症、慢性疼痛，一次 1～2 片，一日 3 次。勿空腹服用。

9）芬太尼芬太尼透皮贴剂适用于中度到重度慢性疼痛以及那些只能依靠阿片类镇痛药治疗的难以消除的疼痛。

本品可以持续贴用 72 小时，在更换贴剂时，应更换黏贴部位。

每 72 小时应更换一次本品贴剂。应依据个体情况调整剂量，直至达到满意的镇痛效果。如果首次用药镇痛效果不满意，可根据疼痛强度在 3 天后增加剂量。

10）丁丙诺啡适用于各种术后疼痛、癌性疼痛、外伤或烧伤后疼痛、肢体痛和心绞痛。

用法和用量：用于镇痛，肌内注射或缓慢静脉注射：一次 0.3～0.6mg，一日 3～4 次。单剂量作用可持续 6～8 小时。舌下含服：一次 0.4～0.8mg，每隔 6～8 小时 1 次。

11）曲马多用于中度至重度疼痛。

用法和用量：

注射剂：成人及 12 岁以上儿童，肌内注射，一次 100mg，必要时可重复。一般情况下一日总量为 400mg，但在治疗癌痛和重度术后疼痛时可应用更高日剂量。

缓释片：整片吞服，一般从一，次 50mg 开始，12 小时服用一次，根据患者疼痛程度可调整用药剂量。一般成人及 14 岁以上中度疼痛的患者，单剂量为 50～100mg；体重不低于 25 公斤的 1 岁以上儿童的服用剂量为每公斤体重 1～2mg。本品最低剂量为 50mg(半片)，最高日剂量通常不超过 400mg，治疗癌性痛时也可考虑使用较大剂量。肝、肾功能不全者，应酌情使用。老年患者用量，应有所减少。两次服药的时间间隔，不得少于 8 小时。

二、术后镇痛

肛肠手术后疼痛剧烈，影响病人休息和术后恢复。术后疼痛治疗十分重要。手术后急性疼痛不仅使患者身体遭受痛苦，更主要的是对机体造成明显的不良影响，带来各种并发症。术后镇痛痛的意义，它不仅能减轻患者的痛苦，更重要的是可预防或减少手术后由疼痛引起的并发症。术后镇痛的方法很多，主要介绍镇痛泵，长效麻醉剂。

（一）镇痛泵的运用

病人自控镇痛术(patientcontrol ledanalgesia，PCA)：镇痛依其功能可分为持续控制、病人自控、持续控制加病人自控镇痛三种。根据给药途径不同，PCA 可分为经硬膜外给药(PCEA)、经静脉给药(PCIA)、经外周神经给药(PCNA)和经皮下给药(PCSA)，以前两种常用。

PCA 的优点：可持续维持其血药浓度接近最低有效血药浓度(MEAC)，避免了间断肌肉或静脉给药引起的血浆药物浓度波动过大而造成的剂量不足(止痛效果不佳)或过量(过度镇静)的双重危险。单位时间内药量减少，效果可靠，镇静作用轻微，利于患者尽早起床活动和恢复。患者可自行控制。设置预定指标：

负荷剂量：即是使用 PCA 装置镇痛开始时的用药剂量。该剂量是使患者迅速达到无痛的用量，也称为最小有效镇痛浓度(MEAC)，应略低于单次用药剂量。采用椎管内麻醉的术后患者，术中所用麻醉药即可视为负荷剂量。静脉 PCA 是可采用哌替啶 10～20mg 作负荷剂量。

单次(或冲击)给药剂量或追加剂量：指令剂量 PCA 采用小剂量、多次给药的方法，使血药浓度维持在最低有效水平。由于不同患者对疼痛的耐受程度和对镇痛药的反应差异很大，因而追加剂量的调整非常关键。

锁定时间：是指该设定的时间内 PCA 装置对患者再给药的指令不作反应，目的是防止患者过度给药。连续给药或基础剂量目的使血浆 MEAC 更恒定，患者在睡眠时间也能维持镇痛。

最大用药量：PCA 装置具有 1h 或 4h 的单位时间总量限制的预选设置，可防止患者反复用药造成过量、中毒。

常用药物：

硬膜外给药(PCEA)多为小剂量阿片类药物。吗啡为镇痛药，配方中如：一是吗啡 1～2mg，单独或与低浓度局麻药联合运用，也可用吗啡与氟哌啶 2.5mg 合用。其次为单纯低浓度的长效局麻药，如 0.125%～0.25%布比卡因或 0.5%～1%利多卡因。其三为非甾体类镇痛药。如曲马多和氯胺酮。

静脉给药(PCIA)将 PCA 装置与静脉穿刺留置针连接即可。临床以阿片类药物为主。如：芬太尼。PCIA 起效快但用药量较大。北京协和医院经验方：吗啡 40mg＋氟哌利多 2mg 加入生理盐水至 20ml，每按动启动泵即有 0.5ml 药液(含吗啡 1mg)注入静脉，锁定时间为 5min。

（二）长效麻醉剂

长效麻醉剂实际上是局麻药改进，如油质利多卡因、普鲁卡因奎宁等，用以延长局麻时间的药物，用于术中或术后止痛的一种方法。此类药物有注射部位的一定损害，有的还损害末梢神经髓质，使用不当可引起肛管感觉性失禁，局部坏死等。

1.亚甲蓝长效止痛注射液

配制方法：一般是用 1%亚甲蓝 2ml 加 1%利多

卡因 18ml 配制而成。

其他配制方法是：2%普鲁卡因或 2%利多卡因或 0.25%布匹卡因注射液加医用亚甲蓝，配成 0.2%亚甲蓝注射液。改良处方可再配以奎宁、咖啡因、乌拉坦、丙三醇、乙醇或两面针等。

2.泯痛尔注射液(商品名：复方薄荷脑注射液) 由杨里颖在 1982 年研制成功。其处方组成：0.133%薄荷脑，0.8%盐酸利多卡因。该药兼有术中麻醉和术后长效止痛的作用，临床上应用广泛。主要用于肛门手术中的麻醉和术后止痛。亦可用于神经阻滞或神经性皮炎等。

使用方法：肛门手术时，行肛周多点深层浸润注射，用量不超过 20ml。注药时不宜过浅，用药量不宜过多，防止出现局部水肿，甚至浅表坏死止痛效果持续 2-10 天。

不良反应：注药时可有一过性"烧灼刺痛感"。个别患者可有头晕、恶心等不适，休息数分钟即可缓解。特异体质患者可出现荨麻疹样风团，应给予抗过敏治疗。局部感染和乙醇过敏者慎用。

3.复方高乌甲素注射液 主要是用于肛肠手术的麻醉和术后止痛。

使用方法：手术结束时于创面的边缘真皮层或皮下或整个创面，呈扇形或点状均匀注射，或肛门周围局部注射。一般创面用药量 4～6ml，大的创面用量 8～10ml，一般不超过 10ml。

(三)复方亚甲蓝骶管麻醉术后镇痛

复方亚甲蓝注射液中含有利多卡因、布比卡因、亚甲蓝 3 种成分，亚甲蓝为一种长效镇痛剂具有可逆的神经毒性作用；具有较强的神经亲和作用；参与糖代谢，促进丙酮酸继续氧化，改变神经末梢内外的酸碱平衡和膜电位，从而影响兴奋和神经冲动的传导。

骶管麻醉是通过复方亚甲蓝作用于骶神经，阻断肛周、会阴部神经传导，达到术中麻醉及术后镇痛的效果。

骶管麻醉成功率高，刺入深度在 2cm 左右，可避免进入蛛网膜下腔引起全脊髓麻醉，且减少了损伤血管出现麻醉药中毒的机会，操作简单安全，是肛肠手术理想的麻醉后的持续镇痛剂。

严格控制亚甲蓝的浓度在 0.05％～0.1%，防止浓度过大造成不可逆性神经损害及硬膜外腔的黏连。

（刘卫东 陈少明 洪运忠）

第四章　肛肠科用药

药物是医生为病人消除疾病的有力武器，药物的应用包括治疗、预防和诊断三个方面的内容。一个技术娴熟的肛肠科医生，当是既懂医，又懂药，既通中又懂西的医生，而中西医结合、医药结合对于肛肠科更有其特殊意义。

第一节　新药、专药

1. 【药物名称】匹维溴铵

通用名称：匹维溴铵片（图 4-1）

商品名称：得舒特

英文名称：Pinaverium Bromide Tablets

汉语拼音：Piweixiuan Pian

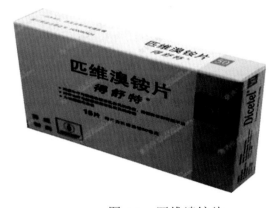

图 4-1　匹维溴铵片

【成份】

化学名称：N（2-溴-4,5-二甲基苄基）-N（2[2-双甲基-2-去甲蒎烷基]乙氧基）乙基）吗啉溴

化学结构式：

分子式：C26H41O4NBr2

分子量：591.45

【性状】

本品为橙色薄膜衣片，除去包衣后显白色。

【适应证】

-对症治疗与肠道功能紊乱有关的疼痛、排便异常和胃肠不适；

-对症治疗与胆道功能紊乱有关的疼痛；

-为钡灌肠做准备。

【规格】50mg

【用法用量】

成人：常用推荐剂量 3～4 片/天，少数情况下，如有必要可增至 6 片/天。

为钡灌肠做准备时，应于检查前三天开始用药，剂量为 4 片/天。

切勿咀嚼或掰碎药片，宜在进餐时用水吞服。不要在卧位时或临睡前服用。

【不良反应】

-极少数人中观察到轻微的胃肠不适。

-极个别人出现皮疹样过敏反应。

【禁忌】

孕妇忌服。

【注意事项】

如果您有疑问，请咨询医生或药剂师。

为避免可能的药物相互作用，请告诉医师或药剂师您正在接受其他的医学治疗。。

建议孕妇不使用本品。

如在服药期间发现妊娠，请向医生咨询。由医生判断是否继续治疗。

哺乳期间，不建议使用本品。

通常在孕期或哺乳期，服用任何药物之前，应首先咨询医生或药剂师。

【孕妇及哺乳期妇女用药】

动物实验中未见致畸作用，在临床应用中，目前尚缺乏评价匹维溴铵的致畸或胎儿毒性作用的充足资料，故妊娠期间禁止服用。

另外在妊娠晚期摄入溴化物，可能影响新生儿神经系统（低张和镇静）。

由于尚无是否进入乳汁的相关资料，哺乳期间应避免服用。

【儿童用药】

因临床数据不足，本品不推荐给儿童使用。

【老年用药】

据现有资料料，本品可用于老年患者。

【药物相互作用】

尚不明确。

【药物过量】

除腹泻、和/或胃肠胀气外，剂量达 1.2 克的本品未见引起人体其他不良反应。无特殊解毒药，请对症治疗。

【药理毒理】

亲肌性解痉剂（A 类：胃肠道和代谢）

匹维溴铵是作用于胃肠道的解痉剂，它是一种钙拮抗剂，通过抑制钙离子流入肠道平滑肌细胞发挥作用。动物实验中观察到匹维溴铵可以直接或间接地减低致敏性传入的刺激作用。匹维溴铵没有抗胆碱能作用，也没有对心血管系统的副作用。

【药代动力学】

低于 10% 的口服剂量经胃肠道吸收，1 小时内达血浆峰浓度，清除半衰期为 1.5 小时。该药几乎全部在肝脏代谢并清除，动物自动放射影像学研究显示该药聚集于胃肠道中。该药 97% 与血浆蛋白结合。

【贮藏】

避光，干燥处保存。

【包装】

铝塑包装，15 片，30 片/盒。

【有效期】

二十四个月

【执行标准】

进口药品注册标准 JX20080008

【批准文号】

进口药品注册证号：H20080424

【生产企业】

企业：

名　　称：Solvay Pharma

生产厂：

名　　称：Solvay Pharmaceuticals

地　　址：Route de Believillte Lieu dit Maillard 01400 Chatillon Sur Chalaronne

　　　　　　Franc

导读与参考资料：舒特是一种对胃肠道具有高度选择性解痉作用的钙拮抗药，对平滑肌的作用机制和其它钙拮抗剂一样，但对结肠平滑肌具有高度选择作用。适用于与肠易激综合征有关的腹痛、排便紊乱、肠道不适。

有报导，服用得舒特患者在检查时对腹痛的依从性及达到回盲部时间与 654-2 组无明显差异；另有作者报道，患者的年龄、性别、文化程度对疼痛感觉的差异无明显差别，而服用得舒特可明显减轻肠道准备时可能发生的疼痛，检查者的操作手法及熟练程度才是结肠镜检查成功的关键。研究发现，服用得舒特患者在肠镜检查时对疼痛的耐受性、达到回盲部时间明显优于 654-2 组及对照组，差异有显著性。这可能是服用得舒特后患者肠壁松弛，易于用气体吹开肠腔，可减少频繁注气；易于拉直肠腔，缩短进镜时间，提高检查速度，从而减少了发生腹痛的机会，提高结肠镜检查的成功率。当然，与检查者的操作手法及熟练程度也密切相关。

得舒特能防止平滑肌过度收缩而达到解痉作用，亦能消除平滑肌的高反应性，增加肠蠕动的能力。从而改善便秘患者的排便功能，亦有利于便秘患者结肠镜检查前的肠道清洁。本组病例观察便秘患者的肠道清洁程度，服用得舒特明显优于其他两组未服药的病例，尽管三组之间没有显著性差异，但不同于文献报道服用得舒特不利于肠道清洁的结果。

得舒特不仅对结肠痉挛治疗效果好，还适用于各种肠胃不适症，增加肠道蠕动能力，针对肠胃不适，有效缓解疼痛。得舒特通过阻断钙离子流入肠壁平滑肌细胞，防止肌肉过度收缩而达到解痉作用，能消除肠平滑肌的高反应性，并增加肠道蠕动能力。得舒特对心血管平滑肌细胞亲和力极低，每天单剂口服 1200mg，也不会引起血压的变化。得舒特不会影响食管下部贲门括约肌的压力，也不引起十二指肠反流，但对奥迪氏括约肌有松弛作用。

2.【药物名称】乳果糖

中文通用名称：乳果糖（图 4-2）

英文通用名称：Lactulose

其它名称：半乳糖苷果糖、春克、杜必克、杜秘克、Bifiteral、Cephalac、Constilac、Duphalac、Lactulax、Lactulosum、Laevilac、Normose

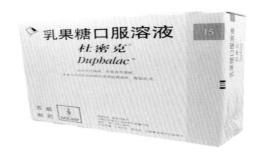

图 4-2　乳果糖口服液

【临床应用】

（1）主要用于预防和治疗高血氨症及血氨增高所致的肝性脑病。

（2）作为缓泻剂，用于慢性功能性便秘。

（3）可作为促生素(使肠腔内的 pH 值降低，改变肠腔内的菌群，利于正常菌群生存)。

（4）治疗内毒素血症和炎症性肠病的辅助用药。

【药理】

（1）药效学：本药为一种渗透性轻泻剂，在结肠内被人体正常微生物分解为乳酸和醋酸。具有以下作用特点：①降低血氨的作用：本药使肠腔内的 pH 值降低，形成不利于分解蛋白质的细菌生存、繁殖的酸性内环境，从而使肠道内产氨减少；还可使所产生的氨(NH3)转变为 NH4+，离子状态的 NH4+脂溶性小，难以被肠道吸收而随粪便排出，间接降低血氨水平。当结肠内的酸碱度从 pH7.0 降至 pH5.0 时，结肠黏膜不仅不吸收氨到血液，反而由血液向肠腔内排出氨。②导泻作用：本药在小肠内不被水解吸收，其渗透性使水和电解质保留于肠腔，在结肠中细菌将其分解成乳酸、醋酸，使肠内渗透压进一步增高，使粪便的容量增大，刺激肠道蠕动，产生缓和的导泻作用，也有利于氨和其他含氮物质的排出。③本药尚具有抗内毒素的作用。

（2）药动学：本药在胃和小肠中不会被消化分解（因缺少其分解酶），且几乎不被小肠吸收，可完整地通过小肠到达结肠。用于治疗便秘时，口服后 24-48 小时起效，其生物利用度较小。本药在结肠广泛代谢，被结肠细菌代谢形成小分子酸（如乳酸、醋酸），使结肠内容物酸化。3%未被代谢的乳果糖随尿排出，少量经胆汁随粪便排泄。

【注意事项】

（1）禁忌症：①对本药过敏者。②阑尾炎、肠道梗阻、不明原因的腹痛者。③对乳糖或半乳糖不耐受者。④糖尿病或半乳糖血症患者。⑤尿毒症不宜用本药。

（2）慎用：妊娠头 3 个月。

（3）药物对妊娠的影响：动物实验显示本药无致畸作用。美国 FDA 划分本药的妊娠危险性分类为 B 级。

（4）药物对哺乳的影响：尚不清楚本药是否经乳汁分泌。

（5）用药前后及用药时应当检查或监测：应注意观察大便的次数和性状（即有无腹泻的发生）。

【不良反应】

本药不良反应少且轻微，偶有腹部不适、腹胀、腹痛；剂量大时偶见恶心、呕吐。长期大量使用致腹泻时会出现水电解质失衡。以上不良反应在减量或停药后不久可消失。

【国外不良反应参考】

（1）内分泌/代谢：有肝性脑病患者在本药治疗期间出现乳酸性酸中毒或高钠血症的报道。

（2）胃肠道：①服用本药会产生气体，引起腹胀、打嗝、腹部不适和痉挛（这些症状通常会在治疗一周内消失）。也有报道出现恶心和呕吐。②用药过量可引起腹泻，导致低钾血症。③有报道可发生胸骨后疼痛和上腹部疼痛，并导致停药。(4)对肝硬化的患者，可能会引起食欲减退。

（3）滥用本药的典型症状为腹痛、虚弱、疲乏、口渴、呕吐、水肿、骨痛（由骨软化引起）、水电解质失衡、低蛋白血症（胃肠疾病引起蛋白丢失）以及类似结肠炎的症状。如果结肠没有发生器质性损伤，停药后可能需要数月才能恢复正常。

【药物相互作用】

药物-药物相互作用

（1）本药与新霉素合用时，可提高对肝性脑病的疗效。因为新霉素可抑制肠道细菌，从而降低肠道氨的产生。而分解本药的类杆菌属菌群等，则不受新霉素抑制。但也有国外资料报道，用新霉素来清除某些结肠细菌会干扰正常的乳果糖降解，阻碍结肠内容物的酸化。

（2）本药与抗酸药（如碳酸氢钠等）合用时，可使肠内 pH 值升高，降低本药的疗效，不宜合用。

【给药说明】

（1）本药疗效有个体差异性，故剂量应个体化，以保持每日 2～3 次的软便且粪便 pH 值在 5.5 左右为宜。

（2）可随意加在水、果汁及患者喜爱的冷、热饮料中冲饮或混于食物中服用。也可制成灌肠液使用。

（3）治疗肝性脑病时应采用大剂量。

（4）治疗期间不能用其他轻泻药，尤其是在肝性脑病治疗的最初阶段。因为使用了轻泻药使大便变稀而造成乳果糖用量已足够的假象。

（5）如果初始剂量造成腹泻，应立即减少剂量。如果腹泻持续，则应停药。

（6）用药过量：目前尚无过量的病例报道。可能表现为腹泻和腹部痛性痉挛，应停药。

【用法与用量】

成人

•常规剂量

•口服给药

（1）肝性脑病：起初 1～2 日，每次 10～20g，每日 2～3 次；后改为每次 3～5g，每日 2～3 次。以每日排软便 2～3 次为宜。

（2）便秘：每次 5～10g，每日 1～2 次。

•灌肠给药　用于肝性脑病时，可将本药 200g 加于 700mL 水或生理盐水中，保留灌肠 30-60 分钟，每 4～6 小时 1 次。

儿童

•常规剂量

•口服给药

（1）肝性脑病：初始剂量为 1.7-6.7g，分次给予；年龄较大的儿童和青少年可每日用 27-60g，然后调整剂量到每日 2～3 次软便为宜。

（2）便秘：每日服用 1～2 次，按不同年龄给每次剂量：6～12 岁者每次 5g；1～5 岁每次 3g；婴儿每次 1.5g。

【国外用法用量参考】

成人

•常规剂量

•口服给药

1. 便秘：通常用量是每次 30～45mL(含乳果糖 20～30g)，每日 3～4 次。起效可能需要 24～48 小时。

2. 肝性脑病：开始每次 30～45mL(含乳果糖 20～30g)，每日 3～4 次。每 1～2 日调整剂量一次，以每日排软便 2～3 次为宜。

•灌肠给药　本药用于肝性脑病时，也可通过灌肠给药。将 300mL(200g)乳果糖与 700mL 水或者生理盐水混合，每 4～6 小时一次通过直肠气囊导管保留灌肠，保持 30～60 分钟。如果灌肠剂排除得太快，可以立即重复进行。

•老年人剂量

有研究表明，乳果糖每次 5～10mL，每日 2-3 次，可作为一种排空肠道的有效方法，而且可以防止进行钡餐检查的老年患者发生钡剂滞留。

儿童

•常规剂量

•口服给药　用于治疗慢性便秘时，婴儿每日 2.5～10mL，分次服用(如每日 3-4 次)；对于年龄较大的儿童和青少年，推荐剂量为每日 40-90mL，分次服用(如每日 3～4 次)。

【制剂与规格】

乳果糖粉　(1)5g。(2)100g。(3)500g。

贮法：置于 2～30℃之密闭干燥处。

乳果糖口服液　(1)10mL:5g。(2)100mL:50g。

贮法：贮存于 20℃以下。

乳果糖溶液　(1)100mL。(2)300mL。

贮法：贮存于 20℃以下。

乳果糖颗粒　10g/袋。

贮法：贮存于 30℃以下，防潮。

乳果糖糖浆　60%。

3. 药品名称：欣力康胶囊(图 4-3)

通用名称：欣力康胶囊

成分：半枝莲、黄芪、当归、龙葵、郁金、红参、蛇莓、雪莲花、轮环藤根、丹参。

性状：本品为硬胶囊，内容物为棕色至棕褐色的粉末；气香，味微苦。

规格：每粒装 0.45g

包装：铝塑泡罩包装。10 粒/×6 板/盒。

贮藏：密封

有效期：24 个月

批准文号：国药准字 Z20080623

苗医：布苯怡象，维象样丢象，泱夭沓痂。

中医：补气养血，化瘀解毒。用于癌症(直肠、结肠癌)放化疗的辅助治疗。

不良反应：尚不明确。

禁忌：尚不明确。

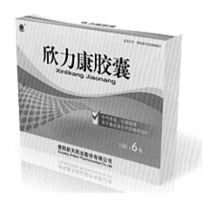

图 4-3　欣力康胶囊

4.药品名称：夏枯草口服液(图 4-4)

通用名称：夏枯草口服液

成分：夏枯草

性状：本品为棕褐色的液体；味甜，微涩。

规格：每支装 10ml

包装：口服液塑料瓶，每盒装 12 支。

贮藏：密封，置阴凉处(不超过 20℃)。

有效期：24 个月

批准文号：国药准字 Z19990052

适应证：清火，散结，消肿。用于火热内蕴所致的头痛、眩晕、瘰疬、瘿瘤、乳痈肿痛；甲状腺

肿大、淋巴结核、肛腺肛窦炎症疼痛，肛周脓肿初期散结消肿止痛及溃后或切开收敛愈合，肛瘘增生复发，结核性肛瘘，乳腺增生病见上述证候者。

不良反应：尚不明确。

禁忌：尚不明确。

药理作用：本品具有明显的抗菌、消炎、活血化瘀、止痛、降压作用，药效学研究证明，对戊酸雌二醇所致的乳腺增生有明显的抑制作用。对巴豆油、角叉菜胶性、蛋清性、棉球肉芽增生所致的多种急慢性炎症模型均有明显的抗炎作用，明显降低右旋糖酐所致的血瘀模型大鼠的全血黏度，血浆黏度及红细胞压积的百分数，明显减少醋酸所致的扭体次数，抑制甲亢小鼠模型的体重减低。

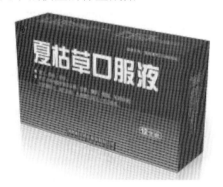

图 4-4　夏枯草口服液

5.药品名称：黄柏胶囊

通用名称：黄柏胶囊

成分：黄柏

性状：本品为胶囊剂，内容物为黄色的粉末；味苦。

规格：每粒相当于原药材 1g

包装：铝塑包装，24 粒/盒。

贮藏：密封

有效期：36 个月

批准文号：国药准字 Z52020064

适应证：清热燥湿，泻火除蒸，解毒疗疮。用于湿热泻痢，黄疸，带下，热淋，脚气，痿躄，骨

蒸劳热，盗汗，遗精，疮疡肿毒，二阴、肛门湿疹瘙痒。

不良反应：尚不明确。

禁忌：尚不明确。

注意事项：不宜久服。

6. 药品名称：复方角菜酸酯栓

药品成分：本品每枚含角菜酸酯 0.3 克，二氧化钛 0.2 克，氧化锌 0.4 克。辅料为：滑石粉，固体半合成甘油脂。

功能主治：用于痔疮及其他肛门疾患引起的疼痛、肿胀、出血和瘙痒的对症治疗；亦可用于缓解肛门局部手术后的不适。

用法用量：塞肛门内，一次 1 枚，一日 1-2 次。

7. 药品名称：复方次没食子酸铋栓Ⅱ

药品成分：本品为复方制剂，每粒含次没食子酸铋 200 毫克、颠茄流浸膏 0.03 毫升、肾上腺素 0.4 毫克。

功能主治：用于内外痔疮的炎症及出血。

用法用量：直肠给药，每次 1 粒，一日 2 次。使用时取侧卧位，将本品缓缓塞入肛门约 2 厘米处，晨起或睡前使用。

生产厂家：上海医工院医药股份有限公司

药品类型：西药处方分类：处方药

联系方式：企业名称：上海医工院医药股份有限公司

公司网址：http://www.sipipharma.com

公司电话：021-52373839

8. 药品名称：马应龙麝香痔疮膏

药品成分：麝香、牛黄、珍珠、琥珀、硼砂、冰片、炉甘石。

功能主治：清热解毒，去腐生肌。用于痔疮肿痛，肛裂疼痛。

用法用量：外用，取适量涂搽患处。

生产厂家：武汉马应龙药业集团股份有限公司

药品类型：西药处方分类：处方药

9. 药品名称：麝香痔疮栓

药品成分：麝香、牛黄、冰片、珍珠、炉甘石、三七、五倍子、颠茄流浸膏

功能主治：清热解毒，消肿止痛，止血生肌。用于治疗痔疮肿痛出血。

用法用量：早晚或大便后塞于肛门内，一次一粒，一日 2 次。

10. 药品名称：九味痔疮胶囊

药品成分：三月泡、地榆、虎杖、黄连、柳寄生、无花果叶、大黄、菊花、鸡子白

功能主治：清热解毒，燥湿消肿，凉血止血。用于湿热蕴结所致的内痔少量出血，外痔肿痛。

用法用量：口服，一次 5～6 粒，一日 3 次。

生产厂家：贵州万胜药业有限责任公司

企业名称：贵州万胜药业有限责任公司

公司电话：0852-8427000

11. 药品名称：鱼石脂颠茄软膏

药品成分：本品每 10 克含鱼石脂 0.88 克，颠茄流浸膏 0.29 克。

功能主治：用于治疗痔疮。

用法用量：外用。一日早晚及大便后使用。将患处用温水洗净，用管帽顶尖将铝管薄顶扎破，将塑料管拧紧管口，轻轻插入肛门，挤压管的后端，药膏即可达患处。

生产厂家：上海通用药业股份有限公司

药品类型：西药

企业名称：上海通用药业股份有限公司

12. 药品名称：九华痔疮栓

药品成分：大黄、浙贝母、侧柏叶(炒)、厚朴

等。

功能主治：消肿化瘀，生肌止血，清热止痛。用于各种类型的痔疮。

用法用量：大便后或临睡前用温水洗净肛门，塞入栓剂 1 粒。一次 1 粒，一日 1 次，痔疮严重或出血量较多者，早晚各塞 1 粒。

企业名称：江西瑞金三九药业有限公司

公司电话：0797-2505069

13. 药品名称：痔疮栓

药品成分：大黄、浙贝母、冰片、橄榄核(炒炭)、田螺壳(炒)、柿蒂。

功能主治：清热通便，止血，消肿止痛，收敛固脱。用于内痔、混合痔之内痔部分，轻度脱垂等。

用法用量：直肠给药，一次 1 粒、一日 2～3 次，使用前可以花椒水或温开水坐浴，七天为一疗程或遵医嘱。

生产厂家：修正药业集团通化市制药有限公司

14. 药品名称：地榆槐角丸

药品成分：地榆(炭)、槐角(蜜炙)、槐花(炒)、大黄、黄芩、地黄、当归、赤芍、红花、防风、荆芥穗、枳壳(麸炒)

功能主治：疏风润燥，凉血泻热。用于痔疮便血，发炎肿痛。

用法用量：口服，一次 1 丸，一日 2 次。

生产厂家：北京同仁堂股份有限公司同仁堂制药厂

15. 药品名称：车前番泻颗粒

功能主治：适用于成人便秘，老年人肌张力降低引起的便秘；及痔疮病人的便秘。

用法用量：口服。用足够量的水送服，不得咀嚼。12 岁以上儿童及成人一次 5 克，一日 1 次。晚饭后服用，如有必要，可在早餐前重复一次。10～12 岁儿童一次 5 克，一日 1 次。

16. 药品名称：七叶皂苷钠片

药品成分：功能主治：软组织肿胀、静脉性水肿，下肢静脉性水肿，静脉曲张等静脉疾病，痔疮。

用法用量：饭后口服。成人用量：每次 1～2 片，早、晚各 1 次，或遵医嘱。20 天为 1 疗程.生产厂家：山东绿叶制药有限公司

药品类型：西药处方分类：非处方药

17. 药品名称：高锰酸钾

药品成分：高锰酸钾。

功能主治：它是一种强氧化剂，可以杀灭细菌，为家庭必备的常用消毒药。痔疮的发生率较高，用 0.1％的水溶液坐盆浸泡，可止痒止痛、防止感染，促进脱出的痔核复位。

用法用量：配制水溶液要用凉开水，热水会使其分解失效。配制好的水溶液通常只能保存两小时左右，当溶液变成褐紫色时则失去消毒作用。故最好能随用随配。

生产厂家：吉林省博大制药有限责任公司

18. 药品名称：肛泰软膏

主要成分：地榆(炭)、盐酸小檗碱、人工麝香、冰片等。

性状：本品为暗绿色的软膏；气香。

药理作用：本品具有抗炎、止血、抑菌和镇痛作用。

功能与主治：凉血止血，清热解毒，燥湿敛疮，消肿止痛。用于内痔、外痔、混合痔等出现的便血、肿胀、疼痛。

用法与用量：本品为外用软膏剂。一日 1～2 次，早、晚或便后使用。使用时先将患部用温水洗净，擦干，然后将药管上的盖拧下，用盖上的尖端刺破管口，套上配备的保洁头，插入肛门内适量给药或

外涂于患部。用药后用纸巾擦净保洁头，套上护盖，以备下次使用。为防止药物污染，可将配备的无纺胶布贴于内裤上。

禁忌证：孕妇禁用。

19. 药品名称：迈之灵片

药品成分：欧洲马栗树籽提取物 150mg，按无水七叶皂苷素(Escin)计算，相当于 30mg 三萜糖苷。

功能主治：各种原因所致的慢性静脉功能不全、静脉曲张、深静脉血栓形成及血栓性静脉炎后综合征。各种原因所致的软组织肿胀、静脉性水肿。痔静脉曲张引起的内、外痔急性发作症状。用法用量：饭后口服。成人每日二次，早、晚各一次，每次一至二片。病情较重或治疗初期，每日二次，每次二片，或遵医嘱服用。二十天为一疗程。可长期服用。

生产厂家：山东鲁抗医药股份有限公司

20. 药品名称：龙珠软膏

药品成分：人工麝香、人工牛黄、珍珠、琥珀、硼砂、冰片、炉甘石。

功能主治：清热解毒，消肿止痛，祛腐生肌。适用于疮疖、红、肿、热、痛。

用法用量：外用。取适量膏药涂抹患处或摊于纱布上贴患处，一日 1 次，溃前涂药宜厚，溃后涂药宜薄。

生产厂家：武汉马应龙药业集团股份有限公司

药品类型：西药

处方分类：处方药

21. 药品名称：痔康片

药品成分：金银花、槐花、地榆、黄芩、大黄。辅料为淀粉、滑石粉、硬脂酸镁

功能主治：清热泻火，凉血止血，消肿止痛，润肠通便.用于轻度内痔属风热及湿热下注所致的少量便血、肛门肿痛、下坠感。

用法用量：口服，一次 3 片，一日 3 次。7 天为一疗程。

生产厂家：江中药业股份有限公司药品类型：西药

22. 药品名称：亚叶酸钙

药品成分：亚叶酸钙

功能主治：主要用作叶酸拮抗剂(如甲氨蝶呤、乙胺嘧啶或甲氧苄啶等)的解毒剂。

用法用量：①作为甲氨蝶呤的"解救"疗法，一般采用的剂量为 5～15mg，口服每 6～8 小时一次，连续 2 日。根据血药浓度测定结果控制甲氨蝶呤血药浓度在 $5×10^{-8}$mol/L 以下。②作为乙胺嘧啶或甲氧苄啶等的解毒，每日口服剂量 5～15mg，视中毒情况而定。③用于巨幼细胞贫血，每日口服 15mg。④与氟尿嘧啶合用时，口服 20～30mg/m² 体表面积，在氟尿嘧啶用药半小时后口服。

23. 药品名称：亚叶酸钙胶囊

药品成分：亚叶酸钙

功能主治：①主要用作叶酸拮抗剂(如甲氨蝶呤、乙胺嘧啶或甲氧苄啶等)的解毒剂。②用于预防甲氨蝶呤过量或大剂量治疗后所引起的严重毒性作用。③由叶酸缺乏所引起的巨幼细胞贫血。④与氟尿嘧啶联合应用时，用于治疗晚期结肠癌、直肠癌。

用法用量：①作为甲氨蝶呤的"解救"疗法，一般采用的剂量为 5～15mg，口服每 6-8 小时一次，连续 2 日。根据血药浓度测定结果控制甲氨蝶呤血药浓度在 5×10mol/L 以下。②作为乙胺嘧啶或甲氧苄啶等的解毒，每日口服剂量 5-15mg，视中毒情况而定。③用于巨幼细胞贫血，每日口服 15mg。④与 5-氟尿嘧啶合用时，口服 20-30mg/m² 体表面积，在 5-氟尿嘧啶用药半小时后口服。

24. 药品名称：氟尿嘧啶片

药品成分：化学名称为：5-氟-2，4(1H，3H)-嘧啶二酮。

功能主治：为恶性葡萄胎，绒毛膜上皮癌的主要化疗药物。亦用于乳腺癌、消化道肿瘤(包括原发性和转移性肝癌和胰腺癌)、卵巢癌和原发性支气管肺癌的辅助化疗和姑息治疗。

用法用量：成人常用量，一日 0.15～0.3g，分 3～4 次服。疗程总量 10～15g。

生产厂家：广州白云山光华制药股份有限公司

药品类型：西药

处方分类：非处方药市场

25. 药品名称：复方氟尿嘧啶口服溶液

药品成分：品为以氟尿嘧啶，人参多糖为主制成的口服溶液，含氟尿嘧啶($C_4H_3FN_2O_2$)应为标示量的 90.0%～110.0%，处方氟尿嘧啶 4g，人参多糖 8g，豆磷脂 20g，水适量全量 1000ml。

功能主治：用于消化道癌症(结肠癌、直肠癌、胃癌)、乳腺癌、原发性肝癌等癌症的治疗。

用法用量：口服。成人，一次 1 片，一日 2 次。

生产厂家：吉林益民堂制药有限公司

26. 药品名称：注射用盐酸表柔比星

药品成分：盐酸表阿霉素。

功能主治：单一用药对多种肿瘤有广谱的抑制作用，包括乳腺癌、恶性淋巴瘤、软组织肉瘤和胃癌。研究表明，该药对恶性黑色素瘤、结肠癌也有抗癌活性。表阿霉素与其它抗癌药联合使用，可用于治疗肺癌和卵巢癌。

用法用量：表柔比星单独用药时，成人剂量为按体表面积一次 60～90mg/m^2，联合化疗时，每次 50～60mg/m^2 静脉注射。根据病人血象可间隔 21 天重复使用。

27. 药品名称：替加氟胶囊

药品成分：本品化学名称为：1-(四氢-2-呋喃基)-5-氟-2，4(1H，3H)-嘧啶二酮。其结构式为：分子式：$C_8H_9FN_2O_3$ 分子量：200.17

功能主治：主要治疗消化道肿瘤，对胃癌、结肠癌、直肠癌有一定疗效。也可用于治疗乳腺癌、支气管肺癌和肝癌等。还可用于膀胱癌、前列腺癌、肾癌等。

用法用量：成人口服，每日 800～1200mg，分 3～4 次服用，总量 30～50g 为一疗程。

28. 药品名称：氟尿嘧啶片

药品成分：氟尿嘧啶。

功能主治：抗肿瘤药。用于结肠癌、直肠癌、胃癌、肝癌、绒毛膜上皮癌、恶性葡萄胎、头颈部鳞癌及皮肤癌等。

用法用量：口服，一次 0.1～0.2g，一日 0.3～0.6g。

生产厂家：广州白云山光华制药股份有限公司

29. 药品名称：无水硫酸钠肠溶胶囊

药品成分：本品主要成分为无水硫酸钠。

功能主治：本品适用于由下列原因引起的单纯性、继发性急性便秘。①由于日常生活改变而继发的便秘。②饮食不当或饮食成分改变引起的便秘(如食物中缺少维生素)。③肛门疾患所致的继发性便秘(如痔、肛裂、肛瘘)。④强制性卧床所致的继发性便秘。⑤因服用某些药物所致的便秘。

用法用量：口服一次 5 粒，一日 1～3 次，第一次服药后在 6～12 小时内排除大便，不再用药，如果服药后第 12 小时未排除大便，追服 1 次 5 粒，追服后第 6 小时仍未排便，可再追服 1 次 5 粒。

生产厂家：四川光大制药有限公司

30. 药品名称：小麦纤维素冲剂

药品成分：小麦纤维素。

功能主治：防治各类急慢性便秘。肠易激综合征、憩室症等胃肠功能紊乱。痔疮、肛裂的辅助治疗。结直肠手术、回肠切除术等外科术后恢复期的辅助治疗。

用法用量：成人：1 次 1 包，1 天 2-3 次；至少 1 周，之后逐渐减量至每日 2 次或 1 次。6 个月以上儿童：1 次半包，1 天 1-2 次；至少 1 周，之后逐渐减量至每日 1 次。患者每日清晨都应服药 1 次。可加入食物或饮料中服用，如汤、粥、牛奶、果汁等，每次用 200ml 左右的液体一起服用可达最佳效果。

31.药品名称：痔炎消颗粒

药品成分：火麻仁、紫珠叶、槐花、金银花、地榆、白芍、三七、茅根、茵陈、枳壳

功能主治：清热解毒，润肠通便。用于痔疮肿痛，肛裂疼痛，少量便血，老年人便秘。

用法用量：口服，一次 3～6 克，一日 3 次。

生产厂家：广西纯正堂制药厂

32.药品名称：肾上腺色腙注射液

药品成分：本品化学名：3-羟基-1-甲基二氢吲哚-5，6-二酮缩氨脲。分子式：$C_{10}H_{12}N_4O_3$ 分子量：236.23

功能主治：适用于因毛细血管损伤及通透性增加所致的出血，如鼻衄、视网膜出血、咯血、胃肠出血、血尿、痔疮及子宫出血等。也用于血小板减少性紫癜，但止血效果不十分理想。用法用量:肌内注射:一次 5～10mg，一日 2～3 次，严重出血一次用 10～20mg，每 2～4 小时一次。

生产厂家：成都市时代第一药物研究所有限公司

33.药品名称：肾上腺色腙片

药品成分：本品主要成分为肾上腺色腙，其化学名称为：3-羟基-1-甲基二氢吲哚-5，6-二酮缩氨脲。

功能主治：适用于因毛细血管损伤及通透性增加所致的出血，如鼻衄、视网膜出血、咯血、胃肠出血、血尿、痔疮及子宫出血等。也用于血小板减少性紫癜，但止血效果不十分理想。用法用量：口服：一次 2.5～5.0mg(2～5 片)，一日 3 次。

生产厂家：武汉远大制药集团有限公司

34.药品名称：化痔胶囊

药品成分：槐米、茜草、枳壳、三棱、三七。

功能主治：清热，凉血，止血，行气散淤。用于内痔，外痔，混合痔，内外痔血栓

用法用量：口服，一次 6 粒，一日 3 次。

生产厂家：郑州韩都药业集团有限公司

35.药品名称：复方银杏叶提取物胶囊

功能主治：静脉-淋巴功能不全的相关症状治疗（下肢沉重感，疼痛，下肢痉挛发麻）；急性痔疮发作相关症状的治疗。

用法用量：静脉-淋巴功能不全：每日 2 粒，早、晚各 1 粒；急性痔疮发作：每日 2 次，每次 2 粒，连服 7 天，餐时服用。

36.药品名称：化痔灵片

药品成分：黄连、琥珀、苦地胆、三七、五倍子、猪胆汁膏、石榴皮、枯矾、雄黄(水飞)、槐花、乌梅(去核)、诃子。

功能主治：凉血，收敛，消炎。用于内外痔疮。

用法用量：口服。一次 4～6 片，一日 3 次。

生产厂家：广州中一药业有限公司

37.药品名称：醋酸氯己定痔疮栓

药品成分：本品主要成分为醋酸氯己定，其化学名称为：1，6-双(N1-对氯苯基-N5-双胍基)己烷二醋酸盐其结构式为：分子式：$C_{22}H_{30}C_{12}N_{102}C_2H_4O_2$ 分子量：625.56。

功能主治：用于内痔、外痔等肛肠疾病及手术前后的消毒和预防感染。

用法用量：直肠给药。一次 20mg，一日 1～2

次。使用前将手和肛门洗净，将塑料硬片从下端缺口处撕开，取塑料指套一只，套在食指上，取出栓剂，持栓剂下端，轻轻塞入肛门。

生产厂家：湖北东信药业有限公司

38. 药品名称：强力痔根断

功能主治：瘙痒，灼痛，血管循环疾病及静脉曲张。

用法用量：除非医生特别说明外，应每日三次，每次2片服用，疗程应不少于14天。如需长期服用，应不少于6个月，但每个14天的疗程间允许间隔1个月。

39. 药品名称：三七化痔丸

药品成分：盐肤木，岗稔子，勒苋菜，千里光，白茅根，三七

功能主治：清热解毒，止血止痛。用于外痔清肠解毒；内痔出血脱肛，消肿止痛，收缩脱肛。

用法用量：口服，一次3g，一日2～3次。

生产厂家：广州中一药业有限公司

40. 药品名称：鳖甲消痔胶囊

药品成分：黄柏、地榆、槐角、栀子、忍冬藤、土大黄、鳖甲、地瓜藤。

功能主治：苗医：中医：清热解毒，凉血止血，消肿止痛。用于湿热蕴结所致的内痔少量出血，外痔肿痛，肛周瘙痒。

用法用量：口服，一次3粒，一日3次。

生产厂家：贵州汉方制药有限公司

41. 药品名称：熊胆痔灵膏

药品成分：熊胆冰片炉甘石(煅)珍珠母胆糖膏蛋黄油凡士林

功能主治：清热解毒，消肿止痛，敛疮生肌，止痒，止血。用于内外痔，或伴少量出血。

用法用量：外用，洗净肛门，涂布于肛门内外，

一日2次。

生产厂家：黑龙江黑宝药业股份有限公司

42. 药品名称：九华膏

药品成分：滑石粉、硼砂、川贝母、龙骨、冰片、银朱

功能主治：消肿，止痛、生肌、收口。适用于发炎肿痛的外痔、内痔嵌顿，直肠炎、肛窦炎及内痔术后(压缩法、结扎法、桔痔法等)。

用法用量：每日早晚或大便后敷用或注入肛门内。

生产厂家：天津金耀集团有限公司

药品类型：西药处方分类：

43. 药品名称：聚维酮碘栓

药品成分：本品主要成分为聚维酮碘。

功能主治：用于念珠菌性外阴阴道并细菌性阴道病及混合感染性阴道炎。也可用于痔疮。

用法用量：阴道或直肠给药。每晚睡前一次，一次1枚，7～10日为一疗程。

生产厂家：黑龙江成功药业有限公司

药品类型：西药处方分类：

44. 药品名称：苯佐卡因

药品成分：功能主治：创面、溃疡面及痔疮的镇痛

生产厂家：武汉武药制药有限公司

药品类型：西药

处方分类：处方药

45. 药品名称：化痔栓

药品成分：次没食子酸铋、苦参、黄柏、洋金花、冰片功能主治：止血，止痛，消炎，解毒，收敛。用于内外痔疮，混合痔疮。

用法用量：患者取侧卧位，置入肛门2～2.5厘米深处，一次1粒，一日1～2次。

生产厂家：广州敬修堂(药业)股份有限公司

药品类型：西药

处方分类：处方药

46. 通用名称：地奥司明

商品名称：葛泰

英文名：DiosminTablets

成分：本品主要成分为地奥司明。化学名称：7-[[6-氧-(6-去氧-α-L-吡喃甘露糖)-β-D-吡喃葡萄糖]氧基]-5-羟基-2-(3-羟基-4-甲氧苯基)-4H-1-苯骈吡喃-4-酮。分子式：$C_{28}H_{32}O_{15}$ 分子量：608.6

性状：本品为薄膜衣片，除去包衣后显淡黄色或黄色。

适应证：治疗静脉淋巴功能不全相关的各种症状(腿部沉重、疼痛、晨起酸胀不适感)。治疗急性痔发作有关的各种症状。

用法用量：服药剂量：常用剂量为每日 2 片；当用于急性痔发作时，前四天每日 6 片，以后三天，每日 4 片。服用方法：将每日剂量平均分为两次于午餐和晚餐时服用。

不良反应：有少数轻微胃肠反应和植物神经紊乱的报告，但未致必须中断治疗。

禁忌：对本品任何成分过敏者禁用。

注意事项：急性痔发作：用本品治疗不能替代处理其他肛门疾病所需的特殊治疗。本治疗方法必须是短期的。如果症状不能迅速消除，应进行肛肠病学检查并对本治疗方案进行重新审查。

孕妇及哺乳期妇女用药：怀孕：动物实验并未显示有任何致畸作用。进一步而言，到目前为止，对人类尚无有害作用的报告。哺乳：虽然尚无有关药物随母乳分泌的资料，但治疗期间不推荐母乳喂养。

儿童用药：未进行该项实验且无可靠参考文献。

老年用药：遵医嘱。

药物相互作用：目前为止，未发现其他药物有相互作用。

药代动力学：在人体试验中，口服以 ^{14}C 标记的含有地奥司明制剂后：主要是通过粪便排泄，平均有 14%随尿排泄。半衰期是 11 小时。药物代谢广泛，在尿中存在的各种酚酸证实了这一点。

药理毒理：本品为增强静脉张力性药物和血管保护剂。药理学：药物以下列方式对静脉血管系统发挥其活性作用：降低静脉扩张性和静脉血瘀滞。在微循环系统，使毛细血管壁渗透能力正常化并增强其抵抗性。临床药理学在人体，采用双盲对照研究方法，验证和定量显示药物对静脉血流动力学的作用，结果表明其具有上述药理学特性。剂量效应关系采用测量静脉体积描记法的参数包括：容量、扩张性和排空速率，已经确定其具有统计学意义的剂量—效应之量效关系，服用 2 片可得到最佳量效比值。静脉张力性作用：爱脉朗能增强静脉张力：采用水银张力计测定静脉闭塞体积描计法，参数的变化显示了其排空速率降低。微循环作用：在患毛细血管脆性症的病人，进行双盲对照研究，用血管张力测量法(Angiosterrometry)测量其脆性变化，结果表明：爱脉朗改善毛细血管脆性的作用，和安慰剂之间的差异有统计学意义。临床试验：双盲安慰剂对照试验证实了本产品在静脉学方面的活性作用，对治疗慢性下肢静脉功能不全(功能性和器质性者)的治疗作用。

贮藏：室温(10-30℃)密封保存。

包装：铝箔和聚氯乙烯固体药用硬片包装。10 片/板×2 板/盒，12 片/板×2 板/盒。

有效期：24 个月。

产地：江苏

药物过量：临床研究证明，连续 28 天服用本品每日 6 片或每日只服一次(4 片)未见任何副作用产生,因此,在推荐剂量的基础上适当过量服用本品(每日 6 片以内)无大的危害。

47.商品名称：爱脉朗拼

性状：椭圆形,橘黄色包衣片剂。

适应证：1.静脉淋巴功能不全相关的各种症状(腿部沉重、疼痛、晨起酸胀不适感)。2.急性痔发作有关的各种症状。

用法用量：服药剂量：常用剂量为每日 2 片；当用于急性痔发作时,前四天每日 6 片,以后三天,每日 4 片。服用方法：将每日剂量平均分为两次于午餐和晚餐时服用。

不良反应：有少数轻微胃肠反应和植物神经紊乱的报告,但未致必须中断治疗。

注意事项：急性痔发作：用本药治疗不能替代处理其它肛门疾病所需的特殊治疗。本治疗方法必须是短期的。如果症状不能迅速消除,应进行肛肠病学检查并对本治疗方案进行重新审查。

关联疾病：疼痛性眼肌麻痹自身红细胞过敏性紫癜疼痛性眼肌麻痹

孕妇及哺乳期妇女用药：怀孕：动物实验并未显示有任何致畸作用。进一步而言,到目前为止,对人类尚无有害作用的报告。哺乳：虽然尚无有关药物随母乳分泌的资料,但治疗期间不推荐母乳喂养。

药物相互作用：目前为止,未发现其它药物有相互作用。

贮藏：30℃以下

包装：10,20,30 片/盒

产地：法国

48.复方消痔栓

作用用途：是中药制剂,由五倍子、大黄等组成,功效是收收敛止血,用于主治各期内痔出血,

并可作为手术后的辅助用药。是上海中医大药业股份有限公司生产。

49.强力脉痔灵

作用用途：

(1)任何原因所致的慢性静脉功能不全症及静脉曲张症。如下肢静脉功能不全及静脉曲张引起的下肢肿胀、痉挛、瘙痒、灼热、麻木疼痛及疲劳沉重感、皮肤色素沉着、瘀滞性皮炎及溃疡；精索静脉曲张引起的肿痛等。

(2)各种原因所致及原因不明的静脉性水肿、软组织肿胀,如各类外伤、创伤、烧烫伤、各种手术后及肿瘤等所致的肢体水肿和组织肿胀。

(3)血栓性静脉炎及深静脉血栓形成综合征。

(4)妊娠期所致的下肢静脉曲张与水肿。

(5)痔静脉曲张引起的肛门潮湿、瘙痒、便血、疼痛等内外痔的急性发作症状。

50.导升明

作用用途：

(1)微血管病的治疗。

(2)静脉曲张综合征的治疗。

(3)微循环障碍伴发静脉功能不全的治疗：痔疮综合征——静脉曲张性静脉。

(4)静脉剥离和静脉硬化法的辅助治疗。

(5)术后综合征、水肿及组织浸润的治疗。

51.恺司尔

作用用途：便秘及相关疾病：功能性便秘、肠易激综合征、憩室病、痔疮、肛裂、肛肠手术及其他外科手术后、维持正常排便功能。非特异性腹泻。高胆固醇血症。2 型糖尿病的辅助治疗。

52.麻仁软胶囊

作用用途：主治津液不足兼肠胃燥热所致的各种便秘、包括老年人便秘、习惯性便秘、痔疮便秘、

产妇便秘等。

53.一清胶囊

作用用途:清热燥湿、泻火解毒、化瘀止血。用于热毒所致的身热烦躁、目赤口疮、咽喉、牙龈肿痛、大便秘结等症,及上呼吸道感染、咽炎、扁桃体炎、牙龈炎;用于热盛迫血妄行所致吐血、咯血、鼻血、大便潜血及痔疮出血等病症。

54.痔疮宁栓(又名美辛唑酮栓、成都第一制药有限公司)

作用用途:各种内痔、外痔、混合痔、肛门发炎肿胀、瘘管、肛裂、肛肠手术后的止痛和消除尿潴留。内含红古豆醇酯能较好的改善手术部位的微循环,消肿止痛,加速创面愈合。

55.胃肠舒胶囊

作用用途:胃肠全动力药。用于肝胆疾病及其他慢性病所致的胃肠功能紊乱、腹痛、腹胀、口臭、恶心、消化不良、食欲不振等;外科、妇产科腹部手术后肠麻痹及其他手术后的胃肠功能抑制;各种检查及手术前的肠道准备。

56.西沙必利

作用用途:增加胃肠动力。用于胃轻瘫综合征,或以上消化道不适,

特征为早饱、饭后饱胀、食量减低、胃胀、嗳气、食欲缺乏、恶心、呕吐或类似溃疡的主诉(上腹部灼痛),但X线、内窥镜检查阴性的症状群。胃食道返流,包括食管炎的治疗及维持治疗。与运动功能失调有关的假性肠梗阻导致的推进性蠕动不足和胃肠内容物滞留。为恢复结肠的推进性运动,作为

慢性便秘病人的长期治疗。

57.新洗灵(大连市第五医院王承业方)

作用用途:杀菌;皮肤黏膜消毒。

成分:0.5%新洁尔灭1000ml,加洗泌汰2.5g,加温溶解备用。

58.洁悠神长效抗菌材料

功效:长效抗菌,隔离病原微生物

洁悠神长效抗菌剂于肛肠科各种手术后的创面换药,专家认为是一种安全的换药敷料,能起到一定的长效抗菌,加速创面愈合,无副作用和不良反应,值得推广使用。"洁悠神"长效抗菌材料系高科技专利产品,是一种新型高分子抗菌隔离材料,具有长效抗菌和隔离病原微生物等功效。将"洁悠神长效抗菌材料"喷洒在织物上,经20次反复洗涤后,抑菌率仍在96%以上,并不损伤织物;喷洒在人体皮肤上,经8小时以后,抑菌率仍在90%以上,对人体皮肤无刺激性。

59.氟诺安(替加氟栓、成都第一制药有限公司)

作用用途:本品适用于胃肠、食道等消化道癌症。直肠用药。一次500毫克(1粒),一日1-2粒。

60.消脱止-M

口服新药目前临床上推广使用的新药消脱止-M主要功效是消肿、止疼、改善局部血液循环,加速创面愈合,经上海六家医院和北京部分医院使用疗效肯定、效果确实,可以用于1度2度内痔、外痔和肛肠病术前术后的辅助治疗。

(陈少明　晏马成)

第二节　局部注射用药

1.母痔基底硬化剂(山西)

组成：明矾 4g、甘油 25ml、黄连素 0.15、盐酸奴卡因 0.25、苯甲醇 2ml、枸橼酸钠 1g，注射时加水至 100ml，调 pH 值至中性。

功能：收敛、消炎、止血、止痛。

用法：局部注入母痔基底部或内痔核。

用量：基底硬化 10ml 左右，内痔硬化 1～2ml。

2.矾黄消痔液(南京中医院方)

组成：明矾 8g、黄连(生药)2g、鞣酸 0.07g、奴夫卡因 0.5、甘油 10ml，注射时加水至 100ml。

主治：各期内痔、混合痔部分。

禁忌：外痔、嵌顿内痔，合并心衰、高血压、肝硬化、泌尿系感染。

用法：于齿线上 0.5cm 注入痔内，深达痔动脉搏动处，根据痔大小注射 2～3ml，母痔基底部加痔体均匀注射。

用量：低浓度、大剂量，最少 1ml、最多一个痔核 14ml，每个患者一次总量平均 38ml。

3.291 枯痔液(又名萎缩液、金虎方)

组成：枯矾 60 克、雄黄金 26.3 克、赤石脂 26.3 克、血竭 26.3 克、黄连 35.5 克、朱砂 8.9 克、奴夫卡因 20 克，加水至 1000ml。

主治：二、三期内痔、环形静脉曲张性外痔、脱肛、海绵状血管瘤、直肠息肉。

用量：4～8ml 痔内注射。

4.消痔油注射剂(陈少明方)

组成：5%的石炭酸芝麻油。

主治：各期内痔、混合痔内痔部分、直肠脱垂。

禁忌：肛门、直肠、泌尿生殖系严重感染合并心衰、高血压、肝硬化。

用法：于齿线上 0.5cm 至痔上动脉区注射，母痔基底部加痔体及子痔体均匀注射。

用量：低浓度大剂量，最少 0.5ml、最多一个痔核 3ml，每个患者一次总量平均 5～10ml，最多不超过 15ml。

5.痔根断注射液(陈少明方)

组成：氢氧化钠、氢氧化钙。

功能：痔核坏死脱落(切痔)、消炎、止血。

主治：内外痔、混合痔、肛裂、直肠息肉。

用法：局部注射、宁少勿多，方法见前所述。

禁忌：严重心脏病、血液病、脑血管疾病、肛门严重感染及恶性肿瘤、孕妇慎用。

6.痔全息注射液(杨里颖方)

组成：硫氢化钠、硫化钠、薄荷冰、冰片、氟化钠、苯甲醇、甘油、乙醇、注射用水。

功能：痔核坏死脱落(切痔)、麻醉消炎、止血。

主治：内外痔、混合痔、肛裂、直肠息肉。

用法：局部注射、宁少勿多，方法见前所述。

禁忌：严重心脏病、血液病、脑血管疾病、肛门严重感染及恶性肿瘤、孕妇慎用。

7.消痔灵(双鹤药业、原北京第四制药厂，中医研究院史兆岐方)

主要成分：鞣酸、明矾、枸橼酸钠、低分了右旋糖苷、甘油、三氯叔丁醇。

功能：硬化萎缩。

主治：内痔出血、各期内痔、静脉曲张性混合痔。

用法：四步注射法，大剂量、低浓度，依次为直肠上动脉区、内痔黏膜下层内痔黏膜固有层、齿线稍上方内最低部位。

禁忌：外痔皮赘。

8.新六号注射液(重庆市中医院研究所方)

组成：氯化钙 12 克、氯化铵 3 克、盐酸奴夫卡因 0.25 克、注射用水加至 100ml。

功能：腐蚀、坏死。

主治：二、三期内痔、嵌顿内痔未溃烂者。

禁忌：外痔、贫血、高血压、心肝肾有病者慎用。

用法：在局麻或腰俞麻醉下，于齿线上 0.5ml 处刺入痔黏膜下层，宜浅不宜深，由低向高呈柱状缓慢注入痔区，并逐渐扩展到全痔，至肿大呈淡白色为度。痔核过大可作扇形浅层注射。

用量：1 ～18.5ml，平均 7.2ml。

第三节　内服方剂

1.清热解毒祛湿汤

主要成分：二花、连翘、公英、地丁、川芎、赤芍、大青叶、车前草、甘草。

加减：恶寒加荆芥、薄荷；高热加石膏、知母、花粉；便燥加川军、芒硝(后下)；热盛加芩莲；脓成加山甲、皂角刺；溃后体弱加人参、黄芪、茯苓、白术等。

主治：急性化脓性直肠、肛门周围脓肿、炎症肿痛。

2.益气养阴解毒汤

主要成分：生芪、人参、麦冬、元参、玉竹、山药、川柏、苡米、泽泻、甘草。

主治：气血虚、阴伤之痔瘘久不愈合、脓水淋离不断。

3.内痔出血方

主要成分：槐花、桃红、茜草、川军、牛膝、

侧柏叶、白茅根、炒蒲黄、炒五灵脂、焦艾叶、棕炭、地榆炭、沙参。

4.止痛如神丸

主要成分：秦艽、桃红、槐角、玉片、川柏、归尾、白术、防风、牛膝、川军。

主治：外痔肿胀、瘙痒。

5.补中益气丸(成药)汤

主要成分：黄芪、升麻、人参、白术、茯苓、炙甘草、当归、陈皮、柴胡。

主治：内痔脱出、脱肛。重用升麻，若贫血严重加四物汤。

6.麻仁滋脾丸

主要成分：火麻仁、熟军、白芍、炒川朴、炒枳实、杏仁。

功能：清热润肠。

主治：便秘、痔核出血。

第四节 外用中药

1.一效散

组成：朱砂、炙甘石、冰片、滑石粉。

功能：燥湿收敛、止痛止痒。

主治：肛门湿疹、皮炎、瘙痒、糜烂、潮湿。

用法：外用撒布。

2.生肌散

组成：血竭、没药、乳香、橡皮、冰片。

功能：化腐生肌、解毒止痛。

主治：用于手术创口流脓流水、久不收口。

用法：外用创面撒布，或以油纱布条蘸药面填入创面。

药厂：天津市第五中药厂。

3.一效膏

为一效膏散用香油调和而成。

4.化腐生肌散

成分：升药、朱砂、煅石膏、乳香、没药共研细末备用。

用途：化腐生肌、促进肉芽组织生长。

5.硝矾洗剂(张有生方)

成分：朴硝、明矾、月石功能：消肿止痛、收敛止血。

主治：痔瘘肿痛坠胀、便血、肛门湿痒、内痔脱出嵌顿、血栓外痔、肛门手术后。

用法：每次 50g，用开水 500～1000ml，便后、睡前先熏后洗。

6.硫矾硝洗剂(陈少明方)

成分：硫黄、朴硝、明矾、月石、水杨酸。

功能：解毒杀虫、消肿止痛、收敛止血。

主治：虫疣菌毒、痔瘘肿痛、坠胀、便血、肛门湿痒、内痔脱出、嵌顿、血栓外痔、肛门手术后。

用法：每次 50g、用开水 500～1000ml，便后、睡前先熏后洗。

附：肛肠病药性赋(彭绍忠)

肛肠用药，审证求因，不在贵繁，独取疗效。

关防风治肠风下血，椿根皮疗痔漏脏毒。

荆芥炭有止血之功，旱莲草兼凉血效能。

大黄可有止大肠积滞便血，研敷肛门湿疹。

元明粉能通大便火热结燥，坐浴痔疮肿痛。

野菊花、牛蒡子皆清热解毒，消痛散肿。

气升麻、春柴胡均升阳举陷，固脱提肛。

香白芷排脓生肌，溃后应用。

潘泻叶清肠通便，有痔不可饮。

黄芪托里取生用，灸后治脱肛。

阿胶补血烊化服，炒珠医痔血。

何首乌医虚性便秘，黑芝麻润血燥便难。

痔痛出血取山豆根，肛门脓肿用二宝花。

槐角、地榆乃痔血首选，连翘、公英为痔科要药。

蜂蜜、火麻仁皆润肠治便秘。

珂子、赤石脂均固涩医脱肛。

蛇床子燥湿止痒，肛门湿疹洗用。

肉苁蓉润肠通便，津液缺乏煎服。

海螵蛸止血之验灵，煅龙骨生肌之佳珍。

黄柏炒炭医痔血，紫草油浸涂湿疹。

肥乌梅酸涩敛，痔科必备。

白头翁疗痔血，世医常用。

血竭内服消淤而止通，外敷去腐。

甘草生用解毒主诸药，灸后补中。

黑山栀清血热，止痔痛，口服熏涂。

马兜苓泻肺火，痔疾内服外洗。

清黛沾纱条，敷贴止血配血余炭。

降香瓷刮粉，掩散止血胜花蕊石。

血虚肠燥取柏子仁通便。

直肠溃疡广木香定痛。

郁李仁开幽门气结之便秘。

刺猬皮消痔疮肿痛与便血。

川黄连配大蒜，阴阳借鉴疗便血。

生地炭加砂仁，寒热制约医痔血。

槐花凉血止血，肠风痔漏多灵。

文蛤涩肠收敛，脱肛痔痛著效。

熊胆化水点痔痛，马勃取粉敷创血。

苦参清湿热疗便血，可洗湿疹。

芜荑杀蛲虫止痒，用敷痔漏。

白矾枯痔核有大益。

田螺水蘸点痔痛收奇功。

刘寄奴消肿痛，止血处敷。

鸡冠花效收敛，痔血内服。

瓦松止便血有功，扁蓄疗痔血殊效。

淮麻子吸滞肠，涂顶肛收有奇功。

紫珠叶可消淤，服敷血止乃康宁。

砒石剧毒而枯痔全能，人参甘平乃补气速效。

鳖头灰疗痔核脱肛，须葛根熬汁酒调服。

虎耳草消痔疮肿痛，配蕺菜煎汤勤熏洗。

蜜陀僧外疗痔疮，榧子仁内服润肠驱虫。

凡此草药汤参本草，上述诸味当合脉证。

（陈少明　晏马成）

第五章 肛肠病术后并发症的处理

术后并发症是手术后常见病症，任何专科外科医师必须具备处置他的手术范围内可能出现的并发症，包括并发症应急状态下的急救能力，否则他就不具备这个手术级别的医生，给予他降级处理。所以一位医师的手术能力完全包括他的对术后常见并发症处理能力的考核。这是关系患者生命健康的保障和医师水平、医院水平、声誉的大问题。

肛肠手术常见并发症包括：①肛肠病术后疼痛，②出血，③排尿障碍，④肛管皮肤缺损，⑤水肿，⑥术后晕厥，⑦发热，⑧创口愈合迟缓，⑨休克的抢救，⑩肛肠病术后感染，⑪粪便嵌塞，⑫直肠吻合口狭窄。

第一节 肛肠病术后疼痛

肛肠病术后疼痛患者主要因为因手术的创伤刺激引发的以疼痛为主的系列症状，主要临床表现为感觉肛门直肠部位坠胀、刺痛、刀割样持续性疼痛，常常伴发大便困难，尿潴留，情绪紧张，烦躁不安，严重者出现胸闷气短，呼吸急促，面色苍白，四肢厥逆，出冷汗，心率加快，血压升高，休克等，更有甚者诱发心脑血管疾患，乃至危及生命，直接影响了手术的质量。

肛肠病术后疼痛为肛肠病手术后的首位并发症，是由于局部组织受到不同程度的手术损伤，神经纤维受外源性理化因素的反复刺激所致，一般患者也往往将术后刀口疼痛视为一种不可避免的经历，以疼痛为诱因而引发一系列次级并发症，给病人造成了病理性的改变、功能上的异常、心理上的伤害。随着现代科学技术的进步，对疼痛的熟悉也进一步理性化、科学化，减轻疼痛，缩短疼痛时间，提高机体对疼痛的耐受性，将不可避免的摆在医者的面前，提高手术质量，保证手术安全，减少术后并发症的发生，减轻病人的痛苦，将是医者追求的目标，因此提高镇痛质量，合理、客观、科学的应用镇痛药，显得尤为重要。

一、原因

1.手术损伤、药物刺激、异物刺激造成肛门括约肌痉挛

（1）局部组织受到不同程度的手术刺激和损伤；

（2）术后创面暴露，神经纤维受外界理化因素反复刺激；

（3）术后肛周组织水肿；

（4）创面局部感染，炎性渗出，疼痛因子聚集；

（5）排便时肛门扩张；括约肌痉挛性收缩引起的机械性刺激；

（6）术后创面瘢痕压迫神经；

（7）麻醉不满足或患者精神紧张，对疼痛过度敏感；

（8）直肠内有残留粪便，刺激直肠作排便动作，诱发盆底肌群节律性收缩；

（9）直肠内有气体，反向蠕动波频发，使括约肌痉挛性收缩；

（10）人为因素，术后绷带压迫过紧，敷料不平展，创面敷料不够松软等。

2.创口感染、水肿、便秘、结扎痔块脱出嵌顿

3.患者恐惧使括约肌紧张。

二、术后疼痛的病理基础

首先是手术切口时组织和神经的损伤，继而是组织损伤后释放的炎症介质，即致痛因子，而致痛因子引起的疼痛是术后疼痛的主要病理基础。这些致痛因子主要由肥大细胞、巨噬细胞、淋巴细胞等释放，如钾离子、缓激肽、P物质、组织胺、氢离子、前列腺素、嘌呤等；它们一方面作为化学感受性刺激传入，引起疼痛，另一方面使高阈值的 Aδ 和 C 纤维末梢释放谷氨酸、神经激肽 A、速激肽物质 P，这些物质作用于脊髓背角神经元 N－甲基－D－天门冬氨酸（NMDA）受体和速激肽受体，使脊髓背角神经元处于去极化状态，从而使其兴奋性和反应性增加而导致中枢敏感化。其结果，组织对正常的非伤害性刺激和阈上刺激反应增加；导致痛觉超敏，产生持久性疼痛。因此，肛肠病术后疼痛除了创伤所致外，还可因术后排便、换药及炎症等刺激，在外周和中枢神经敏感化条件下，产生持续疼痛。并以疼痛为诱因，对机体的其他系统产生不良的影响。

1.术后疼痛对心血管系统的影响　术后急性疼痛引起机体释放的内源性物质包括：

（1）自交感神经末梢和肾上腺髓质释放的儿茶酚胺；

（2）从肾上腺皮质释放的醛固酮和皮质醇；

（3）下丘脑释放的抗利尿激素以及激活肾素－血管紧张素系统；这些激素将直接作用于心肌和血管平滑肌。引起心率加快，心肌耗氧增加，血管收缩，外周阻力加大，并通过体内水钠潴留间接的增加心血管系统的负担，使一些心脏储备功能差的患者可能引起充血性心力衰竭。

2.术后疼痛对内分泌功能的影响　术后急性疼痛引起体内多种激素的释放，同时产生相应的病理、生理改变，促进分解代谢的激素，如儿茶酚胺、皮质醇、血管紧张 II 和抗利尿激素，应急反应的结果尚可引起促肾上腺皮质激素（ACTH）、生长激素（GH）和高血糖素的增加，另一方面应急反应导致了促使合成代谢的激素（如：雄激素和胰岛素）水平的降低，导致高血糖，蛋白质和脂质分解代谢增加也使得术后病人发生负氮平衡。内源性儿茶酚胺使外周伤害感受末梢更为敏感导致患者处于：疼痛→儿茶酚胺释放→疼痛的不良循环。

3.术后疼痛对胃肠道和泌尿系统的影响　术后急性疼痛引起交感神经兴奋，反射性地抑制胃肠道功能，平滑肌张力降低，括约肌张力增加，临床表现胃痛、腹胀、恶心、呕吐，膀胱平滑肌张力下降直接导致了尿潴留。

4.术后疼痛对免疫机制的影响　与疼痛有关的应激反应可以导致淋巴细胞减少、白细胞增加和网状内皮系统处于抑制状态，此外麻醉恢复期病人体内的中性粒细胞的趋向性减弱，从而抑制了单核细胞的活性，使病人对病原体的反抗力减弱，术后感染的几率大大增加。

三、术后疼痛的治疗

1．镇痛药的运用 稍微的疼痛临床可用去痛片、罗痛定、舒尔芬等治疗，疼痛较剧肌注阿片类镇痛剂杜冷丁、吗啡、强痛定等。该方法能及时止痛，但存在个体化差异，止痛效果不一，且不能保证术后完全无痛，患者往往因排便、换药等刺激，再次引起疼痛。

2.麻醉药的运用 长效盐酸普鲁卡因注射液，由盐酸普鲁卡因 2g、盐酸奎宁 0.272g、咖啡因 0.072g、乌拉坦 0.056g、注射用水组成，每支 5ml。其优点是普鲁卡因与奎宁有协同作用，可明显延长局部麻醉作用时间，但奎宁对组织有强烈的刺激性，肌注易致组织坏死。

3.生物碱制剂的运用 目前常用的生物碱制剂是高乌甲素注射液，该药是从乌头中分离出的生物碱，其化学成分是氢溴酸高乌甲素，为非麻醉性镇痛药，其有较强的镇痛作用，与哌替啶相比，起效较慢，而维持的时间较长。此外，尚有降温、解热和消肿的作用，无成瘾性，用于中度以上的疼痛。个别患者可出现荨麻疹、心慌、胸闷、头晕等症状。另外，临床常用的还有复方薄荷脑注射液，其化学成分是薄荷环醇化合物。该药能使末梢神经传递受阻，肛周皮肤发生麻木、感觉迟钝，括约肌松弛，从而产生迅速镇痛和长效止痛的效果。其作用机制可能是神经细胞膜脂质间相互作用，引起膜脂质结构改变，使膜膨胀，钠通道变窄，阻止钠离子内流，抑制去极化，使局部动作电位不能扩布，产生局部神经阻滞作用，复方薄荷脑局麻时间为 48～240h，

镇痛时间长，属长效局麻制剂。但临床上发现复方薄荷脑注射后切口水肿有所增加，这是本品有待改进之处。

4.亚甲蓝制剂的运用 由于亚甲蓝与神经组织有较强的亲和力，可腐蚀神经纤维的髓质，使其发生可逆性的损坏，持续 1～3 周，使局部感觉迟钝、痛觉减轻或消失，达到止痛的目的。因该药有前期 2～3h 的灼痛反应，目前临床常用亚甲蓝与布比卡因配成 1：5 浓度的长效麻药，不但简单易行，而且安全实用，能明显减轻手术后疼痛程度和持续时间，而且术后无不良反应，对伤口的愈合无影响，常见并发症尿潴留发生率也低。

5.中医中药的运用 中医最早的手术是在酒服麻沸散下进行的，因此中医止痛有其悠久的历史和独到之处，中医认为疼痛病机是机体局部气血凝滞，经脉不通，机疏不利、不通则痛，故治法为行气、活血、化瘀、温经、散寒、行气止痛为基本治则，临床常用药物，气滞血瘀型加桃仁、红花、川楝、元胡、乳香、没药等，寒凝气滞型加附子、肉桂、花椒，湿热火毒型加连翘、公英、双花、地丁、赤芍、丹皮、生地等，以清热凉气、消肿止痛。针灸疗法：针灸能温经通脉、疏通经络，活血化瘀、消肿止痛，临床可起到神奇的止痛效果。常用远近配穴法，局部取长强穴，配以远道取穴神门、三阴交、太冲、陵泉等，取特定穴双侧束骨穴及皮内针也能治疗肛肠病术后疼痛。

6.针灸 长强、承山、足三里等穴，或用 0.25% 普鲁卡因 10～20ml，长效止痛剂 5 ml 进行长强穴封闭。

7.局部处理 痔块脱出应及时复位，水肿时外敷一效膏。

四、术后疼痛治疗的研究进展

1.自控镇痛法（简称 PCA）　PCA 运用程序化微泵技术，具有连续给药的优点，通过静脉内注射阿片类止痛药物如曲马多，达到患者自我控制疼痛的目的。PCA 给药符合药物代谢动力学原理，能根据个体化的要求维持最低有效镇痛浓度，有利于患者在不同时刻、不同体质类型，就个体差异性、群类趋同性、相对稳定性以及对疼痛的强度和敏感性等方面及时迅速有效地进行镇痛。

2.超前镇痛法　基于对疼痛机制和神经生理学研究的认知，提出了超前镇痛或先发镇痛的新概念。超前镇痛是一种对抗中枢敏感化疼痛的治疗方法，在手术切割前，应用镇痛药，达到术后疼痛减轻、镇痛时间延长及减少镇痛药量的目的。术前预先使用的镇痛药与术后镇痛方法协同，大大减轻了患者痛苦。

3.平衡镇痛法　又称"联合镇痛"、"多模式镇痛"，是利用不同种止痛药物协同作用以达到充分镇痛的效果，同时用药量减少而副作用减少的一种镇痛方法。阿片类药为一种良好的镇痛剂，但因其抑制呼吸、成瘾等严重不良反应，使其在临床应用受限。大量的研究证实，阿片类药物与局麻药之间有协同作用，当两药合用时，可减少药物用量。有很多资料表明，阿片类药物与钙通道阻断剂、胆碱能受体兴奋剂卡巴可或 GABA 受体兴奋剂咪唑地西泮均有协同作用，能明显加强吗啡的镇痛作用。平衡镇痛在临床上已日益广泛应用，因其镇痛效果好，降低了单用阿片类药物的副作用，为术后镇痛的治疗提供了较为安全、有效的途径，在此基础上的超前平衡镇痛法，防治肛肠病术后疼痛，取得了良好的效果，该法术前应用阿片类药与非甾体抗炎药组合（可待因加双氯芬酸钠）、术中使用阿片类药与局麻药组合（曲马多加利多卡因）、术后使用阿片类药与长效镇痛药组合（曲马多加亚甲蓝加布比卡因），通过超前镇痛效应，平衡镇痛效应，充分发挥了药物间正性协同作用，达到了理想止痛的效果。

4.心理疗法　近年来国外越来越重视心理治疗在术后镇痛治疗中的作用，心理治疗旨在提高患者对疼痛治疗的熟悉和理解，分散患者对疼痛的注意力，提高机体对疼痛的耐受性，常用的方法有：

（1）认知性疗法包括：疼痛意念分散、疼痛概念的转化、专注性转移；

（2）松静疗法包括：保持自然舒适的体位，按指令依次放松全身肌肉，指导病人闭目息神；

（3）催眠暗示疗法；

（4）生物反馈疗法；

（5）行为疗法，即行为矫正疗法等。

五、预防

（1）操作要稳、准、轻、快、巧，枯痔、硬化剂不应注入括约肌内和齿线下的痛区，缝合结扎不要伤及括约肌。

（2）损伤较多造成肛管狭窄时，可切断外括约肌皮下部或注射长效止痛剂。

（3）肛内填塞油纱条要少。

（4）做好心理辅导。

参考文献

1.辽宁中医学院.病理学.上海：上海科学技术出版社，1981，47-51。

2.李仲廉.临床疼痛治疗学.天津：天津科学技术出版社，1996.330-441。

第二节 出血

手术多为开放性伤口，术后伤口创面容易渗血，注射治疗痔黏膜脱落等，痔核坏死等。甚至小动脉出血，分为原发性和继续性两种。

一、原因

（一）原发性出血

多在术后数小时内，是由于手术不当或手术中对创面止血不完善所致。

（1）伤口过大过深，伤及大的血管，未结扎。

（2）剪除结扎线上的痔组织多，回缩滑脱。

（3）向创口内放油纱时，将结扎线推掉。

（4）结扎不紧，松脱。

（5）副肾素作用，术中收缩，术后扩张而出血。

（6）痔上黏膜环切钉合术吻合口出血未能处理好或金属钉脱落或裸露黏膜外术后异物刺激。

（二）继发性出血

多发生在术后 3～14 天，是痔核坏死脱落，形成创面出血。

（1）内痔结扎、套扎、注射坏死剂 3～14 天，痔组织坏死脱落，形成新鲜创面，动脉血管未闭，血栓脱落，活动出血。

（2）内痔结扎线脱落、缝针贯穿过深，伤及大的 A 血管，当痔核坏死脱落时，深部创面的动脉血管闭锁不牢，就：术后痔核脱落及创面修复期间，

剧烈活动或大便秘结，排便用力过猛，撕裂伤口及动脉血管，引起大出血。

（4）痔上黏膜环切钉合术吻合口金属钉脱落或裸露黏膜外术后异物刺激。

（5）某些全身性疾病：如血小板减少、出血时间的延长、门脉高压、高血压、再障、血友病等有出血性倾向的全身性疾病，术前被忽略，或未积极治疗。

二、症状体征

（一）按时间分

即时性出血，出血发生于术后当日或在 48 小时以内。

继发性大出血，是在术后 7～14 天之内发生的大出血，多半是隐性直肠内大出血，一种严重并发症。

（二）按出血流向部位分

向内出血，向内出血即直肠内大出血（又称隐性出血），起初可无感觉，但随流入血量的增多，下腹胀满，肛门灼热，欲便排出迅速排出血液或黑色血块，伴有心慌、头晕，眼发黑，四肢无力甚至晕倒，处理不及时可伴出血性休克。

向外出血，即肛门外大出血，又称显性出血，由切口流出，浸染衣物。外出血并不可怕，能及时

发现。

按出血量的多少分：大量出血、中量出血、少量出血。

大量或中量出血：出血量多而急，病情重、症状体征明显，严重时可出现休克，必须及时处理。

少量出血，对全身无影响，一般无明显症状体征。

三、处理与治疗

（1）术后少量出血：注意观察，可不予处理。多量出血应仔细观察病情，密切护理。注意 BP、P 等变化。迅速输液输血，立即扩容并加止血药（如止血敏，Vitk、安络血）等以改善血凝和纠正休克。

（2）立即在局麻或骶麻下，清除肠腔积血：在肛门镜下找到出血点，用组织钳将创缘向外拉出，以 4#丝线或 0#肠线贯穿缝扎止血（注意穿针不可太近伤口，以免结扎时撕裂松脆的伤口组织）。

（3）渗血不止或出血位置较高的出血点：不便结扎，可以用凝胶海绵、油纱布、付肾素纱布填充压迫止血。

（4）气囊压迫：富瑞氏尿管，避孕套。

（5）灌肠法：对于继发性出血，采用 4-8%明矾液灌肠，有很多优点，是一种非手术性止血措施，具有简、便、验、廉的止血方法。

（6）硬化止血法：适用于继发性出血，在出血部位上方黏膜下注射硬化剂如消痔灵可获满意效果。

（7）止血后的继发性贫血：可采用输液、口服铁剂、VC、阿胶补浆、补血口服液、补中益气汤、八珍汤加减等治疗。
注意卧床休息，适当注意饮食、保持大便通畅。

四、预防

原发性出血的预防，关键是正确的手术操作。结扎或套扎痔核，一定要扎紧，大的痔核可贯穿结扎，防止扎线滑脱。切口及剥离面不要过深过大，遇到动脉出血一定要结扎，完善止血。

即使是小出血点也要注意结扎止血。局麻药中加付肾素。继发性出血的预防：

（1）结扎痔核，缝线要在黏膜下穿过，不可伤及肌层。

（2）硬化或坏死剂的注射，不可过深穿过肠壁的肌层。

（3）术后勿做过度活动，保持大便通畅。

（4）注射硬化剂，注意痔上 A 区注射可防出血。痔术后大出血是痔科的常见并发症，出血的原因很多，处理就是止血。在给患者止血的同时，一定要给患者做好思想工作，告知出血的原因，以免发生医疗纠纷。遇到这种情况首先要稳定患者情绪，再者静脉给上止血药和适当补液，在以上 2 条没问题的情况下，尽一切可能寻找出血部位缝扎止血。

为了防止痔术后大出血，应重点把握以下几点：

（1）术前详细了解病史，切实掌握患者身体状况，特别对凝血功能障碍、高血压的患者，认真做好预防，在术后痔核脱落期 5～15 天，若有出血迹象，应连续使用止血药物 3～5 天；

（2）术中认真仔细、规范操作，特别是掌握好注射疗法的剂量和方法，注射硬化剂时，防止操作不当，剂量过大，注射过深都能引起组织大面积坏死，诱发大出血；

（3）术后加强护理，严格用药，让患者保持大便通畅，避免剧烈活动，正确实施检查、换药。在进行指诊、肛镜检查或扩肛及换药时，严禁用力过猛而损伤正常组织，避免过早强拉结扎线造成组织撕伤，换药时避免用换药镊子直接接触创面，以免刺破创面造成出血。

第三节　排尿障碍

大肠肛门病术后，尤其是肛门直肠病术后，发生排尿障碍(urinary disturbance)是临床较常见的并发症。多发于术后当日，亦有持续几日者。发生排尿障碍的原因主要有：

一、原因

1. 麻醉影响　腰麻或局麻效果不充分时，可引起尿道括约肌痉挛，反射性引起排尿障碍。

2. 手术刺激　手术操作粗暴，局部损伤过重，可引起肛门括约肌痉挛，产生排尿障碍。

3. 疼痛等因素　术后肛门疼痛是排尿障碍的主要因素之一，术后肛管内填塞纱布过多过紧，亦可引起排尿障碍。

4. 心理因素　患者因恐惧手术而思想过度紧张，反射性引起排尿障碍。

5. 环境因素　个别患者不适应环境变化，如不习惯卧床排尿等。

症状轻者仅为排尿费力、排出不畅或呈点滴状；重者数小时内不能排出，发生一时性尿潴留，亦有尿痛者，有时涉及下腹部。此外，部分患者术后虽数小时未能排尿，但检查膀胱并无充盈，此种情况并非排尿障碍，乃膀胱尿量尚少，待时常可自行排出。

二、预防

（1）术前交代清楚术后正常反应情况，解除疑虑，使患者适应环境并练习改变体位排尿。

（2）选择有效的麻醉方法，使括约肌充分松弛，手术操作要细致，减少组织损伤。

（3）术后饮浓茶，或灯芯草、竹叶适量泡水频饮，或食西瓜。

三、处理

（1）针灸　中极、关元、气海、水道、三阴交等穴。

（2）下腹部交替冷热敷，刺激排尿。

（3）指压脐下 4 横指正中线 2 分钟，并行按摩。

（4）用流水声刺激排尿。

（5）用上法无效，膀胱充盈平脐或术后已超过 12 小时，可以导尿，但要注意无菌操作。

第四节　肛管皮肤缺损

肛管皮肤缺损(defect of anal canal skin)又称痔环切后遗黏膜外翻(mucous extro-version after whitehead operation)，多为痔环切术后的并发症，亦有先天性者。

在我国，随着中西医结合治疗痔核手术方法的逐渐推广，痔环切术已渐废弃。但既往采用痔环切术后遗肛管皮肤缺损的患者仍存在该后遗症的痛苦。

肛管皮肤缺损的临床表现有：

1. 分泌物刺激　由于黏膜外露肛口，黏液粪便等经常溢出肛外，浸及皮肤，使皮肤充血肿胀，甚或形成湿疹，而致瘙痒。患者经常以卫生纸敷于肛门并带卫生带，甚为痛苦。国外曾将此称为 Whitehead 肛门。

2. 便血　一般便血较少，或手纸擦血。如发生新的痔变化亦可滴血或射血，血色鲜红，便血时无疼痛。便秘时便血可加重。

3. 脱垂　痔环切术后时间较长时，原外露肛门的平坦黏膜又膨隆突起，甚或形成痔核样团块，经常脱垂在肛外不能还纳。

4. 大便失禁　因痔环切术切去一定范围的黏膜和皮肤组织，使排便反射受到一定影响，再加肛门瘢痕环形成，收缩力较差，致使发生大便失禁。从病因学来说，此为痔环切后遗症之一。

5. 肛门狭窄　个别环切术患者可发生肛门狭窄，排便不畅。

第五节　水肿

水肿是局部血液、淋巴循环障碍，血管壁渗透性增高，水分在组织间隙滞留过多所致，炎性渗出增加导致炎性水肿。

一、原因

（1）手术不当，如混合痔的内痔部分结扎；外痔未处理，切除皮瓣和结扎不当。

（2）排便困难，下蹲过久，结扎痔块脱出嵌顿，影响淋巴回流。

（3）内痔注射，药液扩散浸润肛门周围或局部感染，丁字带压迫过松，局部渗出增加。

二、预防

（1）手术切口呈放射状，皮瓣修剪要整齐呈V型创面，混合痔要彻底剥离曲张之静脉丛，并在外痔区减压切口。

（2）术后痔块脱出要及时复位，防止嵌顿。

（3）排便避免久蹲、用力，丁字带压迫要牢固。

三、处理

（1）硝矾洗剂熏洗，一效膏外敷。

（2）水肿已形成血栓，应早期切开减压，取出血栓，减少疼痛。

第六节　术后晕厥

晕厥(syncope)是一种突然发生的大脑组织一过性供血不足所引起的短暂意识丧失。发作时病人因肌张力消失不能保持正常姿势而倒地。一般为突然发作，迅速恢复，很少有后遗症。晕厥是一种症状，为短暂的、自限性的意识丧失，常常导致晕倒。在肛肠术后，可由各种不同因素的单独或协同作用造成患者晕厥。晕厥虽多为一过性，但对患者的生理和心理的影响、对术后恢复的影响不容忽视。晕厥虽多为一过性的，常不需特殊处理即可恢复，但因其发生时可导致意外伤害，故仍需积极防治。

一、病因与分类

1. 原因

(1)手术前后禁食导致体液不足：患者由于知识缺乏或害怕术后排便引起疼痛而拒绝进食。

(2)疼痛：疼痛是术后常见的不适症状，因肛门部位神经丰富而敏感，同时又有肛门收缩与排便的刺激，故肛门术后疼痛较一般手术后的疼痛剧烈。剧烈的疼痛加快糖原分解，降低血糖浓度易致低血糖反应。此外，疼痛还影响休息睡眠，从而降低机体的应激能力。

(3)肛肠手术尤其是混合痔术后最严重的并发症是结扎线滑脱伴直肠内出血，患者往往因大量出血积聚在直肠内未及时发现，至有自觉症状时已处休克前期。

(4)体质因素：患肛门病症的人，多为排便困难、怕疼痛。因此，患者恐惧排便痛苦而不愿多进食；其次是对疾病预后认识不足，不愿就诊。长时以往导致营养失调、贫血、血压偏低，术后容易出现晕厥。

(5)体位因素：患者术后由于多种原因导致尿潴留或因肛门内填塞纱布引起强烈的便意而频繁如厕，如厕后久坐而突然站起引起体位性低血压致晕厥。

2. 分类

（1）血管舒缩障碍：见于单纯性晕厥、精神紧张、体位性低血压、颈动脉窦综合征、排尿性晕厥、咳嗽性晕厥及疼痛性晕厥等。肛肠病术后晕厥常为此类。

（2）心源性晕厥：见于伴发严重心律失常、心脏排血受阻及心肌缺血性疾病等，如阵发性心动过速、阵发性心房颤动、病态窦房结综合征、高度房室传导阻滞、主动脉瓣狭窄、先天性心脏病某些类型、心绞痛与急性心肌梗死、原发性肥厚型心肌病等，最严重的为阿-斯（Adams-Stokes）综合征。

(3)脑源性晕厥：见于伴发脑动脉粥样硬化、短暂性脑缺血发作；

(4)血液异常：常见于低血糖等。

二、发生机制和临床表现

晕厥的发生机制是短暂脑缺血，发生较快，随即自动完全恢复。有些晕厥有先兆症状，但更多的是意识丧失突然发生，无先兆症状。通常随着晕厥的恢复，行为和定向力也立即恢复。有时可出现逆行性遗忘，多见于老年患者。有时晕厥恢复后可有明显乏力。典型的晕厥发作是短暂的，血管迷走神经性晕厥的意识完全丧失的时间一般不超过 20 秒。个别晕厥发作时间较长可达数分钟，应与其他原因造成的意识丧失相鉴别。

1.血管舒缩障碍

（1）单纯性晕厥（血管抑制性晕厥）：多见于年青体弱女性，发作常有明显诱因（如疼痛、情绪紧张、恐惧、轻微出血、各种穿刺及小手术等），在天气闷热、空气污浊、疲劳、空腹、失眠及妊娠等情况下更易发生。晕厥前期有头晕、眩晕、恶心、上腹不适、面色苍白、肢体发软、坐立不安和焦虑等，持续数分钟继而突然意识丧失，常伴有血压下降、脉搏微弱，持续数秒或数分钟后可自然苏醒，无后遗症。发生机制是由于各种刺激通过迷走神经反射，引起短暂的血管床扩张，回心血量减少、心输出血量减少、血压下降导致脑供血不足所致。

（2）体位性低血压（直立性低血压）：表现为在体位骤变，主要由卧位或蹲位突然站起时发生晕厥。可见于：①某些长期站立于固定位置及长期卧床者；②服用某些药物，如氯丙嗪、胍乙啶、亚硝酸盐类等或交感神经切除术后病人；③某些全身性疾病，如脊髓空洞症、多发性神经根炎、脑动脉粥样硬化、急性传染病恢复期、慢性营养不良等。发生机制可能是由于下肢静脉张力低，血液蓄积于下肢（体位性）、周围血管扩张淤血（服用亚硝酸盐药物）或血循环反射调节障碍等因素，使回心血量减少、心输出量减少、血压下降导致脑供血不足所致。

（3）颈动脉窦综合征：由于颈动脉窦附近病变，如局部动脉硬化、动脉炎、颈动脉窦周围淋巴结炎或淋巴结肿大、肿瘤以及疤痕压迫或颈动脉窦受刺激，致迷走神经兴奋、心率减慢、心输出量减少、血压下降致脑供血不足。可表现为发作性晕厥或伴有抽搐。常见的诱因有用手压迫颈动脉窦、突然转头、衣领过紧等。

（4）排尿性晕厥：多见于青年男性，在排尿中或排尿结束时发作，持续约 1～2min，自行苏醒、无后遗症。机制可能为综合性的，包括自身自主神经不稳定，体位骤变（夜间起床），排尿时屏气动作或通过迷走神经反射致心输出量减少、血压下降、脑缺血。

（5）咳嗽性晕厥：见于患慢性肺部疾病者，剧烈咳嗽后发生。机制可能是剧咳时胸腔内压力增加，静脉血回流受阻，心输出量降低、血压下降、脑缺血所致，亦有认为剧烈咳嗽时脑脊液压力迅速升高，对大脑产生震荡作用所致。

（6）其他因素：剧烈疼痛时由于血管舒缩功能障碍或迷走神经兴奋，引致发作晕厥。

2.心源性晕厥　由于心脏病心排血量突然减少或心脏停搏，导致脑组织缺氧而发生。最严重的为 Adams-Stokes 综合征，主要表现是在心搏停止 5～10s 出现晕厥，停搏 15s 以上可出现抽搐，偶有大小便失禁。

3.脑源性晕厥　由于脑部血管或主要供应脑部血液的血管发生循环障碍，导致一时性广泛性脑供血不足所致。如脑动脉硬化引起血管腔变窄，高血压病引起脑动脉痉挛，偏头痛及颈椎病时基底动脉舒缩障碍，各种原因所致的脑动脉微栓塞、动脉炎等病变均可出现晕厥。其中短暂性脑缺血发作可表现为多种神经功能障碍症状。由于损害的血管不同而表现多样化，如偏头痛、肢体麻木、语言障碍等。

4.血液成分异常

（1）低血糖综合征：是由于血糖低而影响大脑的能量供应所致，表现为头晕、乏力、饥饿感、恶心、出汗、震颤、神志恍惚、晕厥甚至昏迷。

（2）换气过度综合征：是由于情绪紧张或癔症发作时，呼吸急促、换气过度，二氧化碳排出增加，导致呼吸性碱中毒、脑部毛细血管收缩、脑缺氧，表现为头晕、乏力、颜面四肢针刺感，并因可伴有血钙降低而发生手足搐搦。

（3）重症贫血：是由于血氧低下而在用力时发生晕厥。

（4）高原晕厥：是由于短暂缺氧所引起。

三、伴发症状

（1）伴有明显的自主神经功能障碍（如面色苍白、出冷汗、恶心、乏力等）者，多见于血管抑制性晕厥或低血糖性晕厥。

（2）伴有面色苍白、发绀、呼吸困难，见于急性左心衰竭。

（3）伴有心率和心律明显改变，见于心源性晕厥。

（4）伴有抽搐者，见于中枢神经系统疾病、心源性晕厥。

（5）伴有头痛、呕吐、视听障碍者提示中枢神经系统疾病。

（6）伴发热、水肿、杵状指者提示心肺疾病。

（7）伴有呼吸深而快、手足发麻、抽搐者见于换气过度综合征、癔症等。

四、鉴别诊断

肛肠病术后晕厥应注意与癫痫、癔病及眩晕的鉴别。癫痫发作时，无明显的前驱症状，发作时有意识丧失，可有尿失禁，肢体抽搐、咬破舌头等，脑电图及脑 CT 或 MRI 有异常发现。癔病发作时多有明显的精神刺激因素，发作持续时间长，发作时无意识消失，对周围的人与物有反应。眩晕病前多无明显的诱因，眩晕是一种运动幻觉或运动错觉。患者感到外界环境或自身在旋转、移动或摇晃，是由前庭神经系统病变所引起。

五、晕厥发生的处理

肛肠病术后易发生晕厥，好发于术后 24h 内，常为单纯性晕厥，又称血管迷走性晕厥、血管减压性晕厥。临床上较多见，晕厥前多有明显的诱因，如疼痛、高温、神经紧张、恐惧、情绪激动、通风不良、空气污浊、疲劳、持续站立、饥饿、妊娠以及各种慢性疾病的后期。晕厥前期历时较短，一般为 15～30s，如果在此期迅速立即平卧，则前驱症状消失，前驱症状多为头晕、恶心、苍白、出汗等。晕厥期的表现也为暂时性的，历时一般为 30s 到 2～3min，表现为意识丧失，面色苍白，四肢软弱无力，血压下降、心率减慢而微弱、瞳孔扩大、对光反应消失，应注意有无尿失禁、肢体抽搐、咬破舌头等。晕厥后期症状可有短暂性的无力或头昏等，一般恢复较快，无明显后遗症状。晕厥前有短暂的前驱症状，如头晕恶心、脸色苍白、出冷汗等，几分钟后突然意识丧失，持续数秒至数分钟后自然恢复。及时果断的处理措施，在临床实践是十分重要的。

现将病人发生晕厥时处理及预防措施综述如下。

一旦发生晕厥，根据临床症状做出准确的判断，应立即：

（1）使患者平卧，头放低，松解衣扣。

（2）可用手指导引人中、百会、内关、涌泉等穴。

（3）血压低时，可肌肉注射麻黄碱 25mg，或安钠咖 0.25g。

（4）原因不明的晕厥，应很快送医院诊治。

（5）当患者脸色苍白、出冷汗、神志不清时，立即让患者蹲下，再使其躺倒，以防跌撞造成外伤。

（6）患者意识恢复后，可给少量水或茶。

（7）吸入醋或阿摩尼亚，使其苏醒。

将病人平卧，解开衣领，保持呼吸道通畅，下肢抬高，如症状较重，可按压人中、合谷穴，注意观察血压、脉搏，口服温开水或葡萄糖水，重者给予静脉推注 50%葡萄糖 20～40ml，必要时加地塞米松，一般数分钟即可缓解。对心源性、脑源性晕厥的病人除采取以上措施外，还应结合原发病进行有效的治疗。

六、心理治疗

（1）晕厥的发生和心理因素有密切的关系，首先应掌握病人就诊时的心理状态，对恐惧心理较重者给予耐心疏导，对体质较弱，情绪紧张，特别是女病人和老年病人要事先做好耐心细致的解释工作，分散病人的注意力，消除不利因素，避免不必要的紧张、恐惧和不安。对于发生晕厥的病人要忙而不乱，耐心安慰病人，告之经处理后不适感会很快消失，以稳定病人情绪。

（2）医务人员对病人要态度热情，语言温暖，技术指导不仅要熟练，而且要轻、快、稳，操作中随时观察病人面部表情，询问有无不适感，如病人出现脸色苍白、头晕、恶心、出汗等症状，立即停止操作。

七、晕厥的预防措施

（1）尽可能改善诊治环境，病人就诊和治疗的环境应清洁通风、安静。炎热的夏季要安装空调或电扇。教育陪护人员遵守医院的规章制度，避免人多嘈杂，互相拥挤。输液注射的病人尽量安排舒适卧位，体质虚弱的病人，特别是女病人给予平卧位，治疗护理后让病人稍事休息，再扶病人慢慢坐起。

（2）对容易引起过敏的药物，注射前详细询问过敏史，注射中密切观察，注射后观察 20min，无反应后方可让病人离开。临床肌肉注射青霉素由于疼痛而引起的晕厥反应，应与青霉素过敏休克相鉴别。过敏性休克常有血压下降、皮肤瘙痒、皮疹，呼吸急促，周围末梢循环障碍，脉搏细数。而注射引起晕厥，血压基本正常或稍降低，无皮肤瘙痒，四肢稍冷，无青紫观察血压稳定，不给任何抗过敏药物，病人数分钟即可自行恢复。

（3）护理人员应熟练掌握静脉穿刺技术，避免反复穿刺引起疼痛性晕厥，注射前询问病人有无进食，未进食的空腹病人应劝其进食后进行注射，防止低血糖晕厥。注射刺激性较强的药物或引起局部剧痛的药物先充分稀释后缓慢推注。

（4）医护人员在工作中要针对病人的状况及时做好卫生宣教工作，针对不同心理，不同体质的病人，讲解有关晕厥的发生原因，处理措施，预防方法及自我保护常识，使病人消除心理负担，鼓励病人树立乐观向上的思想，保持精神愉快，以最佳的心理状态接受治疗。

综上所述，晕厥是临床上的一种常见紧急状态且多无预兆或仅有短暂的前驱症状，医务人员须熟悉晕厥的表现病因，掌握各种处理和预防措施，把晕厥的发生率降低至最低限度，一旦病人发生晕厥，即做到沉着冷静，应付自如。

八、护理要点

（1）术前做好准备工作　向患者详细介绍手术的目的、过程及注意事项，消除恐惧心理，进行全面体检，评估患者对手术的耐受力。指导其正常饮食，并讲解目的和意义，取得患者配合。

（2）术中操作细致，有效止血，防止失血过多，手术结束时肛管内放置纱布或纱条适当，防止包扎过紧。

（3）术后患者应尽早使用镇痛药物或镇痛泵，以保证患者休息与睡眠。术后当天应卧床休息，减少活动，以防活动过度致创面出血较多，术后即可正常饮食，向其讲解饮食的重要性，避免因惧怕排便而禁食，另 24 小时内最好禁止排便，24 小时后可正常排便。

（4）加强病情观察，定时监测生命体征，注意倾听患者有无头晕、心慌、强烈便意感等主诉，根据病情给予止血、补液等治疗。

（5）术后当天指导患者缓慢起身下床，避免如厕久坐，并有家属或护士陪伴协助。

第七节　发热

肛肠手术治疗后1～2日内患者体温在37.5℃左右，多为手术创伤的刺激或为局部吸收热，一般不需处理，可自行消退。如果体温超过 38℃，则认为是术后发热。

一、原因

（1）手术损伤，坏死组织吸收。

（2）吸收热　如枯痔液注射和痔疮注射疗法引起坏死感染等，有时可引起体温升高，但随着药物的吸收排出，体温可随之恢复正常。

（3）术后合并上呼吸道感染、尿路感染等可有发热，应结合其全身症状，做必要的检查。

（4）局部感染　创面感染重时除发热外，尚可见白细胞增多，创口局部红肿、疼痛、分泌物多。

（5）病人因手术损伤，气血耗损，气虚则生内热，或气血不足易受外感，也可引起发热。

二、防治

术后 2～3 天内，体温 37.5℃左右为吸收热，一般不需处理，即可自行消退。如不消退可能为继发感染，可按炎症处理，必要时选用适当的抗生素。

（一）感染创口的处理

肛门直肠部抵御感染的能力较强，通常情况下，只要保持局部创面引流通畅，可无局部感染之虞。如果术后畏寒发热，伴肛门部肿胀、疼痛，应首先查看创口局部是否存在引流不畅，如果切口过小，创面狭而深或外高内低，或有未打开的脓腔，或缝合创面留有死腔等情况，即应在良好的麻醉下重新处理创口。其次是根据情况适当给予抗生素肌肉注射或静脉点滴；灭滴灵口服；或服中药清热解毒、清热利湿之剂，如龙胆泻肝汤、普济消毒饮、五味消毒饮等。

肛门直肠的手术虽多为有菌手术，但操作时应严格按无菌术要求进行。因手术中消毒不严密而致感染者已有报道，如注射法治疗直肠脱垂导致直肠广泛坏死或炎症扩散发生肝脓肿或痔瘘手术引起破伤风等，当引以为戒。如发生此类严重并发症，应作相应的治疗。

（二）治疗原发、并发发热性疾病

对发热患者，原则上不施行手术治疗，但当确诊发热为肛肠病所致，不立即手术不足以解除发热、遏制病情时，手术等综合治疗势在必行，如肛周脓肿成脓期、阑尾炎、嵌顿痔合并感染等；患者并发内科发热性疾病，情况往往较复杂，须详细询问病史，仔细查找原因，必要时邀请有关科室协助诊治。此类患者可暂缓手术。

三、预防

（1）术前对病人作全面检查，如有发烧、应先进行病因相对症治疗，待体温正常后再手术。

（2）术中要严格遵守无菌技术操作．术后常规应用抗生素或清热解毒、凉血之中药汤剂。

（3）应严格掌握手术禁忌证，对年老体弱或多病患者，术后要注意调理，尤其是汗出后要注意保暖，勿受六淫之邪侵袭。

第八节　创口愈合迟缓

创口愈合迟缓是指手术后创口不能在相应的时间内顺利愈合而遗留未愈之创面，肛肠科创口愈合迟缓亦较多见。中国传统医学很早就重视溃后创面的治疗，在最早的外科专著《刘涓子鬼遗方》中就有很多治疗疮痈溃后的方剂，宋•陈自明在《外科精要》中精辟地指出："不生肌，不收敛，脾气虚也。"明朝在《外科理例》中说："肌肉，脾之所主也，溃后收敛迟速者，乃气血盛衰使然，……生肌之法，当先理脾胃，助气血为主，则肌自生。"中医历来重视局部和整体的关系，也即外科患者整体营养状况。

一、病理

创口愈合过程一般分为四个阶段：

（1）凝血，防止血液进一步流失，保证创口处的机械强度。

（2）炎症反应，使创口与静脉回流分开，启动吞噬系统消灭异物，控制感染。

（3）肉芽组织形成，包括胶原的合成及细胞在创口处的增殖。

（4）重组，包括胶原纤维及细胞的重新组合，以提高最大的机械强度。

以上任何一个阶段受到影响，均可导致愈合迟缓。中医认为创口愈合迟缓的原因主要责之脾胃虚弱、气血亏损和湿毒未尽。因脾主运化、主肌肉，创面生长所需之营养物质全赖脾胃化生，故脾胃虚弱则创面营养不足而难愈，脾对水湿的运化功能可使创面免遭水湿的浸淫，而局部湿热未尽，湿热之邪凝滞气血，侵损组织经络，创面亦难以愈合。

二、病因

全身性疾病：贫血、营养不良、肺结核、慢性肠炎、糖尿病以及维生素缺乏症等。创面感染，伤口内异物、假性愈合、上皮组织切除过多、用药及换药不当等。现将影响创面愈合的常见因素分述如下。

（一）局部因素

1.感染 创口感染是影响愈合的重要原因。每克创口浅表组织细菌超过 105 个时，就有发生感染的危险。局部抵抗力下降时，即使细菌更少也可引起感染。任何妨碍血供的因素均能影响局部炎症的反应，有利于细菌生长，如广泛组织损伤，存有坏死组织，创口留有死腔等。感染所致的组织坏死、血管栓塞、低氧状态、胶原纤维沉积障碍和中性粒细胞所释放的蛋白酶、氧基等都可影响愈合。

2. 缺血 良好的血供能为创口处提供氧及养料，并运走代谢产物，是创口愈合的基础。血供受解剖和切口部位、局部压迫及血管本身病变，特别是动脉粥样硬化的影响。如骶尾部切口深大时，因该部位血供较差，其创口愈合常较其他部位迟缓。

3. 血肿 血肿可以形成内压，阻碍皮肤血液循环构成坏死，血肿还为细菌的感染提供了条件。有人认为血肿具有一种毒性作用，可使组织坏死。

4. 机械刺激、外科技术、受损范围 术后过早及频繁活动，换药、扩肛方法不当，大便长期干结等均可影响创口愈合，因局部创口持续经受外伤而

使张力升高；或因手术技术粗糙，赘皮等残留过多，坏死组织清除不彻底或留有死腔，结扎线头过长及异物残留等均可影响创口引流，为创口感染提供了机会。另外，手术切除组织过多，组织缺损严重，创面再生能力减低，亦是重要因素之一。

5. 其他 肠道内排出刺激性分泌物，如慢性溃疡性结肠炎、克隆病、绒毛乳头状瘤、家族性息肉病、肠瘘等，蛲虫病、滴虫病、肛门湿疹等亦可影响创口愈合。

（二）全身因素

1. 年龄 创口愈合迟缓多发于老年人，国外有人对 18～50 岁和 65 岁以上两组健康志愿者做创面愈合的对比观察，结果发现，前者之创面较后者提前 1.9 天上皮化，反映总蛋白聚积情况的 a 氨基氮含量前者也显著升高，但在炎性渗出、血管生成及纤维组织形成等方面均无显著差异，经脯氨酸和 DNA 的含量也大致相同，说明年龄增长可影响创面上皮化和总蛋白的沉积量，但不影响胶原的沉积。

2. 营养 蛋白质缺乏可引起纤维增生和胶原合成不足，血浆胶体渗透压改变、组织水肿、氨基酸和糖不足又可直接影响胶原和黏多糖的合成。营养不良时，对创口愈合有多种作用的血浆纤维蛋白（FN）值下降。据观察，机体瘦组织群（lean body mass）丧失超过体重 10% 时，创口并发症明显增多。

3. 维生素 维生素 C 对中性白细胞产生过氧化物，杀灭细菌是不可缺少的，并作为脯氨酸和赖氨酸羟化的辅助因子，可促进胶原合并，提高创口张力。如缺乏时不仅可影响胶原合成，而且还可影响巨噬细胞的游走和吞噬功能，从而影响机体对感染的易感性。维生素 A 可促进胶原聚合和上皮再生，使受皮质类固醇抑制的创口恢复生长，在糖尿病动

物模型中，维生素 A 能激活炎细胞，纠正创口张力。维生素 E 的抗氧化作用可保护伤口不为中性粒细胞释出的氧基破坏，但大剂量时可延迟愈合。维生素 B 能维持神经之正常功能，促进碳水化合物的代谢，临床实践证实，应用大量的维生素 B 可促进创面愈合。

4. 微量元素　锌是许多酶系统包括 DNA 和 RNA 聚合酶的辅助因子，缺乏时可影响细胞增殖和蛋白的合成，其血浓度低时，可发生创口愈合迟缓。铜能促进胶原纤维聚合交联。

5. 温度　过热或过冷均能明显地延迟愈合，因两者都能引起组织损伤和血管栓塞。

6. 贫血　严重贫血，特别是伴发低血容量出现组织缺氧时可引起创口愈合不良。

7. 糖尿病　糖尿病患者的高血糖可抑制中性粒细胞的功能，并对愈合的炎症期产生影响，特别是对巨噬细胞的抑制，可直接影响纤维母细胞的生长和胶原的合成。糖尿病性动脉粥样硬化及其小血管的分布状态亦是影响愈合的主要因素。另外，感染本身对糖尿病患者创口的愈合亦有不良作用。

8. 恶性肿瘤　动物实验表明，恶性肿瘤患者的创口，不仅张力减弱，还可抑制创口细胞分裂，使创口愈合受到很大影响。其程度取决于肿瘤生长速度，生长越快，愈合越受限、肿瘤细胞与伤口的位置关系，肿瘤细胞总数，肿瘤的全身扩散和转移以及蛋白缺失等也是影响伤口愈合的因素。

9. 尿毒症　尿毒症所致的营养不良、创口的低血溶量和创口供氧量减少，均可影响肉芽组织形成和胶原积聚，从而导致创口愈合迟缓。

10. 黄疸　黄胆对创口愈合的作用是多方面的，有人把胆红质和黄胆患者的血清加入到纤维母细胞的生长培养液中，可引起纤维母细胞形态的改变和细胞的生长。从理论上讲，黄疸还可以其他方式影响愈合，如妨碍维生素 K 的吸收，而使凝血因子的生成减少，增加创口血肿的发生，肝功能失常会妨碍蛋白代谢等。

11. 药物　外源性皮质类固醇可通过影响急性炎症期而妨碍愈合，特别是术后前几天尤为明显，以后应用则影响较小。阿霉素对创口愈合均有明显抑制作用。大剂量应用抗炎药物对愈合亦不利，可能是抑制了愈合过程的炎症期，但常规剂量一般无此副作用。

三、症状体征

患者的主要症状为创口长期不愈合。创面可表现为分泌物较多，肉芽组织水肿，创面苍白、紫黑等。

四、诊断

目前尚无统一规定的标准。一般认为：①创口病程在 1 月以上未愈者。②常规治疗效果不明显。符合此二条，可认为是创口愈合迟缓。

五、治疗

治疗原则：寻找病因，对症治疗，加强营养，经多种处理仍无效者，应做病理检查。

（一）全身治疗

1. 抗感染　可根据创口感染的具体情况及对创口分泌物细菌培养和药敏试验的结果，选用适宜的抗生素及其他抗菌药。

2. 维生素　对因维生素缺乏而致伤口愈合迟缓者可给予维生素治疗。如天津滨江医院对肛肠病患者术后常规口服维生素 B，50mg，每日 3 次。另外亦可服用维生素 C0.3g，每日 3 次；维生素 E50mg，每日 1 次；维生素 A2.5 万 U 日服 3 次。

3.FN 对创口愈合的影响 FN 系糖蛋白，广泛存在于机体组织中。它在创口的修复和愈合过程中起着重要的作用。使血浆 FN 保持在较高水平，结果发现对创面确有促进愈合作用。其主要作用为：①作为超化因子，可诱导外周血中的单核细胞及其他吞噬细胞、上皮细胞、成纤维细胞向创口运动。②作为一种非特异性调理素，可调动吞噬系统清除病菌及组织碎片，净化创口。③作为细胞的运动基质。④作为生长因子，具有较强的促细胞生长活性。临床上将 FN 作为外用药及注射剂治疗角膜性溃疡、创伤、烧伤及创伤造成的败血症，均已取得良好效果，既减少了感染，又可缩短创口愈合时间。FN 将成为今后治疗创伤的良好药物。

4. 微量元素 锌是目前临床常用的微量元素之一。国内已有用葡萄糖酸锌治疗创口愈合迟缓的报道。Agren MS 等用氧化锌和硫酸锌敷料于小猪非全层切口创面上，同时用非含锌敷料作对照，结果发现，应用氧化锌的创面上皮覆盖率显著高于对照组，应用硫酸锌的创面无此现象。

5. 中医药治疗 中医药治疗该病历史悠久，处方较多，大都有良好疗效。外用药中多以红升丹、红粉、白降丹等祛腐后再用生肌收敛药物。内服药则以健脾补气为主。黄乃健以生肤汤临床应用数十年，取得显著疗效。该方具有健脾利湿、补气生肌、解毒祛邪、疏通经络等作用。动物实验证实其药理作用为：①抗感染，改变局部血流灌注，提高氧分压。②增加内源性生长因子。③增加维生素和微量元素。

6. 支持疗法 是改善患者全身状况和增强抵抗能力，使各种疗法充分发挥作用的重要措施。常用方法有：①保证患者有充分的休息和睡眠。②加强

营养。③输血、补液。④注射丙种球蛋白、胎盘球蛋白。

（二）局部治疗

1. 生长因子 生长因子是一类生物活性多肽。根据其靶细胞或来源可分为表皮生长因子（EGF）、血小板源性生长因子（PDGF）、成纤维细胞生长因子（FGF）、胰岛素样生长因子（I GF）、内皮细胞生长因子（ECGF）、神经生长因子（NGF）、转化生长因子（TGF）等。生长因子在创口的愈合中表现出多种功能，包括促进多种细胞的分裂增殖、趋化性迁移以及物质的合成和分泌。

2. 外源性透明质酸 透明质酸（HA）对创口愈合有显著意义。胎儿的皮肤创口修复迅速，且无疤痕形成，可能与胎儿创口中 HA 的早出现及浓度维持在一较高水平有关。HA 有利于细胞移动、繁殖和再生。国外有人在叙利亚雌性金色鼠右颊袋实验创口上外用透明质酸的结果显示，实验动物的创口缩小速度比对照组快 2 倍，创口愈合时间缩短 7 天。

3. 扩创引流 对于创口因某种原因而致引流不畅导致创口愈合迟缓者，可扩创引流，但要注意不可切除组织过多，否则因创口过大而影响愈合。

4. 植皮 植皮的目的在于消除创面，故可选用中厚皮片（0.35-0.4mm）或刃厚皮片。

5. 激光照射 低能量激光照射可促进创口愈合。有用氦氖激光照射创口取得较好效果的报道。

6. 康复新 康复新是一种黄色液体的中药制剂，主要药物是蜂螂虫体的 95% 乙醇提取物，可内服或外用，局部应用无刺激及其他副作用，对促进创口愈合有明显的作用。重庆七星岗医院以康复新液应用于创口经与九华膏进行疗效对比观察，证实其有较好的效果。具体用法是：术后次日起，每次

大便后温水坐浴洗净肛门，换药时冲洗创口，棉球拭干后，将浸透康复新液的无菌小纱布条放置创口底部，干纱布覆盖胶布固定，每日换药 1～2 次至伤口愈合。

六、预防

（1）有全身慢性病者，延期手术。

（2）术中避免切除过多皮肤而创口过大。

（3）术后处理　术后坐浴水温不宜过高，熏洗时间不宜过长，否则可影响创口愈合。换药时操作应轻柔，保证创口引流通畅，对肉芽组织高突者，应及时处理。保持大便通畅，便秘或腹泻均可影响创口愈合。

第九节　休克的抢救

休克这词由英文 Shock 音译而来，系各种强烈致病因素作用于机体，使循环功能急剧减退，组织器官微循环灌流严重不足，以至重要生命器官机能、代谢严重障碍的全身危重病理过程。休克是一急性的综合征。在这种状态下，全身有效血流量减少，微循环出现障碍，导致重要的生命器官缺血缺氧。即是身体器官需氧量与得氧量失调。休克不但在战场上，同时也是内外妇儿科常见的急性危重病症。

休克属于中医"厥证、脱证"范畴。出现休克，表明病情严重，机体的阴阳协调关系遭到破坏，如不及时纠正，就有阴阳离决、精神乃绝的生命危险。因此，必须学会休克的早期诊断和抢救技术。

一、发病过程分期

休克的发病过程可分为休克早期和休克期，也可以称为休克代偿期和休克抑制期。

（一）休克代偿期Ⅰ期（休克早期）

休克刚开始时，由于交感-肾上腺髓质系统强烈兴奋，皮肤、内脏血管收缩明显，对整体有一定代偿作用，可减轻血压下降（但严重大出血可引起血压明显下降），心、脑血流量能维持正常。患者开始出现皮肤苍白、四肢发冷、心跳呼吸加快、尿量减少等症状。如果在休克早期能够及时诊断、治疗，休克很快就会好转，但如果不能及时有效治疗，休克会进一步发展，进入休克期。

（二）休克进展期Ⅱ期（休克中期）

休克没有得到及时治疗，微循环淤血，回心血量减少，就会进入可逆性失代偿期。这时病人的主要临床表现为：

（1）血压进行性下降，少尿甚至无尿，心脑血管失去自身调节或血液重心分不中的优先保证，冠状动脉和脑血管灌流不足，出现心脑功能障碍，心搏无力，患者神志淡漠甚至转入昏迷；

（2）肾血流量长时间严重不足，出现少尿甚至无尿；

（3）皮肤发凉加重、发绀，可出现花瓣。失代偿初期经积极救治仍属可逆，但若持续时间较长则进入休克难治期。

（三）休克难治期Ⅲ期（休克晚期）

休克发展的晚期阶段，不可逆性失代偿期。主要临床表现为：

（1）血压进行性下降，给升压药仍难以恢复。脉搏细速中心静脉压降低，中心静脉压降低，静脉塌陷，出现循环衰竭，可致患者死亡；

（2）毛细血管无复流；

（3）由于微循环淤血不断加重和 DIC 的发生，全身微循环灌流严重不足，细胞受损乃至死亡，心脑肺肾等脏器出现功能障碍甚至衰竭。

中医：失血性休克属于中医"血脱"，多发生于手术后大出血，出血量达全身总血量的 20%时，就会发生休克。血压下降，收缩压在 80mmHg 以下，舒张压升高，脉压差缩小到 20mmHg，脉搏增快每分钟 120 次以上。面色苍白，身冷出汗，四肢厥冷，头晕、眼黑、心慌、心悸、口渴、尿少、舌质淡、脉细无力。如有继发出血时，多次测血压和血色素，可呈进行性下降，血压听不到，呼吸急促，脉微欲绝，表情淡漠，反应迟钝，甚至昏迷；有代谢性酸中毒时，血 CO 结合力明显降低。有肾功能损害时，血尿素氮增高。发生弥漫性血管内凝血时，凝血时间延长，血小板减少，凝血酶原时间延长，纤维蛋白原减少等改变。

二、鉴别诊断

（一）心原性休克的鉴别诊断

心原性休克最常见于急性心肌梗塞。根据临床表现心电图发现和血心肌酶的检查结果，确诊急性心肌梗塞一般并无问题。在判断急性心肌梗塞所致的心原性休克时需与下列情况鉴别：①急性大块肺动脉栓塞。②急性心包填塞。为心包腔内短期内出现大量炎症渗液、脓液或血液，压迫心脏所致。患者有心包感染、心肌梗塞、心脏外伤或手术操作创伤等情况。此时脉搏细弱或有奇脉，心界增大但心尖搏动不明显，心音遥远，颈静脉充盈。X 线示心影增大面搏动微弱，心电图示低电压或兼 ST 段弓背向上抬高和 T 波倒置，超声心动图、X 线 CT 或 MRI 显示心包腔内液体可以确诊。③主动脉夹层分离。④快速性心律失常。包括心房扑动、颤动，阵发生室上性或室性心动过速，尤其伴有器质性心脏病者，心电图检查有助于判别。⑤急性主动脉瓣或二尖瓣关闭不全。由感染性心内膜炎、心脏创伤、乳头肌功能不全等所致。此时有急性左心衰竭，有关瓣膜区有返流性杂音，超声心动图和多普勒超声检查可确诊。

（二）低血容量性休克的鉴别诊断

急性血容量降低所致的休克要鉴别下列情况：①由出血。胃肠道、呼吸道、泌尿道、生殖道的出血，最后排出体外诊断不难。脾破裂、肝破裂、宫外孕破裂、主动脉瘤破裂、肿瘤破裂等，出血在腹腔或胸腔，不易被发现。此时除休克的临床表现外患者明显贫血，有胸、腹痛和胸、腹腔积血液的体征，胸、腹腔或阴道后穹隆穿刺有助于诊断。②外科创伤。有创伤和外科手术史诊断一般不难。③糖尿病酮症酸中毒或非酮症性高渗性昏迷。④急性出血性胰腺炎。

（三）感染性休克的鉴别诊断

各种严重的感染都有可能引起休克，常见的为：

①中毒性细菌性痢疾。多见于儿童，休克可能出现在肠道症状之前，需肛门拭子取粪便检查和培养以确诊。②肺炎双球菌性肺炎。也可能在出现呼吸道症状前即发生休克。需根据胸部体征和胸部 X 线检查来确诊。③流行性出血热。为引起感染性休克的重要疾病。④暴发型脑膜炎双球菌败血症。以儿童多见，严重休克是本病特征之一。⑤中毒性休克综合征。为葡萄球菌感染所致，多见于年轻妇女月经期使用阴道塞，导致葡萄球菌繁殖、毒素吸收；亦见于儿童皮肤和软组织葡萄球菌感染。临床表现为高热、呕吐、头痛、咽痛、肌痛、猩红热样皮疹、水样腹泻和休克。

三、治疗措施

救治原则：

（1）积极消除病因；

（2）补充血容量；

（3）纠正酸中毒；

（4）血管活性药物的应用；

（5）糖皮质激素和其他药物的应用；

（6）治疗 DIC，改善微循环；

（7）保护脏器功能；

（8）各型休克的处理，

休克是一个严重的、变化多端的动态过程，要取得最好的治疗效果，须注意下列四点：①治疗开始愈早愈好，最好在休克症状尚未充分发展前就给予治疗，力求避免休克发展到晚期难以逆转的地步；②对不同类型的休克，在不同阶段要针对当时的病理生理变化给予适当的处理，如补充血容量，增强心肌收缩力，解除或增加周围血管阻力，消除微循环淤滞及纠正酸中毒等措施；③密切观察病人、特别注意中枢神经系统、心、肺和肾功能情况。必要

时作中心静脉压、肺楔嵌压测定和放置保留导尿管，对病情进行反复的分析，抓住各个阶段的主要矛盾，按病情的变化随时调整用药以及其他治疗措施；④在紧急处理休克的同时，积极治疗原发病，应迅速通过病史、体征和实验室检查全力找出引起休克的原因，针对病因进行治疗。

治疗的目的在于改善全身组织的血流灌注，恢复及维护病人的正常代谢和脏器功能，而不是单纯地提高血压，因为，血压只代表心排血量和血管张力的关系，而不能反映心排血量和组织的血流灌注情况。在治疗过程中，有时血压虽不甚高，如在 10.6/6.7kPa（80/50mmHg）左右，然而脉压正常、四肢温暖、皮肤红润不紫、尿量正常，说明微循环和组织灌注情况尚好，治疗措施有效。反之，收缩压虽超过 12kPa（90mmHg），但脉压很低、四肢冰冷、皮肤苍白、尿量少，说明微循环和组织灌注情况不佳，急需调整抢救措施。

（一）一般紧急处理

（1）取平卧位不用枕头，腿部抬高 30°，如心原性休克同时有心力衰竭的患者，气急不能平卧时，可采用半卧位。注意保暖和安静。尽量不要搬动，如必须搬动则动作要轻。

（2）吸氧和保持呼吸通畅 通鼻导管或面罩给氧。危重病人根据动脉 PCO2、PO2 和血液 pH 值。给予鼻导管或气管内插管给氧。

（3）建立静脉通道如果周围静脉萎陷而穿刺有困难时，可考虑作锁骨下或上静脉及其他周围大静脉穿刺插管，亦可作周围静脉切开插管。

（4）尿量观察尿量是反映生命器官灌注是否足够的最敏感的指标。休克病人宜置入导尿管以测定每小时尿量，如无肾病史，少或无尿可能由于心力

衰竭或血容量未补足所致的灌注不足，应积极查出原因加以治疗，直到尿量超过 20～30ml/h。

（5）观察周围血管灌注由于血管收缩，首先表现在皮肤和皮下组织。良好的周围灌注表示周围血管阻力正常。皮肤红润且温暖时表示小动脉阻力降低，可见于某些感染性休克的早期和神经原性休克。皮肤湿冷、苍白表示血管收缩，小动脉阻力增高。但皮肤血管收缩状态仅提示周围阻力的改变，并不完全反映肾、脑或胃肠道的血流灌注。

（6）血流动力学的监测如病情严重可根据具体情况，切开或穿刺周围静脉，放入飘浮导管（Swan-Ganz）到腔静脉近右心房测得中心静脉压，进而测肺动脉压及肺楔嵌压、心排血量，根据测值结果进行相应治疗措施的调整。

（二）不同类型休克的处理

1. 感染性休克的处理　参见"感染性休克"。

2. 心原性休克的处理　心原性休克的主要病理生理特点是心排血量减低，心搏量亦减低，其周围血管阻力则可增高、正常或降低。一般常见的心原性休克多由急性心肌梗塞所引起，故本节着重讨论急性心肌梗塞引起心原性休克的治疗。

（1）镇痛：急性心肌梗塞时的剧痛对休克不利，剧痛本身即可导致休克，宜用吗啡、杜冷丁等止痛，同时用镇静剂以减轻病人紧张和心脏负担，以免引起迷走神经亢进，使心率减慢或抑制呼吸。

（2）纠正低氧血症：吸氧和保持呼吸道通畅，以维持正常或接近正常的动脉氧分压，有利于微循环得到最大的氧供应，防止发生呼吸性酸中毒或因换气过度而发生呼吸性碱中毒。可用鼻导管或面罩给氧，如气体交换不好，动脉血氧分压仍低而二氧化碳分压仍高时，宜及时作气管插管或气管切开，

用人工呼吸器辅助呼吸，以定容式呼吸器为佳，最好还用呼气末正压吸氧，要求动脉血氧分压达到或接近 13.3kPa（100mmHg），二氧化碳分压维持在 4.7～5.3kPa（35～40mmHg）。

（3）维持血压：如血压急剧下降，应立即开始静脉滴注间羟胺，以 10～20mg 稀释于 100ml 葡萄糖液内，亦可同时加入多巴胺 20～30mg。必要时在密切观察血压下，静脉内缓慢推注间羟胺 3～5mg，使收缩压维持在 12～13.3kPa（90～100mmHg），保持重要器官的血流灌注。

（4）纠治心律失常：伴有显著心动过速或心动过缓的各种心律失常都能加重休克，需积极应用药物、电复律或人工心脏起搏等予以纠治或控制。

（5）补充血容量：有少部分病人，由于呕吐、出汗、发热、使用利尿剂和进食少等原因而有血容量不足，治疗需要补充血容量。可根据中心静脉压监测结果来决定输液量。中心静脉压正常为 0.4～1.2kPa（4～12cmH$_2$O），如低于 0.5kPa（5cmH$_2$O），提示有低血容量存在；低于 1.0kpa（10cmH$_2$O）即可输液。输液的内容宜根据具体情况选用全血、血浆、人体白蛋白、低分子右旋糖酐或葡萄糖液，一般应用低分子右旋糖苷。低分子右旋糖苷应用于非失血性休克有两个优点：①能较快地扩张血容量，因从血管中消失也快，故可减少过度扩张的危险；②能抑制或解除红细胞和血小板的聚集及减低血液黏稠度，有助于改善微循环和防止微血栓形成。可先在 10～20 分钟内输入 100ml，如中心静脉压上升不超过 0.2kPa（2cmH$_2$O），可每 20 分钟重复输入同样剂量，直至休克改善、收缩压维持在 12～13.3kPa（90～100mmHg）左右、或中心静脉压升至 1.5kPa（15cmH$_2$O）以上、或输入总量达 750～1000ml 为止。输液过程中还需密切观察呼吸情况，

并经常听肺部有无罗音，以防发生肺水肿。如中心静脉压已高于 1．2kPa（12cmH$_2$O），或原先中心静脉压虽不甚高，但稍补充血容量后中心静脉压迅速升高，而动脉血压仍未改善，提示心排血功能差而静脉又淤血。如有条件，应用多用途的飘浮心导管，可同时测中心静脉压、肺楔嵌压及心排血量，如导管带有铂电极必要时可记录心腔内心电图，还可行心腔内起搏。正常时肺楔嵌压为 1．3kPa（10mmHg），高于 2．0～2．7kPa（15～20mmHg）说明左心排血功能不佳，如高达 4．0kPa（30mmHg）说明左心功能严重不全；如低于 2．0kPa（15mmHg）说明左心排血功能尚佳，而静脉压的增高为右心排血功能不佳所致。均应采用其他措施治疗。

（6）应用血管活性药物：当初次测量中心静脉压其读数即超过 1．2kPa（12cmH2O）或在补充血容量过程中有明显升高而病人仍处于休克状态时，即需考虑选用血管活性药物。常用血管活性药物有升压胺类和血管扩张剂。

（7）强心甙的应用：强心甙对心原性休克的作用，意见颇不一致。从一般临床经验看，有休克而无充血性心力衰竭的病人，用强心甙并无明显的裨益，且其强心作用不如胺类药物容易控制，在急性心肌梗塞早期还易引起心律失常，故不宜常规应用。

（8）胰高血糖素的应用：胰高血糖素为多肽类物质，能激活腺苷酸环化酶系统，使三磷酸腺苷转变为环磷酸腺苷，使心脏的环磷酸腺苷增加或使钙在心肌细胞内聚积，可增强心肌收缩力、增快心率、增加心搏量和心排血量、升高血压而使周围血管阻力下降，适用于心原性休克。用 3～5mg 静脉注射半分钟内注完，待 2～3 分钟，如无反应可再重复注射，继而用 3～5mg 肌肉注射每 1/2～1 小时 1 次，或可每小时用 5～10mg 加入 5%葡萄糖液 1000ml 中静脉

滴注，连用 24～48 小时。副作用主要有恶心、呕吐、低血钾等。

（9）肾上腺皮质激素的应用：目前还有不同的意见，如要使用，早期大剂量应用，其潜在有益的作用主要是与细胞膜的作用有关，大剂量的肾上腺皮质激素有增加心排血量和减低周围血管阻力、增加冠状动脉血流量的作用。激素有可能影响心肌梗塞后的愈合，但证据尚不充分，因此在急性心肌梗塞所致的心原性休克病人中也可考虑应用。

（10）纠正酸碱平衡失调和电解质紊乱：主要是纠正代谢性酸中毒和高或低钾血症。休克较重或用升压药不能很快见效者，可即静脉滴注 5%碳酸氢钠 100～200ml，以后参照血 pH 值、血气分析或二氧化碳结合力测定结果及时发现和处理可能出现的呼吸性碱中毒或酸中毒。纠正代谢性酸中毒的药物中，乳酸钠的缓冲能力较碳酸氢钠强，但需经肝脏转化后才起作用；在肝脏缺血的情况下，还可能分解出乳酸而加重乳酸血症。此外，三羟甲基氨基甲烷（THAM）亦可应用，有作用快、不含钠和具有渗透性利尿作用等优点，只宜用于有水肿或缺钾而不能多用钠盐，或代谢性酸中毒伴有二氧化碳潴留和呼吸性酸中毒的患者。每公斤体重 2～3ml 的 0.6mol（7．28%）溶液用 5%葡萄糖液稀释一倍成等渗溶液滴注，最好滴入近中心静脉处。注意测定血钾、钠、钙和氯化物，按情况予以补充或限制。低血钾时用含氯化钾浓度 0．4%的 5%葡萄糖溶液静脉滴注；高血钾时除限制钾盐摄入外，可静脉滴注 5%碳酸氢钠和葡萄糖溶液加胰岛素。

（11）预防肾功能衰竭：血压基本稳定后，在无心力衰竭的情况下，可在 10～30 分钟内快速静脉滴注 20%甘露醇或 25%山梨醇 100～250ml 利尿，以防发生急性肾功能衰竭。如有心力衰竭，不宜用上述

药物静脉滴注，可静脉注射呋塞米40mg或依他尼酸钠50mg。根据血流动力学监测的结果来选择治疗休克的药物最为妥当。

（12）机械辅助循环：对药物治疗无效的病人，有人提倡用机械辅助循环的方法，以减轻左心室负担及工作量，同时改善冠状动脉及其他重要器官的血液灌注，其方法有多种，包括左心室转流术（将左心房血引出，绕过心室再输回动脉）、部分心肺转流术（部分静脉血引出，经氧合器氧合后将血输回动脉）、副心脏（用人工小型血泵，分担心脏部分排血工作）、人工心脏（人工血泵完全代替心脏工作）、心脏机械辅助（用机械辅助心脏舒缩）、主动脉内气囊反搏术和体外加压反搏术等。其中以后两者较适用于急性心肌梗塞所致的心原性休克。主动脉内气囊反搏术的应用原理是置入主动脉一根带有气囊的心导管，此气囊与泵相通，当心脏舒张时向气囊充气使之膨胀达到增加冠状动脉舒张期灌注的目的而起治疗效果，心脏收缩时从球囊抽气使之收缩从而不妨碍心脏的排血。体外加压反搏术，是在上、下肢及骨盆部穿上可加压的套衣裤，在心脏舒张时加压将小血管中的血挤入大血管中以达到反搏效果，挤入主动脉的血液可增加冠状动脉的灌注，是无创性的操作。近年来，不少作者认为，在大片心肌坏死的情况下，药物的作用是有限的，从机械方面寻找帮助循环的方法是有前途的，可取的方法。

（13）其他原因引起的心原性休克的治疗。

四、出血性休克的抢救

凡术后出血患者，通过临床观察若发现有发生休克可能时，就应给予必要的预防措施，一旦发生休克，抢救愈早愈好。

1.一般紧急措施　让病人平卧，去掉枕头或将下肢抬高20cm，增加下肢静脉回心血量，保持呼吸道通畅，间歇给氧，保温但不加温，就地抢救，不宜搬动。粗针强刺人中、足三里、内关、耳针刺内分泌、皮质下、肾上腺、神门，伴有昏迷时加刺十宣、涌泉等穴。

2.尽快补充有效循环血量，改善组织血液灌注　首先静脉输入复方氯化钠溶液1000～1500ml或中分子右旋糖酐，并加入维生素C、止血芳酸100～200ml和抗生素，在1h内输完。失血量难以估计，通常用休克指数来估计。休克指数＝脉搏/收缩压。指数0.5为正常。休克指数为1，大约失血20%～30%，若休克指数为0.5，失血约30%～50%，若休克指数为2，休克严重。休克较轻的（失血约800ml）输液，严重的必须输全血。

3.在补液、输血的同时，应尽快进行止血　先用暂时止血措施，如直肠内填塞纱布压迫止血、肛门部丁字带固定。待休克初步纠正后仍不止血，则行结扎、电灼或消痔油、消灵注射等根本止血措施。

4.药物　大出血时，止血药作用不明显。也不宜用升压药，仅在全血或右旋糖苷不能立即输入、血压下降有可能导致心搏骤停时，才可能考虑暂时应用升压药，常用阿拉明肌注或静脉滴注。另用当归补血汤治疗失血和独参汤合用。

五、护理措施

休克的预后取决于病情的轻重程度、抢救是否及时、措施是否得力。所以护理上应采取以下措施：

1. 体位　休克时应采取中凹卧位，病人头胸部抬高20°～30°，下肢抬高15°～20°；使用抗休克裤。

2. 保暖。

3. 保持呼吸道通畅　一般用鼻导管吸氧，流量

4～6L/min，严重缺氧或紫绀时应增加至 6～8L/min，或根据病情采用面罩或正压给氧。

第十节　肛肠病术后感染

肛肠病术后感染是肛肠病手术后因患者抗病能力下降，或手术创面污染严重，或无菌观念淡薄引发的医源性等原因引起的感染。大都是在对肛门、直肠和结肠疾病实施手术或治疗时所引起的继发感染。原有的感染如肛周脓肿等不属此范围。肛肠病术后感染的确定应具备下列条件：①无感染性病变术后，或感染性病变感染灶彻底清除后，手术创面发生感染引发局部和或全身症状者。②原感染病灶，术中未彻底清除（如肛周脓肿切开引流术），术后即发生感染加剧，或非原有病灶的手术部位发生感染者。③术后感染的菌种不同于术前者，或术后创面有新菌种出现者，这是术后是否感染最有价值最可靠的诊断。由于肛肠解剖生理的特点，手术易感染，术后感染率国内报道达 10%～40%，国外为 5%～50%。

肛周和腹部的皮肤以及会阴部的毛发存有大量的细菌，这些细菌可以通过切开、穿刺以及其他任何破坏皮肤屏障的损伤，进入组织导致感染。而术后是否发生感染及其演变取决于患者的抵抗力、细菌的毒力和治疗方法等多种因素。①患者对感染的抵抗力有全身和局部两方面。全身抵抗力与年龄、营养等一般状况有关。局部抵抗力与受累的组织结构、部位和血液供应情况有关；伤口的大小、深浅，有无异物、血肿、死腔、坏死组织和血管内血栓形成等，对局部抵抗力都可产生一定的影响。②细菌毒力的大小决定于细菌的种类、菌株、数量、繁殖速度和毒素的性质，细菌的毒性是指其外毒素、内毒素和酶的作用，如金黄色葡萄球菌有溶血素、杀白细胞毒素、肠毒素、红疹毒素以及凝固酶、葡激酶、DNA 溶酶等，所以侵入组织后容易引起感染。表面葡萄球菌毒素较少，缺乏凝固酶等，所以一般认为属于非致病菌，但在特殊条件下也可以引起感染。菌种除葡萄球菌、链球菌、大肠杆菌、绿脓杆菌和变形杆菌五种与感染有重要关系的化脓性病原菌外，还有一些革兰氏阴性杆菌和厌氧菌与感染密切相关，真菌中念珠菌感染较其他真菌有重要的临床意义，但也只发生在机体免疫功能被抑制时。有实验报告，每 1g 组织内的病原菌数一般超过 100 万才会发生感染。但局部有坏死组织、血液循环障碍、血肿或异物时，机体的抗感染能力即大为降低，每 1g 组织内有 100 个病原菌即能发生感染。沾染时间愈长则细菌繁殖愈多，形成感染的可能性愈大。一般认为起决定性的时限为 2～3 小时。混合感染时，细菌之间可出现协同作用，例如需氧菌的存在常有利于厌氧菌的繁殖，使感染加重；溶血性金黄色葡萄球菌和微量嗜氧链球菌一起能引起进展性协同性坏疽等。③手术适应证或手术时机把握不当，或手术方法错误、操作粗暴或术后抗生素应用不当等。

肛肠病术后感染常有以下分类方法：①按其性质来说可分为特异性感染和一般性感染；②就其部

位可分为腹腔感染和肛门及其周围感染；③就其程度可分为局部感染和全身感染，等等。感染的病原微生物以细菌感染最常见，霉菌及病毒感染较少，但由于胃肠营养及抗生素的应用等，近来霉菌感染呈上升趋势，一旦发生较难控制，临床应加以重视。

感染发生后可有三种结局：①人体抵抗力占优势时，感染不易发展，再加上及时正确的治疗，可使感染较快地得到控制，并逐渐消除。②当人体抵抗力和病原菌的毒力处于相持之势时，感染易转为慢性。③当病原菌的毒力超过人体抵抗力时，感染向周围组织或脏器扩散，局部可经淋巴管引起淋巴管炎、淋巴结炎和多发性脓肿，也可侵入血液循环，引起全身化脓性感染，其至发生感染性休克或多器官功能衰竭。

肛肠病术后感染的特点：①以混合感染为常见；②方式以侵袭性感染为主；③肛门部术后感染一般起病缓慢，大多感染后 5-7 天症状渐明显；④若引发全身感染，则发作急，变化快，如调治不当，预后差。

一、肛门部手术后一般性感染

临床上由于手术部位、手术性质以及感染出现的时间和程度不同可表现为创面局部感染和全身感染，两者可单独也可同时出现。

（一）原因

（1）术前、术后抗生素选择不当，应用时机不对或未用。

（2）无菌观念不强，消毒不严。

（3）术中操作粗暴，组织损伤较多，创面粗糙。

（4）损伤肛窦导致炎症沿肛腺扩散。

（5）切口缝合留有死腔。

（6）术中止血不彻底形成皮下血肿。

（7）损伤或结扎较大血管，影响局部血供。

（8）创面部引流不畅，积液、积脓。

（9）局部静脉、淋巴回流障碍引起水肿。

（10）术后护理不当，创面换药错误，创面污染。

（11）患者身体虚弱或年老术后机体抵抗力下降及全身营养不良等。

（二）症状体征

局部可出现红肿、疼痛、水肿，伤口表面有脓性分泌物，有烧灼感；伴身热烦闷，舌质红，苔黄腻，脉数。范围大、程度重、位置深的感染除有红、肿、热、痛，功能障碍的症状外，一般均有发热、头痛、乏力、食欲减退、脉率加快等。实验室检查，白细胞计数升高，以嗜中性粒细胞为主。大便常规可查到超常规的红细胞和白细胞，有时可查到脓细胞。

（三）治疗

1.外敷熏洗　适用于局部疼痛明显者，方用苦参汤或祛毒汤加减煎水熏洗；金黄散、黄连膏等外敷。

2.切开排脓　适用于术后感染而形成脓肿者，应及早切开排脓，防止扩散。

3.扩创引流　对有桥形愈合或术后创面引流不畅者，应及时敞开扩创，填入涂有九华膏的纱条引流，防止假性愈合。

4.对继发感染伴有出血者　应在止血的同时，控制感染，进行综合治疗。

5.炎症性水肿　祛毒汤加减，水煎熏洗肛门 10 分钟，每日 2 次。甚者加生川乌、生草乌各 10g。

6.如系用激光、电灼、冷冻治疗后引起的水肿　可分别涂敷湿润烧伤膏、京万红软膏或冻疮膏等。

7.内痔脱落继发感染　在控制感染的同时，每日向肛内注入稀质三黄油膏 3-5ml 。

8.应用抗生素　为防止扩散，应尽早应用，以氨基糖苷类加甲硝唑为主，根据菌培养和药敏加用其他相应的药物。

9.物理疗法　细菌不易在干燥的环境中生长繁殖，用红外线等烘烤创面可控制已感染创面。

（四）预防

伤口感染的形成是一个由量变到质变的过程。即由轻度沾染～污染～感染三种不同程度。伤口感染的预防首先要防止清洁伤口受污染，还应争取使轻度沾染者向清洁转变，加速伤口愈合。

术后感染的预防应着重注意以下要点：

（1）严格遵守无菌操作规则；

（2）彻底消毒手术部位及周围皮肤；

（3）术式选择针对性要强，术中操作应注意减少组织损伤，不留死腔；

（4）不缝合的伤口应做到引流通畅，对潜行切断（如肛裂侧切等）的术式，应注意止血，防止形成皮下或较深组织的血肿；

（5）术后每次排便后用 1:5 000 高锰酸钾溶液坐浴，换药创面要保持清洁干燥，引流通畅，防止桥形愈合；

（6）扶正祛邪，增强机体抵抗力。扶正以补中益气汤、四物汤等加减；祛邪用黄连解毒汤、五味消毒饮、仙方活命饮等加减。

（7）对损伤较重及体质虚弱患者，术后可常规应用抗生素和必要的全身支持疗法。

二、结肠、直肠术后感染

（一）原因

结肠、直肠手术较易发生感染，引起弥漫性腹膜炎及盆腔脓肿，病因主要为伴有细菌的肠道内容物的直接外溢。有关原因包括：

（1）无菌观念差是感染发生的诱发因素。

（2）切口局部出血、血肿、坏死、血液循环障碍、异物残存等是感染的基础；

（3）结直肠手术中，由于肠壁薄，血液供应较差，肠吻合术最易发生破裂、穿孔等，使含大量细菌的肠内容物流入腹腔，而致腹腔感染。

（4）术前肠道清洁准备不充分或围手术期未能合理应用抗生素。

（二）症状体征

术后出现异常发热、切口疼痛和局部红肿。若并发腹腔感染，随着炎症的扩散，腹膜炎症状呈持续性、进行性加重，最后腹痛剧烈，难以忍受，呼吸、咳嗽或活动则更甚。腹痛范围可能局限，也可延及全腹，但仍以原发病变部位较为显著。体温明显升高，脉搏加快。因腹膜刺激，可引起反射性恶心、呕吐等。若病情恶化，则出现感染中毒症状，如高热、大汗、口干、脉数、呼吸浅速等。晚期则全身衰竭，出现严重失水，代谢性酸中毒或感染性休克。

（三）实验室及其他检查

血象检查，白细胞计数明显升高，以嗜中性粒细胞为主。腹腔感染后还有中毒颗粒。腹部 X 线透视可见大、小肠普遍胀气和多个液平面，部分患者膈下见游离气体。如果肠内容物进入腹腔或渗出较多时，腹腔穿刺阳性。查体时腹膜刺激征阳性。

（四）诊断与鉴别诊断

若术后切口感染则局部红肿热痛明显，触之波动等。若腹腔感染则主要表现为腹膜刺激征，腹式呼吸减弱或消失、板状腹、腹部压痛或反跳痛、肠鸣音减弱或消失等。如出现盆腔脓肿，直肠指诊可发现直肠前窝饱满及触痛，触之柔软、有波动感、肛管括约肌松弛，用注射器穿刺可抽出脓液。在盆腔脓肿形成的过程中，伴有体温弛张不退，或下降后又复上升。由于脓液刺激直肠或膀胱，患者常觉下腹坠胀不适，大便次数增多，粪便常带有黏液，甚至有里急后重、尿频或排尿困难等症状。临床应根据病史及实验室检查等与痢疾、尿路感染、肾盂肾炎等相鉴别。

（五）治疗

1.伤口处理　若术后局部切口感染，应积极寻找感染源，重新清创或手术治疗；若肠吻合术后，吻合口周围有污染，应局部冲洗，造瘘或二期手术等。

2.对症治疗　若腹腔内存在脓性渗出液，应尽快采取措施，促使其局限吸收，或通过引流而排除。如肠穿孔较小，肠内容物流入腹腔较少，腹膜炎症轻者，可采取非手术疗法。无休克时，患者宜采取半卧位，这样有利于腹内渗出液积聚在盆腔而便于引流，并能使腹肌松弛，膈肌免受压迫，有利于呼吸、循环的改善。同时，胃肠减压可以减轻肠胀气，改善肠壁血液循环，减少肠穿孔时肠内容物的漏出，亦可促进肠蠕动的恢复。

3.全身支持疗法　若全身症状明显，必要时可输血、输液，以补充血容量和纠正水、电解质的紊乱。应该给予高蛋白、高热量、含丰富维生素的食物。另外，结肠、直肠穿孔，很多大肠杆菌进入腹腔，抗生素类使用应首选：①卡那霉素、庆大霉素、磺胺甲基异恶唑加抗生增效剂。②大剂量青霉素类、

广谱青霉素或先锋霉素。③目前口服或静脉滴注灭滴灵，应用较为普遍。

4.腹部炎症的处理　若腹膜炎症状较重，除采用上述治疗外，应及时行二次手术。

5.盆腔炎症的处理　如为盆腔脓肿，则应取截石位症，用肛门扩张器暴露直肠前壁，在脓肿波动处先行穿刺抽得脓液后，即沿穿刺针作一小切口，再用血管钳分开切口排出脓液，最后放置软橡皮管引流，手术后 3 天拔除。已婚妇女的脓肿向阴道突出者，可经阴道后弯隆切开引流。密切观察病情变化，随时对症处理。

（六）预防

1.结肠、直肠手术　要严格遵守操作规程，加强无菌观念。并在手术中经常注意和检查，如手术用具的隔离就非常重要，术者所戴橡皮手套，指套如有一个针孔可致金黄色葡萄球菌感染。

2.手术过程　要仔细，严防纱布、手术器械等异物遗留于腹腔，以免造成异物感染。肠切除术或直肠造瘘术等均应注意防止肠内容物流入腹腔。

3.对年老体弱或体质较差的患者　应注意全身支持疗法。术前可适当给予消化道吸收性抗生素，如卡那霉素等。

4.内服中药，扶正祛邪　增强机体抵抗力，预防感染。

5.造口周围的感染及皮肤损伤　主要是由粪便污染和肠液刺激所致，该处感染可引起造口回缩、狭窄、肠管涌出、腹壁切口裂开等并发症。

6.肠道准备要充分　口服甘露醇、素膳准备和术中结肠灌洗法，可使需氧菌减少。

7.抗生素预防用药　①口服新霉素、灭滴灵等。②围手术期全身性抗生素常用的有卡那霉素、氨苄

青霉素和灭滴灵等。

三、破伤风

破伤风是由破伤风杆菌自伤口侵入，在创口内繁殖，并分泌外毒素引起的急性特异性感染，以全身或局部肌肉持续收缩和阵发性痉挛为其特征。由肛肠科手术而引起的破伤风，已有多例报道，因此，对破伤风的防治应引起足够重视。

（一）原因

破伤风杆菌是革兰氏阳性厌氧梭状芽孢杆菌，在自然界分布甚广，存在于灰尘、泥土、牲畜和人的粪便中，芽孢抵抗力很强。破伤风杆菌必须通过皮肤和黏膜伤口才能侵入人体，必须在缺氧的环境中方可生长繁殖。因此，肛肠病术后若伤口小而深，有缺血、组织坏死、异物残留，以及伤口引流不畅时可并发破伤风。贺执茂曾和 30 个单位共同调查了痔瘘手术 35 000 例，共发现破伤风 9 例，发病率为 0.26%。

（二）病理

破伤风主要由破伤风杆菌产生的外毒素致病。外毒素中，一种是具有高神经亲和力的痉挛毒素，多附于血清蛋白上，通过血液循环和淋巴系统作用于脊髓前角灰质和脑干的运动神经核，引起全身横纹肌的持续性收缩和阵发性痉挛；另一种是溶血毒素，可致组织局部坏死和心肌损害。临床症状主要由痉挛素所致。

（三）症状体征

1.潜伏期　破伤风的潜伏期长短不定，一般为 5-14 天。偶有 24 小时，或长达数月者。一般来说，潜伏期愈短，症状愈重，死亡率愈高。

2.前驱期　常为 1-2 天，患者有乏力、不安、头痛、发热、多汗、咀嚼肌紧张、反射亢进、肌肉酸痛、紧张、有牵拉感等。

3.临床期　以抽搐为最典型的表现。最初是咀嚼肌，继而面部、颈部、背腹、四肢的肌肉，最后膈肌和肋间肌。继之，发生持续收缩和阵发性痉挛，患者相继出现牙关紧闭、苦笑面容、颈项强直、角弓反张、板状腹、上肢屈曲、下肢伸直；若膈肌、肋间肌痉挛则呼吸困难；若喉部肌肉痉挛则可引起窒息。患者对各种轻微刺激，如声、光、风等十分敏感，均可诱发全身强烈的抽搐。骨骼肌痉挛可出现肌肉断裂，甚至骨折、肛门括约肌痉挛可引起便秘，膀胱颈或尿道括约肌痉挛，尿潴留等。

全身症状除极少数重病外，患者一般神态清楚，危重者因脑缺血可出现昏迷，一般无高热、体温多在 38℃ 左右，伴肺部并发症时，体温可达 40℃ 以上，全身可见大量出汗。

（四）并发症

（1）因咳痰困难、呼吸道不通畅，继发肺不张和肺炎。有时尚可出现呼吸窒息死亡。

（2）由于缺氧、抽搐、禁食等，引起酸代谢产物增多，而肾功能常受损不能将其及时排出，可致酸中毒。

（3）强烈的痉挛抽搐，有时引起肌肉断裂和骨折、关节脱位和舌咬伤等。

（五）诊断与鉴别诊断

肛肠病术后并发破伤风可根据患者手术史和患者临床表现作出诊断。但有些患者未出现前驱症状或症状不典型，此时，应与下列疾病相鉴别：

1.化脓性脑髓炎　虽有角弓反张、颈项强直等体征，但无阵发性痉挛；患者常剧烈头痛、神志不清、高热、喷射状呕吐；脑脊液检查压力增高，白细胞增多。

2.狂犬病　有被疯狗或其他动物咬伤史，患者咽肌应激性增强，有恐水症。

3.癔症　无外伤或手术史，多见于情绪波动时发病，症状变化多端，虽抽搐，但无声、光、风等刺激影响，张口不困难。

（六）治疗

破伤风的治疗原则是消除毒素来源，中和体内毒素，解除痉挛，保持呼吸通畅及预防并发症。患者应严格隔离，所用器具须药液浸泡后高压灭菌，污染敷料及纸张等一律焚毁。

1.一般治疗　及时隔离患者于安静、温暖环境，避免声、光、风等外界刺激，能进食者，给予高热量流质饮食。不能进食者，可进行鼻饲。鼻饲管的插入，宜在镇静剂应用之后、痉挛减轻时进行，辅以静脉滴注补液等支持疗法。

2.对症治疗

（1）伤口处理：在麻醉控制抽搐的情况下，进行彻底清创、扩大伤口、切除坏死组织、清除异物，并用过氧化氢或0.1%高锰酸钾溶液冲洗、湿敷，伤口周围可注射TAT5 000～10 000U 。如果患者伤口已愈合，仅需考虑局部注射TAT 即可。

（2）控制抽搐：此为治疗中的基本措施。首先应隔离患者于单人暗室，避免外界声、光等刺激，以免引起痉挛发作。轻者口服安定5mg，或10%水合氯醛10～15ml，每4～6小时1次；鲁米那0.1～0.2或安定10mg经莫菲管静脉滴入，每日3～4次或冬眠Ⅰ号全量加入5%葡萄糖500ml缓慢静脉滴注。

严重者，除冬眠Ⅰ号外，尚可用硫喷妥钠0．5g缓慢静脉注射，直至抽搐停止，但必须密切观察，以防呼吸抑制。若上述药物仍不能解除痉挛，则应考虑采用肌肉松弛剂。但应注意防止呼吸肌麻痹。

（3）给氧：有缺氧、发给症状者，给予间歇吸氧，有痰液淤积者应吸痰，情况严重者应尽早切开气管，并注入抗菌药物。适当放宽气管切开指征，是降低破伤风死亡率的关键措施之一。

（4）破伤风抗毒素应用：在早期确诊破伤风后，应立即行破伤风抗毒素皮肤过敏试验。虽破伤风抗毒素对已与神经组织结合的毒素无中和作用，但因血中有可能存在一些游离的毒素和未愈合的伤口中仍可能有细菌繁殖及毒素产生，故诊断后亦应给予抗毒素治疗，成人于静脉内一次滴入2万～5万U，儿童为1万～2万U，也可用已获得自动免疫者的全血（同血型者）或血浆输给病员以代替抗毒素。同时，早期使用青霉素（80万～100万U）肌肉注射，每日4次，可抑制破伤风杆菌繁殖体，并有助于其他感染的预防。

（5）调节水、电解质平衡：患者因强烈的肌肉痉挛而出汗过多，不能进食者，可引起不同程度的水、电解质代谢失调，此时，应根据患者的具体情况，给予及时补充，纠正代谢紊乱。

（6）中医、中药等治疗：在患病初期，以祛风解毒镇静为主。针灸治疗亦被广泛采用，尤其对抑制痉挛有效。常用穴位有风府、大抒、人中、合谷、少商、涌泉、曲池、颊车、哑门、足三里、百会、三阴交、然谷、行间、承山、下关等。根据病情分组取穴，轮流采用。

本病贵在早期发现、早期诊断、早期治疗，争分夺秒。失治、误治、失去抢救时机，都会导致病情加重，造成死亡。一旦发现病情可疑，条件许可的，就地组织抢救甚为重要；抢救条件不具备的，应及时转院。

（七）预防

破伤风的早期预防应在第 3 天见伤口出现水肿和少量分泌物时即采取措施，以免局部感染形成厌氧环境。表情观察，第 7 天极为重要，一旦出现表情肌异常或张口困难，应立即按破伤风处理。手术前后的预防具体有：

（1）在术式的选择上，应尽量采取不使痔组织大块坏死的方法。

（2）手术所用物品、器械必须进行严格消毒，绝对不能数人合用一套器械。

（3）术前肛门备皮，酌情作肠道准备。手术严格按照无菌操作要求进行。

（4）术中已结扎压缩的痔组织应尽量剪除，不要残留太多，肛瘘手术的创口要内小外大，以利充分引流。

（5）较大的痔组织，估计有较多的坏死组织，或复杂性肛痔，内口位置较高者，术前可常规用破伤风抗毒素作预防注射，如无破伤风抗毒素。同时，术后考虑配合使用抗生素。

（6）痔瘘患者，术后应常规以 1:5 000 高锰酸钾溶液或其他药液便后坐浴，并配合含有较强杀菌作用的中药膏剂、散剂等换药。同时，换药器械必须严格消毒，且换药镊每人一把，不要数人合用。

（7）手术前后，特别是手术后 2～3 天以后，应注意保持大便通畅。

（8）对大块痔组织坏死，脱落缓慢的患者，每次换药时可用过氧化氢冲洗．并尽可能逐步将坏死组织清除。

四、气性坏疽

气性坏疽梭状芽孢杆菌属细菌引起的急性特异性感染，多见于肌肉丰厚部位的严重创伤和手术后。常以伤口剧烈胀痛开始，随后皮肤、肌肉大片坏死，故亦称梭状芽孢杆菌性肌坏死。患处组织水肿，脓性分泌物中含有气泡、恶臭，并有严重的毒血症表现。若不及时处理，则失去迅速抢救机会，危及生命。

（一）原因

（1）引起气性坏疽的病原菌均为革兰氏阳性厌氧芽孢菌。主要有产气荚膜杆菌、腐败梭状芽孢杆菌、恶性水肿杆菌、生孢子梭状芽孢杆菌和溶组织梭状芽孢杆菌等五种。除产气芽孢杆菌外，都无荚膜；前三种能分解糖类，为主要致病菌，能在伤口内的肌肉层中繁殖，分解组织的糖类产生大量的气体；后两种能分解蛋白质，为腐败物寄生菌，能使蛋白质分解和液化，产生硫化氢，使伤口出现异臭味，为致病的芽孢杆菌提供生长环境。

（2）肛肠病术后，出现肛门直肠周围深部感染，在大肠杆菌或葡萄球菌等感染而大量耗氧的条件下造成感染局部乏氧，有利于气性坏疽杆菌的生长繁殖而致气性坏疽发生。

（二）病理

气性坏疽的致病菌停留在伤口内生长繁殖，很少侵入血液循环引起败血症。其产生的外毒素、溶血素可引起溶血、组织液化，使病变迅速扩散恶化，造成广泛的局部缺血，致组织坏死；而产生的胶原酶、透明质酸酶和脱氧核糖核酸酶等多种酶分解糖类和蛋白质的作用极强，可使伤口内组织膨胀、坏死、腐化而有恶臭，有利于细菌的繁殖，使大量的外毒素吸收，引起严重的毒血症。有些毒素进入血液循环可直接损害心脏、肝脏和肾脏，造成局灶性坏死，使脏器功能受到破坏而造成更加严重的病变。

（三）症状体征

1.局部症状 患者感觉伤口发胀，手术部位沉重、剧痛，有包扎过紧感。伤口呈"胀裂样"剧痛，常为最早出现的症状。而一般止痛药物不能控制这种特殊的剧痛，伤口周围水肿明显，皮肤苍白、紧张发亮，继而转为紫红色，甚者呈青铜色或黄褐色。按压局部有"捻发音"，并有淡棕色，稀薄混浊分泌液溢出，混有气泡，气味恶臭。

2.全身症状 患者全身衰竭，极度虚弱，表情淡漠，面色苍白，出冷汗，时有烦躁不安，但神志清醒。体温可达 39-40℃，脉搏加快，呼吸急促，甚至谵妄昏迷，可有黄疸和明显贫血。严重者可发生感染性休克。

（四）实验室检查

（1）伤口分泌物涂片检查，能发现大量革兰氏阳性杆菌，但白细胞很少。

（3）红细胞计数可迅速降至（1.0～2.0）×10^9/L，血红蛋白减至 40～60g/L，白细胞计数高达（15～20）×10^9/L，但也有不超过（12～15）×10^9/L 者。

（五）诊断与鉴别诊断

凡患者术后短期内出现伤口呈"胀裂样"剧痛，并伴有严重的全身中毒症状时，即应考虑有发生气性坏疽的可能。再结合临床表现、实验室检查等即可确诊。

气性坏疽需与厌氧性蜂窝组织炎、大肠杆菌性蜂窝组织炎等相鉴别：

厌氧性蜂窝组织炎发病虽然也以伤口疼痛开始，但较气性坏疽发病为慢，潜伏期较长，疼痛和全身症状较轻。皮肤很少变色。产生的气体较气性坏疽为多，并有大量棕色脓性分泌物。气体和分泌物可沿深筋膜面扩散，可有筋膜坏死，但肌肉正常，有收缩力，切开时有出血。

大肠杆菌性蜂窝组织炎为大肠杆菌感染所致，虽也可出现组织间的气肿现象和毒血症症状，但切开引流时所见脓液有明显的大肠杆菌感染特征，即质稀薄呈浆液性。脓液涂片检查可见革兰氏阴性杆菌。

（六）治疗

肛肠病术后若疑有伤口气性坏疽，应立即将伤口完全敞开，并以过氧化氢冲洗、湿敷，严密观察病情变化。一旦确诊，须积极综合抢救。

1.手术切开引流 在病变区，可作多处纵深切口，去除伤口内所有坏死组织，直达颜色正常能够出血的健康组织。如果感染限于某一筋膜腔，可把受累肌束或肌群从起点到止点全部切除，敞开切口，置多根引流条。并用大量的 3% 过氧化氢或 1，5 000 高锰酸钾溶液冲洗或湿敷。伤口不予缝合，每日更换敷料 1～2 次，直到厌氧杆菌培养阴性为止。

2.抗菌药物治疗 因气性坏疽为混合感染，术后应给予大剂量抗生素。青霉素每日 1000 万 U，分 4～6 次肌肉注射；四环素每日 1g，静脉滴注；青霉素过敏者可给红霉素，每日 1.5～1.5g，静脉滴注；灭滴灵口服每次 0.4g，1 日 3 次，或静脉滴注 0.5g，1 日 1 次等。

3.血清治疗 若在未明确感染细菌的类型之前，

即可静脉注射气性坏疽多价抗毒血清 27 000 单位。注射时最好加入盐水中，由静脉注入。在细菌类型已经确定后，即用该菌的单价血清继续注射，至局部或全身症状完全消退为止。

4.高压氧舱疗法　患者在舱内吸入 3 个大气压的纯氧，使血液和组织内的氧比平时增加 20 倍左右，起到抑制厌氧菌生长、繁殖和产生外毒素作用。治疗一般为第 1 日 3 次，第 2 日和第 3 日各 2 次。3 日共进行 7 次治疗。

5.支持疗法　据病情给予多次少量输血、补液等辅助治疗，维持水、电解质平衡。并配合给予高蛋白、高热量、含丰富维生素饮食。

6.中药治疗　以清热利湿、活血行气、解毒消疽为主。方用犀黄丸、五味消毒饮等内服。配合外敷熏洗。后期以益气养阴，扶正祛邪为主，药用八珍汤、桃红四物汤加减等。

（七）预防

（1）肛肠病术后，保持创面清洁，开放伤口，勤于伤口冲洗、换药和保持引流通畅，是早期预防气性坏疽的最可靠方法。

（2）创口内可用过氧化氢、高锰酸钾溶液冲洗，创口开放要避免填塞的敷料压迫过紧，以防组织发生缺血坏死。

（3）创口深而有严重感染时，应在 6 小时内注射精制多价气性坏疽抗毒素 1 万 U，预防气性坏疽的病原菌感染，但最多只能起到暂时缓解毒血症的作用，而且有过敏危险，故少于应用。

（4）抗生素的应用　对防止厌氧菌的感染有一定作用。

（5）为了防止交叉感染，应将患者严格隔离，患者使用过的衣物、器具和敷料等都应收集单独消毒。

（6）积极改善患者全身状况，注意观察病情发展，随症综合治疗。

五、坏死性筋膜炎

坏死性筋膜炎是一种少见的坏死性软组织感染，一般大医院内每年可见到 1～2 例，如不及时诊断和处理，往往死于败血症和毒血症。感染主要侵犯筋膜，但无肌坏死。

（一）原因

致病菌大多为溶血性链球菌、凝固酶阳性的葡萄球菌以及肠道内的细菌，包括大肠杆菌、革兰氏阴性厌氧杆菌和链球菌，特别是脆弱类杆菌、消化链球菌，且常为混合性细菌感染。坏死性筋膜炎大多发生于阑尾切除术、结肠手术后或会阴部手术后，但小切口或老年患者合并糖尿病和动脉硬化时，或恶性肿瘤接受了化疗，或免疫抑制者更易发生．近年来报道的 34 例坏死性筋膜炎患者中大多数为肛肠术后患者，且肛周脓肿术后发生该病者高于混合痔及肛裂术后的 5 倍左右。

（二）症状体征

起病急骤，寒战、高热，局部病变迅速发展，累及皮肤、皮下脂肪、浅筋膜和深筋膜。突出的表现是表浅筋膜广泛坏死，但并不累及肌肉。开始时皮肤红肿，类似蜂窝组织炎或丹毒，随后由于营养血管栓塞，皮肤苍白，有时出现典型的、大小不一的散在性皮肤血瘀，或青紫坏死，周围有较广泛的潜行皮缘，血疱溃破后显露出黑色真皮层。由于皮下神经损坏，患部感觉减退或消失。全身有明显的毒血症，迅速引起感染性休克。患者神态淡漠，反应迟钝。

(三)诊断

(1)广泛的表浅筋膜坏死伴轻至中度的皮下蜂窝组织炎。

(2)周围有广泛的潜行皮缘,皮肤苍白,有水疱和血斑形成。

(3)有血性浆液或脓液渗出。

(4)需氧菌和厌氧菌混合感染的病例,在皮下有气体,脓液有粪臭。因此需与气性坏疽鉴别,后者主要是广泛性肌坏死。

(四)治疗

(1)治疗的关键是早期切除坏死的筋膜,在患部作多条切口。伤口充分敞开引流,用过氧化氢或高锰酸钾溶液冲洗,使伤口组织氧化还原电位差升高,造成不利于厌氧菌繁殖的条件,以控制感染的继续蔓延和扩散。

(2)根据细菌种类选择合适的抗生素,术前开始大剂量应用直至术后炎症控制。有效的抗生素包括林可霉素、氯林可霉素、氯霉素与庆大霉素联合应用。甲氧头孢菌素和甲硝唑也是治疗坏死性筋膜炎的有效药物。

(3)因筋膜的坏死可能为进行性,有时需多次手术,才能将坏死组织全部切除。

(4)全身支持疗法至为重要。有糖尿病时必须予以控制。

(5)中医认为,坏死性筋膜炎为"陷证"。根据中医理论可给予益气养血、清热解毒之剂水煎服。局部创面可用生肌散、0.5%雷夫奴尔纱条交替换药。

六、绿脓杆菌感染

肛门直肠手术后大面积感染,有大量坏死组织时,易继发绿脓杆菌感染。绿脓杆菌经常存在于汗腺较多的部位,其特点为有特殊的甜腥臭味,脓液呈蓝绿色。

1.清除创面的坏死组织 后用 3%醋酸和 3%-5%水合氯醛溶液交替湿敷,再用紫外线照射。

2.全身治疗 用春雷霉素、抗敌素(多黏菌素 F)、梭苄青霉素和庆大霉素交替应用或联合应用。

3.对表浅的绿脓杆菌感染 可用消毒液淋洗或局部浸泡,再用 10%甲磺灭脓,1%磺胺嘧啶银(锌、铈)盐,0.1%庆大霉素或 0.1%多黏菌素等药液纱布敷盖行半暴露。

4.对严重绿脓杆菌感染 如出现创面加深、恶臭、崩溃、出血坏死斑时,提示多伴有全身性感染,除加强针对全身的治疗措施外,局部可采用 10%甲磺灭脓霜剂或 1%磺胺嘧啶银(锌、铈)盐,霜剂,涂于创面,以控制感染,随后迅速切除坏死肉芽组织。

5.如果感染严重但较局限者 也需立即清创,彻底切除坏死组织,以避免感染扩散。

七、肛肠病术后感染防治的有关问题

近年来尽管有许多强有力的新型抗生素问世,且声、光、磁、电等先进治疗手段进入肛肠领域,但由于肛肠解剖生理的特殊性,感染依然是肛肠外科面临的重要问题之一。

(一)术后感染的预防措施

1.控制感染源 充分重视消毒隔离,有效地控制感染源,切断传播途径,医务人员要懂得,在医院病原体传播的最主要媒介是污染的手。

2.重视基础疾病的治疗　每个医生都懂得，未得到控制的糖尿病会明显增加感染的机会，其他许多基础疾病也是如此。

3.防止滥用侵入性诊疗手段　可作可不作的坚决不作，必须进行的，除加强基本功训练，尽量避免额外损伤以外，还要尽量缩短期限（如尽早拔除各种导管），细致观察其不良反应，减少感染机会。

4.避免降低免疫功能　尽量不用或少用免疫抑制剂（如皮质激素）以及能导致免疫抑制的措施如细胞毒药物、放射治疗等。不得不用时，要注意加强保护措施。

5.减少手术不良刺激　科学控制手术范围，尽量减少手术创伤、减少失血，缩短手术和麻醉时间。

6.增强患者抗感染能力　加强围手术期管理，改善营养和全身状况：提高其免疫机能。手术患者由于进食受到限制或根本不能进食，营养支持尤为重要。

7.重视经切口感染的预防

（1）提倡合理的外科操作原则：手术切口对机体是一种损伤，应避免那种局部损伤重，细胞死亡多，出血、渗血多，容易感染的术式，手术 6 项操作原则：①对组织轻柔操作；②正确的止血；③锐性解剖分离；④手术野清、干净；⑤避免大块结扎；⑥好的缝合材料。以上对于预防切口感染非常有利。

（2）注意肠道细菌对伤口感染的作用：据报道，每克粪便含类杆菌 $10^{10}\sim10^{11}$ 大肠杆菌 $10^6\sim10^8$ 个。类杆菌以厌氧菌类脆弱杆菌最多，约占类杆菌的 87%；需氧菌多为大肠杆菌。有报道 339 例标本中，单独厌氧菌感染占 13%，单独需氧菌感染占 11%，两类菌混合感染占 76%。如果合理应用抗生素，则术后切口感染率明显下降。

（3）注意疾病和药剂对切口的影响：合并某些全身疾病的肛肠病患者手术后易并发感染。临床普遍使用的肾上腺皮质激素，对创伤修复有不利作用，长期或大量使用皮质甾的患者，术后应特别注意伤口愈合的缓慢和并发感染。

（4）降低污染性手术切口感染的方法：有报道术前应用抗生素和不用抗生素的感染率分别为 4.2% 和 11.6%。做菌培养和药敏试验后应用抗生素是最好的方法。对污染性手术切口行有目的冲洗能降低切口感染率。有报道术中抗生素冲洗伤口与对照组相比，伤口感染率分别为 3% 和 9%；在设备完善的手术室施行手术，术后伤口感染率一般在 1%～5%；如术中再间歇应用抗生素溶液冲洗伤口，术后伤口感染率可进一步降至 0.1%。

（二）术后感染的局部处理方法

积极的局部早期处理是非常必要的，甚至往往是关键的。具体方法：

（1）切口表浅感染的处理，如深筋膜以外的皮肤感染或蜂窝组织炎应及早清创、搔刮；

（2）对深筋膜以下的严重的切口感染，应及早扩创，及时行多切口引流减压，切开清除坏死组织，引流通畅，过氧化氢冲洗；

（3）对大而浅的创面如汗腺炎切除术后，严格无菌操作，注意敷料及器械的消毒，防止绿脓杆菌的术后再感染和繁殖，尽早及时地清除创面坏死组织，用 3% 醋酸和 3%～5% 水合氯醛溶液交替湿敷，再用 0.1% 汞硫外涂或紫外线照射；

（4）对有窦道形成的应做利于引流的八字形切口，同时清除管壁腐肉或增生的肉芽组织；

（5）对少数的特异性感染，切口处理应争分夺秒，针对病因，术式果断，扩创大胆，清创彻底，抓紧控制病情。

伤口感染后，在炎症完全消退前，应按病灶情况结合全身治疗的同时，于局部适当选用化学消毒剂或其他抗菌药物。如对一般化脓菌感染，可用 0.02％呋喃西林或 0.1%～2％雷夫奴尔湿敷。对厌氧性细菌则必须用过氧化氢（含过氧化氢 2.5%～3.5%）或 1:5 000～1:15000 高锰酸钾溶液洗涤。局部肺炎球菌感染者，宜先用纤维蛋白溶解酶使脓液溶化变稀，否则不仅不易于引流，且应用抗菌药物亦不易生效。大肠杆菌感染者应用氯类制剂最佳。

八、肛肠病术后感染应用抗生素的原则

随着抗生素的广泛应用，以及新型抗生素的不断推出，在临床使用过程中也出现了过量使用及盲目滥用的现象，这已成为带有普遍性的问题。国外一些著名学者联合指出，如果不停止滥用抗生素，我们可能面临着一个杀不死细菌的时代；除了细菌耐药性问题外，还可带来抗生素毒性反应、过敏性反应、二重感染以及混淆诊断，延误正确治疗，造成死亡或残废等不良后果。具体应用原则是：

（一）严格掌握适应证

（1）较严重或无局限化倾向以及需要配合手术治疗的感染（如阑尾炎、腹膜炎等）是使用抗生素的主要适应证。

（2）腹内空腔脏器破裂，急诊手术患者的身体其他部位有化脓性感染．结肠手术前肠道安全准备，营养不良全身情况差或接受激素，抗癌药物等治疗的患者需要手术时，以及进行人造物留置手术等．是使用抗生素预防感染的主要适应证。

（3）严重感染，单一种抗菌药物不能控制，混合感染病原菌尚未确定，或已确定的严重感染，或败血症，以及在较长时期用药为防止耐药菌株的产生如结核病、尿路感染等，是联合使用抗生素的主要适应证。

（4）轻微而局限感染，如肛门部术后表浅创口感染等的治疗，关键是局部处理，不需全身用抗生素。

（5）创面感染需要局部使用抗生素时，可选用有效的、不宜作为全身用药的新霉素等，或其他抗菌药物如磺胺灭脓、磺胺嘧啶银盐、环丙氟哌酸等。

（6）对发热原因不明者，除了病情严重，同时高度怀疑为细菌感染外，不宜用抗生素，以免不易检出致病微生物和掩盖临床症状，致难以及时正确诊断，而延误了治疗。

（二）正确选择抗生素

制定抗生素治疗方案时必须考虑到患者的全身情况，疾病的情况，感染的部位，细菌培养和药敏试验的结果，以及已用过哪些抗生素。下列方案可能有一定参考意义。

金黄色葡萄球菌：第一代头孢菌素（头孢唑啉等）、邻氯苯唑青霉素、氨基糖甙类（庆大霉素等）。

链球菌：普通青霉素、第一代头孢菌素。

G⁻肠杆菌：氨基糖甙类、氧哌嗪青霉素、第二代头孢菌素为头孢呋肟（西力欣）、第三代头孢菌素如头孢唑肟（保世灵）和头孢噻肟（菌必治）。

绿脓杆菌：第三代头孢菌素为头孢他唑（复达欣）和头孢哌酮（先锋必素）、呋苄青霉素、丁胺卡那霉素、妥布霉素。

厌氧菌：苯咪唑青霉素、甲硝唑、林可霉素、头孢美唑、头孢唑肟

真菌：两性霉素 B、5-氟胞嘧啶（5-FC）、制霉素、克霉唑、米康唑、酮康唑。

另外，还应根据患者具体情况如婴幼儿、老年、孕妇、乳妇等以及慢性病、免疫缺陷、肝肾功能不

全等不同情况，慎重选择适当的药物。总的要求原则是疗效高、安全、毒性小、价廉、使用方便。

（三）合理应用抗生素

用药应及时，用法要得当，用量要足，联合要有限，停药要适时果断。一旦确定感染，需用抗生素时，应及早给药，便于控制。对较轻和较局限的感染，一般可用口服或肌肉注射法给药；结肠手术前肠道准备需用肠道不吸收或极少吸收的药物如新霉素、卡那霉素等。

严重的感染，能静脉注射应用的抗菌药物应从静脉途径给药，除个别抗菌药物外，分次静脉注射给药方法优于静脉连续滴注，它产生的血清内和组织液内的药物浓度较高。

用药剂量可根据感染的性质、程度和有无并发症等来全面考虑，剂量足才能及早控制感染；剂量不足，不仅缺乏疗效，还可导致细菌产生耐药性；剂量过大也无必要，不仅浪费还可增加毒副作用发生的机会。

肾功能损害者选用药时．应禁用或慎用某些有肾毒或代谢后经肾脏排出的抗生素，应减少剂量或延长给药间期，以避免毒性作用的发生。目前有根据监测血清药物浓度制定个体化剂量的方案。

联合用药一般应限于两种或三种抗菌药物的联合，应结合临床经验和联合药物敏感试验结果选用，目的是达到协同或累加作用，更快和更好的控制感染，并减少个别抗菌药物的剂量，降低其毒性作用，以及防止或延迟细菌产生的耐药性。临床用药过程中，应避免调换药物过频。

停药时间一般认为在体温恢复正常、全身情况和局部感染灶好转后 3～4 日即可停药；但严重感染如败血症等，须在病情稳定后 1～2 周内停药；某些特殊感染，需在感染控制后 3～4 周才能停药。

停药过早，往往引起感染复发。预防手术后感染，拟用抗生素时，一般应在术前和术中各给药一次，术后继续用药 1～2 日，这样，术时一般的污染便不能发展成为术后感染。预防性使用抗生素要慎重而合理。

大量研究已经证明，对于污染不重的手术，术前一次（1 小时前）用药，术后停药（如手术时间超过 4 小时可追加一次）的方法是合理的、可靠的。即使是结肠手术前准备，也只需在术前 18～20 小时开始用药便已足够。

要对抗生素的使用实行必要的限制，如不能随意超量应用抗生素；慎用广谱抗生素而优先选用窄谱抗生素和对肠道正常菌群影响较小的抗生素；避免使用已知患者细菌对其不敏感的抗生素；限制某些新问世的抗生素，只用于适应性很强的患者，并控制在最短时期内使用；限制局部使用的抗生素等。

（四）必须加强综合性治疗

抗生素针对病原菌的疗效必须在人体有一定抵抗力的基础上才能充分发挥。过分依赖抗生素的作用而忽视人体内在因素常是抗生素药物治疗失败的主要原因。因此，在合理应用抗生素的同时必须尽最大努力使患者全身状况有所改善，包括纠正水、电解质和酸碱平衡失调，补充血容量，改善微循环，处理原发疾病和局部病灶，增强营养，维护各脏器正常功能，提高免疫力及良好的生活、心理护理等。

第十一节　粪便嵌塞

粪便嵌塞是便秘的导致的严重后果，它是指大量的粪便聚积在直肠之内长时间滞留，失水后形成坚实的粪块，依靠病人的自主能力已无法自行排出，往往不得不求助于他人或医师用手指或器械挖出才能解除粪块堵塞，大多数属于并发症，而不是原发性疾病。临床上，粪便嵌塞多见于虚弱的老年人、手术后长期卧床休息、慢性病患者以及长期使用泻药的患者，也可见于先天性巨结肠患儿和直肠无力的成人。

严重病例，嵌塞粪便可延伸进入乙状结肠或长期滞留钙化形成粪石。直肠可并发含粪性溃疡的穿孔，造成腹膜炎。有些患者可并发直肠大出血。因此，对粪便嵌塞应进行及时和妥善的处理，以免造成不良恶果。

一、病因

（一）长期卧床

一般慢性病患者，虚弱的老人和腹部、盆部及腰腿部手术后制动的患者，常因卧床不起而导致粪便嵌塞。

（二）先天性巨结肠

其病变为肠远侧节段神经节细胞缺如引发肠运动障碍，可导致患儿发生粪便嵌塞。

（三）直肠无力

其特点是直肠对粪便容量性刺激不起反应（和先天性巨结肠区别不是其病变为肠远侧节段神经节细胞缺如），肛门括约肌明显松弛。

（四）药源性因子

长期使用泻药和灌肠有导致结肠自主蠕动功能减退的可能性，一旦停药，常可导致便秘而最终形成粪便嵌塞。有可待因、吗啡等，抗精神病药物则又可诱发加重这一病变。使用异搏停的患者可出现粪便嵌塞。

（五）心理性因素

精神病患者、抑郁患者、对排便习惯意识长期淡漠的患者，均有可能造成人为的排便忽略。有些精神病患者甚至可忘记排便数周之久。个别患者还有故意性心理压制因子，强忍排便，最终导致粪便嵌塞。

（六）直肠内异物

尤其是硬性固体物质与粪便相混合时，更易造成粪便嵌塞。笔者临床发现有发生大量瓜子粪嵌塞者。

（七）痉挛性肛门疾病

如肛裂、炎性外痔、血栓性外痔等，因惧怕排便时肛门疼痛而人为地抑制便意感，最终发生直肠负荷过重。

（八）截瘫

可致膀胱直肠功能障碍，不仅可有粪便嵌塞、粪便失禁，还可有尿潴留、尿失禁等症状。

（九）钡灌肠造影

不及时帮助患者排空钡剂也可引起粪便嵌塞。

二、病理

粪便嵌塞患者的直肠呈明显的管状扩张，整个直肠腔被大量硬性粪块所充盈，直肠内压明显升高。长期直肠内压增高，可诱发直肠黏膜的含粪性溃疡。如果嵌塞延伸进入乙状结肠，含粪性溃疡有穿孔的可能，使粪便游离进入腹膜腔，形成急性腹膜炎。这种穿孔非常类似憩室病的穿孔。含粪性溃疡可以是浅表的，也可以穿透肌层而直肠穿孔。直肠黏膜可见糜烂、散在性出血点，这就是粪便嵌塞患者继发直肠大出血的病理学基础。

三、症状体征

大多数患者均有便秘史，有些有长期使用泻药和经常灌肠助泻的病史，有的接受过手术治疗或长期卧床。平时无排便规律几乎是所有患者的特点。

最常见的症状是肛管内不适、下腹痛、直肠胀满和里急后重。厌食和恶心较为少见。大多数粪便嵌塞患者尚有全身性不适、烦躁、焦虑等心理紊乱。有些患者开始时表现为有少量液状粪便的溢出性失禁，患者初诊时往往可被患者和医生、护士误认为是腹泻并给予错误的治疗。长期粪便嵌塞患者如果已形成直肠黏膜的含粪性溃疡，一旦穿孔，则可出现剧烈腹痛、腹肌强直、弥漫性腹部压痛等腹膜刺激症状。提示已有粪便溢入腹腔而导致急性腹膜炎。

典型直肠无力的患者，其临床特征是极度疲劳但面容无大改变。腹部扁平，大块粪便容易触及或

者可见，往往可抵达肋缘，质地偏硬，有时可误认为是恶性肿瘤。逆行至盲肠的粪块有时会被误认为右侧髂窝部肿块。

粪便嵌塞如发生在老年人中，可加剧原有的尿路感染，压迫前列腺使排尿困难更加严重。在解除粪便嵌塞之后精神混乱消逝，并且在拔除导尿管后也良好地恢复了自主排尿。这表明直肠膀胱症状往往同时并存。粪便嵌塞偶可导致大肠梗阻的症状。

四、检查

包括粪便嵌塞时的检查和粪便嵌塞解除后的检查两项内容。

（一）粪便嵌塞时的检查

1. 物理检查　腹部可胀满、肠鸣音消失，有明显压痛或可触及硬质粪团块。直肠指检可在直肠腔内触及大量坚硬粪块，充盈整个肠腔。

2.腹部 X 线平片　可见肠腔扩张，充盈粪块在肠腔内的显影不一定十分清晰，故仅作参考。

3.灌肠　都不能使嵌塞的粪便排出，则有助于辅助诊断。

（二）粪便嵌塞解除后的检查

1. 排粪造影术　能较好地显示出直肠肛管出口梗阻病变，尤其对功能性病变有一定的诊断价值。可了解病变的程度、范围和治疗效果。放射科医师、肛肠科医师密切合作下才能良好地进行。

2. 乙状结肠镜检查或纤维结肠镜检查　对继发性直肠大出血的患者尤为重要。偶尔嵌塞的粪便可以存在于乙状结肠之中，而直肠壶腹则可排空。

3. 钡灌肠造影　对不能耐受内窥镜检查的患者可考虑此项检查。大多数粪便嵌塞患者在钡灌肠造

影中可无阳性结果。

五、诊断

粪便嵌塞的诊断并不困难。便秘患者，如果数天或 1 周末排便，而且无法解除大便时，在肛门直肠部位出现明显坠胀不适、腹部胀满，应考虑有粪便嵌塞的可能。直肠指检发现大量硬性粪块充盈在直肠腔内，尤其老年患者，只要出现腹泻或便秘，都应行直肠指诊。

六、治疗

治疗主要是以手法除去难以排出的粪便，继之给予油剂保留灌肠。轻泻剂和单纯灌肠对粪便嵌塞的治疗无效时。应采取的方法是在麻醉下，用手指挖出嵌塞之粪便和用器械使直肠排空。

采用的经典器械是通常家庭所使用的汤匙。依靠汤匙和外科医师的食指，将粪块粉碎并逐渐挖出。其后，应给予强有力的泻剂或灌肠，这可酌用直肠栓剂。

解除粪便嵌塞的过程可从润滑和软化粪便开始，他建议每小时给予 30ml 矿物油作保留灌肠。一般，油剂可在 24～48 小时内由直肠渗出。为了防止直肠穿孔和避免疼痛，使用 5％利多卡因油膏润滑一侧食指，在大约 5 分钟后，再缓缓伸入第 2 指。2 个指轻柔缓慢地推进分开，使用这种方法，可扩张肛门括约肌而不引起疼痛。伸入手指将嵌塞的粪块分开，以便于挖出。在大部分嵌塞粪便被解除之后，可连续给予几次清水灌肠，最后给予口服泻药。应该注意全身的液体平衡，酌情给予补液，以防止脱水。

使用异搏停的粪便嵌塞患者，采用静脉内注射钙剂的治疗，取得较好效果。这是因为钙剂除了可逆转异搏停对心血管的毒性作用外，还可有助于改善胃肠道平滑肌的蠕动活性。具体方法是将 2.72mEq 的氯化钙稀释在 50ml5％葡萄糖溶液中，在 30 分钟内静脉滴注。

对粪便嵌塞后并发直肠大出血的患者，采取的治疗方法为找到出血点后，以肠线缝合止血。此外，可酌情输血浆、或全血，给予维生素 K 和钙剂等。

七、预防

粪便嵌塞危险的卧床患者，均应该接受大便软化剂、轻泻剂相结合的日常处理，要监测和记录排便的情况。对于不完全排空的患者，应给予较强烈的泻药、灌肠和栓剂。

平时养成良好的定时排便习惯，采用伴有亲水性胶体的高容积饮食有防止粪便嵌塞复发的可能性。

第十二节　　直肠吻合口狭窄

吻合口狭窄也是消化道吻合术较为常见的并发症。文献报道，单层吻合术后吻合口狭窄的发生率显著低于双层吻合。

关于吻合器吻合后吻合口狭窄的发生率，Luchtefeld 报告为 0%～20%，国内报告为 9.17%。国内大多数学者认为器械吻合后吻合口狭窄的发生率

与双层吻合相当，高于单层吻合。其狭窄早期主要
与术中所选吻合器型号和吻合器设计有关，后期还
与吻合口的瘢痕形成有关。因为吻合器吻合是靠与
吻合口平行的两排缝钉相互扣钉缝合，吻合口几乎
没有扩张力。待吻合口缝钉脱落时，瘢痕已形成。
因此，合理选用吻合器型号、正确执行操作规范，
是防止吻合口狭窄的重要因素。同时，作者认为在
吻合器设计上，如将缝钉排列方向改进为垂直吻合
口的单层钉合(如单层吻合)，就有可能改善吻合口
的扩展性，降低吻合口狭窄的发生率。

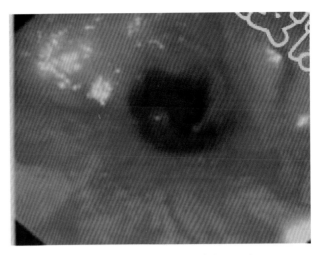

图 5-3　钉合口狭窄气囊扩肛后

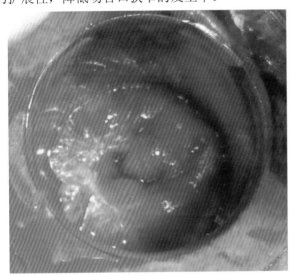

图 5-1　PPH 手术后钉合口狭窄

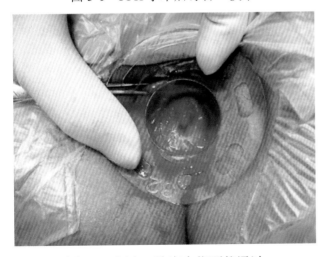

图 5-2　钉合口狭窄食指不能通过

[附]一例 PPH 手术直肠钉合口狭窄的网络咨询

阿***

咨询病情

状态：就诊前

提问：直肠吻合口狭窄

所患疾病：直肠吻合口狭窄

病情描述（发病时间、主要症状、就诊医院等）：

直肠吻合口狭窄去年 10 月份做了手术，后来有去医院扩肛，
差不多三个月后就没去了，再过一个月去检查，发现又有点
窄回去。可以通过食指。

曾经治疗情况和效果：

想得到怎样的帮助：

这种情况要怎么办？现在是术后 4 个多月了，要继续扩肛
吗？里面瘢痕有点硬

阿***发表于 2012-02-22 13:02:11 XXX 大夫

医生回复

XXX 中医院　痔瘘科 XXX 住院医师

你好，如果可以通过食指末节的话就不算肛门狭窄了。做吻
合器手术后一般都会有吻合口瘢痕形成，待一段时间后瘢痕
软化可能症状会缓解。

（大夫郑重提醒：因不能面诊患者，无法全面了解病情，以
上建议仅供参考，具体诊疗请一定到医院在医生指导下进

行！）

XXX 大夫本人发表于 2012-02-22 15:41:17

阿＊＊＊

咨询病情

状态：就诊前

我这种情况，要坚持扩肛半年吗？因为皮肤伤害比较大

发表于 2012-02-27 14:39:49

XXX 大夫

医生回复

XXX 中医院 痔瘘科 XXX 住院医师

只要到肛门不狭窄，可以正常排便就可以了。

（大夫郑重提醒：因不能面诊患者，无法全面了解病情，以上建议仅供参考，具体诊疗请一定到医院在医生指导下进行！）

网上咨询 老患者报到

阿＊＊＊

咨询病情

状态：就诊前

我扩肛之后又狭窄回去是什么原因呢？

发表于 2012-03-01 13:51:26

（陈少明）

第六章　肛肠病护理

第一节　概　述

护理的目标是在尊重人的需要和权利的基础上，提高人的生命质量，它通过"促进健康，预防疾病，恢复健康，减轻痛苦"来体现。不仅是维护和促进个体健康水平，更重要的是面向家庭、社区，为提高整个人类健康水平发挥应有的作用。所以护士要有良好的素养，有护理专业知识和实践技能，树立良好的职业道德，具备救死扶伤的人道主义精神，履行古代医学家孙思邈《千金方•论大医习业》中对医护人员的职业准则。："若有疾厄来求者，不得问其贵贱贫富，长幼妍媸，怨亲善友，华夷愚智，普同一等，皆如至亲之想……见彼苦恼，若己有之，深心凄怆，勿避险夷，昼夜寒暑，饥渴疲劳，一心赴救。"护理工作要求做到"因人、因时、因地"制宜，针对病人不同年龄、不同体质和发病的不同季节以及所处的不同环境，采取不同的护理措施。

当患者入院后，使其尽快适应病房环境，让患者感到病房温暖如家，进而积极配合治疗。为了做好肛肠病的护理工作，现就护理方面的有关内容及某些特殊疾病的护理论述如下。手术是治疗肛肠疾病(包括：肛裂、外痔、内痔、混合痔、肛周脓肿、直肠癌等)的最佳方法。而病人家属与医护人员密切配合，细心护理对这些疾病的痊愈、康复、疗效及减少病人痛苦起着至关重要的作用。因此，中医关于整体观护理论特点与现代护理所提倡的对病人作系统、整体、全身心的护理是完全一致的。护理工作以突出以病人为中心，即 360 度全方位互动式肛肠护理模式，就是从候诊、检查、治疗、康复等各个阶段中，时刻以患者至上、人文服务、贴心周到为服务宗旨，对每一位患者的健康进行评估、预测、跟踪管理，提供无微不至地专业肛肠疾病诊疗服务。为就诊的患者提供以尊重个人隐私为目的的关爱式服务、亲情化服务、一站式服务。以期让不同患者都能在最短的时间内达到身心的同步康复。

第二节　一般护理常规

一、一般护理

1. 病室环境

（1）病室内经常保持整洁、安静、空气流通。

（2）根据病症性质，调节适宜的温、湿度。

2. 根据病种、病情安排病室　护送患者到达指定床位休息。

3. 入院介绍

（1）介绍主管医师、护士，并通知医师。

（2）介绍病区环境及设施的使用方法。

（3）介绍作息时间、相关制度。

4. 生命体征监测,做好护理记录

（1）测量入院时体温、脉搏、呼吸、血压、体重。通知有关医师。

（2）入院后患者每日测体温、脉搏、呼吸、1 次。

（3）若体温 37.5℃以上者，每日测体温、脉搏、呼吸 4 次，直至正常。

（4）若体温 39℃以上者，每 4 小时测体温、脉搏、呼吸 1 次，直至正常。

（5）每日询问大便次数并记录，护理病历应在当班完成。

（6）危重患者生命体征监测遵医嘱执行。

（7）每周测体重，血压一次并记录。

5. 协助医师完成各项检查　24 小时内留取三大常规送检，并查出凝血时间及血小板计数。

6. 按医嘱进行分级护理

7. 经常巡视病房　及时了解病人的生活起居、饮食、睡眠和情志等情况，做好相应护理。

8. 观察病人排便规律及其性状　有无泄泻、便秘、便血，便时有无脱出物等，做好记录。注意出血与大便的关系，发现异常，及时报告医师，配合处理。

9. 密切观察病人　注意神态、面色、体温、脉搏、呼吸、舌象、皮肤、出汗、二便等变化，若发现病情突变，可先行应急处理，并立即报告医师。

10. 注意饮食宜忌　按医嘱给予相应饮食。

11. 按医嘱及时准确给药　并观察药后效果和反应。

12. 急、危、重及大手术、新病人　要制定护理计划，并认真实施做好记录。

13. 需手术的病人　要做好术前准备和术后护理的指导。

14. 严格执行消毒隔离制度　防止交叉感染。

15. 针对病情　进行卫生宣教和出院指导。

二、生活护理

1. 新入院患者的护理

（1）患者入院进入病房后，应立即准备好床位，问清诊断及病情，如果是危重患者或需急诊手术者，则需准备好抢救物品及药品。

（2）测体重、体温、脉搏、血压，望舌苔，填写住院登记、床头牌、诊断卡。

（3）协助患者进入病室指定的床位，介绍经治医生、住院规则、探视制度、了解病情，通知医生下达医嘱。

（4）协助医生对患者进行体格检查，如属危重患者或需立即手术者，应配合医生进行抢救或做好术前准备，如备皮、皮试，采集各种化验标本等。

（5）当班护士应了解入院患者的病情、饮食、治疗、思想情况以及护理级别等。

（6）填写护理记录单，体温单、交班本、日报表、执行医嘱等，并床头交接班。

2. 晨间护理

（1）轻患者晨间护理：一般于晨交班前进行。能下床活动的患者，可自己去洗漱间洗漱，但应将洗脸水准备好。

（2）重患者晨间护理：如昏迷、高烧、手术后患者，一般应于医师查房前将患者护理完毕。具体的方法是：先将用物如护理车、清洁衣服、被单等携至床旁，关好门窗，问患者是否大小便，放平床头床尾，松开盖被，协助患者漱口刷牙。如大小便失禁，伤口分泌物过多，身上有血渍的患者，用温热水行床上擦浴。使患者舒适并促进血液循环。如发现患者皮肤局部发红发紫等早期压迫症状，应注意局部减压，加强压疮预防措施：按铺床法更换污湿的被单，注意床单平整无褶，保持整洁干燥等。同时将患者安置舒适。带走床旁桌上多余的用物，倾倒痰杯内容物。天暖时应开窗通风，以保持病房空气新鲜。

三、心理护理

现代医学模式为社会-心理-生理模式。心理因素在疾病的发生，发展，治疗和预后方面有极大的影响力，在护理工作中不可忽视。

当患者开始接触医护人员，医护人员的言行举止就会对病人产生影响，只有医护人员的良好的形象和专业服务才能取得患者的信任和合作。反之，则会出现不利的影响，甚至出现难预料的情况。因此医护人员必须有和蔼可亲的态度，巧妙的语言，让患者感到亲切和信赖。

病人入院后，应帮助其熟悉环境、人员，了解医院的规章制度，消除对医院的陌生感，尽快适应医院生活。

肛肠疾病的特殊性使很多病人有害羞心理，尤其是女性病人，同时对各种检查如肛镜、指诊等有恐惧心理，在检查前向病人及家属说明检查的目的和必要性，介绍检查方法，解除顾虑，取得合作，得到完善的检查资料，对疾病作出准确诊断。护士在检查前应准备好检查用品，调整好病人的体位，协助医生进行检查工作。

患者对自身疾病往往有许多疑问。当患者希望了解病情时，应根据病人不同的心理特点，在允许的情况下对病情、治疗方法及预后作出详尽、准确的回答，给予安慰和鼓励，要强调有利因素，增强患者战胜疾病的信心，同时不能隐瞒不利因素，使病人有一定的思想准备，对疾病有全面的认识，现实、乐观地对待疾病，积极配合治疗。心理学研究证明，术前的心理状态与病人耐受手术的能力有直接关系，临床常可见到病人过度的焦虑和紧张导致术前、术中或术后的虚脱，对手术高度畏惧的病人，由于焦虑、紧张和恐惧，降低了对手术的耐受能力，对手术估计不足，缺乏必要的心理准备，也不能很好地适应手术，而且在术后产生新的心理问题，给治疗和康复带来困难。

患者最常见的问题是疼痛，术后肛门功能及疾病复发。肛肠疾病的疼痛如肛裂、肛周脓肿和术后疼痛是病人对手术产生恐惧心理的主要因素，肛肠疾病手术大多数切口为开放性，肛门局部存在丰富的神经组织，各种因素刺激，括约肌痉挛导致术后一定程度疼痛的存在。疼痛使病人出现焦虑，紧张，烦躁等，而心理失调无疑会加重疼痛。疼痛的程度与疼痛刺激的部位，强度，频率成正比关系，也与病人的意志，情绪，性格，信仰等诸多心理因素有关。应帮助病人正确认识及对待疼痛，术后为病人提供良好的环境，及时有效地处理疼痛。患者保持良好而稳定的心理状态可增强对疼痛的耐受力。

关于术后肛门功能的问题，应向病人详细说明手术的种类、范围、损伤程序及术后恢复情况，对疾病复发问题，向病人说明手术的效果、复发原因及预防措施，通过细致的工作使患者消除顾虑，愉快地接受手术。有些患者对疾病认识不足，认为"无所谓"，盲目乐观，既不检查也不治疗，专注于紧张的工作和学习中，或者借病休息，劳逸无度，以致加重病情，直至丧命，追悔莫及。对这些患者要指出疾病的危害，使他们重视治疗与休养，正确处理治病、休养与工作，生活的关系。

四、饮食护理

中医在防治疾病中非常重视饮食调养，远在周代就设有"食医"的专职，到了元代又编写了介绍食疗和营养的专著《饮膳正要》，同时设置了饮膳太医之职。《素问》指出："五谷为养，五果为助，五畜为益，五菜为充，气味合而服之，以补精益气。"可见古人早已认识到饮食调护在治疗中的重要地位。由此可见，合理的饮食调护是极其重要的。

1. 饮食的种类　饮食一般分为流食、半流食、软食、普食四种。

(1)流食：适用于病势严重的高热、急性传染病、消化道疾病或手术后患者。此种膳食为液体或糊状无渣饮食，便于消化、吞咽，宜少量多餐，每 2 小时 1 次，1 日 6 次。膳食品种可选用牛奶、豆浆、冲碎蛋花、杏仁茶、麦乳精、米汤、肉汤、果汁等。

(2)半流食：适用于高烧、体弱及消化道疾病如腹泻，消化不良等的患者。半流食品种可选用稀粥、面片、挂面、面包、蛋糕、藕粉、杏仁茶、牛奶、豆腐脑、蛋花汤、蒸蛋等。主副食中可加嫩菜叶、肉末、肉泥等。1 日 5 餐，维持人体正常营养需要量。忌用蒸饭、饸饼、馒头、包子、油腻食品及含粗纤维食物、刺激性强的调味品。

(3)软食：适用于低烧、消化不良、老年人、消化咀嚼不良的幼童或疾病恢复期的患者。此种膳食须采用易消化、易咀嚼、细软、无刺激性、含纤维素少的食品，1 日 3 餐为宜。可选用软米饭、面条、面片、发糕、包子、馄饨、蛋类(非油炸)及豆制品等。忌辛辣食品和芹菜、豆芽等粗纤维菜类以及凉菜。由于软食在烹调上要求是烂、软，可能丢失一定的营养成分，故须补充一些果汁、菜汁等。

(4)普食：适用于膳食不必受限制，消化功能正常，疾病处于恢复期的患者，可进一般饮食，1 日 3 餐，除特殊禁忌外，要少食辛辣硬固食物，少用油腻食物。

2. 饮食护理要点

(1)患者饮食是由医生根据病情而决定的，一定要按照医嘱的饮食种类和宜忌严格执行，不能随意变动。要多巡视，多检查，发现不符合者及时纠正，以免因饮食不当影响病情。对于少数民族患者，要注意民族习惯，适当照顾。

(2)开饭前半小时应停止一般治疗工作，给卧床者洗手，撤走一切污物，整理病室，使病室清洁整齐，空气新鲜，温度适宜，气氛和谐，餐前不要对患者谈论病情或不愉快的事情，以免影响食欲。有条件者最好在进餐时播放轻松愉快的音乐，使患者心情舒畅，增进食欲，帮助消化。

(3)患者使用之餐具应清洁整齐，食物应注意色、香、味，并注意观察患者进食情况，鼓励患者按规定吃饱吃好。对重患者要帮助进餐，必要时喂食。餐后可饮少量开水，并注意口腔清洁卫生。

(4)患者家属或亲友送来的食物，医护人员应注意检查，对于不宜进的食物应劝其退回，并耐心讲明利害关系，以取得他们的配合。

(5)饮食要注意卫生，要有节制，要定时定量，以防传染病发生。病愈初期不要暴饮暴食，以免因饮食不慎引起疾病复发。

(6)规劝患者自觉戒掉不良的嗜好，搞好饮食调养，以维护身体健康。

总的说来肛肠患者饮食宜清淡易消化，富于营养之品，忌食辛辣酒类油腻及易产生肠胀气或能引起过敏的食物，肛门病如痔、瘘、肛裂、脱肛患者适当多吃些蔬菜、水果等多渣饮食，以保大便通畅，而结肠炎、癌瘤患者则宜食少渣饮食以减轻局部刺激。

第三节　手术前后护理常规

一、手术前护理

肛肠疾病的术前护理，除一般常规护理(如：体温、脉搏、血压、备皮、灌肠等)外，对术者的心理护理尤为重要。患者术前往往表现有：焦虑、忧郁、恐惧等心理状态，而这些心理状态不消除会直接影响到手术，麻醉及术后创面愈合的成败与否。

1.心理护理　心理护理在术前护理中具有重要意义。通过心理护理，可以解除患者的恐惧紧张等不良心理，使患者手术时处于最佳心理状态，为保证手术顺利创造条件。

多数患者对手术会产生紧张、恐惧、不安、悲观等不良心理状态，特别是在接近手术日时，患者的忧虑达到高峰。处于这种精神极度紧张状态下施行手术是非常不利的，一方面它可以影响患者的睡眠和休息，使机体代谢和行为发生变化，另一方面

情绪变化可通过下丘脑及由它控制分泌的激素影响免疫功能，从而减低机体对病毒、病菌、过敏物质的抵抗力而致病，同时减低手术的耐受性。如发现有不良情绪和精神沮丧时，应加以分析，根据不同类型的疾病，有针对性地解除患者思想顾虑。运用通俗易懂的语言，热情、和蔼、关切、同情的态度，使患者改变不良心理状态。以熟练的技术获得患者的信赖，并根据患者不同年龄、性别、职业、信仰及不同性格、文化程度等差异，在手术前采用集体和个别相结合的方法，讲解治疗疾病的有关知识，说明手术治疗的重要性和必要性。同时还可邀请已手术过的患者介绍配合治疗的经验，从而帮助患者正确认识疾病，解除对手术的恐惧、焦虑等不良心情以增强手术的信心。但应避免使用增添恐惧和顾虑的语言。对一些有一定判断力的患者，告诉他真实情况，并强调早期治疗的重要性，使病人乐观和

有信心地接受治疗。同时对手术的解释工作，医护人员说话要取得一致，使患者思想情绪稳定，增强对手术的信心。

2.保证患者有足够的睡眠 对手术前情绪紧张的患者，应列为重点护理对象，护理人员要为手术前患者创造安静的环境，合适的温度，以促进患者的睡眠(睡眠可增加食欲，改善营养情况，提高机体免疫功能)。必要时给予适当的镇静药物。

3.做好护理病史和化验 检查手术前应重视患者的全身情况，了解患者的潜在健康问题，询问护理病史和做好护理体验。定时观察患者的体温、脉搏、血压、呼吸，了解患者的饮食、饮酒、吸烟、睡眠、二便与活动情况，以及常用消毒、麻醉、止痛、抗生素等药物有无过敏史，为医师提供治疗用药的参考依据。

4.手术前患者应做的准备

(1)饮食：根据手术性质、部位、范围给以准备。一般肛门病(痔瘘)手术饮食不必严格限制，但应忌制品或面食类食物。如较大手术患者，术前3天给以低渣饮食，术前1天改为流质饮食；一般在手术前12小时开始禁食，术前4～6小时禁水，以防因麻醉或手术中呕吐而引起窒息或吸入性肺炎。

(2)灌肠：为了防止患者麻醉后肛门括约肌松弛，不能控制粪便的排出，增加污染的机会，一般肛门手术前排空大便即可。直肠、结肠手术前给予0.1%～0.2%肥皂水进行清洁灌肠，并注意效果，应灌洗到回流液中无粪便为止。患者若为肛门疾病或直肠阴道瘘，手术前行坐浴冲洗以减少术后感染的机会。

(3)手术前皮肤清洁准备：皮肤的清洁是预防切口感染的重要环节，故应及时做好沐浴等卫生工作。手术前应剃除手术区切口周围15～20cm范围内毛

发。肛门会阴部手术区提前一日用温水坐浴或冲洗，如敷贴有油膏等污物，应用松节油擦净，撒布滑石粉以保持清洁干爽。肛门局部有瘘口溃脓者以生理盐水或双氧水冲洗瘘道、脓腔，盖贴无菌敷料固定。有溃疡，皮肤糜烂渗液者用30%硼酸溶液或野菊花煎剂湿敷洗净，一般不用油质药物以防术中消毒困难。督促能活动的患者自行坐浴，洗头发，修剪指(趾)甲，更换清洁衣物。

5.手术晨间护理

(1)测量体温、脉搏、呼吸、血压，注意有无感冒或其他变化，询问女患者是否月经来潮。

(2)执行麻醉科医师医嘱，准备给予术前药物，核对药物过敏试验及各项化验检查报告。

(3)根据病情需要放置导尿管并固定之，手术前取下患者的眼镜、假牙和贵重钱物，面交护士长保管。

(4)大手术患者术前应采血，行血型鉴定和交叉配血试验，根据不同手术需要，备好足够量的全血，同时做好补液的一切准备。

(5)肛门动手术：排便及肛门的洗浴清洁。

二、手术后护理

手术后护理的目的是根据病情和手术性质的需要，在术后给予必要的护理，以尽可能减轻患者痛苦和不适，预防并发症的发生，使患者能顺利康复，直至出院。

1.交接手续 在患者由手术室返回病房前，护理人员即应根据患者病情及手术后和麻醉交接要求，准备好所需设备、用物及急救药品等。

2.按序护理 当患者回到病房后，护士应按先后次序做好以下几点：

(1)安置患者以舒适体位。

(2)测脉搏、血压、呼吸及体温。

（3）检查引流管连接是否通畅，按医嘱连接持续吸引或引流。

（4）检查及调整输液、输血的速度，注意防止输液针头及引流管脱落。

（5）检查切口敷料有无渗血，局部有无肿胀。

（6）向医生了解患者的手术情况，麻醉程度及失血量等，做到对患者心中有数。

3.术后体征　观察患者回病房后，应予侧卧位（有肛瘘及创面平卧 30～60 分钟，以利于压迫止血），安静的环境，护士应密切观察患者的面色、血压、体温、脉搏、呼吸，每 15～20 分钟测一次，待病情稳定可改为 4 小时 1 次。

一般手术后病人由于机体对手术创面反应，患者体温常略高，临床上称为外科热，一般不超过 38℃，1～2 天后逐步恢复正常，无须特殊处理。应随时注意手术伤口有无渗血，敷料是否脱落以及有无感染等情况。伤口渗血要及时更换敷料，并加压包扎，如渗血过多，应立即通知住院医生检查处理。

4.饮食和输液护理　手术后患者的营养和水分摄入，对促进代谢机能的恢复有着重要意义。肠道手术和非肠道手术的饮食决定于手术级别、麻醉的种类和患者对手术和麻醉的反应。

局麻和手术较小的患者，术后 6 小时给予正常饮食。

大手术患者术后 6 小时如无恶心呕吐者，可先给流质，以后可根据情况逐步改为半流质或普食。但大手术或全麻后短期患者食欲减退，甚至恶心、呕吐，消化功能暂时被抑制，所以手术初期进食少，护理人员要多做解释工作，讲清饮食与手术康复的关系，征求患者对饮食的要求，从而逐步过渡为正常饮食。

大手术后早期禁食期间，需静脉输液来供给水、电解质和营养成分，至于需补充液体的性质、量和速度，应该根据患者尿量给予调节。每日必须精确详细地记录 24 小时摄入和排出量，以估计患者水电解质的平衡情况。

5.观察术后出血情况　直肠癌术后，手术部位有引流管，术后 24h 出血量应低于 300ml，如超过 300ml，病人则会出现有胸闷、口渴、烦躁、脉快、面色苍白等，这时应及时报告医生，寻找原因，以采取积极有效的措施。

6.引流导管应保持通畅　根据手术需要，给病人留置导管，如胃肠减压管、会阴引流管、导尿管等，这些导管应保证其通畅，能真正起到引流的作用，随时观察引流液的量、颜色、性状等。

7.人工肛门的护理　直肠癌术后再造人工肛门，日常护理为：在人工肛门基底部用凡士林油纱条保护，周围皮肤应保持清洁、干燥，3 天不大便，应口服缓泻药。术后 3 个月不能参加增加腹压的体力劳动，定时开放人工肛门，养成定时排便的习惯。

8.口腔卫生　手术患者由于活动受限，生活无法自理，需要护理人员协助患者做好口腔护理，预防口腔炎，尤其是手术禁食、体质较差和高热的患者，口腔护理更为重要。清晨可协助刷牙 1 次，可用硼酸漱口液漱口，每日 3～4 次，昏迷患者，可用生理盐水按口腔护理操作程序给予清洁口腔，口唇干裂外涂 50% 甘油水溶液，并检查有无口腔炎症征象。

9.鼓励患者活动　应及早开始下床活动，并逐渐增加活动范围和活动量。术后早期下床活动可以促进身体各部机能的恢复，促进血液循环，防止静脉血栓，也可避免肢体肌肉萎缩；促使肠蠕动早日恢复，减少腹胀，增进食欲等。但病人有时对早期活动存在思想顾虑，怕引起伤口疼痛及撕裂，护理人员应做耐心、细致的解释工作。

患者早期下床活动并不是随意或无限制的活动，而是根据患者的耐受力适当活动。凡休克血压不稳定、严重感染或出血后极度衰弱的患者，不宜过早下床活动。

10.术后"三关、三难"的护理 肛肠疾病术后，病人往往要过三关，闯三难，即：疼痛关、换药关、扩肛关、排便难、饮食难、行步难。一般术后 2~3h 后即有不同程度的疼痛。而肛肠疾病术后的疼痛较其他外科术后的疼痛要重。这时病人表现的情绪特征往往是：烦躁、易怒甚则嚎哭、呼叫、骂人。在这时医护人员要表现良好的医疗品质：应同情、忍让、将心比心，用各种方式转移术后患者的注意力，频频的巡视，和蔼体贴的询问交谈，并请患者最亲近、最信赖的人协助，使患者痛感转移，并耐心的解释某些剧麻镇痛的利弊及在必要情况下的使用。这些措施对术后患者度过疼痛这一关行之有效，并降低了剧毒麻醉镇痛药的使用及重复使用。

术后的换药关、扩肛关与患者对疼痛的恐惧直接有关。对此除采取上述措施外，还应在此之前做好准备工作；要解除患者的顾虑，增加对换药、扩肛重要性的认识，使患者认识到这两项必备的措施对术后的痊愈、康复起着举足轻重的作用。为减轻疼痛，在操作中除手法技巧之外，还有心理上的准备，使患者排便通畅，合理坐浴，如此就较容易渡过这两关。

术后由于疼痛的刺激，麻醉药的作用及患者紧张、恐惧、疑虑、羞涩的心理，使多数患者出现了排尿、排便困难，其痛苦难以明述。这时，我们要表现出极大的同情心。首先采取多种方式诱导排尿、排便，有时还可按特定穴位促使排尿、排便，采取了这些方法，使绝大多数患者顺利渡过这一难点。

第四节 麻醉后护理

麻醉后护理也是手术后护理的一部分，手术完毕，麻醉终止，但患者受麻醉的影响并未消除。在此期间，患者的保护性反射尚未恢复，其潜在危险性并不亚于麻醉诱导时，因此麻醉后尤其特殊性，如何护理好病人非常重要。根据病人实施麻醉的种类不同，其护理的内容也不同。

一、全麻后护理

1.一般护理 手术后患者回到病房，护士应立即协助将患者搬至床上，动作要轻稳。全麻患者应取平卧位，头转向一侧，便于呼吸道护理。同时测血压、脉搏、呼吸及体温；观察患者意识、瞳孔、血氧饱和度，并记录。当面点清液体、输血量及各种药品，检查引流管及导管的通畅，检查伤口有无渗血。

2.必要的设备 全麻病人应备清洁盘一个，内放开口器一个，舌钳一把，纱布若干块，另备氧气、吸引器等。

3.保持呼吸道通畅 全麻后或在麻醉中辅助药物应用过多，或用量过大，均会致患者延期苏醒，为了维持呼吸道通畅，常将患者置于侧卧或插入咽或鼻咽导气管。每10~20分钟需要检查周围毛细血管床的反应、皮肤的颜色、温度和湿润度等，观察呼吸频率，有无呼吸困难或呼吸暂停，呼吸急促、表浅，有无紫绀、鼻翼煽动和呼吸衰竭。气管内全麻后要注意有无喉头水肿，呼吸道阻塞，呼吸困难者应面罩给氧。注意呕吐，发生呕吐后立即清除口腔内呕吐物，防止误吸，长期不清醒者，检查瞳孔反应、大小、脉搏与呼吸的变化。

4.防意外　全麻病人在苏醒过程中要经过兴奋期，必须妥善护理，防止发生坠床。要防止病人扯去敷料或拔掉治疗插管等。

5.小儿全麻后护理　小儿全麻未清醒前，取头低足高位，侧卧45度，每隔2~3小时更换体位一次，严密观察血压、脉搏、呼吸与体温，注意防止呕吐、误吸，监护到患儿完全清醒为止。

二、腰麻后护理

腰麻是将局部麻醉剂注入蛛网膜下腔，使脊髓分出的神经根产生阻滞作用，达到麻醉目的。腰麻患者回病房后，虽然清醒，但麻醉药物的残余作用仍继续存在，术后患者的神志和反射较迟钝，应加强护理。

1.做思想工作　解除麻醉消退前的不适感，取得病人配合。

2.体位腰麻、硬膜外麻醉患者　术后睡去枕平卧位6小时左右，恢复饮食后应多进流质，以免引起头痛，每2小时测量血压、脉搏、呼吸与体温一次，

冬季注意保暖，夏季注意防暑。待患者血压稳定后，方可酌情改变体位。总之，任何体位都要使患者感到舒适。

3.伤面的观察　术后应注意伤口有无渗血、渗液、敷料脱落及伤口有无感染等情况，伤口渗血、渗液要及时更换敷料，并加压包扎，注意丁字带的松紧度。若因腹带包扎过紧出现呼吸困难或急促时，应先检查腹带松紧度，给予适当调整后再继续观察。

4.注意观察膀胱充盈情况　必要时遵医嘱热敷或导尿。

三、局麻后护理

局麻至今在临床应用较广泛，所用的局麻药已达十余种之多，它不仅起效迅速和满足不同手术所需的麻醉时效，而且在有效的浓度内全身毒性低，局麻患者完全清醒，但患者由于体质状况及个体差异，机体的耐药量不同，麻药毒性反应也不同，为了安全性，麻醉后必须密切观察。给予必要的护理。

局部麻醉以黏膜表面麻醉、局部浸润，区域阻滞和周围神经支阻滞最为常用，以门诊一般小手术采用局麻较多。麻醉时少数患者因情绪过分紧张，加之麻醉药物的毒素反应，病人可出现不同程度的心悸、头晕、恶心、呕吐、出汗、虚脱等现象，应继续在麻醉恢复室观察处理，并测血压、脉搏、呼吸，如病人虚脱，恶心呕吐较甚者，可静脉输液纠正脱水和补充血容量，直至症状缓解。如患者在门诊术后出现头晕、恶心或呕吐等，应待缓解后坐起走动无明显特殊不适后方可离院。

第五节　整体护理

整体护理，从系统的观点看，人是身体、心理、社会的整体，又是社会中的一员，护士既要关心整体的人，又要注意人所生活和休养的自然与社会环境，使人能安全、健康地生存于环境之中，整体化护理作为一种新的医学理念和护理模式，强调以病人为中心，以护理程序为基础，注重护理质量和护理的连续性，同时开展健康宣教、心理护理等。整体护理就是对病人从入院到出院、从病体到心理、从治疗到生活的全面的关爱，将整体护理理念融入专科病房的护理工作中，使护理内容既有专科特色，又加入人性化管理的内容。从护理工作的职责要求上制定出相应的服务规范、技术规范及岗位责任，并严格实行规范化、程序化管理，制定出整体护理的实施方案。

一、整体护理的核心"以病人为中心"

这首先是一种护理观念的更新，旧的传统的护理观念，是基于"以疾病为中心"的一种功能制护理，即所有治疗和护理措施都是针对疾病而实施的，护理工作只要准确无误地执行医嘱，便无可非议了，正所谓"医生的嘴，护士的腿"。护理人员多是扮演着被动的角色。

整体护理，则是变被动为主动，使整个护理过程与环节，从病人入院到出院，都要得到从病体康复到心理、健康方面的全程、全方位的关爱，使护理工作充分体现出医院的职责是尊重生命、尊重健康，特别是尊重病人，使医疗工作体现出"医学-社会-心理"模式。做到"以病人为中心"，更有利于病体的早日康复。

二、建立完善的护理表格

根据专科的具体情况，建立并修改完善的护理表格，使表格内容清晰、完整，分为：护理入院录、专科健康指导、护理评估表、护理病程记录、出院健康宣教等项目。把常用的内容打印在表格上，护士可根据病人存在的不同问题，在相应的诊断项目上打"√"、签名即可。同时也减轻了护士书写繁琐的负担，让护士有更多的时间去为病人服务。

三、责任护士划定区域，实行分片包干

根据床位病区，划定责任区分片包干，设护士长，责任护士组长，护士同床位同医生分组相对固定，便于医疗护理的密切合作，并公布于每间病房内。

四、明确护患关系

从责任护士的床前自我介绍开始，把自己的职责、医院的环境、对住院病人的相关要求、住院期间的生活起居等，用亲切、礼貌、简练的语言向病人介绍清楚，使病人有"宾至如归"的感觉，消除恐惧、戒备、不知所措的心理，尽快了解、熟悉和适应新的环境，明确建立起护患之间的关系，从而有利于配合治疗和护理工作。

五、不断学习提高

定期在科内举行小讲课，做到人人参与，人人备课，通过专业知识的学习和考核，全科护士都能较熟悉肛肠专科常见病的诊断、治疗、术前术后护理及康复指导等专科护理知识，不断把书本上、杂志上和继续教育中学到的新理论、新知识运用到临床工作中，根据不同的病人与病症，作出准确的护理诊断，制定出相应的护理计划。护理计划的制订来源于护理诊断，正确的护理诊断有利于护患之间的沟通和交流，这就是整体护理的核心内容。

肛肠科的住院病人，绝大部分为手术适应证者，有的属于苦不堪言的急症，有的是一拖再拖无法保守治疗者，普遍有对手术疼痛的恐惧，其次是对术后情况的诸多担心，还有对医院服务过程中的疑虑，所以责任护士要更为细致、亲切、及时调查、诊断、处理好上述问题，制定有效的护理措施和明确的护理目标，以配合好治疗工作。将护理计划纳入临床实践中，有利于强化责任护士的整体护理观念，针对具体护理问题，提出护理方案，使护士在护理计划完成的过程中，亲身体验到计划的真正内涵。

六、增强了护士责任心和荣誉感

开展整体化护理，并将责任护士的工作情况与奖惩直接挂钩，定期进行抽样检查，包括检查各种记录，听取同行、医生、病人及家属的意见，检查结果及时反馈，以便不断改进，促进了护士的竞争意识。

七、提高了患者的满意度

为病人实行整体护理，护士不仅是照顾病人的护理人员，而且成为病人的教育者、管理者和研究者，微笑的服务，熟练的技术，与病人的亲切交谈，耐心细致的心理护理及健康宣教等，密切了护患关系，得到了患者的信任，使护士充分认识到整体护理的重要性，逐渐形成人人关心病人的整体需求，使病人得到了真正的实惠，让病人真正感受到护士就像自己的亲人一样在关心、爱护着他们。我们认为建立整体护理是提高肛肠专科护理质量的良法。

第六节　主要病症及并发症的中西医护理

一、腹痛

腹痛是指胃脘与季肋以下，耻骨毛际以上部位发生疼痛为主要表现的病症。

(一)病因病机

饮食不节，情志不畅，寒温失调，致六腑功能失常，腑气不能通降下行，气滞血瘀，肠络阻塞，不通则痛。

(二)护理

1.实热证　腹痛胀满、拒按，胸闷呕恶，渴而欲饮，大便秘结或稀溏不爽有热臭味，舌红，苔黄厚，脉弦数。治宜泻热通腑，方用大承气汤加味。其护理如下。

(1)慎饮食，防止暴饮暴食，宜食清淡、易消化的低脂肪、高蛋白、高热量的流质饮食，忌辛辣肥腻、炙煿助火之品，戒烟酒，忌生冷食物。

(2)调情志，畅胸怀，避免精神刺激。

(3)患者应卧床休息，定时测量体温，脉搏，呼吸，血压。注意观察腹痛的时间、部位、性质及症状变化。

(4)保持大便通畅，便秘者可服蜜叶茶、麻仁丸润肠通便。

(5)针刺合谷、内关、中脘、足三里、上巨虚等穴。

(6)如患者腹痛剧烈且愈益加重、腹部硬满，面色苍白，冷汗出，伴发寒战、发热等，可能是腹腔内脏器急性炎症、腔道梗阻、穿孔、出血或绞窄等病变引起，此时病情变化快，危害性大，应立即报告医生，并做好抢救准备。

2.虚寒证　腹部隐痛，痛势绵绵或时作时止，饥饿或疲劳后发作较甚，腹软，喜温喜按，腹胀肠鸣，大便溏泻，神疲乏力，四肢不温，舌质淡，苔白滑，脉沉迟。治宜温中散寒，方用小建中汤或理中汤加减。其护理如下。

(1)适宜温，避免外邪入侵，患者应卧床休息并注意保暖，切勿受凉，饮食宜温，忌食生冷瓜果，油腻荤腥及难以消化之食物。

(2)疼痛时局部用热水袋敷腹部，可采用葱熨法、盐熨法，但要避免烫伤。

(3)体质瘦弱者，饭后宜卧床休息片刻，不宜疲劳和活动过多。

(4)每日用温中散寒之中药 100ml，保留灌肠一次。

(5)中药汤剂宜

(6)针灸疗法，可针刺内关、气海、关元。或用艾灸神阙，亦可配合气功或推拿。

二、泄泻

泄泻是由于胃蕴湿热，或脾肾虚寒引起以大便稀薄，便次增多为特征的病症。其势缓慢为泄，暴注急迫为泻。通称泄泻。主症是：便次增多，粪质稀溏，或为水样，完谷不化，伴有腹痛胀，肠鸣。多发于夏秋季节。

(一)病因病机

中国传统医学认为，泄泻主要为湿邪侵袭，饮食所伤，情志失调，命门火衰，湿盛伤脾所致。现代医学认为，胃肠道感染、炎症、肿瘤、功能紊乱、吸收不良、过敏及食物中毒、化学物质中毒、内分泌紊乱等均可引起泄泻。

(二)护理

1.实热证　泄泻便色黄褐，伴有腥臭，肛门坠胀灼热，腹部胀痛，心烦口渴，小便短赤，舌质红，苔黄腻，脉濡数。其病程短，病势猛。治宜清热利湿，方用葛根芩连汤加减。其护理如下。

(1)食宜清淡细软。多喝糖盐水或淡盐水，忌食荤腥油腻，勿暴饮暴食。

(2)要求患者宜生活在安静、舒适的环境。保证充分良好的休息充足的睡眠。室内外空气新鲜，室内整洁舒适，有利于恢复健康。现代医学认为环境和精神因素可以影响人的免疫功能和对疾病的易感性。所以创造一个良好的生活空间是相当必要的。

(3)起居有常，劳逸结合，指起居要有规律，要随气候变化随时调理衣物，随季节的不同采取不同的调理措施。久泻之人多消瘦、神疲，切不可劳累过度，以免重伤脾胃之气。但亦不可过度的安逸，使气血迟滞，阳气不振。劳逸结合，方能通畅气血营卫，增进饮食，有助于机体康复。

(4)了解发病原因，观察大便的性质、次数、颜色，有无腹痛、呕吐及寒热等全身症状，并留大便标本送检。

(5)泄泻剧烈者，可临时给黄连粉、木香粉各1.5g，温开水冲服。

(6)伴有发热呕吐者可给流质或半流质，必要时静脉补液，以补水分和营养。

(7)针刺中脘、天枢、足三里、阴陵泉等。

2.虚寒证　大便时溏时泻，完谷不化，腹部畏寒或黎明之前，脐周作痛，肠鸣即泻，面色萎黄或白光白，神疲倦怠，腰酸膝冷，舌质淡，苔薄白，脉沉细无力，此型一般病程较长。治宜温肾健脾，涩肠止泻，方用四神丸或参苓白术散加减。其护理如下。

(1)饮食应少纤维，易消化，富于营养，如莲肉、山药、意郁仁、芡实、瘦肉、蒸蛋等。忌生冷瓜果，刺激性的凉拌菜、苋菜、芝麻、核桃仁等，不喝生水。

(2)适当锻炼，注意精神调护，增强体质，病室环境冷暖适宜，清洁安静，保持心情舒畅，避免不良精神刺激。

(3)记录泄泻次数，观察大便性质，有无黏液、脓血，并反复多次留取标本送验，以排除感染因素。

(4)注意腹部保暖，可用热水袋，亦可用直接或间接灸法，或在脐部贴暖脐膏，或口服附子理中丸。宜温补脾胃，勤换衣裤、床单，经常用温开水清洗肛门以保持清洁。

(5)药物保留灌肠，每日早晚各1次，采用膝胸卧位20分钟，药液温度在38～40℃为宜，用量70～

100ml，低压力，慢流速，以免直肠受刺激而将药液排出。

(6)针灸疗法，取穴脾俞、中脘、章门、天枢、足三里。也可采用耳穴，取穴大肠、小肠、胃、脾、交感等，或配合气功和理疗。

三、便秘

便秘是常见症状，特别以老年人、孕妇和小儿发病率较高，因排便困难患者甚为痛苦。

(一)病因病机

中国传统医学认为，便秘是由胃肠积热，津液不足，气机郁滞，劳倦内伤，身体虚弱，气血不足等原因所致。

(二)护理

1.热秘　大便秘结，脘腹胀满，面赤身热，口臭心烦，溲赤，舌质红，苔黄燥，脉滑数。
治宜清热通便，方用小承气汤加味。其护理如下。

(1)宜多食蔬菜和水果，必要的可加服香油、蜂蜜等。忌辛食辣温燥之品。

(2)养成每日定时排便习惯，每日晨起口服500ml淡盐水，以利排便。

(3)生大黄6g，或槐米10g，或番泻叶6g开水冲泡代茶饮，或口服三黄片，每次2片每日3次。

(4)针灸，可取大肠俞、天枢、曲池、支沟、足三里，用泻法，或按摩腹部

(5)穴位按压：迎香、天枢、中脘、关元、足三里。

2.气秘　腹胀欲便，大便干结，欲便不得，胸胁痞满，嗳气频作，纳食减少，倦怠身困，舌质淡，苔薄白，脉弦。治宜顺气行滞，方用六磨汤加减。其护理如下。

(1)舒畅情志：使患者精神愉快，情绪稳定，避免烦闷、忧虑、恼怒。

(2)养成每日晨起定时排便的良好习惯。

(3)饮用具有通便作用的饮料，如蜂蜜水，或番泻叶 3～6g 开水冲泡代茶饮，忌食黏腻食物，多食蔬菜瓜果。

(4)针灸。可取天枢、关元、足三里、气海，用泻法。或便前腹部热敷。

3.冷秘 大便艰涩，腹中攻痛，面青肢冷，喜热畏寒，小便清长，舌质淡，苔白润，脉沉迟。

治宜温阳散寒，润肠通便。方用苁蓉润肠丸加味。其护理如下。

(1)加强身体锻炼，注意休息和保暖，切勿受凉。

(2)饮食宜清淡素食、水果，忌食生冷辛辣油腻之品。

(3)针灸，取穴大肠俞、天枢、中脘、足三里，用补法，或配合气功。

四、便血

凡血从肛门排出体外，无论在大便前，或大便后下血，或单纯下血，或血与粪便同下，统称便血。

(一)病因病机

多因饮酒过度，嗜食辛辣，以致湿热下注大肠，肠络损伤，或劳倦伤脾，脾不统血，血从下溢而致便血。

(二)护理

1.湿热型 先血后便，大便不畅或溏泄，伴有腹痛，肠鸣，肛门灼热疼痛，舌质红，苔黄腻，脉滑数。治宜清热化湿，凉血止血，方用赤小豆当归散合地榆散加减。其护理如下。

(1)对患者要加以安慰，消除恐惧心理及忧虑紧张情绪，卧床休息，避免各种不良刺激。饮食宜进具有清热、凉血、收敛、止血的食物为佳。如绿豆百合汤、藕粉等。忌辛辣刺激之品。中药汤剂宜凉服。

(2)严格观察出血患者的病情发展和变化，定时检查与记录血压、脉搏，注意观察患者的意识状态、面色、四肢温度和便血量、色泽与性状。

(3)便血严重者，暂时禁食，可静脉供给营养和水分，并做好输血准备。休克时取头低足高位，以保证脑部血流量充足，有利于休克的恢复。

(4)嘱患者保持大便通畅，便秘者可用番泻叶开水冲泡代茶饮，每日 2～3 次。

(5)注意肛门周围皮肤清洁卫生，便后用中药湿敷，勤换内裤，保持床铺平展干燥。

2.脾虚型 便血紫黯或黑，腹部隐痛，喜温喜按，大便溏薄，面色少华，神疲懒言，舌质淡，苔薄白，脉细弱。治宜健脾益气，养血止血。方选归脾汤加减。其护理如下。

(1)做好情志护理，消除恐惧心理，给予精神安慰，保持心情舒畅。绝对卧床休息，减少疲劳，避免不必要的搬动和检查。

(2)找出便血原因，根据不同原因，采取相应的护理措施。

(3)严密观察患者的便血量、颜色和性状。定时记录血压脉搏并做好输血准备。

(4)注意饮食卫生，及时防治下消化道疾病，宜食黑木耳、红枣等易消化富有营养的食品，忌食生冷刺激及难以消化之食品。中药汤剂宜温服。

(5)若患者突然腹痛加剧，拒按，头昏，心慌，口渴，烦躁不安，面色苍白，脉细数，这是大出血的征象，应立即报告医生，并急速作好抢救准备。

(6)保持床铺干燥、整洁，嘱患者每次大便后温水坐浴，血止后，防止大便秘结，切忌频繁蹲厕努责，以防再次出血。

五、尿潴留

尿潴留是指排尿困难，甚则小便闭塞不通的一个病症。现代医学称为尿潴留或尿闭。祖国医学称癃闭。

(一)病因病机

中国传统医学认为，癃闭的主要原因是由于膀胱和三焦气化失调，导致肺热壅盛，湿热内生，肾元亏虚，肝郁气滞所致。

现代医学认为，尿潴留主要有以下原因：

（1）直肠周围组织切除术，盆腔神经损伤。

（2）肛门直肠手术选择麻醉方式不当，或术中牵拉过度，挤压损伤较多，术后疼痛，水肿，括约肌痉挛，反射性引起尿道及膀胱颈部括约肌痉挛。

（3）患有前列腺肥大，尿道狭窄的病人又行肛门直肠手术。

（4）腰麻后膀胱神经失调。

（5）肛门直肠手术填塞敷料过多，压迫尿道。

（6）年老体弱，尿道及膀胱颈括约肌收缩无力。

（7）患者精神过度紧张，或在不习惯的环境中排尿。

(二)护理

1.膀胱积热　尿少而频，热赤不畅或小便闭塞不通。小腹胀满或大便不畅，舌质淡，苔黄，脉数。治宜清热化湿，方用滋肾通关散合八正散加减。其护理如下。

(1)做好心理护理，解除患者的烦躁紧张情绪。

(2)热敷，用热水袋或热毛巾热敷下腹部，缓解括约肌痉挛。或在手术后 10 小时左右取出肛门内的敷料，解除压迫，利于排尿，但要注意渗血。

(3)指压法，在脐下四横指腹部正中线，用指尖垂直向下按压片刻，当患者产生尿意感时，则令其排尿。

(4)如因卧床排尿不习惯者，可扶起患者改变体位，或聆听潺潺流水声，诱导排尿。

(5)针灸，针刺肾俞、腰阳关、太溪、委中、三阴交、等并加艾灸。

(6)推拿法，推拿利尿穴 20 次左右每次。

(7)鼓励患者多饮清热利尿剂，如车前子 30g、泽泻 15g、猪苓 15g、通草 9g、白茅根 30g、桂枝 9g，水煎代茶饮，以清热通利小便。

(8)肌肉注射新斯的明 0.5～1mg，或用 0.5％普鲁卡因 10～20ml 长强穴封闭。

(9)导尿，若应用上述方法均无效者，应行导尿。

2.肾气亏损　小便滴沥不畅，排出无力，面色白光白，神气怯弱，畏寒肢冷，腰膝酸软，舌质淡，苔白润，脉沉细。治宜补肾助阳，化气行水，方用济生肾气丸。其护理如下。

(1)情志护理，消除紧张恐惧心理，注意休息，不宜劳累。

(2)饮食护理，宜食清淡无刺激性营养丰富食物。

(3)腹部热敷，用热水袋或用食盐半斤炒热布包熨脐部。同时在膀胱区按摩，以助膀胱的气化功能。

(4)针灸，取穴肾俞、中极、委中、百会、水道、三阴交等穴，采用强刺激手法，配合艾灸。

六、破伤风

破伤风是由破伤风杆菌经伤口侵入人体，产生大量毒素作用于中枢神经系统而引起。主要症状是全身肌肉强直、痉挛和抽搐，它是一种急性特异性感染。中国传统医学称为"金疮痉"。

(一)病因病机

本病由于皮肉破损，复遭外风侵袭经络肌腠，渐传入里所致；或因外溃疡未愈，失于调护，风邪侵入引起。加强护理十分重要。

(二)护理

风邪在表：早期有体倦乏力，头痛，烦躁，咀嚼无力，吞咽不便，张口困难，局部或全身肌肉轻度痉挛，有时抽搐，持续时间短，舌质红，苔黄，脉数。治宜祛风、镇痉、解毒。方用五虎追风散。其护理如下。

1.避免刺激　患者应隔离于环境安静而光线较弱的单人病室，进行特别观察和处理，尽量避免声、光、风、震等外界刺激。进行必要的治疗时动作应轻柔稳静。注意室内空气流通，避免直接受风。尽早留置胃管，注意口腔清洁，保持呼吸道通畅，及时吸出口、鼻、咽腔分泌物，如痰涎壅盛不易吸出或喉头痉挛，致使呼吸困难或窒息时，应及早进行气管切开术。定时翻身擦背，以防褥疮和其他并发症的发生。

勿与病人谈话，避免不必要的扰乱，一般护理与治疗宜集中于规定时间内进行，以免多次惊动病人。尽量避免搬移或触动，以减少患者痉挛发作，当抽搐发作时，护理人员应守护在旁，防止窒息或摔伤，床边可加护架(网)。

2.及时应用破伤风抗毒素　患者入院后立即准备破伤风抗毒素进行皮试，并按医嘱使用。有过敏反应者，用脱敏法注射。并详细记录体温、脉搏、呼吸、血压、出入量及痉挛抽搐发作的次数、轻重与持续、间隔时间。

3.严密隔离制度　护理人员要严格遵守消毒隔离规则，接触病员必须穿隔离衣，按隔离技术要求进行操作，手部有伤口者不宜进入室内工作。谢绝探视，接触过伤口的器械先用 1%过氧乙酸浸泡 10 分钟，再用双蒸法高压消毒，患者用过的敷料应立即焚毁，用过的碗筷、药杯等可用 0.1%～0.2%过氧乙酸浸泡后煮沸消毒 30 分钟。

4.稳定患者情绪　消除紧张、恐惧心理，使心肝之气得以畅和调适。

5.饮食宜忌　饮食宜清淡，富于水分和维生素，适当加果汁、西瓜汁、梨汁、橘汁、荸荠汁等。忌食辛辣刺激、油腻及鱼腥动风发物。

6.保持肛周清洁　每日便后用 1∶5000 高锰酸钾溶液洗拭或台金氏液冲洗。

7.针刺镇惊止痉　取穴曲池、外关、合谷、后溪、风市、阳陵泉、申脉、太冲。以上穴位均用粗针，泻法，留针时间最长可达 24～48 小时。

（陈少明　倪桂珍）

第七章 痔临床诊治指南解读

痔是常见、多发的疾病。痔的治疗方法较多，各有其适应证、禁忌证，若治疗不当会发生较严重的并发症和后遗症。2006 年 7 月，在原《痔临床诊治指南（草案）》的基础上，中华医学会外科学分会结直肠肛门外科学组、中华中医药学会肛肠病专业委员会、中国中西医结合学会结直肠肛门病专业委员会，再次就痔的病理生理以及对痔的诊疗方案进行了反复讨论，进一步修订了《痔临床诊治指南（草案）》。

第一节　痔的分类

痔分为内痔、外痔和混合痔。内痔是肛垫(肛管血管垫)的支持结构、血管丛及动静脉吻合发生的病理性改变和移位；外痔是齿状线远侧皮下血管丛扩张、血流瘀滞、血栓形成或组织增生，根据组织的病理特点，外痔可分为结缔组织性、血栓性、静脉曲张性和炎性外痔 4 类；混合痔是内痔和相应部位的外痔血管丛的相互融合。

第二节　痔的诊断

（一）临床表现

1. 内痔　主要临床表现是出血和脱出，可并发血栓、嵌顿、绞窄及排便困难。根据内痔的症状，其严重程度分为 4 度。I 度：便时带血、滴血，便后出血可自行停止；无痔脱出。II 度：常有便血；排便时有痔脱出，便后可自行还纳。III 度：可有便血；排便或久站及咳嗽、劳累、负重时有痔脱出，需用手还纳。IV 度：可有便血；痔持续脱出或还纳后易脱出。

按语：在实际中痔的分期主要靠患者的主诉来确定，而患者的主诉往往有很大主观性，因为患者的痔核脱出是渐进性的，患者已经逐步适应这种情况，在门诊病人中我们统计有 50%～70%的患者已经通过手术确认或反复引导才发现有痔核脱出症状，而患者主诉中没有痔核脱出的症状描述，上海市医学会和卫生局下发的临床诊疗常规中在痔疮的诊疗中检查第一条规定，在患者排便后立即观察患者痔核脱出的严重程度并记录之。事实上在临床中这一条是不现实的，在门诊、在病房没有医师能够做到，即有客观原因又有主观因素，在肛肠病检查章节有具体描述，我们认为陈少明教授发明的负压数码检查诊断仪模拟排便时态下动态化、数字化检查诊断技术圆满的实现和解决痔核分期诊断技术。

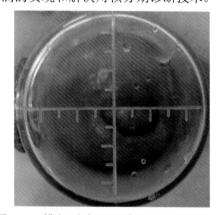

图 7-1　排便时态下观察记录脱出的痔核

（1）非脱出型痔

Ⅰ度：便时带血，自觉无脱出症状经负压数码检查仪检查无痔核脱出。肛门窥镜检查可见痔区黏膜充血、溃疡、渗血等。

（2）脱出型痔（图 7-1）

Ⅱ度：便时带血、滴血或喷射状出血，自觉排便时痔脱出，便后可自行回纳。应用负压数码检查仪检查见内痔核脱出，消除负压后痔核立即回纳肛内。

Ⅲ度：便时带血、滴血，伴痔脱出或久站、咳嗽、劳累、负重时内痔脱出，需用手回纳。应用负压数码检查仪检查见内痔核脱出，消除负压后痔核不能回纳肛内。

Ⅳ度：内痔脱出，不能回纳，内痔可伴发绞窄、嵌顿。或负压数码检查仪检查脱出，复位后又脱出。

2. 外痔　主要临床表现为肛门部软组织团块，有肛门不适、潮湿瘙痒或异物感，如发生血栓及炎症可有疼痛。

3. 混合痔　主要临床表现为内痔和外痔的症状同时存在，严重时表现为环状痔脱出。

（二）检查方法

1. 肛门视诊　检查有无内痔脱出，肛门周围有无静脉曲张性外痔、血栓性外痔及皮赘，必要时可行蹲位检查。观察脱出内痔的部位、大小和有无出血及痔黏膜有无充血水肿、糜烂和溃疡。

2. 肛管直肠指诊　是重要的检查方法。

（1）Ⅱ度内痔指检时多无异常；对反复脱出的Ⅲ、Ⅳ度内痔，指检有时可触及齿状线上的纤维化痔组织。肛管直肠指诊可以排除肛门直肠肿瘤和其他疾病。

（2）肛门直肠镜：可以明确内痔的部位、大小、数目和内痔表面黏膜有无出血、水肿、糜烂等。

（3）大便隐血试验：是排除全消化道肿瘤的常用筛查手段。

（4）全结肠镜检查：以便血就诊者、有消化道肿瘤家族史或本人有息肉病史者、年龄超过 50 岁者、大便隐血试验阳性以及缺铁性贫血的痔患者，建议行全结肠镜检查。

（三）负压数码检查诊断

1. 非脱出型痔

Ⅰ度：便时带血，自觉无脱出症状和负压数码检查仪检查无痔核脱出。肛门窥镜检查可见痔区黏膜充血、溃疡、渗血等。

2. 脱出型痔

Ⅱ度：便时带血、滴血或喷射状出血，自觉排便时痔脱出，便后可自行回纳。或者应用负压数码检查仪检查见内痔核脱出，消除负压后痔核立即回纳肛内。

Ⅲ度：便时带血、滴血，伴痔脱出或久站、咳嗽、劳累、负重时内痔脱出，需用手回纳。或者应

用负压数码检查仪检查见内痔核脱出，消除负压后痔核不能回纳肛内。

Ⅳ度：内痔脱出，不能回纳，内痔可伴发绞窄、嵌顿，或负压数码检查仪检查脱出，复位后又脱出。

(3)外痔　肛门不适、潮湿不洁，可伴发血栓形成及皮下血肿。

(4)混合痔　内痔和外痔的症状可同时存在。

(5)静脉曲张型外痔　在负压数码检查仪下见痔静脉曲张。

第三节　痔的鉴别诊断

即使有痔存在，也应该注意与结直肠癌、肛管癌、息肉、直肠黏膜脱垂、肛周脓肿、肛瘘、肛裂、肛乳头肥大、肛门直肠的性传播疾病以及炎性肠病等疾病进行鉴别。

第四节　痔的中医辨证

1. 风伤肠络证　大便滴血、射血或带血，血色鲜红，大便干结，肛门瘙痒，口干咽燥。舌红、苔黄，脉浮数。治以凉血止血。

2. 湿热下注证　便血色鲜红，量较多。肛门肿物外脱、肿胀、灼热疼痛或有滋水。便干或溏，小便短赤。舌质红，苔黄腻，脉浮数。治以清热燥湿。

3. 气滞血瘀证　肿物脱出肛外、水肿，内有血

栓形成，或有嵌顿，表面紫暗、糜烂、渗液，疼痛剧烈，触痛明显，肛管紧缩。大便秘结，小便不利。舌质紫暗或有瘀斑，脉弦或涩。治以活血消肿。

4. 脾虚气陷证　肿物脱出肛外，不易复位，肛门坠胀，排便乏力，便血色淡。面色少华，头晕神疲，食少乏力，少气懒言。舌淡胖，苔薄白，脉细弱。治以益气升提。

第五节　痔的治疗

治疗原则：无症状的痔无需治疗。治疗目的重在消除、减轻痔的症状。解除痔的症状较改变痔体的大小更有意义，应视为治疗效果的标准。医生应根据患者情况、本人经验和医疗条件采用合理的非手术或手术治疗。

（一）一般治疗

改善饮食、保持大便通畅、注意肛门周围清洁和坐浴等对各类痔的治疗都是有效的。

（二）药物治疗

药物治疗是痔治疗的重要方法，Ⅰ、Ⅱ度内痔患者应首选药物治疗。

1. 局部药物治疗　包括栓剂、乳膏、洗剂。含有角菜酸黏膜修复保护和润滑成分的栓剂、乳膏对痔具有较好的治疗作用。含有类固醇衍生物的药物可在急性期缓解症状，但不应长期和预防性使用。

2. 全身药物治疗　常用药物包括静脉增强剂、抗炎镇疼药。

（1）静脉增强剂：常用的有微粒化纯化的黄酮成分、草木犀流浸液片、银杏叶萃取物等，可减轻内痔急性期症状，但数种静脉增强剂合用无明显优越性；

（2）抗炎镇痛药：能有效缓解内痔或血栓性外痔所导致的疼痛；

（3）中医药辩证治疗。

（三）硬化剂注射疗法

黏膜下层硬化剂注射是常用治疗内痔的有效方法，主要适用于Ⅰ、Ⅱ度内痔，近期疗效显著。并发症有局部疼痛、肛门部烧灼感、组织坏死溃疡或肛门狭窄、痔血栓形成、黏膜下脓肿与硬结。外痔及妊娠期痔应禁用。

（四）器械治疗

1. 胶圈套扎疗法　适用于各度内痔和混合痔的内痔部分，尤其是Ⅰ、Ⅱ度内痔伴有出血和/或脱出者。

2. 东方 PPH（多环痔核吻合套扎器械包）　痔上黏膜环形错位套扎吻合 8～12 个环，适合Ⅲ、Ⅳ度内痔，套扎部位在齿状线上区域，并发症有直肠不适与坠胀感、疼痛、胶圈滑脱、迟发性出血等。

3. 中药线结扎　用丝线或药制丝线、纸裹药线缠扎在痔核的根部，使痔核坏死脱落，创面经修复而愈。

4. 物理治疗　包括激光治疗、冷冻疗法、直流电疗法和铜离子电化学疗法、微波热凝疗法、红外线凝固治疗等。主要适应证为Ⅰ、Ⅱ、Ⅲ度内痔。主要并发症为出血、水肿、创面愈合延迟及感染等。

（五）手术治疗

适应证：内痔已发展至Ⅲ、Ⅳ度，或Ⅱ度内痔伴出血严重者；急性嵌顿性痔、坏死性痔、混合痔以及症状和体征显著的外痔；非手术治疗无效且无手术禁忌证者。

痔的手术分为以下几种。

1. 痔切除术　原则上将痔核完全或部分切除，常用手术方式：

（1）外剥内扎创面开放式（Milligan-Morgan）手术；

（2）创面半开放式（Parks）手术；

（3）创面闭合式（Ferguson）手术；

（4）外剥内扎加硬化剂注射术；

（5）环形痔切除术，包括半闭合式环形痔切除术（Toupet手术）、闭合式环形痔切除术（whitehead手术），但因并发症多，目前临床已基本摒弃。术中应注意合理保留皮肤桥、黏膜桥的部位及数量可缩短创面愈合时间。

2. 痔上黏膜环切钉合术（procedure for prolapsed hemorrhoid，PPH）　用吻合器经肛门环形切除部分直肠黏膜和黏膜下组织。适用于环状脱垂的Ⅲ、Ⅳ度内痔和反复出血的Ⅱ度内痔。术后应注意防治出血、坠胀、肛门狭窄、感染等并发症。

3. 痔上黏膜错位套扎吻合术（The East Rubber band ligation and coincide of dislocation for Prolapse and Hemorrhoid 简称东方PPH即E-PPH）　以该新术式E-PPH为治疗组，同时设置PPH阳性对照组，陈少明将符合纳入标准的200例住院患者随机分成两组，每组各100例使用相应手术术式治疗，术后观察比较两种术式在手术时间、术后并发症及治愈率等方面的差异。经对比观察该新术式具有以下特征：①无钉植入套扎吻合；②避免或减少吻合口出血和狭窄的发生；③缩短手术时间；④减少术后并发症和后遗症；⑤降低耗材成本—经济。

4. 多谱勒引导下痔动脉结扎术　利用多谱勒专用探头，于齿状线上方2～3cm探测到痔上方的动脉直接进行结扎，阻断痔的血液供应以达到缓解症状的目的。适用于的Ⅱ—Ⅳ度内痔。这一疗法充分证明了痔上动脉断流的理论实践结合的统一，说服一些对痔上动脉的模糊认识的思想。

5. 其他　对Ⅰ、Ⅱ度出血性内痔伴内括约肌处于高张力状态的患者，可采用针对肛门内括约肌的手术方式，包括手法或借助球囊装置进行扩肛和肛门内括约肌后位或侧位切开术。并发症主要有肛管黏膜撕裂、黏膜脱垂、肛门失禁等。

痔的围手术期处理：

术前应常规作必要的物理和实验室检查。手术前的肠道准备可采用口服洗肠液、灌肠或其他促排便等方式进行。术前可预防性使用抗生素。

术后并发症的防治：

1. 出血　各种痔手术都有发生出血的可能，部分患者手术后可有迟发性出血。应注意手术中严密止血和术后观察，必要时需手术止血。

2. 尿潴留　术前排空膀胱，控制输液量和输液速度，选择合适的麻醉方式可预防尿潴留的发生。如发生尿潴留可采用针刺关元、三阴交、至阴穴，还可用耳压、中药内服的方法治疗，必要时导尿。

3. 疼痛　采用局部黏膜保护剂和使用镇痛药可减轻痔手术后疼痛，包括复方利多卡因、复方薄荷脑、解热镇痛栓剂、硝酸甘油膏等黏膜保护剂局部用药和采用自控性镇痛泵；中药熏洗以活血消肿止痛，还可采用针刺龈交、二白、白环俞或肛周电刺激治疗。

4. 肛缘水肿　坐浴、药物外敷，必要时手术处理。

5. 肛门直肠狭窄　由于痔术后有肛门狭窄的可能，手术时应注意保留肛管皮肤，尽量避免采用痔上黏膜环切钉合术，防止金属钉植入直肠黏膜组织中。治疗措施包括扩肛和肛管成形术。

6. 肛门失禁　过度扩肛、肛管括约肌损伤、内括约肌切开等治疗后易发生肛门失禁。患者原有肛管功能不良、肠易激综合征、产科创伤、神经疾患等疾病可增加肛门失禁发生的危险。

7. 其他并发症　包括手术创面延迟愈合、直肠黏膜外翻、肛周皮赘、感染等，需注意防治。

（六）特殊患者的处理

1. 急性嵌顿痔　是痔的急症。根据患者情况可选择手法复位或手术治疗。早期手术并不增加手术风险及并发症；对嵌顿时间长、或痔表面糜烂坏死者，可局部应用解除括约肌痉挛的药物；对嵌顿痔手法复位失败、嵌顿时间长而出现绞窄坏死者，应采取手术治疗以解除嵌顿、去除坏死组织、预防感染。

2. 血栓性外痔　是痔的急症。对发病早期、疼痛剧烈、肿块无缩小趋势者，可急诊手术。发病超过 72 小时宜采用保守治疗。

3. 妊娠、产后早期的痔　首选保守治疗。对痔的严重并发症和药物治疗无效的患者，应选择简单有效的手术方式。禁用硬化剂注射。

4. 痔并发贫血　应注意排除导致贫血的其他疾病，应积极采取硬化剂注射、手术等治疗。严重痔出血的患者，当贫血血色素低于 5 克时，痔核黏膜呈苍白黏膜像，陈少明首次提出并称之为贫血痔，在检查章节有详细描述，值得推广。

5. 痔合并免疫缺陷　免疫缺陷的存在（艾滋病、骨髓抑制等）是硬化剂注射和胶圈套扎的禁忌证。在手术治疗时，须预防性使用抗生素。

6. 高龄、高血压病、糖尿病患者的痔　以非手术治疗为主，病情严重者，应对相关疾病治疗，待其稳定后酌情选用简单的手术方法治疗。

（高贵云　孙平良　陈少明）

第八章　肛肠新理论新技术

第一节　肛裂病因新概念－嵌塞学说

通过研究历史演革,假设推理,临床验证和其他学说对比, 提出肛裂病因新概念—嵌塞学说, 所谓嵌塞学说指肛门直肠内因物嵌塞(各种原发病变), 阻碍排便, 排便时, 导致肛管扩张超过极限, 肛管皮肤全层裂开, 即形成肛裂。

1. 假设推理　肛门直肠内嵌塞一个物块, 物块阻碍大便排出, 要排大便, 必须用力努挣, 外力使肛管口径开大, 肛管皮肤撕裂, 肛裂形成。

如果把内痔核, 直肠瘤, 肥大的肛乳头, 秘结的粪便块看成是直肠内嵌塞的物块, 由此同样导致肛裂。

换而言之, 我们为什么不能把痔核, 肠瘤, 肥大肛乳头, 秘结的粪块等各种原发病变看成是一种直肠内嵌塞物呢? 这就是肛裂病因新概念—嵌塞学说。

2. 对比与验证　和传统学说比较

（1）肛裂的解剖学说　肛门直肠的解剖结构是肛裂易发生于肛门特殊部位的先天条件, 而不是肛裂形成的直接因素所在, 即没有嵌塞因素就没有形成肛裂的根本原因。

（2）外伤学说　嵌塞因素是外伤的条件的直接因素, 而外伤是"嵌塞因素阻碍排便所造成的结果。

（3）肛裂的感染学说　感染可继发于肛裂的形成之后, 是肛裂转为慢性的一个条件,也可发生于肛裂形成之前是痔疾加重或痔疾转化的条件。

（4）内括约肌痉学说　慢性炎症刺激内括约肌痉挛, 肛管狭窄等因素是肛裂形成后发展变化过程中的病理变化, 不是肛裂发生的原因。

3. 临床验证　在临床研究中, 笔者通过对肛裂病例, 以"嵌塞学说"为基础, 以"以通为用"为治则, 彻底治疗内痔核、肥大肛乳头、直肠瘤、便秘等各种原发病变—嵌塞因素, 均收治愈效果。

综上各条, 笔者认为, 用"嵌塞学说"来概括肛裂的病理因素, 来解释肛裂的发生, 指导肛裂的治疗均优于其他几种学说, 笔者认为用"嵌塞学说"理论来研究肛裂的形成有较高的学术和临床价值。

肛裂, 即肛管的皮肤全层裂开, 典型症状为周期性疼痛, 久之形成梭形溃疡。临床表现为疼痛、出血、便秘三大特点。病因学说有：感染、外伤、解剖因素、内括约肌挛因素, 慢性炎症刺激、肛管狭窄诸多因素。笔者认为, 以上学说均不能全面概括肛裂病因的形成。故根据个人的临床研究结果, 提出肛裂的病因新概念———嵌塞学说。

一、历史演革

中国中医学文献对肛裂的临床表现、治疗方法有比较详细的记载，认为此病属于"痔"的范畴，《外科大成》中二十四痔的钩肠痔记有：肛门内外有痔，折缝破裂，便如羊粪，粪后出血秽臭大痛者，服养生丹，外用熏洗，每夜塞龙麝丸于谷道内，一月收功，医宗金痔疮篇中记有："肛门围绕，折纹破裂，便结者，火燥也。"这些载形象地描述了肛裂的表现，而且又强调指出便秘是本病发生的原因。清代马培之著马氏痔瘘七十二种，已有"裂肛痔'的记载。中国医学治疗本病，主张治病求本，重视非手术治疗，这与国外强调手术法比较有明显不同。

在内服中药方面，以消导润燥药物为主。外科正宗载："预防此证…先用通利下药物。"在治疗上遵循"通则不疼"、"以通为用""塞者通之"的理论，中医学认为本病病因是大肠燥热、气机阻塞，气血纵横，经络交错，流注有门而致病。从辨证来看分为实秘、热秘、虚秘、气秘等类型：治疗实秘(局部无明显炎症)以麻仁丸、苏麻粥、三仁粥为主，治疗热秘(局部有明显炎症)以润肠丸，增液承气汤为主。治疗虚秘、气秘，以补虚，补气、理气的中药、八珍汤，补中益气汤，金匮肾气丸加用或重用枳壳。

熏洗法：各代医书主张配合药物熏洗疗法，如外科正宗的洗痔枳壳汤，使药物直达病处，改善局面血液循环，符合现代医学物理、生物疗法的原理。

枯痔疗法：对于病久溃破的肛门溃疡及原发或伴发的内、外痔、肛门肿块，中医学根据"余者去之""去腐生肌"的原理，采用和现代医学原理相一致的方法，"枯痔疗法"(枯切疗法)其中以《外科正宗的枯痔疗法为代表。采用"枯痔__生肌___敛皮"的方法，是中医学辩证施治，标本兼治的实践。

独特挂线疗法，这是中医学的一大发明，对世界医学的一大贡献，对于陈旧性肛裂，特别是并发肛瘘的肛裂，中医学认为属于肛瘘的治疗范畴。《外科正宗载："痔通肠者挂以药线…治非取管线，不能收功"。

手术切开法：从明代开始，切开法也是较普遍的使用方法：如《图书集成载"菲叶刀切开法""镰状刀切开法"。这是中国学的发展趋向，也是世界医学东西方交流相溶的必然结果。

此外，中国传统医学还有独特的疗法。针灸、导引以及民间的简单验方，以及外敷法，按摩法等。

现代中医发展传统医学精华，吸取世界医学，西方的优势，重视宏观和微观的有机结合，进行局部解剖学、胚胎学、病理学、细胞学、神经学研究，在中国传统医学优势的前提下，融合西方医学尖端科技，验证了肛裂手术切断的括约肌实质是内括约肌(平滑肌)、肛裂病理组织栉膜是肛裂慢性炎症增生的结果，手术中应予切断。内括约肌痉挛是肛裂不愈合的主要病因。

二、现代的几种学说

1. 解剖学说　肛门外括约肌由尾骨向前到肛管后方，分为 2 部，沿肛管两侧向前围绕肛管；到肛管前方 2 部连合，在肛管前方和后方留有间隙。肛提肌的大部分附着肛管两侧，前部和后部较少，肛管后部和前部不如两侧坚固，容易损伤，肛管向下向后成肛管直肠角，肛管后部受粪便压力较大。肛管后部正中线血供分量少，弹性较少，都是造成肛裂的因素。

2.外伤因素　坚硬粪便可撕裂肛门皮肤，腹泻时排粪频繁使肛管敏感紧缩，正常稠度粪便也可造成损伤。肛管慢性炎症、纤维组织增生，形成肛门梳硬结，妨碍括约肌松弛，使肛管容易受损伤撕裂。直肠异物，扩肛方法不当，肛门手术、分娩、先天性肛门狭窄、直肠结肠炎、结肠等都是肛裂的病因。

3. 感染因素　急性和慢性肛窦炎、肛乳头、内痔和息肉等是引起感染的主要原因。感染经腺管进入肛腺，在肛管皮下组织内生成脓肿，破溃后形成溃疡，小形浅部血栓形成因感染发生血栓静脉炎可引起肛裂。

4. 内括约肌痉挛学说　由于肛管部位损伤或炎症刺激，使肛门括约肌处于痉挛状态，致使肛管力增强，易损伤成肛裂。

5. 肛门狭小学说　肛管皮肤在发育中迟缓，造成肛管狭小，易损伤成肛裂。

目前，学者们认为肛窦炎、内括约肌痉挛，肛门狭小是肛裂的继发病变。

三、现行学说的缺陷

1. 肛裂的解剖因素学说　肛门直肠的解剖结构是肛裂易发生于肛门特殊部位的先天条件，而不是肛裂形成的直接因素所在。

2. 外伤学说　外伤是发生肛裂过程的一环节，而不能概括发生的病因。

3. 肛裂的感染学说学　笔者认为，感染可发于肛裂的形成之后；是肛裂转为慢性和病理演变的条件，也可能发生于肛裂形成之前是痔加重或转化的条件。

4. 内括约肌痉挛肛门狭窄　是肛裂形成发展变化过程中的病理变化，不是肛裂发生的原因。

四．肛裂病因新概念—嵌塞学说

1. 嵌塞学说　鉴于传统的肛裂病因学说存在着缺陷，笔者在临床工作中，反复研究打破传统观念

与思路，提出肛裂病因新概念—嵌塞学说，新学说的诞生，填补了传统学说的缺陷，能全面的概括肛裂的发生原因及病理变化，便于理解并指导临床治疗。

所谓嵌塞学说指肛门直肠内因物嵌塞（各种原发病变）阻碍排便，排便时导致肛管过度扩张，超过肛管扩张极限，肛管皮肤全层裂开，典型症状为周期性疼痛，反复肛管扩张或撕裂感染创面形成梭形溃疡。

2. 病理演变　因"嵌塞因素"阻碍排便，肛管口径超极限扩大，因解剖因素肛门前后薄弱，首先被撕裂，肛裂常发生于肛门瓣和肛门缘之间，内括约肌最下部浅面。初期只是肛管皮肤裂口，有的裂到皮下组织或括约肌。裂口是线形或菱形，如将肛管张开则成圆形或椭圆形。边软整齐，底浅有弹性，由纵肌将裂底与内括肌分开，如施以适当治疗，可以治愈。由于内括约肌常常痉挛收缩，裂口血液供给缺少，受"嵌塞因素"刺激和继发感染，边缘增厚，周围充血，底硬，可见内括约肌环形纤维。感觉敏感，轻微可引起剧烈疼痛。裂口下端皮肤因炎症改变，浅部静脉和淋巴回流阻碍，引起水肿和纤维变性，形成结缔组织外痔。裂口上端肛门瓣和肛乳头水肿和纤维变性，使肛乳头进一步增生肥大即嵌塞物增大形成恶性循环。裂口的侧缘纤维变硬，周围组织内发生脓肿，破溃到肛管，形成瘘管。裂底内括约肌变形明显，处于痉挛状态，肛管压力增高。因此，可见裂口结缔组织外痔、肛窦炎、肥大肛乳头、栉膜带和瘘管6种病理改变。由此可见在整个病理演变过程中外伤、解剖结构、感染、内括约肌痉挛学说仅是肛裂发展中的某一环节的因素，最根本的病理因素是原发的肛门直肠内的病变"嵌塞因素"。

3. 推理论证

（1）条件：肛门直肠内嵌塞一个物块，物块阻

碍大便排出，要排大便必然用力努挣，外力使肛门口径开大超过生理极限，肛管皮肤撕裂，肛裂形成，若嵌塞因素不除，每次排便反复损伤肛管，肛裂创面反复受到刺激或继发感染，形成慢性溃疡，肛裂由急性期转为慢性期。因内括约肌具有不随意环形肌的本性，很易痉挛，痉挛多在肛管出口处，痉挛若持续存在，可导致肛管永久性狭窄，是病理发生恶性循环，内括约肌痉挛及收缩而形成慢性肛裂。联合肌的分支纤维长期受炎症刺激增生肥厚形成栉膜带。

（2）假设：把内痔核、直肠瘤、肥大的肛乳头、秘结的粪块，看成是直肠内嵌塞的物块。

（3）推理：以上各种物块阻碍排便，必然使肛门口径过度开大，一旦超过极限，肛管皮肤撕裂，形成肛裂。

（4）结论：换而言之，我们为什么不能把痔核、直肠瘤、肥大的肛乳头、秘结的粪便块看成一种直肠内的嵌塞物呢？这就是肛裂病因的新概念_"嵌塞学说"。

4. 临床验证 长期临床中，笔者对大量肛裂病例无论何种分类，以"嵌塞学说"理论为指导以"以通为用"为治则，彻底治疗疗内痔核、肥大肛乳头、直肠息肉、直肠脱垂、便秘、肠炎、腹泻等根本原因_"嵌塞因素"，对慢性肛裂有栉膜带形成者，适当用扩肛疗法一次性进行松懈术，均收到满意的疗效，末见失败情况发生。

一个肛肠专科医生，在临床治疗内痔、直肠息肉肛乳头肥大量病例时，常常会发现这些病例有并发肛裂情况。在治疗肛裂病人时常常会见到有原发内痔、便秘、直肠瘤、直肠脱垂即"嵌塞因素"存在，如果这些病例原发疾病不除，单纯治疗肛裂不会收效，即是暂时症状缓解，在短时间内仍然会复发并且病情加重。

中国 1975~1977 年普查了工矿、机关、学校、部队、服务行业城市居民，农村渔场等，受检总人数为 76692 人，包括儿童、成人和老年人。其中有完整资可供分析共计 57292 人，患有肛门直肠病的共有 33837 人，总发病率为 59•10%，

男女发病率比较，女性大于男性，女性肛裂发病率比男性高，主要原因是妇女有生育关，妊辰后活动相应减少，肠蠕动减弱以及子宫压迫直肠，极易产生便秘—"嵌塞因素"。这说明嵌塞因素是肛裂的根本原因。

五、临床意义

1. 用"嵌塞学说"来概括肛裂的病理因素 来解释肛裂的发生、发展、病理变化优于其他几种学说。

（1）肛裂的解剖因素学说，仅能说明肛裂发生于肛门特殊部位的先天条件，而不是肛裂形成的直接因素所在。即没有"嵌塞因素"就没有形成肛裂之直接因素，肛裂就不会发生。

（2）外伤学说，嵌塞物是外伤的条件和根源，而外伤是嵌塞物阻碍排便所造成的结果。

（3）肛裂的感染学所，笔者认为感染可继发于肛裂的形成之后，是肛裂转为慢性和病理演变的条件，而发生于肛裂之前是痔疾加重或转化的"嵌塞因素"

（4）内括约肌痉挛学说和慢性炎症刺激及肛管狭窄是肛裂形成后发展过程中的病理变化，不是肛裂发生的原因。

2. 用嵌塞学说理论 来研究肛裂的形成与治疗有较高的学术和临床价值。

通过临床观察上升为理论，用正确的理论来指导工作，对肛裂的治疗，总原则是"以通为用"，正

确判断发生肛裂原因，彻底治疗原发疾病，解除"嵌塞因素"就能获得正确的治疗，满意的疗效，而不能像个别学者，专家所推崇的草率手术切断内括约肌，切除栉模带，过分追求手术而成为单纯的"手术匠"。在这方面符合中国传统医学主张治病求本，重视整体观念，这与西方医生只注重局部的手术疗法有明显不同，中国传统医学优点也值得西方医生借鉴、研究和学习。笔者在长期的临床工作中，对

慢性肛裂的治疗在"嵌塞学说"的指导下，治疗原发疾病，对内括约肌不切断，对栉膜不予切除，通过大量病例观察均获得治愈，减轻了患者手术痛苦，缩短疗程，免了手术并发症。所以说用"嵌塞学说"理论来研究肛裂的形成，指导肛裂的治疗有较高的学术和临床价值。

（陈少明）

第二节　可控的动态的排便时态下痔数字化精确诊断

目前临床使用的肛镜一般是由镜套、套芯、手柄等构成，检查痔疮需要插入肛门直肠内才能完成，检查时对组织有创伤，给患者带来痛苦较大，即是如此，这样的检查，也不能反映患者的痔疮真实脱出状况，也不便于采集病理图谱和影像，不便于临床和科研。在肛肠学科临床中，对痔疮的诊断和治疗方法的确定，医生观察痔疮的脱出状况对治疗方案的设计和手术方案的制订是非常重要的。所以，上海市科学技术出版社出版的最新的版本《外科诊治常规》中，专家在痔疮的检查项目中第一条中要求："诊视病人排便后应立即观察脱出的痔块，并记录其严重程度。"这一要求无疑问对诊断是非常正确的，但是，在目前实际中却不易操作。因为，①医生能否有时间随时随地去立即观察住院病人排便后的情况；②门诊病人能否在检查时，能够立即去排便给医生观察？③还有一个重要的却被忽视的技术问题，二期和轻度三期的痔疮患者，在排便的瞬间痔疮脱出，排便后立即回纳，医生怎样去观察？

④还有一种情况，重度的三期内痔，病人自己也有经验，脱出的痔块应该立即还纳，否则会发生嵌顿、水肿，严重的导致坏死。这一类的病人，如果为了让医生观察，在一个三甲医院，病人较多，需要挂号排队等待的情况下，所有病人把痔疮脱出，等待医生去观看，试想会增加患者多少痛苦，会发生意外（嵌顿坏死）情况。痔疮轻重程度的判断不是一个简单的问题，要准确的诊断，必须有一个仪器来实现。

为完成和实现这个目标我们发明的专利产品痔疮负压数码检查仪，利用负压模拟排便时态，对人体无损坏（伤），应用了数码技术，光学技术，数学坐标技术，计算机技术，科技含量高。

本使用新型的目的是这样实现的，负压镜是一个缸型的有合适口径的透光缸体，镜体和镜底采用透光性强的光学材料制成。由负压镜口紧贴肛门再有负压枪抽取空气使负压镜内痔核脱出。可以通过负压镜后屏上的方位（医学标记膀胱截石位）来记

录痔核大小、尺寸、位置、数目，可以用视诊直观的记录，还可以用适配的或特制的数码相机记录病历照片进行科学的诊断、讨论、研究以及病历存档等。

该项技术提供了一种检查痔不用插入肛内，利用负压原理逼真模拟痔疮动态脱出，利用镜底设计的数学坐标可进行直观的视诊，并可应用数码照相技术准确记录病理状态，为临床医生和科研人员提供准确的数据、图像，方便临床和科研。是对肛肠学科诊断痔疮的形态、大小由模糊的概念，首次（此以后）规范化、数据化、动化、量化、真实化，是对肛肠学科规范诊断的贡献。是痔疮诊断发展的必经之路。经上海市科学技术情报所查新，具有国内创新性（见查新报告）。

应用发明的痔疮负压数码检查仪技术和数码技术拍摄的大量的高清晰的宝贵的临床病例、病理照片（有的是珍品，如：巨大肛乳头瘤、肛周扁平湿疣、贫血痔图 8-1～4），便于临床诊断、教学和科研，得到学术上的肯定。

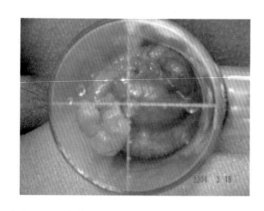

图 8-2　体检吸出 1.5X1.5CM 的带蒂腺瘤

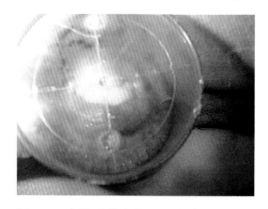

图 8-3　痔核呈苍白色、因痔疮出血所致

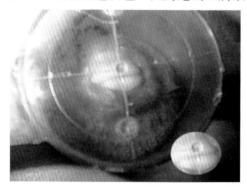

图 8-4　贫血痔

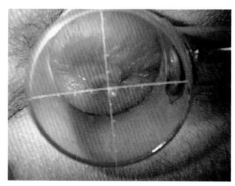

图 8-1　体检吸出 1.0X2.0CM 的腺瘤

上图为一期内痔，痔核呈苍白色、因痔疮出血所致、故称贫血痔（痔疮负压数码检查仪拍摄的病理照片经分析研究而命名、被人民卫生出版社出版的《现代中医肛肠病诊治》收入；P45、P98 页。）

（于庆环　陈少明）

第二篇

东方PPH微创诊疗学

第九章 套扎吻合技术的发展

第一节 套扎吻合法治疗肛肠病的历史演变

套扎吻合法是在传统结扎疗法的基础上的发展，结扎疗法应用的是线，而套扎吻合疗法应用的是弹力橡胶环，套扎吻合可理解为是改进了的弹力结扎疗法。国外始于20纪50年代的美国，1958年Blaisdell首先报告内痔结扎疗法(丝线)，1963年Barron采用改进后的胶圈套扎吻合疗法治疗痔疮取得较好疗效，使得这一疗法得到迅速传播；1984年Goligher赞成同时套扎吻合3个内痔，并强调在应尽量靠近肛肠环的水平进行套扎吻合，以避免术后不适。

在我国，始于20世纪60年代初，以上海中医学院附属岳阳医院肛肠科的闻茂康医师和山东中医学院附属医院的黄乃健医师等为最早研究使用该项技术，到20世纪80年代套扎吻合疗法在全国各地得到广泛应用。以往，痔疮套扎吻合主要是对痔核套扎吻合，自2000年以后，随着肛垫学说的推广应用，指导临床，改进为"痔上黏膜套扎吻合法"，特别是陈少明医师创新的痔上黏膜环形错位套扎吻合术，代替痔上黏膜环切钉合术，实现了无钉吻合技术，彻底解决了十二年以来痔上黏膜环切钉合术金属钉植入人体中带来的后遗症。套扎吻合器械也从最初的手术钳套扎吻合发展到后来的套扎吻合器套扎吻合（套扎吻合器又可分为拉入式和吸入式两大类）。目前上海众仁生物医药科技研制出品的一次性全自动套扎吻合器，是目前唯一完成痔上黏膜环形错位套扎吻合术首选的器械。

由于套扎吻合治疗痔疮具有"简、便、廉、验"的特点，至今仍是非手术疗法治疗痔疮的主要手段，在国内外被广泛应用。欧美国家在对痔疮的治疗方面作为首选方法。

第二节 痔上黏膜环形错位套扎吻合术的产生背景

（一）痔的发病机理

肛垫下移理论：1975 年 Thomson 提出肛垫下移理论，认为肛垫是肛管的正常解剖结构，位于左侧、右前侧和右后侧，由扩张的静脉丛、平滑肌(Treitz's 肌)和弹性及结组织构成，主要起闭合肛门的作用，说明痔切除术后相当一部分病人肛门自制功能受损的原因。当 Treitz's 肌逐渐变性和断裂，肛垫会失去支持而下移形成痔或痔病。Hyams 和 Philpott(1970 年)认为排便努挣和不规则的排便习惯是造成肛垫下移和瘀血的原因。1975 年 Thomson 提出痔的肛垫下移学说，认为痔是肛垫病理性肥大、移位及肛周皮下血管丛的淤血形成。使人们逐渐认识到痔的原发部位是属于有功能的正常组织在肛垫区的 ATZ(anal transitional zone ,ATZ)上皮，即直肠肛管移形上皮。具有一定的内分泌及免疫功能，分布着高度特化的感觉神经组织，并有精细的辨别感，可诱发肛门反射，以维持正常的大便自制功能。在这一学说的指导下，国内外广大学者及时更新观念、改良术式，尽可能保留正常肛垫，减少损伤，取得了满意的临床效果。

（二）痔的传统手术治疗

痔切除术是传统治疗III、IV期痔最常用的方法，手术原则包括切除脱垂的血管垫或结合肛管上皮的复位和重建。

目前最常用的是1937年Milligan-Morgan的开放式切除术，这是许多改进的手术方式的基础。1956年 Parks 介绍了一种黏膜下痔切除术(半开放术式)，重建肛管，被认为更好地保留了感觉性控便功能，减少了术后疼痛。方法：用血管钳夹住皮肤黏膜交界处，沿血管钳周围切开，再向上作垂直切口约3～5cm。切口在末端分开像 Y 形，用剪刀在黏膜下潜行分离痔丛，并沿内括约肌表面剥离舍痔丛的黏膜下组织，在靠近肛肠环平面贯穿缝扎其蒂部，切除痔丛和黏膜下组织，缝合齿线上黏膜，覆盏内括约肌表面切口。目的是尽可能保留齿线部和齿线上黏膜，保护感觉性控便功能。1959 年 Ferguson 和 Heaton 报道了闭合式痔切除术。该术式的优点是疼痛轻，愈合快，保留了肛管的感觉功能，但易发生切口裂开和感染，在美国应用最普遍。

Hosch 的一项前瞻性随机对照研究比较了 Parks 痔切除术和 Milligan-Morgan 手术，认为 Parks 手术减轻了术后不适，住院时间短，恢复工作快，同时又比较经济。

Arbman 和 Seow-choen 的一项前瞻性随机研究分别比较了开放式和闭合式痔切除术，认为闭合式手术切口容易裂开(50%)和感染，愈合时间长，在减轻术后疼痛方面与开放式手术相比无任何优点。所以 Milligan-Morgan 手术仍然是有价值的治疗方法，目前在欧洲应用最普遍。

（三）痔上黏膜环切钉合术

1998 年 Longo 基于 Thomson 的肛垫下移理论创新了一种新技术 PPH(procedure for prolapsed hemorrhoids)，即痔上黏膜环切钉合术。根据肛垫下移理论，Treitz 肌变性断裂肛垫失去支持而下移形成痔。Longo 手术在 Whitehead 手术的理论基础上，进行痔上黏膜环切钉合术，不切除痔核本体，从而克服了 Whitebead 手术的缺点，达到悬吊和固定肛垫的作用，多项前瞻性随机对比研究比较了 Longo 手术和传统的 Milligan-Morgan 手术，认为 Longo 手术的短期效果要优于传统手术，其优点是术后疼痛轻，住院时间短,恢复工作时间快,还可以在门诊进行，经过 10 余年的大量临床，关于并发症、后遗症的报道剧增，

1. 痔上黏膜环切钉合术及优点 痔上黏膜环切钉合术此手术由过去的以摧毁消除痔核为目的，改为消除症状为目的。由过去尽可能彻底的在解剖学上将痔切除的方法，改为通过手术将脱垂的肛垫复位，并在手术的过程中尽可能保留肛垫的结构，以达到术后不影响或尽可能少地影响精细控便能力的目的。其手术适应证：III、IV 期脱垂的内痔及以内痔为主的环型混合痔，嵌顿性内痔应在炎症消退后再行本手术；其他手术失败的 II、III 期痔；直肠黏膜脱垂。与传统手术相比该手术的优点是：手术简单，手术时间短，术中出血少；治疗环形内痔脱垂和痔引起的出血效果明显；术后肛门部疼痛轻，时间短，远期并发症少；术后住院时间短,恢复正常生活和工作早。

2. 痔上黏膜环切钉合术存在的问题、缺点 上海中山医院姚礼庆等使用 PPH 术治疗 36 例重度内痔(III度、IV度内痔)，平均手术时间 10min，术后平均住 3～5 日，6 例术后第 27 日有便血,保守治疗后好

转。12 例术后当天无肛门疼痛。随访 15 个月效果良好。此术式使用器材价格昂贵，远期疗效不确定，且可出现尿潴留、肛门部疼痛、吻合口出血及狭窄、急便感、术后感染、穿孔等并发症与后遗症。上海第二军医大学附属长海医院肛肠外科傅传刚报道认为：在作者的一组手术病人中，约 30% 的患者吻合后可以在吻合口部位见到搏动性出血。据国内资料统计：①尿潴留发生率为 25.0%，可能与腰麻及术后肛门疼痛引起膀胱逼尿肌松弛和膀胱颈括约肌痉挛所致。因此术后注意防治尿潴留对于老年病人必要时留置尿管。②肛门疼痛发生率为 45.8%，可能与术中扩肛引起轻度肛门皮肤损伤有关。③出血主要位于吻合口部位量较少不需特殊处置。吻合后要认真检查吻合口处是否有活动性出血对于有搏动泌性出血应局部丝线缝合。④吻合口狭窄或漏等并发症较少见。⑤个别发生术后吻合钉排异外出。

在普外科临床中常用的结直肠吻合术器械，由于金属钉吻合，钉子存在直肠黏膜下，易使吻合口伸展性差，而吻合口裸露于肠腔，与排泄物直接接触，还会引发感染。所以，目前结直肠吻合也已经尝试新技术——不用钉子钉合的技术（CDR）（摘自：解放日报 2009-11-25 第 8 版），目前结直肠吻合已经尝试新技术——不用钉子钉合的技术（CDR）

对 PPH 存在的主要问题总结如下：

（1）金属钉植入生物体内，给人类带来可能发生的反应和后遗症；

（2）吻合口出血、术后尿潴溜等并发症发生率高（占 50%～60%）；

（3）环切后吻合口在一个平面上，容易形成直肠狭窄后遗症，临床发生率占 2%～3%；

（4）手术中固定的肛管扩张器需要用针线缝合固定，对人体有创伤；

（5）操作中需要 1~2 次对直肠黏膜的缝合，操作有难度，费时，缝合时不同医生操作差异较大，误差较大，方法不能规范统一。

综上所述：在痔上黏膜环切钉合术（PPH）技术中，金属钉的缺点是显而易见的，创新更好的术式和方法替换、淘汰金属钉植入人体是我们的使命和任务。

第三节　传统套扎吻合法的优缺点

1995 年 MacRae 和 Mcleod 对非手术治疗方法作了一项总结分析，认为应推荐胶圈套扎吻合作为 I，II 期痔的首选治疗方法，因为应用胶圈套扎吻合治疗的病人与应用硬化注射或红外治疗相比，很少需要作进一步治疗。

通过系统回顾胶圈套扎吻合法治疗痔疮的远期疗效，teinberg 发现在术后的 3~6.5 年内尽管仅有 44% 的病人所有症状完全消失，但是有 89% 的患者对术后疗效表示满意。只有 2% 的病人后来又接受了痔切除术，12% 的患者因为症状复发行保守治疗。对于以出血、疼痛为主症的患者，其治愈率和症状改善程度在 II、III 度痔之间无不同。Salvati 行 45000 例胶圈套扎吻合术，只 1 例感染，经抗生素治愈，在随访的 595 例患者中，5~15 年控制症状达 80%。

Shanmugam 等于 2007 年发表在 The CochraneLibrary（ISSN 1664—780X）上的一篇系统综述对胶圈套扎吻合法（RBL）和痔切除术（EH）做了比较，证实 EH 的远期疗效优于 RBL，EH 更适合于严重的即III度痔疮，对于II度痔疮，EH 和 RBL 疗效相同，但是 EH 后疼痛感及并发症多于 RBL，也需要更多的休息时间，病人对于两种治疗手段的满意度相同。

系统综述指出，RBL 应该成为II度痔疮的首选疗法，对于套扎吻合后复发的痔疮或III度痔才推荐 EH；同时文章也指出，和 PPH 相比，3 种方法，哪种最好，仍有待更多的观察和研究，方可得出结论。

（一）传统套扎吻合法的优、缺点

1. 优点　套扎吻合法是在传统结扎基础上的发展，可理解为是改进了的弹力结扎疗法。因为套扎吻合具有"简、便、廉、验"的特点，术后肛门疼痛、排便困难、水肿等较其他手术治疗痔疮不明显，至今在国内外被广泛应用，主要适用于 I、II 期内痔及混合痔的内痔部分。

国外 Regan 报道了使用特制的吸引套扎吻合器械治疗内痔的方法，方法简单、无痛，使用的特制弹力橡胶环效果明显优于其他套扎吻合疗法使用的弹力橡胶环。国内许瑞云等报道应用自动痔疮套扎吻合器对 156 例轻中度痔患者施行自动痔疮套扎吻合术，满意者 149 例，基本满意 6 例，不满意 1 例。

2. 缺陷　传统的套扎仅仅只对痔核体，虽然改进的套扎是倒三角即在痔核上方直肠黏膜和痔核呈倒三角的地方套扎吻合直肠黏膜，个体的痔核倒三角套扎吻合有老方法阴影—痔核套扎吻合，破坏肛垫；和 PPH 手术环形切除钉合的悬吊、断流效果比较的力度不够！不能达到环周断流和悬吊效果。

第四节　痔上黏膜环形错位套扎吻合术（E-PPH）

针对 PPH 手术的缺陷和传统套扎吻合术的不足，通过积极创新，弥补缺陷，我们设计—套扎吻合器痔上黏膜环形错位套扎吻合术式（简称 E-PPH The East Rubber band ligation and coincide of dislocation for Prolapse and Hemorrhoid 简称），痔上黏膜环形错位套扎吻合术（PPH 原理，保护肛垫）。

利用负压把痔上黏膜组织吸入套扎吻合器内再套入高弹力橡胶环，由弹力橡胶环的收缩压榨使套扎吻合部分缺血坏死、闭合无伤口 7 天脱落，事实是一种慢性枯切黏膜和断流痔上动静脉血管的方法。

1. 功能和优点　弹力胶圈套扎吻合具备PPH功能：

（1）套扎吻合后立即断流痔上血管功能；

（2）套扎吻合后有上提肛垫功能（悬吊）。套入 1 厘米，实际收缩 2 厘米黏膜组织。

2. 弹力胶圈套扎吻合　还有 PPH 不具备优势：

（1）无金属钉植入体内的缺陷；避免了遗留植入体内的金属异物的副作用。

（2）痔上黏膜错位套扎吻合，避免单平面痔上黏膜环切钉合术后发生狭窄的可能。

（3）本项目创新性

1）环形错位套扎吻合实现无钉吻合；

2）环形错位套扎吻合能避免或降低了直肠狭窄的发生；

3）首次设计痔上黏膜错位套扎吻合术的术式。

（4）成果

无钉植入套扎吻合；

避免或减少吻合口出血和狭窄的发生；

缩短手术时间；

减少术后并发症和后遗症；

降低耗材成本—经济

应用非手术方法代替手术是微创理念下的微创技术。微创技术是现代医学最重要的内容之一，实现"尽可能少或小的创伤"使患者达到和保持最佳的治疗效果，"病人付出尽量小的代价"而达到同样良好的效果。微创在各个学科各个领域都在富有成效的成果在推广，如心内科的冠状动脉血管堵塞，以往做心脏手术，创伤大，危险大，现代医学采用微创技术，用导丝放置支架，内科医师即可完成这个治疗，**肛门是一个天然通道，实施微创或腔镜下治疗，将微创理念与微创技术应用于肛肠学科是我们积极的科学的探索的方向，也是肛肠外科发展的终极目标。**

《痔临床诊治指南（2006 版）》中明确指出：无症状的痔无需治疗；治疗的目的重在消除、减轻症状；解除症状较改变痔体的大小更有意义。在这一原则的指导下，应该摒弃"见痔就治"的传统观念，重视饮食调节、个人保健卫生、坐浴等基础治疗和药物等保守治疗，在必须手术时也要贯彻痔的微创治疗理念和方法（Minimally Invasive Procedure for Hemorrhoids.MIPH）。

目前临床应用的痔的治疗方法仍是名目繁多，每一种方法都有其优缺点，我们从套扎吻合疗法入手，套扎吻合即属非手术疗法，又能替代手术方法。以前主要对 1、2 期内痔，方法单纯，通过创新和硬件等方面的完善，高效手术器械东方 PPH 的问世，现在我们设计的痔上黏膜环形错位套扎吻合术即不仅实现了扩大治疗范围到 3～4 期内痔、混合痔、直肠黏膜脱垂、直肠前突，可代替 PPH 和 TST 技术，又避免了并发症和后遗症，需要我们大力推广。

有学者临床总结改进后的肛垫上黏膜套扎吻合法疗效优于传统痔体套扎吻合法，各种内痔临床症状、体征改善明显，目前 E-PRPH 的广泛开展也证明了肛垫上黏膜套扎吻合法的优势所在。（见第二十三章）

预期的社会、经济效益和应用价值：

本课题研究的成功，将为痔疮患者带来一种无创或微创新术式。不仅有着很强的临床实用价值，而且还能产生良好的社会效益。生成的成果易于向大、中型医院和基层医院推广。

国际强生医疗器械有限公司在世界上最先开发推广了成功的 PPH 手术，PPH 手术是一项国际成果推广项目。它不仅得到保护肛垫的理论的支持，而且它的优点和优越性得到广泛的认可，但是任何器械都是在不断的完善中发展成熟。我们在肯定 PPH 术式优点的基础之上，正确评价手术器械的缺点，可以更有效的将现有先进技术得以进一步的优化，扩大临床的应用价值，发挥更大的社会和经济效益。

（孙平良　高贵云　陈少明　田振国）

参 考 文 献

1. Gaj F, Trecca A, Carboni M. New device for rubber band ligation of hemorrhoids. Dis Colon Rectum. 1994,37(5):494-5.

2. 陈少明. 肛肠外科学. 第 1 版. 北京：中医古籍出版社，2011．423-436

3. Thomson WHF. The nature of hemorrhoids.Br J Surg, 1975（62）：542-552.

4. Racalbuto A, Aliotta I, Corsaro G ,et al.Hemorrhoidal stapler prolapsectomy vs. Milligan-Morgan hemorrhoidectomy: a long-term randomized trial. Int J Colorectal is.2004;19(3):239-44.

5. Steinberg DM，Legois H，Alexander-williams J.Long term revi-ew of the results ofrub berband ligationof haemorrhoids[J].British Journal of Surgery，1975（62）：144.

6. Salvati EP.Nonoperative AG.Ritroperitoneal abscess following sc-lerotherapy for hemorrhoids.Dis Clolon Rectum，1985（28）：188-189.

7. 丁克，王本军.经肛门双荷包闭合术治疗直肠前突型便秘.山东医药，2005，45(9):37-38.

8. 许瑞云，凌云彪，林楠等.自动痔疮套扎吻合术(RPH)治疗轻中度痔疮. 岭南现代临床外科.2006，6(3):165-166.

9. 黄乃健. 中国肛肠病学. 济南：山东科学技术出版社,1996.673.

10. 陈少明. 痔上黏膜环形错位套扎吻合术与环切钉合术的 200 例对照研究. 中医肛肠理论与实践，2010.248

11. 姚礼庆,唐竞,孙益红等. 经吻合器治疗重度痔的临床应用价值(附 36 例报告).中国实用外科杂志,2001,21:288-289.

12. 傅传刚、张卫、王汉涛等.吻合器环形痔切除术.中国实用外科杂志, 2001,21(11):653-654.

13. 高野正博.肛门上皮温存痔核根治术.日本大肠肛门病会志,1989,42:1-9.

14. 姜春英,管仲安,董雪梅. 保留肛垫分瓣断桥缝合术治疗环状混合痔. 中华普通外科杂志,2000 15(11):648-650.

15. 高枫.肛垫的研究进展对痔治疗的影响.中国现代手术学杂志,2003,7(3):164-166.

16. 张东铭.肛肠外科解剖生理学.西安:陕西科学技术出版社,1989．20

17. 翟敏. 套扎法治疗痔疮的国内外进展. 辽宁中医药大学学报，2008，19（1）：29

第十章　套扎吻合治疗学

第一节　套扎吻合新概念

目前在肛肠学科中，使用弹力橡胶环对痔核或组织黏膜套扎称套扎吻合技术。

现代使用多个弹力橡胶环连续环绕直肠内一周对组织黏膜错位套扎吻合称痔上黏膜环形错套扎吻合技术，因为它和 PPH 手术的机理一致，一则完整的断流直肠一周痔上血管，二则上提病理肛垫（痔）恢复原来解剖部位，病理肛垫逆变到初始的正常肛垫。完全实现替代 PPH 手术，弹力胶环 7 天脱落，摒弃 PPH 手术器械中金属钉永久植入直肠黏膜下的弊端，它真正体现了无钉吻合新理念、新技术，它符合东方人细腻、温和（吻合）无创的特色故称东方 PPH 技术。

这是套扎吻合疗法目前最具有突破性的一次创新和发明，实现了套扎技术治疗Ⅲ-Ⅳ重度痔的突破，扩大了套扎吻合技术的适应范围。

第二节　套扎吻合器械和设备

医生要使用仪器、器械帮助你做好治疗或手术，必须熟悉掌握在操作中使用的仪器和器械，这就好比一个好的枪手，他肯定对他的枪支是非常熟悉，并且还会保养和检修。现代越来越多的微创手术需要器械做保障，这就要求我们需要继续教育。

（一）常用设备（图 10-1～3）

1. **电动吸引器**　手提式

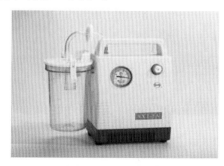

图 10-1　手提式

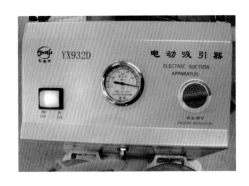

图 10-2 推车式电动吸引器

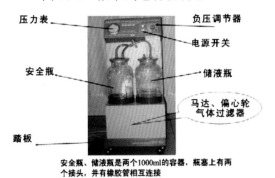

图 10-3 电动吸引器结构原理

技术参数

1）极限负压值：≥0.09MPa(680mmHg)

2）负压调节范围：0.02～0.09MPa(150～680mmHg)

3）抽气速率：≥32L/min

4）噪声：≤60dB(A)

5）贮液瓶：500ml×1

6）电源：AC220V±10%，50Hz

7）输入功率：150VA

8）毛重：16kg；净重：13kg

9）外包装尺寸：42.5cm×39.5cm×49.5cm 活塞

2. 电动吸引器工作原理与基本结构 吸引器的主要组成包括：机座、电动机、真空泵、安全阀、（带过滤器）真空表、脚开关、吸引容器等部件。滑片式电动吸引器工作质量当电动机转动时，主轴即带动转子旋转，使滑片离心并紧贴于气缸内壁，由于滑片的不断旋转，气体即由进气口被吸进真空泵内，然后被压缩并由排气口排出。这样进气口就产生了负压，即产生了吸力。

（1）真空泵的结构 图 10-4 是气泵的工作原理示意图。

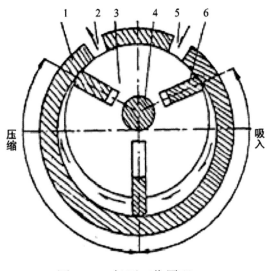

图 10-4 气泵工作原理

图中气缸①用 3 个内六角螺丝固定在气泵后壁上。主转子④是电机的主轴；泵芯③装在主转子上，随同主转子旋转。滑片⑥共有 3 块，分别插入泵芯的 3 个槽内，槽间相隔120°，滑片在槽内活动自如。⑤是进气口。②是排气口。气缸的前端有端盖弹力橡胶。卸开端盖即可见到主转子，泵芯和滑片。

当电动机转动时，主转子即带动泵芯旋转，使滑片离心并紧贴于气缸内壁。由于滑片的不断旋转，气体即由进气口 5 被吸进泵内，然后被压缩而由排气口 2 排出。这样，进气口就产生了负压，即吸力。

滑片式气泵工作时必须有润滑油。润滑油除起润滑作用外，还可使滑片与气缸接触严密，从而增大气泵的吸力。在结构上，气泵的主转子伸出端盖之外，在主转子上挂一个提油环，提油环的下半部浸在油中。气泵工作时，主转子带动提油环旋转，即能不断地将油加入泵内。

气泵用一个铸铝外壳加以弹力橡胶，壳内装润滑油，这外壳称为贮油室。在贮油室外端装有玻璃窗用以观察油量。正常情况下，油面应在玻璃窗的 1

／2处。

（2）安全阀和过滤器

1）安全阀是为了防止电动机逆转而设计的。电动机逆转时，负压变正压，抽气变打气，会对病人造成危害。安全阀的构造如图10-5所示。图中①是排气孔，②是安全阀片，③是阀盖，④是进气管。气泵正常抽气时，空气由进气管吸入泵内。如图中实线箭头所示。此时，安全阀片将上端封闭，不使空气从上端进入。当气泵逆转而产生正压时，正压气体即把安全阀冲开，而由排气孔1而不是从进气孔4排出。如图中虚线箭头所示。安全阀片应经常检查，保持平整清洁。安全阀装在吸引瓶旁边，检查时将阀盖拧下即可。

2）过滤器在安全阀下部，里面缠有白纱布，用以防止杂质和污物进入泵内。

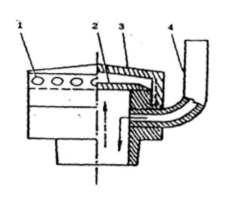

图 10-5 过滤器

（3）电动机 常用的电机为单相交流感应电动机。功率在180W左右，电压220V，电流2.5安，转速1420转/分。其启动方式有两种：一种是离心器启动方式，一种是电容启动方式。滑片式吸引器电动机多用离心器启动方式，膜片式吸引器多用电容启动方式。

（4）真空表 其结构和工作原理与压力表基本相同。压力表是测量正压的，真空表是测量负压的。真空表刻度0.01～0.1KPA。

3．膜片式电动吸引器 在膜片式电动吸引器中，其结构和驱动方式有两种：一种是电动机带动曲轴使两侧膜片工作；另一种是利用电磁原理带动橡胶膜片进行工作。采用电磁原理工作的膜式吸引器的噪声要比电动机带动的膜式吸引器大。这两种形式的膜式电动吸引器其真空泵都是无油的。电动机带动单缸曲轴使两侧的橡胶膜片工作。在一般情况下，这种真空泵是无需保养的。只要注意不要将液体吸入真空泵即可。因此，在其电路中都设有液面控制电路。液面控制电路的作用是，当储液瓶内的液体达到规定的液面时，机器自动停止，防止液体吸入真空泵。其整机结构如图10-6所示。

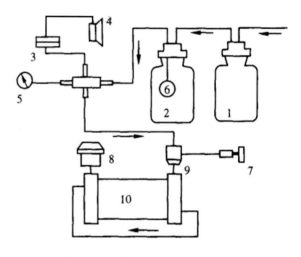

图 10-6 膜片式电动吸引器结构图

1、2.储液瓶 3.报警控制器 4.讯响器 5.真空表
6.放倒流阀 7.真空调节阀 8.消声器 止逆阀 10.真空泵

产品描述:H001 电动吸引器

YUYUE7A 型电动吸引器

【产品标准】

YZB 型电动吸引器

【产品性能结构及组成】

吸引器分旋片泵式和无油泵式两种。负压范围:0.02MPa-0.09MPa 内可调；瞬时抽气速率≥20L/min。

【产品适用范围】

供医疗手术时作真空吸引用，不适用流产吸引用。

【规格型号】

YUYUE7A 型

【产品特点】负压源采用无油式活赛泵

环保清洁—完全没有油烟污染

方便省事—无需日常加油保养

安全放心—使用绝用无正压产生

不会倒流—停机可以保持压力，不会产生倒流

技术参数：

工作原理采用新一代无油润滑负压泵制造而成的可

移动式吸引装置 执行标准 YZB 苏 0629-2003 主要材料塑料

技术参数 电源电压：AC220V±10%, 50Hz±2%

极限负压值：≥0.009Mpa

噪音：≤60Bb(A) 电机功率：120VA 抽气速率：≥20L/min

贮液瓶：2500mL 只，2 只全塑面板，手动、脚踏开关，操作方便。无级调压，负压任意选择，防溢装置注意：不适于流产吸引，间隙加载的连续运行，最长连续工作时间 30 分钟，保持率 50%。电器安全要求：I 类 B 型设备，易燃易爆气体场合不可使用。

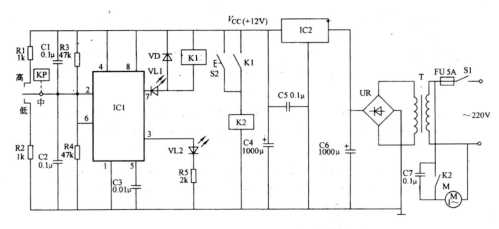

图 10-7　医用电动吸引器控制电路

电源电路由电源开关 Sl、熔断器 FU、电源变压器 T、整流桥堆 UR、滤波电容器 C4-C6 和三端稳压集成电路 IC2 组成（图 10-7）。

负压检测电路由压力继电器 KP 和电阻器 Rl、R2 组成。

双稳态电路由电阻器 R3、R4、电容器 Cl-C3 和时基集成电路 ICl 组成。

LED 指示电路由发光二极管 VLl、V愧和电阻器 R5 组成。

控制执行电路由控制按钮 S2、继电器 Kl、K2、二极管 VD 和电容器 C7 组成。

接通电源开关 Sl，交流 220V 电压经 T 降压、

UR 整流、C6 滤波及 IC2 稳压后，为双稳态电路和控制执行电路提供+l2V 工作电压(Vcc)。

刚接通工作时，由于负压瓶内气体为常态，压力继电器 KP 的动触头(中)与上限触头(高)接通，ICl 的 2 脚和 6 脚为高电平(高于 2Vcc/3)，3 脚和 7 脚输出低电平，VLl 点亮，Kl 通电吸合，其常开触头接通 K2 线圈的电源又使 K2 通电吸合，K2 的常开触头接通，真空泵电动机 M 通电运转。

随着负压瓶内的负压不断增大，KP 的动触头与上限触头断开，使 ICl 的 2 脚和 6 脚电压降为 Vcc/2，但 3 脚和 7 脚仍输出低电平。当负压瓶内负压达到一定值时，KP 的动触头与下限触头 (低)接通，使 IC1

的 2 脚和 6 脚变为低电平 (低于 Vcc/3)，3 脚和 7 脚输出高电平，VL1 熄灭，K1 和 K2 释放，M 断电停止运转；同时，VL2 点亮。

当吸引器的不断使用使负压瓶内负压减小时，KP 的动触头与下限触头断开，IC1 的 2 脚和 6 脚电压上升为 Vcc/2，但 3 脚和 7 脚仍维持高电平。当负压瓶内负压低于一定值时，KP 的动触头又与上限触头接通，使 IC1 的 2 脚和 6 脚电压高于 2Vcc/3 时，3 脚和 7 脚又输出低电平，K1 和灼通电吸合，M 又通电运转。

S2 为手动控制按钮，按下 S2 时，K2 吸合，M 通电运转，松开 S2 后，K2 释放 (若此时 K1 处于吸合状态，则 K2 也会保持吸合状态)。

（1）操作规程

1）连接电源

2）检查并确认各管道连接紧密

3）开电源开关，检查吸引压力是否合适

4）连接吸引管或其他吸引管道

5、使用完毕，关电源开关，断开电源，引流瓶内污物按规定消毒处理

（2）日常维护

1）定期开机检查，各项功能是否正常。压力是否达到设定要求。如果机器有故障，应及时报修。

2）定期清洁各管路，如管路有破损应及时更换。

3）定期检查泵油位，并及时换油或注油到油位线。

（3）注意事项

1）电源必须可靠接地。

2）按顺时针方向旋紧负压调节阀，用手指或滴管胶皮头堵塞吸气口，或折叠并捏住吸引软管道。开启吸引器开关。机器运转，真空表上指针将迅速上升至极限负压值；放开吸入口，表针将回到 0.02MPa 以下。以上情况说明管路连接正确。

3）堵住吸入口，开启吸引器开关，调节负压调节阀（负压调节阀顺时针方向旋转负压增加）来控制吸引所需要的负压值，真空表的度数应在 0.02MPa～极限负压值范围内变化。

4）关机前一定要先让负压降低到 0.02MPa 以下。

5）使用中要经常注意液瓶中的液位的高度，目测贮液瓶液面高度，及时倒空清理。

6）设备不使用时应放在干燥、清洁的地方，定期（一般情况下为半年）开机运转一次。

7）如果空气过滤器吸入泡沫或塞满尘埃，将导致滤膜由浅变黑，吸力明显减小或消失，真空表上负压不断上升至 0.04MPa 以上，应及时替换空气过滤器。

8）空气过滤器需要经常更换，并集中销毁。

9）注油换油前，必须断开电源由专业人员进行。

（2）操作流程

1）检查吸引器各管道连接是否正确，打开开关，检查吸引器的性能是否良好。

2）一般吸引器工作时的负压值：0.08～0.09kPa。

3）未吸引前使橡胶管折成 V 形，吸引时将橡胶管恢复原状，观察负压表并设置好负压状态。

4）吸引毕，负压降低至 0.02MPa 以下。

5）用完后，先关掉吸引器上的开关，再从电源插座上拔下电源插头，切断电源。

（2）维护保养

1）贮液瓶的贮液，一般是瓶容量的 1/3，最多不超过 500ml。

2）停止使用时，清洁、浸泡消毒贮液瓶及橡胶管，干燥备用。

3）缓冲瓶起缓冲气流作用，严禁当作贮液瓶使用，避免液体进入泵体，损坏机器。

4）使用结束后，关机前一定要先让负压降低至

0.02KPa 以下。

（二）常用器械

常用器械：一次性使用负压吸引痔核钳（全自动套扎吻合器）、一次性使用多功能定位定量肛门镜（东方 PPH）、多环痔核吻合套扎吻合器械包（东方 PPH）。

1. 一次性使用全自动套扎吻合器 适合 1-2 期内痔、混合痔内痔部分、直肠息肉、直肠前突、直肠脱垂等的治疗。

（1）器械标准和准入制度：本标准规定了一次性使用负压吸引痔核钳的分类和命名、要求、试验方法、检验规则、标志、使用说明书、包装、运输和贮存。

本标准适用于一次性使用负压吸引痔核钳（以下简称负压吸引痔核钳），该产品主要用于肛肠科对轻、中度内痔患者进行内痔套扎吻合治疗时使用。

熟悉国家法律法规规定一次性使用器械的质量标准，特别是植入物和非植入物在人体内停留时间，可能发生的反应和副作用及其处理预案；

医疗器械标签、标记和提供信息的符号的意义一定要熟知和掌握。

（2）规格型号分类：熟悉和掌握一次性使用负压吸引痔核钳的规格和型号，才能根据不同病人不同病情选中最合适的器械，达到最佳治疗或手术效果。

1）规格型号负压吸引痔核钳主要由内管头、外管头、击发手柄、复位弹簧、O 型圈和通气接头等零部件组成，型号共分为 TY-SCJ-06、TY-SCJ-08、TY-SCJ-10、TY-SCJ-12 共 4 个型号。

负压吸引痔核钳产品规格型号说明详见表 10-1：

表 10-1 负压吸引痔核钳产品部分常用规格型号说明表（单位 mm）

规格型号	L	H	D
TY-SCJ-06	250±50	150±50	6±1
TY-SCJ-08	250±50	150±50	8±1
TY-SCJ-10	250±50	150±50	10±1
TY-SCJ-12	250±50	150±50	12±1.5

2）分类命名

TY — XXX —XX

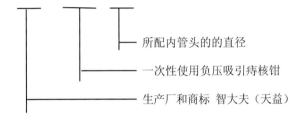

所配内管头的的直径

一次性使用负压吸引痔核钳

生产厂和商标 智大夫（天益）

（3）基本结构（图 10-8、9）

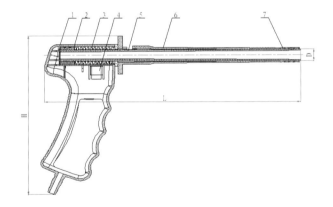

图 10-8　负压吸引痔核钳结构示意图

1 通气手柄　2 内套管连接座　3 复位弹簧

4 通气开关按钮　5 内套管　6 外套管　7 弹力橡胶圈

（4）物理性能

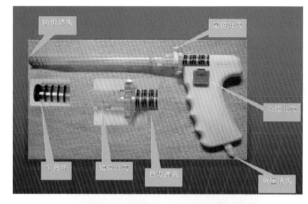

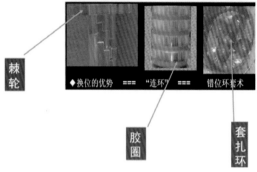

图 10-9 自动痔疮套扎器原理

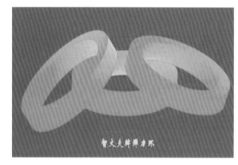

图 10-10 弹力橡胶圈

1）弹力橡胶圈（图 10-10）：负压吸引痔核钳的弹力橡胶圈内径应能扩张到 φ16，且弹力橡胶圈不可断裂，承受拉力大于 2 千克。

2）运动部件的灵活性：负压吸引痔核钳的各运动部件的动作应灵活，在模仿临床使用时不得有卡住的现象。

3）弹簧的弹性：扳动负压吸引痔核钳外套管的击发手轮，弹簧的弹力应能将套在产品最前端的弹力橡胶圈顺利射出，且其他弹力橡胶圈应能自动依次向前推进。

4）密封性能：负压吸引痔核钳应有良好的密封性，通过通气手柄接头与负压吸引装置相连接，堵住内吸口，在 0.08～0.1MPa 负压作用下，负压能够持续稳定状态不变化。

5）外观：负压吸引痔核钳的外观应平整、光滑、无锋棱、毛刺及裂痕。

6）环氧乙烷残留量：若用环氧乙烷灭菌，负压吸引痔核钳产品经环氧乙烷气体灭菌后，其环氧乙烷残留量应不大于 10ug/g。

7）无菌：负压吸引痔核钳产品经环氧乙烷灭菌后，产品应无菌。

8）负压吸引痔核钳应由制造厂技术检验部门进行检验，开箱开包应该看到合格证方可使用。

9）负压吸引痔核钳必须成批提交检查，检查分为逐批检查（出厂检查）和周期检查（形式检查），开箱应该有检验报告和检验员签章。

（5）标志、使用说明书

1）标志：负压吸引痔核钳的单包装上至少应有下列内容：

（a）制造商名称、地址和商标；

（b）产品注册号；

（c）产品标准号；

（d）文字说明内装物及规格型号；

（e）"无菌"、"一次性使用"等字样或使用 YY 0466 中给出的图形符号；

（f）灭菌方法的文字说明或使用 YY 0466 中给出的图形符号；

（g）使用说明和注意事项，包括"包装破损及部件脱落禁止使用"和"用后销毁"的警示说明；

（h）生产批号；

（i）失效日期。

2）使用说明书

A. 使用说明书的编写应符合 GB/T 9969 中的规定。

B．使用说明书应包括下列内容：

a)产品名称、规格及型号；

b)生产企业名称、注册地址、生产地址、联系方式；

c)产品注册号；

d)产品标准号；

e)产品性能、主要结构、适用范围；

f)注意事项：如："一次性使用"、"用后销毁"；灭菌方式，以灭菌字样或标记，灭菌包装损坏不得使用，其他需要警示或提示的内容；

g)医疗器械标签所用的图形、符号、缩写等内容的解释；

h)使用说明；

i)特殊储存条件；

k)有效期；

l)售后质量承诺。

（6）包装、运输、贮存

1）包装

A．负压吸引痔核钳的单包装是供一次性使用的最小包装，包装形式为密封包装，应保证产品无菌直至开封。

B．每套单包装应装入盒内，盒内应附有使用说明书和检验合格证。

C．负压吸引痔核钳的大包装应能保证在正常运输、贮存条件下不损坏。大包装上的字样或标志应保证不应历时较久而模糊不清。

D．特殊要求的包装按订货合同的规定。

2）运输

负压吸引痔核钳在运输时应防止重压、阳光直射和雨水淋湿，并按订货合同的规定。

3）贮存：负压吸引痔核钳应贮存在相对湿度不大于80%，无腐蚀气体和通风良好的室内。

4）有效期

负压吸引痔核钳经灭菌后，在遵守贮存规则的条件下，从灭菌之日起有效期为2年。

2．肛门扩张器肛门镜（东方 PPH 多功能定位定量肛门镜） 适合 1-4 期内痔、直肠脱垂、直肠前突、直肠息肉等检查、治疗、手术

（1）肛门扩张器、肛门镜

部分产品规格型号说明详见表10-2：

表 10-2 多功能扩张肛门镜产品规格型号说明表 mm

规格型号	产品配置
TY-CTB-08-36	KZQ-32 型肛门扩张器、GMJ-36 型肛门镜
TY-CTB-08-36F	KZQ-32 型肛门扩张器、GMJ-36F 型肛门镜
TY-CTB-08-39	KZQ-35 型肛门扩张器、GMJ-39 型肛门镜
TY-CTB-08-39F	KZQ-35 型肛门扩张器、GMJ-39F 型肛门镜
TY-CTB-10-36	KZQ-32 型肛门扩张器、GMJ-36 型肛门镜
TY-CTB-10-36F	KZQ-32 型肛门扩张器、GMJ-36F 型肛门镜

（2）命名

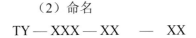

TY — XXX — XX　—　XX

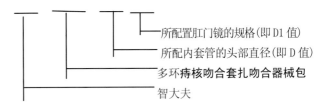

所配置肛门镜的规格(即 D1 值)
所配内套管的头部直径(即 D 值)
多环痔核吻合套扎吻合器械包
智大夫

1）肛门镜组合结构见图10-11～19

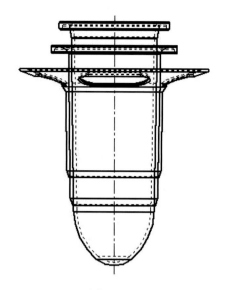

图 10-11

2）肛门镜扩张器分离状态结构

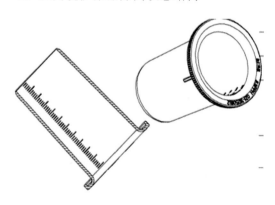

图 10-12　肛门镜

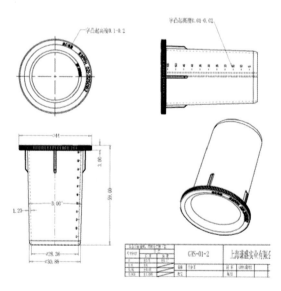

图 10-13　肛门镜组合结构

三组合各部件及名称：

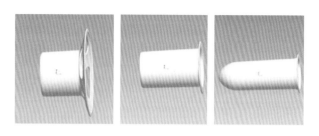

图 10-14

外侧肛门镜　　内侧肛门镜　扩肛器或导入器

扩肛时从单个逐渐增粗插入肛管直肠扩肛

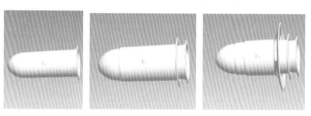

单组　　　　二组合　　　　三组合

图 10-15　导入时的顺序

治疗时根据深浅选择不同组合

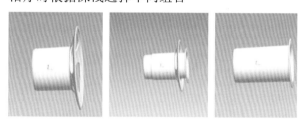

图 10-16　扩张器肛门镜不同组合

插入 4 厘米深度　插入 6 厘米深度　插入 8 厘米深度

肛门镜结构和功能示意图

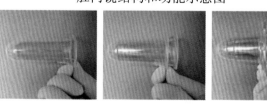

图 10-17　肛门镜结构

导入肛管直肠的次序是先细后粗，先小后大，即单组、二组合、三组合的顺序进行扩肛。

GMJ-39F	40±5	36±1.5	39±1.5	75±10	负压型

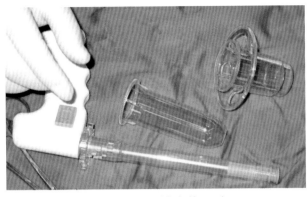

图 10-18 器械实物照片

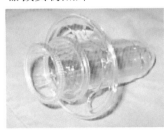

图 10-19 扩张器肛门镜实物

扩张器肛门镜有发明、实用、外观三项专利

（4）多功能扩张肛门镜应符合本标准的要求，并按经规定程序所批准的图样和技术文件制造。

（5）多功能扩张肛门镜采用聚碳酸酯或 ABS 材料材料经注塑装配而成。

（6）多功能扩张肛门镜各部件的基本尺寸见表 10-3、4。

表 10-3 常用型肛门扩张器的基本尺寸（单位：mm）

规格型号	L	D1	D2
KZQ-32	75±10	32±1.5	48±5
KZQ-35	75±10	35±1.5	48±5

表 10-4 常用型肛门镜的基本尺寸（单位：mm）

规格型号	L	D	D1	D2	备注
GMJ-36	40±5	33±1.5	36±1.5	75±10	普通型
GMJ-39	40±5	36±1.5	39±1.5	75±10	普通型
GMJ-36F	40±5	33±1.5	36±1.5	75±10	负压型

3. 多环痔核吻合套扎吻合器械包（东方 PPH）

适合 2-4 期内痔、混合痔内痔部分、直肠息肉、直肠前突、直肠脱垂等的治疗。

（1）规格型号分类

多环痔核吻合套扎吻合器械包主要由负压吸引痔核钳、肛门扩张器、肛门镜等产品配套而成，其中负压吸引痔核钳主要由通气手柄、内套管连接座、复位弹簧、通气开关按钮、击发手轮、内套管、外套管和弹力环、隔离环等零部件组成，型号共分为 TY-CTB-06-36、TY-CTB-06-36F、TY-CTB-06-39、TY-CTB-06-39F、TY-CTB-08-36、TY-CTB-08-36F、TY-CTB-08-39、TY-CTB-08-39F、TY-CTB-10-36、TY-CTB-10-36F、TY-CTB-10-39、TY-CTB-10-39F、TY-CTB-12-36、TY-CTB-12-36F、TY-CTB-12-39、TY-CTB-12-39F、共 16 个型号。

（2）命名

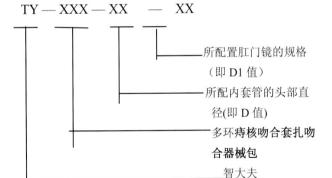

TY — XXX — XX — XX

所配置肛门镜的规格（即 D1 值）

所配内套管的头部直径(即 D 值)

多环痔核吻合套扎吻合器械包

智大夫

（3）基本结构

1）负压吸引痔核钳结构见上述

2）肛门扩张器结构见上述

3）肛门镜结构见上述

（4）多环痔核吻合套扎吻合器械包应符合本标准的要求，并按经规定程序所批准的图样和技术文件制造。

（5）多环痔核吻合套扎吻合器械包采用聚碳酸

酯或 ABS 材料、12Cr18Ni9 及医用乳胶等材料经注
塑装配而成样品图 10-20。

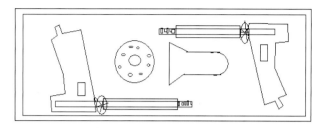

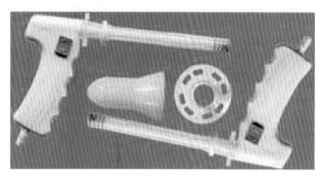

图 10-20　东方 PPH 包

（6）多环痔核吻合套扎吻合器械包各部件的基本尺寸见表 10-5、6、7。

表 10-5　负压吸引痔核钳的基本尺寸（单位：mm）

规格型号	L	H	D
SCJ-06	250±50	150±50	6±1
SCJ-08	250±50	150±50	8±1
SCJ-10	250±50	150±50	10±1
SCJ-12	250±50	150±50	12±1.5

表 10-6　肛门扩张器的基本尺寸（单位：mm）

规格型号	L	D1	D2
KZQ-32	75±10	32±1.5	48±5
KZQ-35	75±10	35±1.5	48±5

表 10-7　肛门镜的基本尺寸（单位：mm）

规格型号	L	d	D1	D2	备注
GMJ-36	40±5	33±1.5	36±1.5	75±10	普通型
GMJ-39	40±5	36±1.5	39±1.5	75±10	普通型
GMJ-36F	40±5	33±1.5	36±1.5	75±10	负压型
GMJ-39F	40±5	36±1.5	39±1.5	75±10	负压型

第三节　痔的套扎吻合最新技术——东方 PPH 技术（E-PPH）

(The East Rubber band ligation and coincide of dislocation for Prolapse and Hemorrhoid)

（一）器械使用说明

1. 适用范围：主要用于肛肠科对 Ⅱ、Ⅲ 内痔患者进行内痔套扎吻合治疗时使用。

2. 使用方法

（1）沿包装启封口处撕开，取出负压吸引痔核钳；

（2）使用前，请仔细检查负压吸引痔核钳表面是否光滑、无锋棱、无毛刺；

（3）病人取截石位、膝胸位或侧卧位，手术部位常规消毒和铺垫巾；

（4）插入肛门镜，消毒直肠与肛管，显露齿轮线和内痔块；

（5）将负压吸引痔核钳的负压吸引接头与外源负压抽吸系统相接；

（6）右手握住手柄，然后将内套管管口对准目标组织；

（7）将手柄上的通气开关按钮关闭排气孔，此时由于负压的抽吸作用，目标组织可被迅速吸入内套管内；

（8）右手拇指或食指转动击发手轮，在外套管的作用下，即可将弹力环释放并完成套扎吻合；

（9）打开手柄上的通气开关按钮，消除负压，由此可释放被套扎吻合的目标组织；

（10）依次按 6~9 的操作步骤，继续进行下一次套扎吻合。

3．贮存　贮存于阴凉干燥处，防止与挥发性物品如樟脑、松节油、氯仿等放在一起。

4．有效期限　在符合贮存条件下，灭菌有效期为二年。

5．符号说明　—　一次性使用。

6．禁忌症　①单纯性外痔不适宜采用；②混合痔的外痔部分不适宜采用；③肛乳头肥大不适宜采用。

7．注意事项

1）打开单包装袋后立即使用，一次性使用，用后销毁，禁止重复使用或另作他用；

2）单包装袋破损及部件脱落禁止使用；

3）已经过环氧乙烷灭菌，无菌有效期为两年，必须在失效期前使用；

4)在套扎吻合过程中切勿扎住齿状线或肛管皮肤，否则可引起剧痛或重度坠胀感。

（二）器械操作说明图谱（图10-21～35）

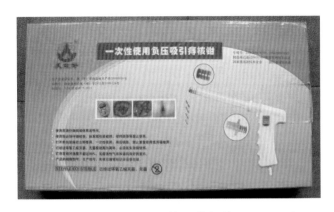

图 10-21　单只外包装

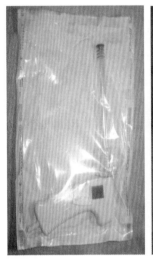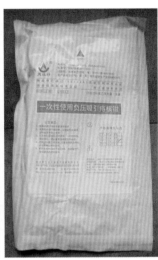

图 10-22　单只内包装

一次性使用负压吸引痔核钳

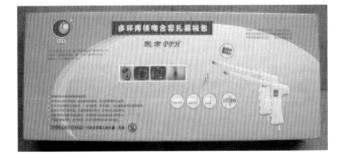

图 10-23　东方 PPH 外包装

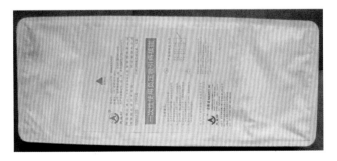

图 10-24　东方 PPH 内包装

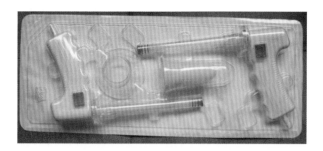

图 10-25　东方 PPH 硬塑包装

多环痔核吻合套扎吻合器械包（东方 PPH）

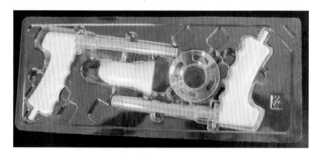

图 10-26　沿包装启封口处撕开，取出负压吸引痔核钳

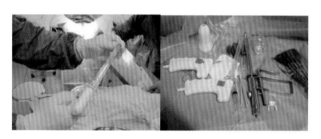

图 10-27　使用前，请仔细检查负压吸引痔核钳表面是否光滑、无锋棱、无毛刺；

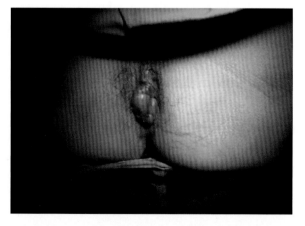

图 10-28　病人取截石位、膝胸位或侧卧位，手术部位常规消毒和铺垫巾；

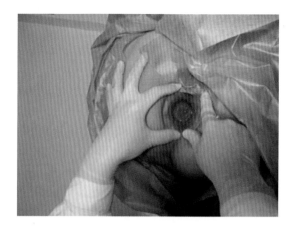

图 10-29　插入肛门镜，消毒直肠与肛管，显露齿状线和内痔块、直肠黏膜

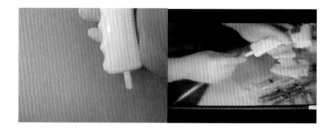

图 10-30　将负压吸引痔核钳的负压吸引接头与外源负压抽吸系统相接；

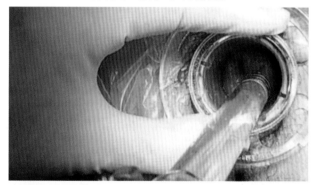

图 10-31　右手握住手柄，然后将内套管管口对准目标组织；

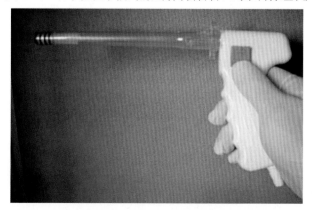

图 10-32　将手柄上的通气开关按钮关闭排气孔，此时由于负压的抽吸作用，目标组织可被迅速吸入内套管内；

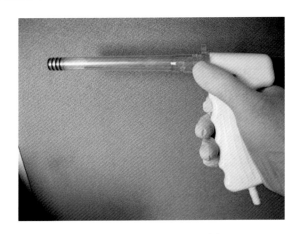

图10-33　单手握持器械

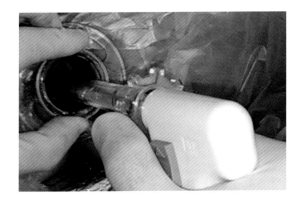

图10-34　右手拇指或食指转动击发手轮，在外套管的作用下，即可将弹力环释放并完成套扎吻合；

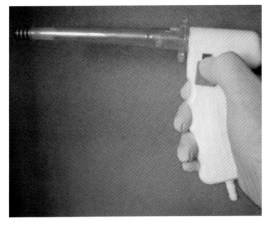

图10-35　打开手柄上的通气开关按钮，消除负压，由此可释放被套扎吻合的目标组织；

（三）器械的握持方法及要领

（1）必须右手单手握持，养成良好习惯；

（2）右手拇指司管负压开关；

（3）右手拇指或食指司管击发射环齿轮；

（4）压力不低于 0.08kPA，不高于 0.09kPA

口诀：**右手拇指、司令两关，对准击发，零点零八**

（四）痔上黏膜环形错位套扎吻合术及原理

1．术式原理　套扎吻合功能

1)断流痔上血管（断流）；

2)上提肛垫　（悬吊）。

2．弹力胶圈套扎吻合的独特优势

1）无金属钉植入体内；

2）无吻合口、无创面、手术无出血。

痔上黏膜环形错位套扎吻合术是最新套扎吻合方法(陈氏套扎吻合术原理)(图 10-36～44)：利用套扎吻合器（EPPH）在齿线上 2～4 厘米的直肠黏膜上（PPH 环切钉合术环切平面处）上下错位 2～4 厘米进行环形一周套扎吻合 8 个强力乳胶圈，通过器械作用紧紧套扎吻合在痔上黏膜的基底部，形成机械性的缩窄，使组织缺血坏死，继而脱落，最后创面逐渐修复痊愈。借瘢痕收缩将肛垫上提。由于同时套扎吻合阻断直肠黏膜下供应痔的部分动脉，术后痔血供减少，肥大和充血的肛垫趋于萎缩变小。利用了 PPH 手术断流、悬吊的原理，又避免 PPH 手术金属钉植入人体组织中带来的弊端。

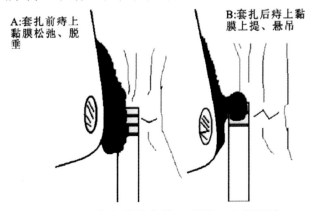

图 10-36　痔上黏膜上提、悬吊、血管断流

设计一种保护肛垫，又无金属钉植入人体，避免或减少并发症的新术式

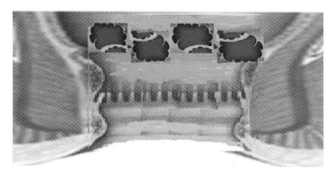

图 10-37　痔疮套扎吻合器痔上黏膜环形错位套扎吻合术

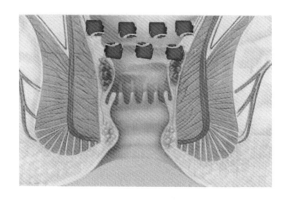

图 10-38　痔上黏膜环形错位套扎吻合术

东方PPH

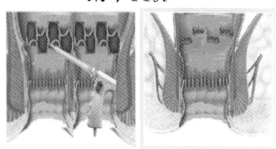

东方PPH套扎吻合术后错位疤痕无钉疤痕逐渐会消失无直肠狭窄

图 10-39　痔上黏膜环形错位套扎吻合术即东方PPH术

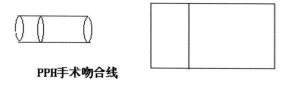

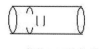

PPH手术吻合线

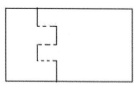

改进PPH错位吻合线

图 10-40　痔上黏膜环形错位套扎吻合术和 PPH 手术后物理变化

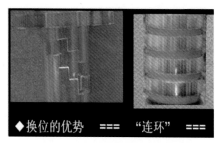

◆换位的优势 === "连环" ===

图 10-41　器械原理图解

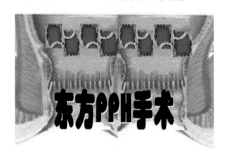

东方PPH手术

图 10-42　术式图解

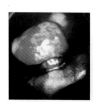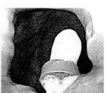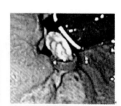

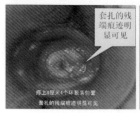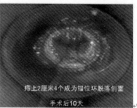

图 10-43　痔上黏膜环形错位套扎吻合术

手术后病理变化一组照片

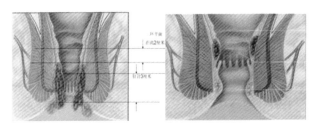

治疗前肛垫脱垂　　　　治疗后肛垫复位

图 10-44　痔上黏膜环形错位套扎吻合术
手术前后病理生理变化

2、手术适应证　符合"中华医学会外科分会结直肠外科学组制定的标准"中的Ⅲ、Ⅳ期脱垂的内痔、内痔为主的环型混合痔、嵌顿性内痔(应在炎症消退后再行本手术)、直肠黏膜脱垂。

3、治疗方法　必须使用专用的套扎吻合器(E-PPH)，必须使用东方 PPH 专用的多功能多平面定位肛门镜，必须使用规范的东方 PPH 流程操作（必须执行三必须）。在痔上 2～4 厘米的直肠黏膜处(PPH环切钉合术)的平面上下错位 2 厘米进行环形一周套扎吻合 8-12 个强力乳胶圈，通过器械作用紧紧套扎吻合在痔上黏膜的基底部，形成机械性的缩窄，使组织缺血坏死，继而脱落，最后创面逐渐修复痊愈。借瘢痕收缩将肛垫上提。由于同时套扎吻合阻断直肠黏膜下供应痔的部分动脉，术后痔血供减少，肥大和充血的肛垫趋于萎缩变小，并逆变为正常的肛垫。

（五）操作步骤

（1）麻醉后采用选择好体位，根据医生个人习惯可以选择膀胱截石位、侧卧位、折刀位等。

（2）肛周 20 厘米从外向内用碘伏等消毒剂反复消毒 3 次。

（3）使用三组合东方 PPH 肛门镜扩肛查看，首先使用内芯扩肛器插入肛管直肠内扩肛，根据肛门麻醉情况、肛门括约肌松弛情况在肛管直肠内停留 1～3 分钟，取出套上内层肛门镜进行扩肛，如果肛门扩约肌不松弛可以套上外侧肛门镜继续扩肛，如果肛管深或有外翻的脱出黏膜组织必须在插入肛门镜之前用组织钳牵拉肛门缘的痔核或皮肤才能使肛门镜达到相应的深度，防止脱出物坠入直肠内影响套扎吻合的高度。

（4）放置好肛门镜后，取出内芯，用消毒液纱快反复消毒直肠黏膜后在内层肛门镜的定位（痔上 4 厘米）下用套扎吻合器的内吸口分别对准肛门镜上缘 1～2cm 膀胱截石位 3、6、9、12 点处分次套扎吻合，套扎吻合完毕，取出内层肛门镜，在外层肛门镜的定位下（痔上 2 厘米），对准肛门镜上缘 1～2cm 膀胱截石位 1.5、4.5、7.5、10.5 点处分次套扎吻合，2 个平面套扎吻合完毕，慢慢退出肛门镜，边退出边查看，查看是否有特别大的痔核可能影响回缩效果的，需要对部分的痔体补充套扎吻合。套扎吻合完毕，取出肛门镜，检查肛门外的外痔是否需要单独处理，根据情况做相应处理。

（5）肛门内放置碘伏纱条或特制肛门管，肛门处覆盖无菌纱块，胶布固定。

第四节　痔的套扎吻合实际病例操作演示（10-45～51）

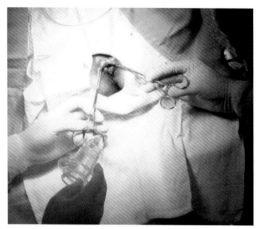

图 10-45　组织钳牵拉肛门组织便于放置东方 PPH
肛门镜

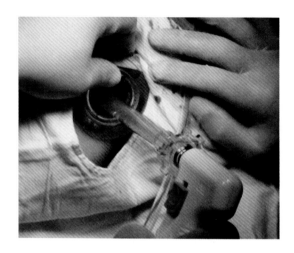

图 10-47　手术中对准目标

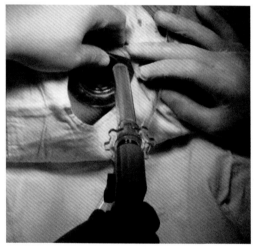

图 10-46　手术前准备

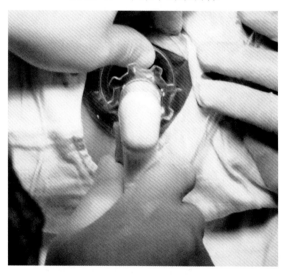

图 10-48　手术中气关闭

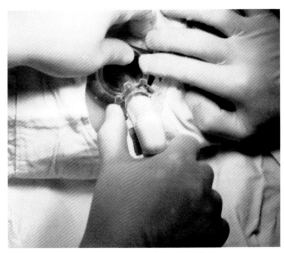

图 10-49　手术中拇指拨动手轮

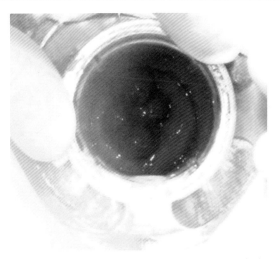

图 10-51　痔上黏膜环形错位套扎吻合术手术完毕

（陈少明）

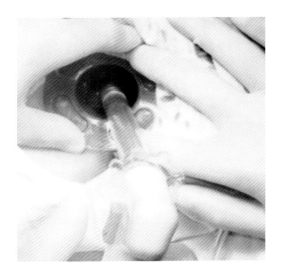

图 10-50　痔上黏膜环形错位套扎吻合术手术中

第五节　痔的典型病例治疗前后图谱（图 10-52～55）

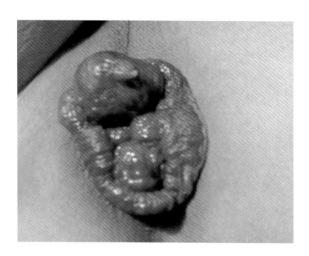

图 10-52　痔上黏膜环形错位套扎吻合术手术前

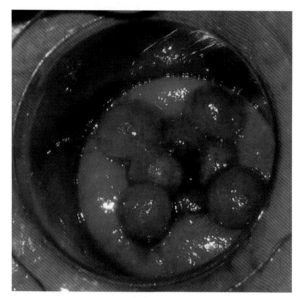

图 10-54　痔上黏膜环形错位套扎吻合术
手术二个平面共 8 个环

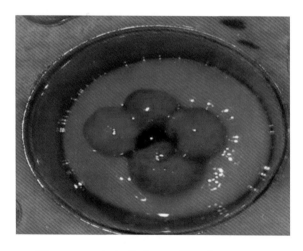

图 10-53　痔上黏膜环形错位套扎吻合术
手术第一平面 4 个环

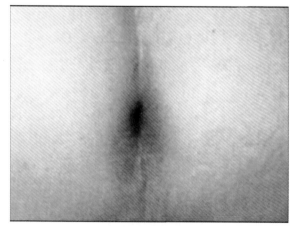

图 10-55　痔上黏膜环形错位套扎吻合术手术完毕

第六节　痔的术后处理

新霉素（或红霉素、百多帮）软膏，1支，套扎吻合后挤入肛门内；

甲硝唑栓涂以上药膏后塞肛内，1枚每日2次，3天；

氟哌酸胶囊，2粒，口服，每日3次，3天；

科洛曲片，1粒，口服，每日3次，2天。

第七节　东方 PPH 同类技术比较

1. 痔上黏膜环切钉合术（PPH）

1975年 Thomson 首次提出肛垫的概念，经过众多学者的不断完善，肛垫指的是"位于直肠末端的组织垫，为平滑肌纤维、结缔组织及血管丛构成的复合体，其功能是协助肛门括约肌完善肛门的闭锁"；由于支持组织松弛导致肛垫下移，因下移而出现充血、水肿、肥大和出血而形成"。以此为基础，1994年 Londer 等提出了肛垫下移学说，美国强生医疗器材有限公司与意大利学者 Dr.Antonio longo 并依据此学说原理，和借用胃肠吻合器的原理改进研制痔上黏膜环切钉合器并设计发明痔上黏膜环切钉合术新术式。此术式和钉合器受到许多国内外学者的支持，在我国肛肠外科学界亦逐渐得到普及和推广。

利用特制的钉合器经肛门在脱垂的痔上3厘米环状切除直肠下端黏膜及黏膜下组织，同时完成对远近端肠壁黏膜断端的吻合，将脱垂的内痔悬吊上拉，恢复原来肛垫的正常解剖位置。由于同时切断直肠黏膜下供应痔的部分动脉，术后痔血供减少，肥大和充血的肛垫趋于萎缩变小，逆变为正常肛垫。

此手术由过去的以摧毁消除痔核为目的，改为消除症状为目的。由过去尽可能彻底的在解剖学上将痔切除的方法，改为通过手术将脱垂的病理肛垫复位，并在手术的过程中尽可能保留肛垫的结构，以达到术后不影响或尽可能少地影响精细控便能力的目的。与传统手术相比该手术的优点是：手术简单，手术时间短，术中出血少；治疗环形内痔脱垂和痔引起的出血效果明显；术后肛门部疼痛轻，痊愈时间短，远期并发症少；术后住院时间短，恢复正常生活和工作早。

痔上黏膜环切钉合术存在的问题、缺点：据国内资料统计（图10-56～60）：

(1)尿潴留发生率为25.0%，可能与腰麻及术后肛门疼痛引起膀胱逼尿肌松弛和膀胱颈括约肌痉挛所致。因此术后注意防治尿潴留对于老年病人必要时留置尿管。

（2）肛门疼痛发生率为 45.8%，可能与术中扩肛引起轻度肛门皮肤损伤有关。

（3）出血主要位于吻合口部位出血 45%。吻合后要认真检查吻合口处是否有活动性出血对于有搏动性出血应局部丝线缝合

（4）吻合口狭窄或漏等并发症，环切后吻合口在一个平面上，容易形成直肠狭窄后遗症，临床发生率占 2%～3%；

（5）金属钉如果裸露直肠黏膜下，发生术后吻合钉排异外出，出血、下坠感等并发症。

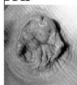

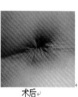

术前　　管型环切钉合器　　PPH环切组织　　术后

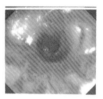
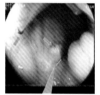

b.二组病例手术后吻合口图谱比较

图 10-56　PPH 手术病理变化

东西方两种手术创口比较

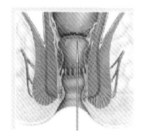
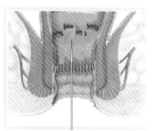

PPH术后线形疤痕　　　　**E-PPH**术后错位疤痕
金属钉永久植入　　　　　无钉疤痕逐渐会消失
易直肠狭窄　　　　　　　不宜直肠狭窄

图 10-57　痔 EPPH 和 PPH 手术后创口变化比较

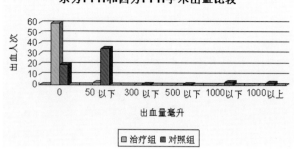

图 10-58　痔 EPPH 和 PPH 手术中出血率比较

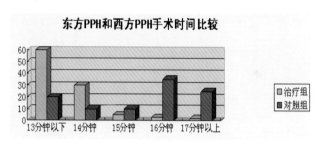

图 10-59　痔 EPPH 和 PPH 手术时间比较

2．传统胶圈套扎吻合　套扎吻合法是在传统结扎基础上的发展，可理解为是改进了的弹力结扎疗法。因为套扎吻合具有"简、便、廉、验"的特点，术后肛门疼痛、排便困难、水肿等较其他手术治疗痔疮明显减少，至今在国内外被广泛应用，主要适用于Ⅰ、Ⅱ期内痔及混合痔的内痔部分。

国外报道了使用特制的吸引套扎吻合器械治疗内痔的方法，方法简单、无痛，使用的特制橡皮圈效果明显优于其他套扎吻合疗法使用的橡皮圈。国内学者等报道应用自动痔疮套扎吻合器(RPH)对轻中度痔患者施行自动痔疮套扎吻合术。

3．痔上黏膜环形错位套扎吻合术(EPPH)

临床观察发现：

（1）弹力胶圈套扎吻合具备 PPH 功能

1)套扎吻合后有断流痔上血管功能（断流）；

2)套扎吻合后有上提肛垫功能(悬吊)。

（2）弹力胶圈套扎吻合还有 PPH 不具备优势

1) 无金属钉植入体内的缺陷；

2) 痔上黏膜错位套扎吻合，避免单平面痔上黏膜环切钉合术后发生狭窄的可能。

由于传统的套扎吻合仅仅只对痔核体，虽然最新的套扎吻合是倒三角即在痔核上方直肠黏膜和痔核呈倒三角的地方套扎吻合直肠黏膜，个体的痔核倒三角套扎吻合（老方法阴影，没有逃脱旧方法的束栓，源于传统套扎痔核，破坏肛垫），仍然和 PPH 手术环形切除钉合的悬吊、断流效果比较的力度不够！

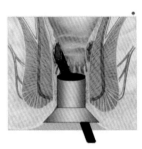

• － 经肛窥器置入枪管并对准目标，在负压抽吸下组织被吸入枪管内。

－ 当负压值达到 −0.08～−0.1mPa，即可转动棘轮。

图 10-60

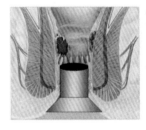

－ 一般转动棘轮 7～9 个刻度，即可释放胶圈。

－ 打开负压释放开关，释放被套扎的组织（约小指尖大小）。

图 10-61

套扎吻合仅仅只对痔核体，破环肛垫组织，自动套扎器脱下一个环需要转动 7～9 次，有时不脱，有时脱 2 个环（称之："跳环"）

所以，针对 PPH 手术的缺陷和传统套扎吻合术的不足，通过积极创新，弥补缺陷，我们设计和发明制造一次性全自动套扎吻合器并设计发明痔上黏膜环形错位套扎吻合术式（The East Rubber band ligation and coincide of dislocation for Prolapse and Hemorrhoid 简称 E-PPH）。

利用负压把痔上黏膜组织吸入套扎吻合器内再套入高弹力橡皮筋，由弹力橡皮圈的收缩压榨使套扎吻合部分缺血坏死、闭合无伤口性脱落。施行痔上黏膜一周的错位套扎吻合，即达到了 PPH 手术的一周环切钉合后痔上血管断流作用、使痔核萎缩；同时一周错位套扎吻合后，使套扎吻合的组织坏死脱落犹如 PPH 环切 2 厘米痔上黏膜的悬吊功能；同时保留了肛垫组织不手破坏的优点，又避免了 PPH 手术单平面环切钉合术可能发生的直肠狭窄；同时也避免了遗留植入体内的金属异物的副作用。

上海众仁生物医药科技有限公司的 E-PPH 装置的优点及并发症：与目前手术相比，E-PPH 最大优点是：①由于其不切除肛垫，术后精细控便功能不受影响；②由于肛门部皮肤及痔核不予切除，肛管及肛门部皮肤没有创面，术后没有传统手术常见的肛门部疼痛、水肿、肛门狭窄等并发症，术后患者能够很快的恢复正常生活。临床表明 E-PPH 是一种安全、有效的治疗重度痔的方法，具有操作简单、手术时间短、术后疼痛轻、缩短住院时间及病人恢复周期短等优点。

痔疮是人类的一种常见病和多发病，一直困扰着人类的生活，严重影响着人类的健康，能够找到一种新的术式——东方 PPH，在保障疗效，降低或避免目前的术式的风险，弥补目前 PPH 术式的缺陷，将会促进发展肛肠学科，对人类防治痔疮产生积极的作用。

参考文献

陈少明. 痔上黏膜环形错位套扎吻合术与环切钉合术的 200 例对照研究. 中医肛肠理论与实践，2010，248

注：本项目为上海市浦东新区科技发展基金创新基金项目（项目编号：PKJ2010-Y22）

（陈少明）

[附] 东方 PPH 微创手术病例举例

上海市南方医院

病史记录

姓名：YYYY　　　科别：中医肛肠　　　床号：1012 门诊号　自管卡　　　住院号：XXXXXX

住院记录

姓　名：xxx	家庭地址：
性　别：女	工作单位：不详
籍　贯：上海	入区时间：2012-6-25--8:30
年　龄：37 岁	病史采集时间：2012-6-25--8:30
婚　姻：已婚	病史陈述者（可靠程度）：本人（可靠）
职　业：无	发病节气；夏至

第一次主治查房诊断 ：

中医诊断：

西医诊断：　　　　　　　　　　　　签名：　　　　日期：

【主　诉】便后肛门坠胀脱出一周。

【现病史】患者便后肛门坠胀反复脱出 10 年，加重一周。无明显出血，伴肛门脱出，不能自行回纳，肛门有坠胀感，有痔疮史 10 年余，患者有乙肝史多年，用药后疗效不显。来院门诊，经检查诊断为"混合痔"，为进一步治疗，收入我科病房。

刻下：患者神志清，精神可，肛门有坠胀感，大便正常，纳可寐安。

【既往史】患者有乙肝史多年。否认肺结核等传染性疾病史，预防接种史不详，否认重大手术及输血史否认疫区接触史，有青霉素过敏史。

【个人史】长期居住于上海，居住条件良好，饮食无明显偏好，否疫水及疫区接触史，不嗜烟酒。无冶游史，无有毒有害工作史。

【月经史】月经：$13\frac{3-5}{28-31}$，LMP 6 月 5 日。

【婚育史】适龄结婚，育一女，父母爱人子女身体健康。

【家族史】否认父母兄弟姐妹有家族遗传性疾病。

体 格 检 查

T：　36℃　P：70 次/分　R：20 次/分　BP：130/75 mmHg

患者神志清，精神可，发育正常，营养中等，查体合作，全身皮肤黏膜无黄，浅表淋巴结未触及，头颅无畸形，双侧瞳孔等大等圆，视力模糊，视物不清。口唇无紫绀，颈软，颈静脉无怒张，甲状腺不大。胸廓对称，双肺呼吸音清，未闻及干湿啰音。心率：70 次/分，律齐，各瓣膜听诊区未闻及病理性杂音。全腹平软，无压痛及反跳痛，肝脾肋下未及。双肾区无叩痛，四肢脊柱无畸形，NS：生理反射存在，病理反射未引出，生殖器未查，未闻及异常声息气味。舌质红，苔薄腻，脉弦滑。

专科检查：肛周黏膜环形脱出，截石位 3.8.12 点齿线上黏膜隆起明显，色暗红，黏膜溃疡，3 点有活动性出血点，负压数码检查诊断仪：-0.03KPA 压力下见痔核黏膜环状脱出，负压镜下下见直肠黏膜隆起水肿充血局部黏膜糜烂渗血。3、7 点黏膜溃破黏膜渗血，解除压力黏膜 3 分钟观察不能复位，用手指沾石蜡油按摩 2 分钟 50%部分回纳。肛指：直肠内未及异常肿块，指套无染血及异常分泌物。

【辅助检查】暂缺。

患者肛门脱出，此系患者劳累过度，饮食不节，损伤脾胃，脾失健运，湿热内生，下迫肛门，气血瘀滞，冲突为痔。患者舌红，苔薄腻，脉弦。舌脉亦提示湿热之证。证属湿热下注型。

初步诊断：

中医诊断：

西医诊断：

医师：

日期：

上海市南方医院

病史记录

姓名：YYYY　　　　科别：中医肛肠　　　　床号：1012 门诊号　自管卡　　　　住院号：XXXXXX

2012-6-25--8:30　　　　　首次病程录

【病史特点】

1.患者，女性，37 岁，患者便后肛门坠胀反复脱出 10 年，加重一周。

2.患者便后肛门脱出，不能自行回纳，肛门有坠胀感，有痔疮史 10 年余，有乙肝史多年，用药后疗效不显。来院门诊，经检查诊断为"混合痔 "，为进一步治疗，收入我科病房。

3.专科检查：肛周黏膜环形脱出，截石位 3.8.12 点齿线上黏膜隆起明显，色暗红，黏膜溃疡，3 点有活动性出血点，负压数码检查诊断仪：-0.03KPA 压力下见痔核黏膜环状脱出，负压镜下下见直肠黏膜隆起水肿充血局部黏膜糜烂渗血。3、7 点黏膜溃破黏膜渗血，解除压力黏膜 3 分钟观察不能复位，用手指沾石蜡油按摩 2 分钟 50%部分回纳。肛指：直肠内未及异常肿块，指套无染血及异常分泌物。

4.辅检：暂缺。

【诊断】

中医诊断：

混合痔

　湿热下注型

西医诊断：

　　　混合痔

【西医诊断依据】

1.症状：肛门坠胀反复脱出 10 年，加重一周。无明显出血，伴肛门脱出，不能自行回纳。

2.专科检查：肛周黏膜环形脱出，截石位 3.8.12 点齿线上黏膜隆起明显，色暗红，黏膜溃疡，3 点有活动性出血点，负压数码检查诊断仪：-0.03KPA 压力下见痔核黏膜环状脱出，负压镜下下见直肠黏膜隆起水肿充血局部黏膜糜烂渗血。3、7 点黏膜溃破黏膜渗血，解除压力黏膜 3 分钟观察不能复位，用手指沾石蜡油按摩 2 分钟 50%部分回纳。肛指：直肠内未及异常肿块，指套无染血及异常分泌物。

【中医辨病辩证分析】

患者大便后肛门出血，此系患者劳累过度，饮食不节，损伤脾胃，脾失健运，湿热内生，下迫肛门，气血瘀滞，冲突为痔。患者舌红，苔薄腻，脉弦。舌脉亦提示湿热之证。证属湿热下注型。

【西医鉴别诊断】

本病当与溃疡性结肠炎出血相鉴别。后者表现为便后肛门出血，色泽暗红，可伴有血块，或脓血，或黏液血便，腹痛及大便次数增多等症状，故不同。

【中医类证鉴别】

此证当与脾虚型内痔相鉴别。该证便血色淡，量较少，肛内肿物外脱，多能自行回缩，淡胖，边有齿痕，舌苔薄白，脉弱，故可鉴别。

【诊疗计划】

1. 肛肠科二级护理，普食。

2. 入院后完善各项相关检查（血常规，凝血全套，心电图 结肠镜 等）。

3. 内治以清热化湿为主，择期行混合痔手术。

4. 保持大便通畅，避风寒、调饮食、畅情志。

住院医师：

主治医师：

签修日期：

　　2012-6-25--8:30　　　　　　　　　　顾东方主治医师首次查房

一、当日查房时患者情况；

　　患者便后肛门坠胀反复脱出 10 年，加重一周。无明显出血，伴肛门脱出，不能自行回纳，肛门有坠胀感，有痔疮史 10 年余，患者有乙肝史多年，用药后疗效不显。来院门诊，经检查诊断为"混合痔"，为进一步治疗，收入我科病房。

　　专科检查：肛周黏膜环形脱出，截石位 3.8.12 点齿线上黏膜隆起明显，色暗红，黏膜溃疡，3 点有活动性出血点，负压数码检查诊断仪：-0.03KPA 压力下见痔核黏膜环状脱出，负压镜下下见直肠黏膜隆起水肿充血局部黏膜糜烂渗血。3、7 点黏膜溃破黏膜渗血，解除压力黏膜 3 分钟观察不能复位，用手指沾石蜡油按摩 2 分钟 50%部分回纳。肛指：直肠内未及异常肿块，指套无染血及异常分泌物。

主治医师查房时补充病史及体征：

　　患者入院后诉肛门坠胀反复脱出 10 年，加重一周。无明显出血，伴肛门脱出，不能自行回纳。

　　专科检查：肛周黏膜环形脱出，截石位 3.8.12 点齿线上黏膜隆起明显，色暗红，黏膜溃疡，3 点有活动性出血点，负压数码检查诊断仪：-0.03KPA 压力下见痔核黏膜环状脱出，负压镜下下见直肠黏膜隆起水肿充血局部黏膜糜烂渗血。3、7 点黏膜溃破黏膜渗血，解除压力黏膜 3 分钟观察不能复位，用手指沾石蜡油按摩 2 分钟 50%部分回纳。肛指：直肠内未及异常肿块，指套无染血及异常分泌物。

【诊断】

中医诊断：

　　　　混合痔

　　　　湿热下注型

西医诊断：

　　　　混合痔

【西医诊断依据】

　　1. 症状：肛门坠胀反复脱出 10 年，加重一周。无明显出血，伴肛门脱出，不能自行回纳。

　　2. 专科检查：肛周黏膜环形脱出，截石位 3.8.12 点齿线上黏膜隆起明显，色暗红，黏膜溃疡，3 点有活动性出血点，负压数码检查诊断仪：-0.03KPA 压力下见痔核黏膜环状脱出，负压镜下下见直肠黏膜隆起水肿充血局部黏膜糜烂渗血。3、7 点黏膜溃破黏膜渗血，解除压力黏膜 3 分钟观察不能复位，用手指沾石蜡油按摩 2 分钟 50%部分回纳。肛指：直肠内未及异常肿块，指套无染血及异常分泌物。

【中医辨病辩证分析】

　　患者大便后肛门出血，伴肛门疼痛，此系患者劳累过度，饮食不节，损伤脾胃，脾失健运，湿热内生，下迫肛门，气血瘀滞，冲突为痔。患者舌红，苔薄腻，脉弦。舌脉亦提示湿热之证。证属湿热下注型。

【西医鉴别诊断】

本病当与直肠脱垂相鉴别。后者表现为直肠黏膜部分或全层脱出肛外，色泽红，脱出物呈锥形或杵形，不易出血，故不同。

【中医类证鉴别】

此证当与湿热型肛旁脓肿相鉴别。该证肛旁红肿，压痛明显，溃破后形成肛瘘，有脓血泄出，瘘管管通向肛内，白细胞明显增高，舌苔厚腻白，脉数，故可鉴别。

【诊疗计划】

1.肛肠科二级护理，普食。

2.入院后完善各项相关检查（血常规，凝血全套，二对半，HCV,RPR等）。

3.内治以清热化湿为主，择期行混合痔手术。

4.保持大便通畅，避风寒、调饮食、畅情志。

住院医师：

主治医师：

签修日期：

2012-6-25--8:30　　　　陈一诗主任医师查房

一、当日查房时患者情况：

患者便后肛门坠胀反复脱出10年，加重一周。无明显出血，伴肛门脱出，不能自行回纳，肛门有坠胀感，有痔疮史10年余，患者有乙肝史多年，用药后疗效不显。来院门诊，经检查诊断为"混合痔"，为进一步治疗，收入我科病房。

专科检查：肛周黏膜环形脱出，截石位3.8.12点齿线上黏膜隆起明显，色暗红，黏膜溃疡，3点有活动性出血点，负压数码检查诊断仪：-0.03KPA压力下见痔核黏膜环状脱出，负压镜下下见直肠黏膜隆起水肿充血局部黏膜糜烂渗血。3、7点黏膜溃破黏膜渗血，解除压力黏膜3分钟观察不能复位，用手指沾石蜡油按摩2分钟50%部分回纳。肛指：直肠内未及异常肿块，指套无染血及异常分泌物。

主任医师查房补充病史及体征：

患者入院后诉肛门坠胀反复脱出10年，加重一周。无明显出血，伴肛门脱出，不能自行回纳。

专科检查：肛周黏膜环形脱出，截石位3.8.12点齿线上黏膜隆起明显，色暗红，黏膜溃疡，3点有活动性出血点，负压数码检查诊断仪：-0.03KPA压力下见痔核黏膜环状脱出，负压镜下下见直肠黏膜隆起水肿充血局部黏膜糜烂渗血。3、7点黏膜溃破黏膜渗血，解除压力黏膜3分钟观察不能复位，用手指沾石蜡油按摩2分钟50%部分回纳。肛指：直肠内未及异常肿块，指套无染血及异常分泌物。

【中医主要诊断分析讨论】

主要诊断分析：患者大便后肛门出血，伴肛门脱出，此系患者劳累过度，饮食不节，损伤脾胃，脾失健运，湿热内生，下迫肛门，气血瘀滞，冲突为痔。

次要诊断分析：患者舌红，苔薄腻，脉弦。舌脉亦提示湿热之证。证属湿热下注型。

目前治疗的主要问题或主要矛盾：

患者目前病情是肛门坠胀反复脱出10年，加重一周。无明显出血，伴肛门脱出，不能自行回纳，拟混合痔E-PPH术。术后注意肛门出血。

预后评估：

患者混合痔E-PPH术后，防止术后肛门出血，患者术后预后良好，肛门无脱出，无出血。

新进展：

目前开展的内痔环形错位套杂术是新开展的手术方法，针对痔的发病情况，在齿线以上进行套扎，使痔黏膜向上悬吊提拉，其原理与 PPH 相同，且无钛合金钉子留入体内。

【诊疗意见】

1. 肛肠科二级护理，普食。

2. 入院后完善各项相关检查（血常规，凝血全套，心电图，二对半，HCV, RPR 等）。

3. 内治以清热化湿为主，择期行混合痔手术。

4. 保持大便通畅，避风寒、调饮食、畅情志。

【注意事项】

注意术前肠道准备及二便情况，防止出血。

住院医师：

主任医师：

签修日期：

2012-6-27--8:30　　　　术前病程记录

患者入院后，术前检查血常规，凝血酶时间，心电图等正常，查无明显手术禁忌，于今上午在腰麻下行混合痔 E-PPH 术。

【诊断】

【诊断】

中医诊断：

　　混合痔

　　湿热下注型

西医诊断：

　　混合痔

【术前处理】

1. 肛肠科二级护理。

2. 6 小时后流质饮食。

3. 痔宁片 2 盒 3#tidpo 清热通便。

4. 头孢拉定 2G ivgtt　qd　　　抗感染。

【注意事项】

注意术前肠道准备及二便情况。

医师签名：

2012-6-27--15:30　　　　术后病程记录

患者入院后，术前检查血常规，凝血酶时间等正常，查无明显手术禁忌，于今上午在腰麻下作混合痔 E-PPH 术，手术顺利，术后创面无活动性出血，患者无不良反应。

【术后诊断】

中医诊断：

　　混合痔

　　湿热下注型

西医诊断：

混合痔

【术后处理】：

1.肛肠科二级护理。

2.6 小时后流质饮食。

3.痔宁片 2 盒 3# tid po 清热通便。

4.拟清热利湿，痔疾洗液，便后创面坐浴每日两次。

5.头孢拉定 2G ivgtt qd   抗感染。

6.去氨加压素 X3 支 iv gtt qd 止血。

【术后注意观察】：

注意观查患者局部出血及二便情况。

医师签名：

2012—6-28-- 9：00   术后第一天

患者于昨天已经在腰麻下行混合痔 E-PPH 术，手术顺利，昨患者诉伤口疼痛，今疼痛明显减轻，无发热，一般情况可，今半流质饮食，留置导尿畅，大便未排，检查伤口无出血，无水肿，无感染发生。今停导尿，余治疗同前，继观。

医师签名：

2012-6-29一-10：00   术后第二天   顾东方主治医师查房

患者今诉伤口轻度疼痛，无发热，大便未解，小便不畅，一般情况可，半流质饮食，检查：今晨体温平。伤口无活动性出血，肛门无水肿，无感染发生，余治疗同前，继观。

医师签名：

2012-6-30- 10：00   术后第三天

患者今诉伤口疼痛较前减轻，无发热，大便未解，便后无明显出血，小便通畅，半流质饮食，检查伤口无活动性出血，肛门无水肿，无感染发生，今下午出院。

医师签名：

2012-6-30—8：00   出院记录

YYY   中医肛肠   床号 1012   门诊号   自管卡   住院号 XXXXXXXX

于 2012-6-25--8:30   入院，2012-6-30－16：00 出院，共住 4 天。

入院情况：患者便后肛门坠胀反复脱出 10 年，加重一周。无明显出血，伴肛门脱出，不能自行回纳，肛门有坠胀感，有痔疮史 10 年余，患者有乙肝史多年，用药后疗效不显。来院门诊，经检查诊断为"混合痔"，为进一步治疗，收入我科病房。

专科检查：肛周黏膜环形脱出，截石位 3.8.12 点齿线上黏膜隆起明显，色暗红，黏膜溃疡，3 点有活动性出血点，负压数码检查诊断仪：-0.03KPA 压力下见痔核黏膜环状脱出，负压镜下下见直肠黏膜隆起水肿充血局部黏膜糜烂渗血。3、7 点黏膜溃破黏膜渗血，解除压力黏膜 3 分钟观察不能复位，用手指沾石蜡油按摩 2 分钟 50%部分回纳。肛指：直肠内未及异常肿块，指套无染血及异常分泌物。

入院诊断：

【诊断】

中医诊断：

　　　　混合痔

　　　　湿热下注型

西医诊断：

　　　　混合痔

　　患者入院后，术前检查血常规，凝血酶时间正常，查无明显手术禁忌，于 6 月 15 日在腰麻醉下行混合痔 E-PPH 术，手术顺利，患者无不良反应，术后抗炎换药治疗，伤口无水肿、轻度疼痛、无出血、无感染，患者要求今下午出院，准予出院。

　　出院诊断：

　　【诊断】

中医诊断：

　　　　混合痔

　　　　湿热下注型

西医诊断：

　　　　混合痔

出院医嘱　　门诊随访。　　带药 痔疾洗液 X4 瓶　　1 瓶/坐浴　　头孢拉定胶囊 0.25X1 合　　2# tid po

医师签名：

术前讨论

　　1.讨论主持人及参加人员：

王志辉住院医师　　　顾东方主治医师　　　陈一诗主任医师

　　2.术前准备情况：

肠道准备　　　局部备皮　　　甲硝唑液 100ml 带手术室

　　1．可能出现的意外及防范措施：

　　（1）术中出血感染等：术中精细操作，无菌操作，严密止血，术后止血，抗菌素术前应用以预防感染。

　　（2）损伤深部血管等；操作视野充分暴露，术中精细操作。

　　2．具体讨论意见：

　　该病人诊断明确，因肛门疼痛、肿胀、出血等症状，有手术指证，宜及早手术，以解决、缓解肛门疼痛、肿胀、出血等症状，但有手术风险，可能出现感染、出血等情况，术中应加强注意，避免不良后果。

　　3．主持人小结：

　　该病人诊断明确，有手术指证，术中注意勿损伤邻近组织，术后加强监护。

记录者签名：　　　　　　　上级医师签名：

　　　　　　　　　　　　　讨论日期：**2012-06-27**

术前小结

1.简要病情：患者， 女，37岁，肛门坠胀反复脱出10年，加重一周。无明显出血，肛门脱出，不能自行回纳，肛门有坠胀感。

2.术前诊断：混合痔

3.手术指证：

1、术前诊断明确，2、属手术治疗疾病；3、患者无手术禁忌症：术前常规检查，行血Rt、凝血酶原、心电图正常，

4.拟手术名称和方式 2012-6-27腰麻下行混合痔E-PPH术。

5.麻醉方式：腰麻

6.注意事项：

1.麻醉意外，经抢救无效，致呼吸，心搏骤停，或导致成植物人状态。

2.术中损伤重要肌肉组织（内外括约肌）造成术后肛门功能减退或丧失等严重后果。

3.术后尿潴留；伤口感染导致脓毒败血症，经救治无效死亡。伤口延迟愈合、黏连、瘢痕形成，致肛门功能减退，长时间感觉肛门下坠及不适；术后复发，症状依然如故。

4、手术创伤诱发各种重要脏器隐性疾患及其他疾病加重。

5.术中、术后使用必须使用之药品，因过敏反应经抢救无效导致严重后果，

7.主刀医师术前查看病人：主刀医师陈一诗查看病人，同意目前诊断及治疗方案。

术前讨论

1.讨论主持人及参加人员：

王志辉住院医师 顾东方主治医师 陈一诗主任医师

2.术前准备情况：

肠道准备 局部备皮 头孢拉定2GD带手术室

1．可能出现的意外及防范措施；

（1）术中出血感染等：术中精细操作，无菌操作，严密止血，术后止血，抗菌素术前应用以预防感染。

（2）损伤深部血管等；操作视野充分暴露，术中精细操作。

2．具体讨论意见：

该病人诊断明确，因肛门疼痛、肿胀、出血等症状，有手术指证，宜及早手术，以解决、缓解肛门疼痛、肿胀、出血等症状，但有手术风险，可能出现感染、出血等情况，术中应加强注意，避免不良后果。

3．主持人小结；

该病人诊断明确，有手术指证，术中注意勿损伤邻近组织，术后加强监护。

记录者签名； 上级医师签名：

讨论日期：**2012-6-27**

肛肠科手术知情同意书

术前诊断：　　　混合痔

手术名称：　　　混合痔 E-PPH 术

手术日期：　　　2012-6-27

手术人员：　　　陈一诗　顾东方

麻醉方式：　　　鞍麻

经本科医师检查诊断，您的疾患需要手术治疗。为了维护医患双方合法权益，维护医疗秩序，保障医疗安全，在病人的知情权上体现公平、公正原则，我院医师将有关手术中、后可能出现的并发症、后遗症及意外情况告知如下：

1. 术后肛门口可能有瘢痕疙瘩增生及异物感。

2. 尿潴留、粪嵌塞、直肠炎；

3. 肛管直肠狭窄，肛门失禁、液流失禁，肛管皮肤组织缺损，神经损伤等；

4. 恶心、呕吐、药物过敏；

5. 伤口延迟愈合、隐痔残留、创面肉芽水肿、伤口感染；

6. 前列腺损伤、直肠阴道瘘、直肠穿孔、术中术后出血（原患有出血性疾病或倾向者较易出现）、肠系膜下静脉栓塞等；

7. 麻醉意外：头痛、头晕、心悸、心跳呼吸骤停、休克等；

8. 心血管意外、胸闷、气急、心率失常、心源性休克、晕厥等；

9. 手术后痔、肛瘘及尖锐湿疣等肛肠疾病的复发或再发；

10. 医学科学需要需留取临床资料以供诊断、科研、教学之用及促进医学的发展；患者知情和同意本科医师采集手术前后有关的病理照片、文字记录等资料。

11. 特别提示：①E-PPH 手术材料及可吸收线目前未进入上海市医保范围。

12. 本同意书一式二份，病员一份。

　　　　病人本人（或其家属）签字：

　　　　　　　　　　　　　　　　　　　　　　　　　上海市南方医院肛肠外科

　　医生签名：

　　　　　　　　　　　　　　　　　　　　　　　　　2012-6-27

手术记录

术前诊断：混合痔

术后诊断：混合痔

手术名称：混合痔 E-PPH 术

手术日期：2012-6-27

手术人员术者：陈一诗 顾东方

麻醉方法：腰麻 麻醉施行者：刘明智

手术经过：

1．麻醉成功，取膀胱截石位， 常规消毒皮肤，铺手术巾。

2．使用肛管镜插入内仔细检查距肛缘 7CM 内黏膜和痔核情况，排除其他病变。

3．实施手指扩肛术，使肛管直径达到 4 横指。

3．在痔块脱垂较少且肛膜外翻较轻微的三个点用三把无创伤钳固定撑开，使圆形肛管扩张器（CAD）被导入。助手用手固定。

4．在齿状线 5 厘米处 3、6、9、12 点处用套扎器，-0.1 负压下对直肠黏膜套扎。

5．圆形肛管扩张器（CAD ） 向下移动 2 厘米处，对 1.5、4.5、7.5、10.5 处直肠黏膜套扎。

6．电刀切除 7、11、12 点赘皮外痔部分切除。

7．术中无出血。

记录：2012-6-27

[附] 老器械套扎器—痔核套扎方法的讨论（爱医网）

皮圈就是老式自行车的气门芯，一个用剪刀剪2mm宽就够了。这种气门芯一定得质量好一点。

用牵引式套扎器套扎直肠息肉1例

靳医师 于 2011-5-12 16:23 编辑

最近有站友问起套扎疗法，刚好今天碰到1例适合胶圈套扎，照了图片发上来。

女性，93岁。大便后肛门内肿物反复脱出2年，滴鲜血1天。指诊：距肛缘3cm直肠前壁可触及大约2x2cm质软包块，指套带血。诊断：直肠息肉。

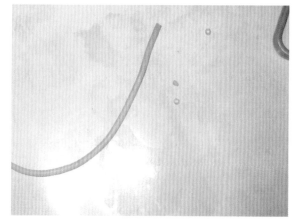

靳医师提供照片

1. 将胶圈安上套扎器的过程。

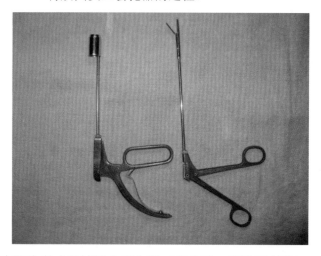

此照片老式器械陈少明收藏（套扎器、痔核钳套装）

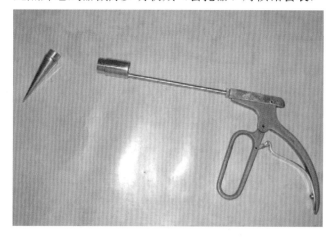

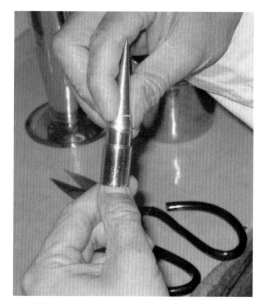

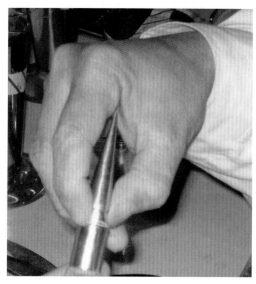

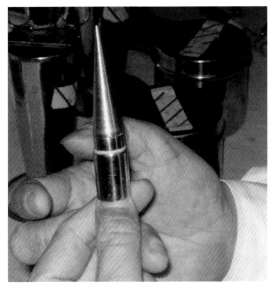

靳医师装环操作图谱

2. 胶圈套扎息肉的过程。

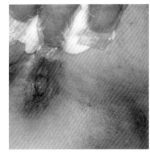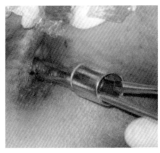

靳医师套扎操作图谱（组织钳代替痔核钳）

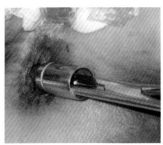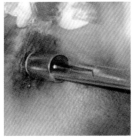

靳医师套扎操作图谱（组织钳代替痔核钳）

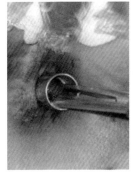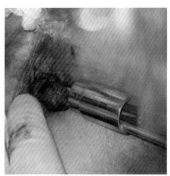

靳医师套扎操作图谱（组织钳代替痔核钳）

将息肉拉入套扎器的头里面，扣动扳机，胶圈套入息肉根部。

套扎结束，将息肉塞入肛内。

发表于 2011-5-12 16:12 只看该作者 这就是全过程了。等哪天有机会再拍一个痔疮套扎的。有人担心胶圈脱落，其实，这个担心是多余的，在息肉或痔在逐渐缺血坏死的过程中，基底部逐渐缩小，胶圈也会随之缩小，胶圈不会脱落；如果确实担心，就在胶圈外面部分打一点消痔灵原液将残端充盈。

发表于 2011-5-12 17:56 只看该作者 靳老师的图片清晰，过程详细，讲解到位。

靳老师又填补了爱爱医的一项空白肛肠板块这么多帖子没一个帖子介绍了这项技术送花香香

你这不是吸住套扎呵呵是先用组织钳夹住牵拉再套扎

本帖最后由便衣天使于 2011-5-13 07:06 编辑

手术漂亮，不再多赞。

学生来个鸡蛋里挑骨头，老师不要见怪。胶圈好像是用家庭用剪刀剪的，胶圈、套扎器好像不是无菌的，将胶圈安上套扎器时操作者的手好像没消毒（指甲也没剪），术时没有铺巾，助手戴的手套是一次性的——无菌观念不够。

但作为教学资料这样做则久妥，因可能误导学生及新手，淡化他们的无菌观念，使他们误认为肛门手术不一定要无菌的操作。

积小川以成大海采点滴方可博学

发表于 2011-5-13 00:12 只看该作者 靳老师的讲解很到位，又

和老师学习了，谢谢分享

手术漂亮，不必多捧，学生来个鸡蛋里挑骨头，老师不要见怪。

胶圈好像是用家庭用剪刀剪的，胶圈、

便衣天使发表于 2011-5-12 23:56

你观察的很细致，送花了。安胶圈和拍照是同一个人，所以，安胶圈的过程是另拍的。另外，我们不必机械的理解无菌观念，首先，肛肠手术是无法无菌的，再者，套扎器和胶圈是无法无菌的，为了无菌，安好胶圈后可以用碘伏简单消一下毒。

牵引式套扎器套扎其原理是利用套扎将肿物和松弛的黏膜一同结扎，使肛垫上提，胶圈可随息肉或痔的坏死而收缩，不会出现不完全坏死，结扎高度一般在3～6cm，此术是丝线结扎和胶圈配合的产物，是一种合理的术式，操作较单纯结扎烦，现用的也不多，我第一次见到这种手术，感谢老师在学业上的无私。

张医生

发表于 2011-5-18 00:37 只看该作者铺巾消毒还是有必要的，要是手术记录写不消毒直接钳出瘤套扎出了问题看病历就输定了. 乳胶制品可以剪好用戊二醛浸泡消毒，不用套扎器也可以进行，胶圈套在两把血管钳上，一把牵引瘤体，一把钳夹基部，松开牵引血管钳，顺势将胶圈套在瘤体基部，个人认为还是直接切了然后可吸收缝线处理放心一点，不过套扎比较简便一些。

15 楼

发表于 2011-5-19 15:28 只看该作者靳老师的图片清晰，过程详细，讲解到位。

17 楼

发表于 2011-6-21 08:40 只看该作者很到位的图文并茂实例教材，令我这个肛肠外科人也很受益。

18 楼

发表于 2011-6-21 15:36 只看该作者套扎后，痔核充血水肿期会不会很痛？请赐教。

靳医师发短消息加为好友靳医师(人民军医)当前离线

19 楼

发表于 2011-6-21 15:58 只看该作者套扎后，痔核充血水肿期会不会很痛？请赐教。

紫朴皓月发表于 2011-6-21 15:36

息肉不会痛的，痔疮个别的会下坠。

20 楼

发表于 2011-6-21 20:38 只看该作者很好的器械，现在也有用 RPH（一次性套扎器）的，另外，单纯内痔和低位直肠息肉都比较适合（本病例距离肛门缘 3 厘米，属于低位息肉），如果是高位息肉，个人认为还是缝扎安全一些，毕竟有些高位直肠息肉出血甚至比 PPH 术后出血的位置还高，止血难度较大。

21 楼

发表于 2011-6-28 19:34 只看该作者请问靳老师：您用的套扎皮圈从哪里能买到？皮圈自己如何裁剪的？套扎的注意事项和技巧？万分感谢等待您的教导！！！

斑竹

肛肠外科版主、爱心天使

22 楼

发表于 2011-6-28 22:16 只看该作者请问靳老师：您用的套扎皮圈从哪里能买到？皮圈自己如何裁剪的？套扎的注意事项和技巧？万分感谢等待您的教…

zqy520发表于 2011-6-28 19:34

皮圈就是老式自行车的气门芯，一个用剪刀剪 2mm 宽就够了。这种气门芯一定得质量好一点。

23 楼

发表于 2011-6-29 16:04 只看该作者谢谢靳老师，我买了一个肛肠检查与手术器械包，里面也有像您那个牵引式套扎器，还有其他的一些器械，叫不出名字，不知怎么用，能不能请靳老师也详细说说！谢谢！

肛肠外科版主、爱心天使

24 楼

发表于 2011-6-29 17:11 只看该作者谢谢靳老师，我买了一个肛肠检查与手术器械包，里面也有像您那个牵引式套扎器，还有其他的一些器械，叫不出…

27 楼

发表于 2011-7-1 22:32 只看该作者向老师学习，我们医院一直在使用痔疮负压胶圈套扎器，一次性的，跟这个的原理差不多，我们大部分是用来使用内痔、混合痔的内痔，息肉的话一般都是在肠镜下作的，效果也很好。

发表于 2011-7-11 20:03 只看该作者很清晰又学到了好像市场是不是有一次性的套扎器。

为人类医疗事业奋斗今天

（陈少明　杨中良）

第十一章 直肠脱垂的套扎吻合技术

直肠脱垂又称脱肛，是指肛管直肠甚至乙状结肠下段脱出于肛门之外，为直肠黏膜、肛管、直肠全层和部分乙状结肠向下移位而脱出肛门外。各种年龄层均可发病，但多发于幼儿、老年人、久病体弱、身高瘦弱者及先天缺陷者。而女性因骨盆下口较大及多次分娩等因素，发病率高于男性。该病以直肠黏膜及直肠反复脱出肛门外并伴随肛门松弛为主要特点。

第一节 病因病理

一、病因病理

如长期便秘、慢性腹泻、前列腺肥大引起排尿困难、慢性支气管炎引起慢性咳嗽直肠脱垂原因等因素及先天缺陷等，均可致直肠脱垂。

（一）病因

1.发育不全因素 骶骨发育尚未成熟的小儿或发育有缺陷的成年人，骶骨向前弯曲角度小，发育平直，直肠呈垂状走行，膀胱或子宫陷窝的位置较高，直肠后面失去了骶骨曲面的承托作用，增加腹内压时容易向下移位。

2.物理性因素 由于种种原因造成持续性腹腔内高压，致使直肠周围或盆底部的肌肉群、韧带、筋膜等支持组织不能承受而发生松弛。如尿道狭窄、膀胱结石、前列腺肥大等并发的排尿困难，重体力劳动，顽固性便秘，慢性腹泻，多胎产妇等易促使直肠向下脱垂。

3.病理性因素 这是在临床上为最多见的发病原因，从某种意义上来说，脱肛是一种并发症或继发性疾病。如患有慢性消耗性疾病或吸收障碍，营养不良，患有内痔、直肠息肉、肿瘤长期隆出肠壁、年老体质虚弱、腰骶神经损伤，易使骨盆肌肉群与肛门括约肌衰退、松弛无力，失去对肛管、直肠的承托作用，直肠黏膜下层组织疏松，黏膜层与肌层失去黏连固定作用，造成直肠黏膜向下滑脱移位。

（二）病理

1. 解剖缺陷 骶骨弯曲度不够，弯曲过直，直肠后方失去有效的支持，易向前滑动。

2. 直肠前凹腹膜返折过低 直肠易向下滑动。

3. 组织软弱 先天发育不全、后天营养不良、年老久病等，使提肛肌及骨盆底部肌肉软弱无力，直肠不能保持正常位置。

4. 腹压增加 如腹泻、便秘、排尿困难、慢性咳嗽、妊娠等。

直肠脱垂分为部分脱垂(只是黏膜脱出)和完全脱垂(全层脱出)两种类型。

（三）发病机理

目前对直肠脱垂的发生有两种学说。

1. 滑动性疝学说 认为直肠脱垂是盆腔陷凹腹膜的滑动性疝，在腹腔内脏的压迫下，盆腔陷凹的腹膜皱壁逐渐下垂，将覆盖于腹膜部分之直肠前壁压于直肠壶腹内，最后经肛门脱出。

2. 肠套叠学说 正常时直肠上端固定于骶骨岬附近，由于慢性咳嗽、便秘等引起腹内压增加，使此固定点受伤，就易在乙状结肠直肠交界处发生肠套叠，在腹内压增加等因素的持续作用下，套入直肠内的肠管逐渐增加，由于肠套叠及套叠复位的交替进行，致直肠侧韧带、肛提肌受伤，肠套叠逐渐加重，最后经肛门脱出。也有人认为以上两种学说是一回事，只不过是程度的不同，滑动性疝也是一种肠套叠，只是没有影响到整圈肠壁。而后者是全层套叠。根据脱垂程度，分部分性和完全性两种。

（1）**部分脱垂（不完全脱垂）** 脱出部仅为直肠下端黏膜，故又称黏膜脱垂。脱出长度为2~3cm，一般不超过7cm，黏膜皱壁呈放射状，脱垂部为两层黏膜组成。脱垂的黏膜和肛门之间无沟状隙。

（2）**完全脱垂** 为直肠的全层脱出，严重者直肠、肛管均可翻出至肛门外。脱出长度常超过10cm，甚至20cm，呈宝塔形、黏膜皱壁呈环状排列，脱垂

部为两层折叠的肠壁组成，触之较厚，两层肠壁间有腹膜间隙。发病缓慢。早期仅在排粪时有肿块自肛门脱出，便后可自行缩回。随着病情的发展，因肛提肌及肛管括约肌缺乏收缩力，则需用手帮助回复。严重者在咳嗽、喷嚏、用力或行走时亦可脱出，且不易回复。如未能及时复位，脱垂肠段可发生水肿、绞窄，甚至有坏死的危险。此外常有大便排不尽与肛门部下坠、酸胀感，有的可出现下腹胀痛，尿频等现象。嵌顿时疼痛剧烈。

滑动性疝学说(图11-1)1912年Moschcovftz提出直肠脱垂是直肠在盆腔陷凹入腹腔的滑动疝。

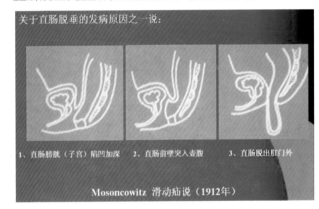

图 11-1 滑动性疝学说

肠套叠学说(图11-2)1968年Broden及Snellmen认为直肠脱垂并不是滑动性疝，而是乙、直肠套叠。

直肠脱垂分为部分脱垂(只是黏膜脱出)和完全脱垂(全层脱出)两种类型。

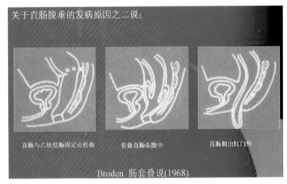

图 11-2 肠套叠学说

第二节　症　状

直肠脱垂主要症状：大便排不尽，肛门部下坠，下腹胀痛，尿频。直肠脱垂常见于儿童及老年，在儿童，直肠脱垂是一种自限性疾病，可在 5 岁前自愈，故以非手术治疗为主。成人完全性直肠脱垂较严重的，长期脱垂将致阴部神经损伤产生肛门失禁、溃疡、肛周感染、直肠出血，脱垂肠段水肿、狭窄及坏死的危险。

直肠脱垂的早期影像学症状

初起常有便秘、排便无规律，总感觉直肠满胀和排便不净。在排便的时候有肿物脱出，但可自行缩回。时间较久的行走及用力都能脱出，常需要送回。由于经常脱出而排出黏液污染内裤。肠黏膜受损伤发生溃疡时还可引起出血和腹泻。肛门和直肠感觉较迟钝。肛门以上内脱垂症状常无变化，主要是在排便后感觉未完全排空，总用力才有排空感。脱垂在直肠内反复下降和回缩，引起黏膜充血水肿，常由肛门流出大量黏液和血性物。患者常感盆部和腰骶部坠胀、拖拽，会阴部及股后部钝痛等。

直肠脱垂的典型解剖特征

（1）直肠自身套叠；

（2）深陷凹或深 douglas 凹；

（3）直肠与骶骨岬不固定；

（4）直肠和乙状结肠冗长；

（5）盆底和肛门括约肌薄弱；

（6）可能存在乙直肠膨出和其他异常。

第三节　诊　断

一、诊断要点

（1）早期排便时肿物自肛门脱出，便后自行缩回。

（2）反复脱出可使肠黏膜充血水肿或溃烂，脱出后常需用手帮助托回。

（3）严重时，走路、下蹲、咳嗽时即可脱出，易发生水肿、充血和嵌顿，引起剧痛、下腹部及肛门处坠感。

（4）肛门指诊检查可发现肛门括约肌松弛无力。

二、临床症状

1.脱出　这是肛门直肠脱垂的主要症状，早期排便时直肠黏膜脱出，便后自行复位；随着病情的发展，身体抵抗力逐渐减弱，日久失治，直肠全层或部分乙状结肠突出，甚至咳嗽、负重、行路、下蹲时也会脱出，而且不易复位，需要用手推回或卧床休息后，方能复位。

2. 出血　一般无出血症状，偶尔大便干燥时，擦伤黏膜有滴血，粪便带血或手纸拭擦时有血，但出血量较少。

3. 潮湿　部分病人由于肛门括约肌松弛，收缩无力，常有黏液自肛内溢出，以致有潮湿感。或因其脱出，没有及时复位，直肠黏膜充血、水肿或糜烂，黏液刺激肛周皮肤而引起瘙痒。

4. 坠胀　由于黏膜下脱，引起直肠或结肠套叠，压迫肛门部，产生坠胀，有的还感觉股部和腰骶部痠胀。

5. 嵌顿　大便时，肛门直肠脱出未能及时复位，时间稍长，局部静脉回流受阻，因而发炎肿胀，并导致嵌顿。这时，黏膜由红色逐渐变成暗红色，甚至出现表浅黏膜糜烂坏死、或脱垂肠段因肛门括约肌收缩而绞窄坏死。病人症状亦随之由局部反应发展到全身，出现体温上升，食欲减退，小便困难，大便干结，疼痛坠胀加剧，坐卧不安，甚者发生肠梗阻症状。

三、鉴别诊断

和痔疮区别：直肠脱垂的症状与内痔脱出类似，所以临床上常常将直肠脱垂与内痔脱出混为一谈，都被称为"脱肛"，但实际上二者有较大的区别。

1. 视诊　内痔脱出物为充血肿大的痔块，呈花瓣状或环状，可见有出血，痔核之间凹陷有正常的黏膜。直肠脱垂的脱出物为直肠，有明显的放射状纵形沟纹或直肠环圈，色淡白或淡红，无出血。

2. 指诊　内痔脱出，肛门松紧度正常。直肠脱出，肛门括约肌明显松弛。

3. 窥器检查　内痔用窥器检查时，可见到黏膜呈花瓣状且黏膜隆起的肉块大小不一。直肠脱垂黏膜呈环状隆起，呈螺丝状，呈均匀状。

直肠脱垂与直肠息肉相鉴别，直肠息肉也可由肛门脱出，为较小圆形光滑之肿物，必须注意肠套叠有时也能从肛门翻出，似直肠脱垂Ⅲ度脱垂，如用手指检查，可触及直肠肛管与脱垂肠管间的黏膜反折，依据病史及体征不难鉴别。

四、脱肛分类

1. Ⅰ度脱垂　为直肠黏膜脱出，脱出物呈淡红色，长3～5cm，触之柔软，无弹性，不易出血，便后可自行回纳。

2. Ⅱ度脱垂　为直肠全层脱出，脱出物长5～10cm，呈圆锥状，淡红色，表面为环形而有层次的黏膜皱襞，触之较厚，有弹性，肛门松弛，便后有时需用手回复。

3. Ⅲ度脱垂　直肠及部分乙状结肠脱出，长达10cm以上，呈圆柱形，触之很厚，肛门松弛无力。脱肛的症状鉴别诊断，Ⅰ度直肠脱垂应与内痔脱出相鉴别，内痔脱出时痔核呈分颗状，无环状黏膜皱襞，黯红色或青紫色，容易出血。此外，还有一些疾病应与脱肛相鉴别，如直肠息肉、肛管直肠癌、肛乳头瘤、肛管疣、赘皮性外痔等。

五、中医辨证

直肠或直肠黏膜脱出肛门外的病证。《诸病源候论•痢病诸候》："脱肛者，肛门脱出也。"因气虚下陷，或胃肠湿热下注所致。多见于体质虚弱的小儿和老年人，身高瘦弱者也易发生。幼儿发育不全，骶骨弧度较直，肛门括约肌肌力较弱，啼哭和腹泻常诱发脱垂，以部分脱垂较常见。成人因内痔经常脱出也可诱发，以直肠黏膜脱垂为多。女性因骨盆下口较大，多次分娩，可使盆底筋膜和肌肉松弛，故发病率女性高于男性。

六、典型图谱(图 11-3～16)

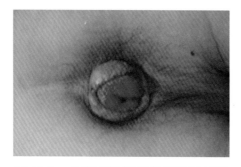

图 11-3　　I 度直肠脱垂伴括约肌松弛

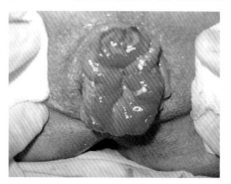

图 11-4　　II 度直肠脱垂伴黏膜出血

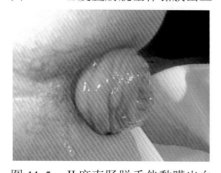

图 11-5　　II 度直肠脱垂伴黏膜出血

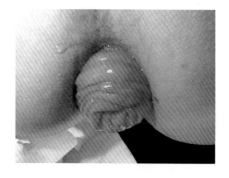

图 11-6　　II 度直肠脱垂伴黏膜出血

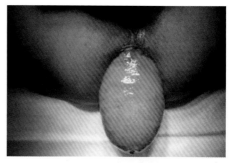

图 11-7　　III 度直肠脱垂

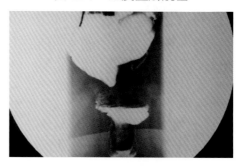

图 11-8　　直肠黏膜内脱垂

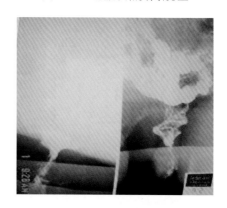

图 11-9　　直肠黏膜脱垂

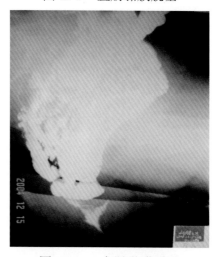

图 11-10　　直肠黏膜脱垂

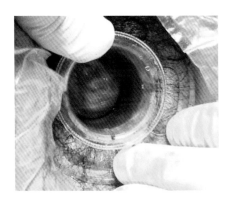

图 11-11　直肠黏膜内脱垂

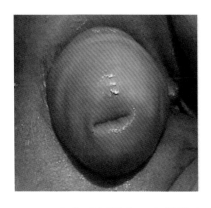

图 11-14　6 岁女反复脱出 3 个月脱出 5cm

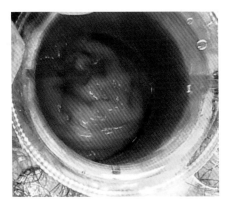

图 11-12　直肠黏膜内脱垂

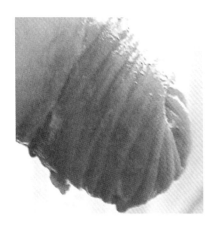

图 11-15　14 岁男反复脱肛 5 年脱出 12cm

七、小儿直肠脱垂

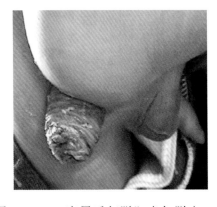

图 11-13　4 岁男反复脱肛半年脱出 6cm

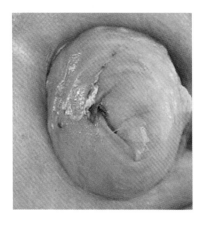

图 11-16　16 岁女反复脱肛 1 年脱出 4cm

第四节　治　疗

一、直肠脱垂套扎吻合技术（图 11-17～19）

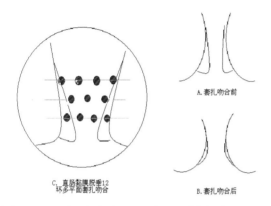

A. 套扎吻合前

B. 套扎吻合后

C. 直肠黏膜脱垂 12 环多平面套扎吻合

图 11-17　直肠脱垂 12 环多平面错位套扎吻合

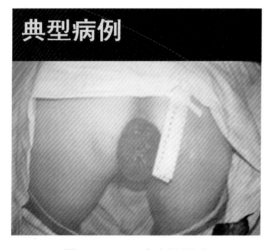

图 11-18　Ⅲ度直肠脱垂

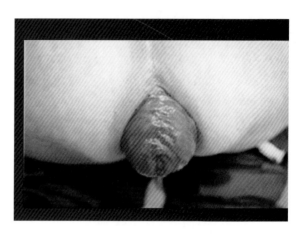

图 11-19　Ⅲ度直肠脱垂

（一）治疗机理：套扎吻合技术治疗直肠脱垂的机理

1. 直肠脱垂病理演变过程及形成的病理本质表现松弛、脱垂、增生、肥厚。松弛在于以提肛肌为主的 Trize's 肌系统松弛、直肠黏膜广泛的环状松弛、肛肠环松弛；脱垂表现为黏膜或和肌层的分离状或套叠状向肛外移位；增生、肥厚多体现在肠黏膜受反复套叠、刺激、扩张、腹压、推挤、肛肠环卡压之充血水肿使大肠下段黏膜面积显著扩大、痔区黏膜体积明显增加。在复位时的肛镜下这种松弛、增生、肥厚状态常表现为镜口被黏膜组织堵塞。

2. 应用套扎吻合疗法的治疗机理和优势

（1）套扎吻合疗法是闭合性隐形枯切增生肥厚的病理黏膜组织，同时愈合后的瘢痕组织像直肠瓣一样的功能状态，增强直肠黏膜的附着力防治其他黏膜组织滑脱；闭合无伤口可最大限度预防感染、患者容易接受。

（2）具有非手术疗法的显著优势，治疗作用肯定。美国学者 nivatvons 曾报道应用套扎吻合疗法套扎吻合肠黏膜取得良好疗效，表明套扎吻合后黏连固脱作用显著，近代多位学者的成功应用也使本疗法日臻完善。

（3）操作方便，我们习惯应用东方 PPH 对高位肠黏膜吸引式套扎吻合，避免了牵拉钳夹的创伤并易于掌握套扎吻合量

（二）治疗方法

（1）流食二日后清洁灌肠，左侧卧位，术前常规准备就绪后采用腰麻或腰俞麻醉，有痛点位补注局麻药使麻醉满意，肛镜下和脱出位下充分清洁、消毒肛管直肠黏膜，铺巾。

（2）方法 1：在普通肛门镜下从直肠最上端开始向下散在、间隙性套扎吻合松弛之肠黏膜，各套扎吻合点位之间留置 1cm 以上黏膜组织；

（3）方法 2：直肠复位状态下，第一步：东方 PPH 肛门镜内层镜和扩张器引导下在直肠距肛缘上 9 厘米（齿线上 6 厘米）左右"同心圆"膀胱截石位 3、6、9、12 点各处分次套扎吻合；

第二步：距肛缘上 7 厘米（齿线上 4 厘米）左右"同心圆"膀胱截石位 1.5、4.5、7.5、10.5 点各处分次套扎吻合；

第三步：东方 PPH 肛门镜外层镜引导下在直肠距肛缘上 5 厘米（齿线上 2 厘米）左右"同心圆"膀胱截石位 3、6、9、12 点各处分次套扎吻合。

（4）肛门紧缩:肛缘 6,12 点分别放射状梭型剪口至皮下，用大号皮针穿最粗肠线（或可吸收 2-0

线）绕肛皮下引线，6 点打结使肛门顺利通过二指，4 号丝线缝合梭状切口、包埋肠线。

（5）丁字带加压包扎、术毕（图 11-20、21）。

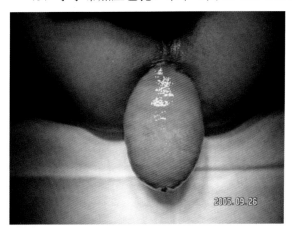

图 11-20 治疗前

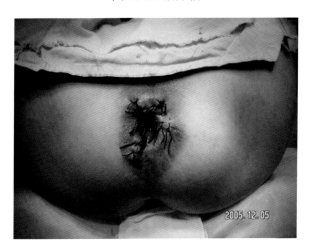

图 11-21 治疗后

二、一般治疗

1.消除诱发因素　检查造成排尿困难、咳嗽、腹泻或便秘的原因，予以积极治疗。

2.卧床休息　平卧排便，或用黏膏将臀部拉紧，儿童多可采用此方法。

3.注射疗法　适用于轻度黏膜脱垂、年老体弱者或儿童。用陈氏消痔油（5%石炭酸芝麻油）或 5%鱼肝油酸钠，截石位 3、6、9 点注射至肠黏膜下，每点注射 1～2ml，每周 1 次，共 2～3 次。

4.中医治疗 气虚下陷者，治宜补气升提，用补中益气汤，重用人参、黄芪、升麻；虚中挟火而痛者，加黄芩、黄连、槐花；虚寒者，用理中汤。因胃肠湿热下注，肛脱肿痛者，选用抽薪饮、大分清饮等方。可同时兼用局部熏洗搽敷：寒者用荆芥、胡葱煎洗，以伏龙肝、鳖头灰、百药煎研末，油调敷；热者用朴硝、白矾汤洗，以黄柏、牡蛎粉掺搽；焮红肿痛者，以田螺去靥，入冰片，化水搽(见《类证治裁·脱肛》)。湿热下注大肠者，宜清利湿热，兼以升提，方用黄芩、黄连、槐角、黄柏、升麻、柴胡等药，外用五倍子、白矾煎汤熏洗。

5.手术治疗

（1）肛周皮下支持环埋入法：在局麻下于肛门前后皮肤各做一小切口，以弯止血钳环绕肛门潜行游离皮下组织使两切口相通，然后置入一消毒不锈钢丝或尼龙带，作成环状。两端拉紧固定，使肛门只能容一指通过。2～3个月后取出钢丝或尼龙带。

（2）直肠折叠术：适用于脱出在5cm以内的成年人的完全直肠脱垂。患者取截石位，手术在鞍麻下进行。先使脱垂的直肠完全脱出，在齿状线处环形切开黏膜，将黏膜向脱垂顶端方向剥离，并妥善止血。将肌层用细肠线间断纵行缝合，使之折叠缩短，于前、后、左、右四点每处缝合1～2针，剪去多余黏膜，将切缘黏膜与齿状线黏膜缘间断缝合。

（3）直肠悬吊术：适用于程度较重的完全直肠脱垂。经腹腔内将直肠悬吊于骶骨岬的筋膜上，再以丝线荷包缝合封闭直肠前陷凹的腹膜，将乙状结肠固定于左侧腹壁。

（陈少明　于庆环）

第十二章 直肠息肉套扎吻合技术

直肠息肉是一种直肠黏膜增生的赘生物，是临床上常见的出血性疾患。因息肉多少、位置高低、性质不同，可分为腺瘤性息肉、乳头状息肉、炎性息肉及息肉病等四种。

结肠息肉和直肠息肉同属于大肠息肉，是结肠和直肠隆起性病变，可根据触诊、结肠镜观察或 X 线钡餐灌肠检查而作出的临床诊断。大肠息肉临床表现不一，早期可无任何症状，一般临床表现可有腹痛、腹泻、便血、大便中可含有黏液，或伴有里急后重感。

根据息肉的类型不同，结肠息肉、直肠息肉的治疗方法也不同。平时最多见的息肉是炎症性和腺瘤性两种。前者与大肠炎症反应有关，后者则由于结肠黏膜表面细胞更新的不平衡引起。炎症性息肉在炎症治愈后可自行消失，对腺瘤性息肉，我们必须有所警惕，它一般不会自行消失，如果长久存在于肠腔内，则有恶变的可能。因此，检出息肉和确定其病变性质的最有效措施，是定期进行全结肠镜检查。得了炎症性息肉，一般无须特殊处理，每隔 1～2 年作一次结肠镜随访即可。小的腺瘤性息肉，可通过肠镜下电凝方法直接切除，凡直径≥1cm 而完整摘除困难或广蒂者，先行咬取活检，排除癌变后经手术完整摘除。如有癌变则根据癌变范围，选择局部肠壁或肠切除手术。

家族性腺瘤性息肉病又叫多发性息肉病，与以上息肉不同的是，它是一种遗传性疾病，而且多发，可布满结肠和直肠，具有很高的癌变倾向。好发于青年，一般 15～25 岁青春期开始出现临床症状，30 岁左右最明显。据陈少明报道一例家族性结肠息肉病家系报告，青春期前 6 岁即有症状。其家族 27 人中有一例 40 岁癌变死亡。

此病的严重性在于癌变率高，而且癌变常不限于一处，为多中心。患者 12、13 岁即可出现腺瘤性息肉，20 岁时息肉已遍布大肠，如不及时治疗，40 岁以后几乎不可避免地出现癌变。据文献记载，大肠腺瘤演变为癌需时 5～15 年。癌变发生的部位和一般大肠癌规律类似，直肠和乙状结肠多见，来自息肉病的腺癌，发病早、发展快、易扩散，手术切除后的 5 年生存率也较低。

第一节　病因病理

现代医学对其真正的病因，至今尚未明确，可能与下列因素有关：

1.慢性刺激　粪便性质发生变化而产生的特殊刺激；或因痢疾、溃疡性结肠炎、血吸虫病、蛲虫病等肠道疾病的刺激；以及慢性便秘、粪便干结等，均可刺激直肠黏膜而发病。直肠黏膜长期被炎症刺激；可引起肠黏膜的息肉生成，这是由于肠黏膜的炎症充血水肿，糜烂溃疡愈合之后，导致疤痕逐渐收缩，形成息肉状，又由于慢性炎症刺激，致腺体阻塞，黏液储留而发病。

2.遗传因素　胎儿在胚胎期，上皮细胞即有易感性。这种特性使上皮细胞在生长发育期快速生长而成息肉。一般认为，息肉形成与基因突变和遗传因素有密切关系，从目前研究情况表明，突变基因可以由父母遗传给后代子女，在遗传机会上男女是均等，没有性别的差异。

3.饮食因素　饮食因素与直肠息肉的形成有一定关系，患者特别是细菌和胆酸相互作用，很多可能是腺瘤性息肉形成的基础。

遗传因素

第二节　症　状

(一)直肠息肉的症状

1.脱出　直肠息肉蒂较长时多可脱出肛外。息肉脱出有时仅露肛口，有时连同部分蒂部脱出肛外，如息肉较大，脱出后须手托还纳，偶可嵌顿于肛外，高位息肉常不能脱出。

2.直肠指检　直肠中、下段的息肉，指检可触及柔软、光滑、活动的结节。

3.直肠镜检　腺瘤性息肉呈圆形，表面黏膜淡红且有光泽。绒毛乳头状腺瘤为分叶状，形似菜花，软如海绵的大息肉。炎性息肉蒂长色红。增生性息肉多呈丘状隆起结节。

4.便血　为鲜血、被盖于粪便表面而不与其混合。直肠下端的带蒂息肉排便时可脱出肛门外。

5.息肉合并溃疡感染　可有黏液血便和里急后重感。

6.若发现多个息肉　作乙状结肠镜或纤维镜检，排除多发息肉及结肠息肉病。

7.全身症状　息肉数量较多、病程较久者，可出现贫血、消瘦等全身虚弱表现。大量排泄黏液者，可发生低钾性心律紊乱或四肢软弱无力，易疲劳等。

(二)分类

直肠息肉分类均按组织学表现和病理性质划分。

1.新生物 计有管状腺瘤、管状绒毛腺瘤、绒毛腺瘤和家族性腺瘤息肉病。这类息肉是由肠上皮生长的新生物，极易发生癌变。错构瘤这类肿瘤是正常组织的异常混合，一种或数种组织过度生长的肿瘤。包括：幼年息肉、幼年息肉病、黑斑息肉和黑斑息肉综合征。息肉一般不会恶变，但息肉病则多会恶变。

2.炎性息肉 即假息肉，由肠黏膜溃疡而引起。常见的有：慢性溃疡性结肠炎、良性淋巴样息肉和良性淋巴样息肉病，属正常淋巴组织，与癌变无关。

3.增生性息肉 又叫化生性息肉。是在直肠和结肠黏膜上的无蒂小结节，可单个孤立，也可多发，颜色与周围黏膜相同，直径仅有几毫米，一般无症状，多并发腺瘤。

4.综合征类 该类病在肠胃内有息肉，在胃肠道外有特殊表现。

第三节　诊　断

(一)诊断要点

1. 直肠指检 在直肠下端可触及圆形柔软肿物。

2. 内镜检查 可触及单个或多个带蒂息肉或广基息肉，前者活动度大，后者较固定，息肉圆形，柔软，若息肉变硬，表面高低不平，固定肠壁，可能有癌变。为明确性质，取活体组织。可在黏膜上推动。

3. 病理检查 病理诊断必须取息肉组织切片检查。

(二)鉴别诊断

1. 直肠息肉 是泛指直肠黏膜表面向肠腔突出的隆起性病变。直肠癌病理性质不一，有的是良性肿瘤，有的是炎症增生的结果，从肉眼观察大体相似。病理有腺瘤、绒毛状腺瘤、

2. 幼年型息肉、家族性息肉病及炎性息肉 息肉可能是癌前病变。有的息肉可恶变成直肠癌。普遍认为，随着腺瘤息肉体积的长大，其癌变率也随之增加，总癌变率为10%～20%。广基息肉比有蒂息肉易于癌变；生长在高位息肉要比在直肠内的息肉易恶变。

(1)病理变化：①一般认为，息肉是癌变的前期，从病理角度来看，腺瘤有恶变倾向。②息肉病可累及全大肠，恶变度很高，约占60%。

(2)息肉大小。腺癌息肉越大，恶性率越高。

(3)息肉的位置：高位息肉较低位的易癌变，据统计管状腺瘤中，在直肠的癌变率为7.3%，而在乙状结肠的癌变率为24.8%。

(4)直肠息肉形状：广基息肉比有蒂息肉易于癌变，有蒂癌变率为4.5%，而广基癌变率为10.2%，无蒂息肉癌变率潜力明显大于有蒂息肉。

3. 直肠息肉良、恶性区分 区分直肠息肉的性质，是手术治疗方案选择，以及患者预后好坏的重要保证。

（1）脆性：在检查时，以窥器或器械触及时极易出血者，多为恶性息肉。反之则为良性。

（2）溃疡：息肉一般情况下无溃疡，当恶变时，即可形成溃疡，特别是带蒂的息肉一般不会引起溃疡，一旦发生溃疡，则表明其有恶性改变。

（3）活动性：坚实牢固、无蒂的息肉易恶变；而带蒂具有活动性的则恶变相对较低。

（4）外形：有分叶的息肉易恶变，光滑圆润的则少。

（5）基底：息肉基底大，头小者极易恶变。

（6）类型：有蒂的多是管状腺瘤，相对癌变率较低。

（7）大小：息肉增大或息肉较大的易恶变，息肉无明显增大的，则较少恶变。

一般来说，容易变癌的息肉有如下特征：

（1）组织学上属于腺瘤型息；

（2）宽基广蒂息肉；

（3）直径超过 2 厘米的大型息肉或短期内生长迅速的息肉。

4. 直肠下部息肉或蒂部较长者 排便时可脱出肛外，称为低位息肉，易于发现。一般便后可自行回纳，若反复脱出，则逐渐不能自行复位，需手法送回。此时便条常有压痕沟，可出现排便不畅、下坠、里急后重等不适感。息肉常单发，偶有多发。幼年型息肉不易恶变，多发性成人息肉恶变较多。腺瘤性是最多见的一种息肉。

低位带蒂息肉，排便时脱出，肉眼观察即可诊断，但不能除外多发性息肉及息肉病。如有无痛性便血，经指诊及窥肛触到活动性柔软肿物或看到息肉，亦可诊断。经上述检查如未发现疾病，即应行乙状结肠、纤维结肠镜检查或气钡灌肠造影，可确定其位置、数目、大小、性状和范围。同时取材送病理检查，确定有无癌变，以便选定治疗方法。

直肠息肉是一种直肠核膜增生的赘生物，是临床上常见的出血性疾患。因息肉多少、位置高低、性质不同，可分为腺瘤性息肉、乳头状息肉、炎性息肉及息肉病等四种。

（三）典型图谱

1. 腺瘤性息肉(直肠息肉)(图 12-1～2) 是一种肠道的良性肿瘤，多见于儿童。由腺样组织构成，初起在黏膜上有一个小的突起，多无症状，逐渐长大如黄豆粒，再大如核桃。质软有弹性，色多鲜红而易出血。无蒂者称为广基息肉；有的因肠蠕动及粪便推动使息肉下移，将肠黏膜拉长成蒂称为带蒂息肉。如蒂部纤维化，血运减少，息肉则变为黄白色。由于粪便反复摩擦及压迫，其表面常发生糜烂而出血则排便带血，色鲜红附于粪便表面，偶尔带有黏液。位置较高者称为高位息肉，不易发现。直肠下部息肉或蒂部较长者，排便时可脱出肛外，称为低位息肉，易于发现。一般便后可自行回纳，若反复脱出，则逐渐不能自行复位，需手法送回。此时便条常有压痕沟，可出现排便不畅、下坠、里急后重等不适感。息肉常单发，偶有多发。幼年型息肉不易恶变，多发性成人息肉恶变较多。腺瘤性是最多见的一种息肉。

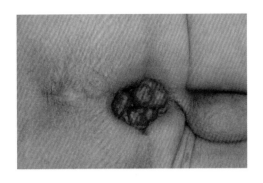

图 12-1　腺瘤性息肉

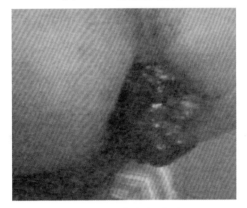

图 12-2　腺瘤性息肉

2.乳头状息肉(绒毛乳头状瘤)(图 12-3)　本病约占成人息肉的 15%，多发生于 35～50 岁的男性。也是一种良性腺瘤，但先由黏膜表面细胞生长，然后肠腺发生改变。多发生直肠或乙状结肠下部。常为单发，广基无蒂或有短蒂，表面不平，有很多细长的绒毛样突起，呈颗粒状，分成小叶，形似海绵，呈红色，血管丰富，易出血而便后带血。若其表面发生感染、糜烂，则混有黏液。如带蒂者位置低，排便时脱出肛外，常有便频、腹泻或排便不畅感。恶变率比腺瘤高(据手术切除材料统计，约占 20%～70%。乳头状纤维瘤是乳头肥大，不属此种。

3.炎性息肉(图 12-4～5)　亦称假性息肉，是一种炎症改变。由于肠黏膜溃疡(如溃疡性结肠炎、痢疾等)愈合后所引起，多在直肠，不会癌变。

4.息肉病(图 12-6～10)　本病为结肠及直肠多发性息肉，有多种类型，常见者为家族性腺瘤息肉病、息肉综合征、遗传性黑斑息肉综合征、幼龄息肉。

前二者易恶变，后二者不易恶变，90%以上发生在直肠和乙状结肠；有的全部结肠受累，少数患者胃及小肠也受累。息肉形态和大小不一，有的群生，有的甚至长成融合一片，息肉呈红色或黄白色、质软，有的表面糜烂或溃疡，分泌大量黏液。早期无明显症状，以后常有腹痛、腹泻、黏液血便。常继发感染，症状加重，出现稀便、味臭，带泡沫黏液血脓，偶有便秘，饭后即有便意感或里急后重感，由于长期消耗而出现贫血、消瘦。

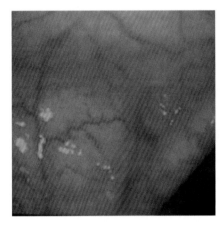

图 12-3　乳头状息肉(绒毛乳头状瘤)

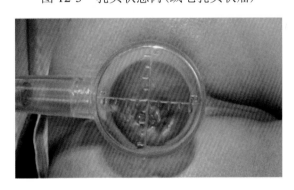

图 12-4　炎性息肉

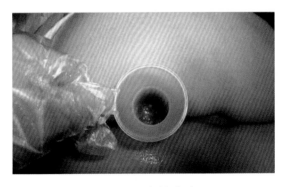

图 12-5　炎性息肉

遗传性黑斑息肉综合征伴有面部、口唇周围、口腔颊黏膜、手指、足趾、手掌、足跖、肛门周围和阴道的黑色素斑点。

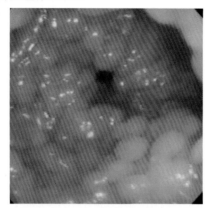

图 12-6　家族性腺瘤息肉病

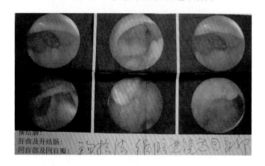

图 12-7　遗传性黑斑息肉综合征

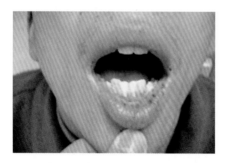

图 12-8　遗传性黑斑息肉综合征伴有口唇周围黑色素斑点

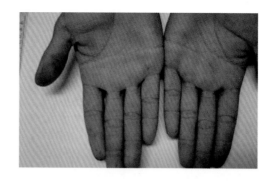

图 12-9　遗传性黑斑息肉综合征伴有手指黑色素斑点

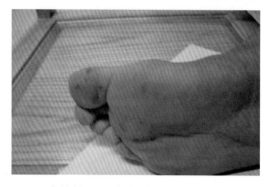

图 12-10　遗传性黑斑息肉综合征伴有足趾黑色素斑点

第四节　治　疗

一、套扎吻合治疗

1.低位带蒂息肉套扎吻合治疗　扩肛后用食指

将息肉轻轻拉出肛外，或在窥镜下，用套扎吻合器对住体和蒂基底部(包括肠黏膜)，推板机，将胶圈套于息肉蒂根部，待其自然脱落。此法为最好的方法。(图12-11～19)

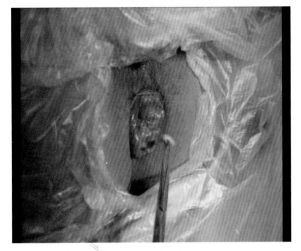

图 12-11　直肠息肉

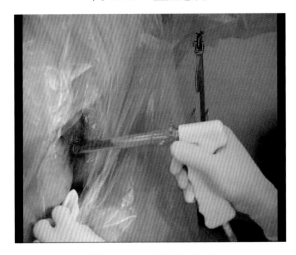

图 12-12　套扎吻合术

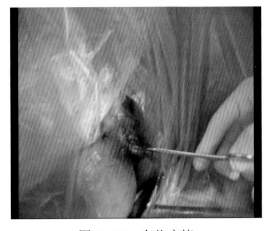

图 12-13　套扎完毕

2.套扎吻合法适用于高位息肉　在乙状镜下，用长柄套扎器，对准息肉吸引，推板机，将胶圈套于息肉蒂根部，待其自然脱落。

3.电圈套术适合于高位息肉　在乙状镜下用长柄绝缘圈套器套住蒂部，逐渐收紧，稍拉出离开肠壁。将柄端接通电灼器，通入低强度切割透热电流，重复而短暂(0.5～1 秒)地电灼一、二次，同时收紧套圈，直至割断蒂部。如有出血可用肾上腺素棉球压迫止血。

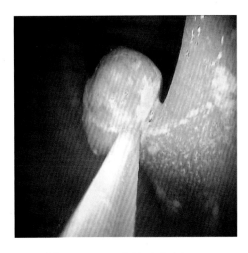

图 12-14　2 岁治疗中刘 XX

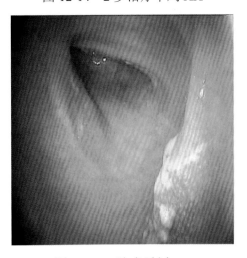

图 12-15　治疗后刘 XX

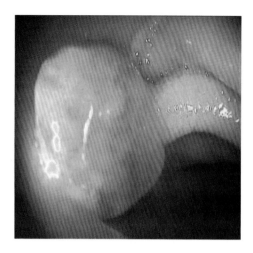

图 12-16　治疗前孙 XX

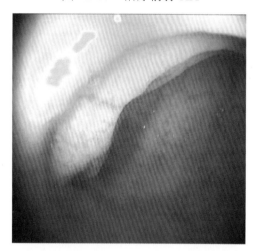

图 12-17　治疗后孙 XX

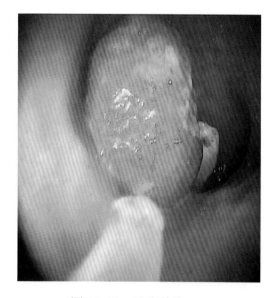

图 12-18　治疗前张 XX

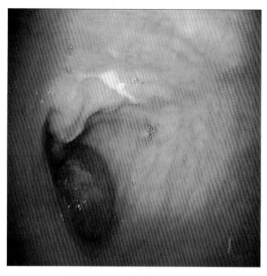

图 12-19　治疗后张 XX

二、非手术疗法

(一)外治法

1. 明矾液注射法适用于广基息肉　侧卧,消毒,局麻,扩肛找到息肉,消毒;将 6%~8%明矾液 0.3~0.5ml 注入息肉基底部。术后服麻仁丸,防止便秘。或在乙状结肠镜下,用活检钳夹住带有长塑料管的小儿头皮针,对准息肉底部穿刺,助手推药至基底部发白为度。但此法不能取活组织检查。

2. 保留灌肠法　可选用下列方剂:

(1) 6%明矾液 50ml,每睡前灌肠。

(2) 乌梅 12 克,五倍子 6 克,五味子 6 克,牡蛎 30 克,夏枯草 30 克,海浮石 12 克,紫草 15 克,贯众 15 克,浓煎为 150ml,每次 50ml,睡前灌肠。

(二)内治法

清热祛湿,活血祛淤,软坚散结为主,可选用下列方剂:

(1) 乌梅(去核、炒成炭)250 克,僵蚕(微炒)250克,蜂蜜 500 克,炼蜜为丸,每次 9 克,每日 3 次。

（2）半枝莲 30 克，山豆根 30 克，诃子 15 克，薏苡仁 15 克，白花蛇舌草 30 克，黄芪 30 克，白术 15 克，水煎服，每日 3 次。加减：腹痛加元胡、橘核、茴香；腹泻加黄连、马齿苋；便血加地榆、槐角、炒荆芥；体虚脾弱加党参、当归、淮山药、麦芽、山楂、鸡内金。

（3）地丁 15 克，公英 15 克，半边莲 30 克，地榆 9 克，白花蛇舌草 30 克，桃仁 10 克，石见穿 12 克，黄药子 12 克，炙甘草 6 克，干蟾皮粉 3 克，水煎服，每日 3 次。

三、手术治疗

治疗原则：小于 1 厘米的良性息肉，可在结肠镜下直接套扎或切除。若直径大于 1 厘米的良性息肉，距肛门 10 厘米以内，可采取经肛门直接切除。10 厘米以上的结肠可采取腹腔镜下切除。若息肉为恶性，需按恶性肿瘤原则进行处理，如腹腔镜下手术或开腹手术。

由于肠息肉癌变率比较高，因此，应早发现，早进行结肠息肉、直肠息肉的治疗。

1.结扎法　适用于低位带蒂息肉。扩肛后用食指将息肉轻轻拉出肛外，或在窥镜下，用止血钳夹住蒂基底部（包括肠黏膜，注意不要夹断蒂部，造成出血），拉出肛外，用圆针在钳下行贯穿 8 字结扎，切除息肉，注入九华膏或放油纱条。此法为最好的方法。

2.电烙法　适用于高低位广基小息肉。在肛镜、结肠镜下找到息肉，用电烙器或高频电凝器烧灼息肉根部，无蒂息肉可烧灼中央部，但均不宜烧灼过深，以免损伤肠壁。术后卧床休息，1 周后复查，如脱落不全可再次电烙。

3.手术切除息肉　对低位较大广基息肉疑有癌变和乳头状息肉者（黏膜粗糙、暗红、较硬、糜烂、溃疡、易出血）可作局部切除缝合或经直肠后部息肉切除术。对息肉病可根据病变部位及范围行直肠前切除术、腹会阴直肠切除术、乙状结肠切除术、左、右半结肠切除术或全结肠切除术。

切除息肉均应行病理检查，但注射法和电烙法，因组织已破坏不能送病理检查，故应尽量少用。

（陈少明　于庆环）

[临床体验]

家族性结肠腺瘤病青春期前显证 1 例报告

陈少明

家族性结肠腺瘤病是一种少见的遗传性疾病，很少在青春期以前出现，其特征是直肠和结肠中有大量腺瘤性息肉，如不治疗可发展成大肠腺癌。笔者发现 1 例青春期前显证患者，并对其家系进行调查，现报告如下：

患者男，14 岁，因便血及肛门肿物脱出 8 年，加重半年而入院。患者 6 岁时即发现大便带血伴葡萄状物约 7×6×6cm，表面布满有蒂或无蒂息肉，大如枣，小如米粒，肛门极度松弛。未发现皮肤色素沉着。钡灌肠和乙状结肠镜检查诊为乙状结肠及直肠多发息肉。手术时取 5 处息肉切片，病理报告均为腺瘤。本例患者家系四代共 27 人，16 人患本病，4 人死亡，发病年龄均在青春期以前。

体会：本病的预后取决于确诊时间，且手术是唯一的治疗方法。一般认为，癌变多发生于 20 岁以前。Bussy 报告 1 例 19 岁，上海仁济医院报告 1 例 17 岁。因此有人建议在 10～15 岁时即可施行手术，不会影响其生长发育。本例仅 14 岁，实行乙状结肠和直肠切除后，近期情况良好。

参 考 文 献

1．[美]D、C 萨比斯顿、曾宪九译．克氏外科学．（上册）．第 1 版．北京：人民卫生出版社，1983.1292

2．阎于梯．家族性结肠腺瘤病五个家系报告．中华医学杂志，1985，65(1)：55

3．陈少明．家族性结肠腺瘤病青春期显证一例家系报告．中国肛肠病杂志，1991，（1）：19

第十三章　直肠前突套扎吻合技术

第一节　病因病理

直肠前突（rectocele，RC）的译文是直肠膨出，即直肠前壁突出，亦称直肠前膨出。为出口阻塞综合征之一。患者直肠阴道隔薄弱直肠壁突入阴道内，亦是排便困难的主要因素之一。本病多见于中老年女性，但近年来男性发病者也有报道。

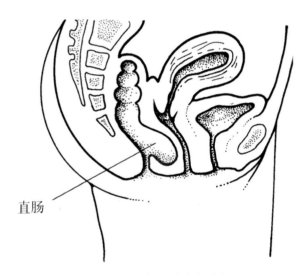

图 13-1　直肠前突解剖

（一）生理解剖（图 13-1）

1. 毗邻关系

（1）前方为生殖器，男性为膀胱底、精囊腺、输精管壶腹和前列腺；女性为子宫和阴道。其上部为间接关系，其间隔有盆腹膜腔，下部为直接关系，其间隔有直肠膀胱隔或直肠阴道隔。

（2）后方为直肠后间隙，为疏松结缔组织，紧贴骶骨前，由正中向外，有骶正中血管、骶交感干、骶外侧血管、骶丛和骶静脉丛。与直肠紧密相贴下行的为直肠上血管，也是直肠的最主要血管，其分为二支斜行并向前环绕直肠至其两侧，并形成后索。

（3）外侧有两种关系，上部为直肠左、右外侧沟，其底深面为后索，内有直肠上血管及腹下丛；下部为直肠侧韧带，内有直肠下血管。

2. 固有结构

（1）直肠的侧曲及直肠横襞 transverse folds of rectum：位于直肠的上段，呈上、下部向右，中间向左三个弯曲。在曲的凹侧，突向管腔内并形成上、中、下三处横襞。上襞位于与乙状结肠交界处，中襞最大，位于盆腹膜返折处，下襞不恒定。侧曲加横襞有利于管腔内物质的承托和积存，在进行肠腔内检查时要特别注意这些结构特点。

（2）直肠的两个直角曲：即骶曲 sacral flexure 和会阴曲 perineal flexure，位于直肠的下段。骶尾曲处于骶尾骨前，为第一直角，也是由其而塑成，骶尾曲加强了侧曲和横襞的作用，而且还大有协助和支持盆内脏功能，盆内的全部脏器均处于此曲的承托之中。会阴曲处于穿盆膈处，为第二直角，由耻尾肌拉向前方形成，其曲度的变化，可控制肛门的开闭。

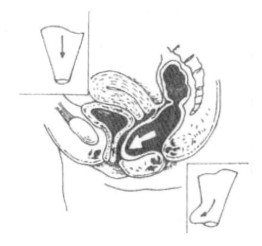

图 13-2　直肠前突解剖图示

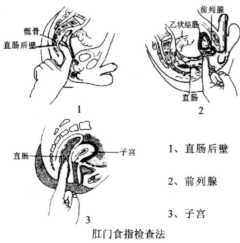

1、直肠后壁
2、前列腺
3、子宫

肛门食指检查法

图 13-3　直肠前突检查

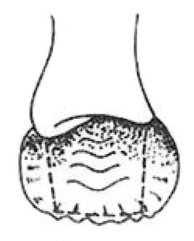

图 13-4　直肠前突手术图示

（二）病理病因（图 13-2～4）

1. 直肠前突的两大原因

病因一：直肠前突系排便时直肠前壁过度突入阴道的一种病理状态。

正常排便时，腹压升高，盆底肌松弛，肛管直肠角度变钝，盆底呈漏斗状，肛管成为最低点。粪便在排便压驱动下排出，由于骶曲的影响，下行粪块的垂直分为成为排便动力，而水平分力则作用于直肠前壁使向前突出。在男性，由于前方坚实，直肠不易前突；而女性则由于前方较空虚，该水平分力则作用于直肠前壁使其向前突出。直肠阴道隔中有腹会阴筋膜通过，并有在中线交织的提肛肌纤维，二者可大大加强直肠阴道隔的强度，以抵抗上述水平分力，使直肠前壁在排便时不致过度前突而改变粪块运动的方向。

病因二：分娩、发育不良、筋膜退变及长期腹压增高均可使盆底受损而松弛。尤其是分娩时，可使肛提肌裂隙中的交织纤维撕裂，腹会阴筋膜极度伸展或撕裂，从而损伤直肠阴道隔的强度，影响其抵抗排便的水平分力而逐渐向前突出。患者多在产后发病，提示本病发生与经阴道生产有关；本病多发生于中年，提示可能与结缔组织的退变有关。

2. 病理机制　直肠前壁由直肠阴道隔支撑，该隔主要由骨盆内筋膜组成，内有肛提肌的中线交叉纤维组织及会阴体。若直肠阴道隔松弛，则直肠前壁易向前膨出，类似疝突出。多见于慢性便秘致腹内压长期增高的女性、多产妇、排便习惯不良者、老年女性会阴检弛等。

国内专家通过对直肠前突患者进行常规检查、肛肠动力学、盆底肌电图、排粪造影及肛肠转动功能等项检查，对直肠前突的病因及发生机理提出以下见解：

直肠前突系排便时直肠前壁过度突入阴道的一种病理状态。正常排便时腹压升高，盆底肌松弛，肛管直肠角度变钝，盆底呈漏斗状，肛管成为最低点，粪便在排便压驱动下排出。由于骶曲的影响，下行粪块的垂直分成为排便动力，而水平分力则作用于直肠前壁使向前突出。在男性，由于前方坚实，直肠不易前突；而女性则由于前方较空虚，该水平分力则作用于直肠前壁使其向前突出。该水平力作用于直肠阴道隔。直肠阴道隔中有腹会阴筋膜通过，并有在中线交织的提肛肌纤维，二者可大大加强直肠阴道隔的强度，以抵抗上述水平分力，使直肠前壁在排便时不致过度前突而改变粪块运动的方向。

分娩、发育不良、筋膜退变及长期腹压增高均可使盆底受损而松弛。尤其是分娩时，可使肛提肌裂隙中的交织纤维撕裂，腹会阴筋膜极度伸展或撕裂，从而损伤直肠阴道隔的强度，影响其抵抗排便的水平分力而逐渐向前突出。直肠前突女性患者多在产后发病，提示本病发生与经阴道生产有关；本病多发生于中年，提示可能与结缔组织的退变有关。

前突发生后，其顶部便突破盆膈而成为排便时的最低点，且其纵轴与粪便下行方向一致，沿骶曲下行的粪块首先进入前突，如此时大便干硬不易变形或盆底不能同步松弛，则排便压力将主要作用于前突顶部，患者虽感会阴部胀满，但粪便却难以排出。由于排便压力作用方向改变且被部分耗散，直肠后壁受压减少，主要位于此区的排便感受器得不到充分刺激，以致盆底肌不能充分松弛而开通肛管上口，粪便难以导入肛管。会阴胀满迫使患者更加用力，形成恶性循环，使前突不断加深，盆底不断下降。盆底痉挛综合征患者困难排便时盆底肌反常收缩，对直肠前壁和盆底提供了主动保护，因此该组患者盆底下降较少，直肠前突也较浅。由此提示，直肠前突与盆底松弛有十分密切关系，盆底受损很可能是始发因素，其导致的直肠前突又反过来加重分底下降，二者可互为因果。

盆底下降时，支配盆底肌的阴部神经必然受到牵拉。该神经末端长约90mm，受拉伸展不超过12%。直肠前突患者安静时神经受牵拉为19.4%，而排便时受牵拉则为31.3%。如此反复过度牵拉将导致神经功能或器质性损害，使受其支配的肛提肌、外括约肌逐渐变弱，表现为收缩压下降。Read认为，阴部神经损伤可使直肠感觉功能下降，直肠壁张力降低，直肠收缩反射迟钝。文献证实，肛提肌的直肠附着部及耻骨直肠肌均有大量内脏神经纤维分布，因此，便意产生及直肠的反射性收缩可能也与此有关。盆底异常下降对上述内脏神经也难免造成损伤。直肠前突患者中肛管收缩压、便意感觉容量、直肠收缩波及收缩率均下降，提示有盆底神经损伤。神经损害可加重盆底功能失调，进一步损害非排便功能，互为因果形成恶性循环。

盆底神经肌肉受损伤位置异常下降，其所支托的组织器官亦随之松弛下降而造成多种病变。检查结果表明直肠前突几乎均合并其他类型的松弛性病变，这提示直肠前突是某种复杂的病理过程中的一环。

直肠前突往往不是一个独立的病变，可能是盆底松弛综合征的一种表现。

第二节　临床症状

1. 排便困难　排便困难是直肠前突的主要症状。用力排便时腹压增高，粪块在压力的作用下冲向前突内，停止用力后粪块又被挤回直肠，造成排便困难。排便不尽而用力努挣，结果腹压进一步增加，使已松弛的直肠阴道膈承受更大的压力，从而加深前突，如此形成恶性循环，排便困难越来越重，少数患者需在肛周、阴道内加压协助排便，甚至将手指伸入直肠内挖出粪块。

直肠前突在排粪困难病例中所占比例，国内外报道有差异，Mehieu 报道 144 例中有 44 例，卢任华报道 461 例中有 239 例，蔡志春报告 145 例（女 106 例）中有 90 例，所占比例分别为 30.6%、51.8%和62.0%。

2. 便不尽　因粪便不能排除，患者由蹲位改为立位后，直肠内粪便会再次刺激直肠后壁的排便感受器，引起便意而再次排便，造成便不尽。

3. 排便间隔时间长　因排便感受器位于直肠后壁，直肠前突后，病人立位或坐位时，直肠前突部位是直肠的最低点，粪便进入直肠后首先要进入直肠前突内，无法对排便感受器进行有效的刺激，无法产生便意。只有在有足够多的粪便产生时，才能产生有效刺激，才有便感，这是排便时间长的主要原因。

4. 单次排便时间长　因直肠内有效排便压力的降低，造成粪便不能直接排出，必须等到直肠内粪便多出很多时才能排出来。

5. 有劲使不上　因直肠前突时，患者排便不畅，粪便进入直肠前突内，尽管努力使劲增加腹压，因为直肠前突的作用，并不能使直肠内形成足够排便的压力，仍然不能排出粪便。

6. 下坠感　由于粪块积存在直肠内，患者有肛门下坠感。

7. 腹胀　因为直肠前突排便困难的同时，有时排气也会受到影响，肠道内气体排出不畅，就会引起腹胀。

第三节　诊断

（一）诊断要点

根据上述典型病史、症状及体征，直肠前突诊断并不困难。正常人用力排粪时，在肛管肛提肌直肠交界处前上方有时可见向前膨出，长度较长，但深度一般不超过 5cm。国内医学界提出直肠前突排粪造影检查，可分为三度：即轻度，前突深度为 0.6～1.5cm；中度为 1.6～3cm，重度≥3.1cm。

另外，Nichols 等建议将直肠前突分为低位、中位和高位三种。低位直肠前突者多由分娩时会阴撕裂引起；中位直肠前突最常见，多因产伤引起；高位直肠前突是由于阴道上 1/3、主韧带、子宫骶骨韧带破坏或病理性松弛所致，常伴有阴道后疝，阴道外翻，子宫脱垂。

（二）检查

直肠指诊及排粪造影等是诊断直肠前突的主要检查方法。

直肠前突指诊检查：直肠指诊可触及肛管上端的直肠前壁有一圆形或卵圆形突向阴道的薄弱区。

用力排粪时突出更明显。

排粪造影：可见到直肠前壁向前突出，钡剂通过肛管困难。前突的形态多为事袋状，鹅头角状或土丘状，边缘光滑，如前突深度超过 2cm，其囊袋内多有钡剂嵌留；如合并耻骨直肠前肌病变，则多呈鹅征。

所隔排出试验：将一头连接气囊的导管插入肛门壶腹部，注入 100ml 气体。让患者用力作排便动作，从中了解直肠的排泄功能。正常者 5 分钟内可将气囊排出，超过 5 分钟者为排出延迟。

第四节　治疗

先采用保守治疗，但不主张采用峻泻剂和灌肠，而强调三多，多食粗制主食或富含食物纤维的水果蔬菜；多饮水每日总量达 2000～3000ml；多活动。通过以上治疗，一般患者的症状均有不同程度改善，经过 3 个月正规非手术疗效治疗症状无好转、疗效不明显者可考虑手术治疗。

1. 套扎吻合技术治疗直肠前突　治疗前注意事项：肠道及阴道预备，患者于手术前 2d 进流质饮食或无渣饮食，每晚洗肠 1 次~2 次，术前 1d 禁饮食，只补液，术日晨清洁灌肠，以清除潴留于直肠、乙状结肠内的粪便。将积存于其中的粪便及液体消除干净，同时在擦拭过程中可将脱垂黏膜复位，有利于直肠内容物排出。阴道预备，术前 2d 晨做阴道冲洗，冲洗后置阴道栓 1 枚，术日晨用 0.1%利凡诺冲洗阴道，有阴道滴虫、真菌感染者，给予药物先行治疗，手术应避开经前、经期，术前剃尽会阴部阴毛。

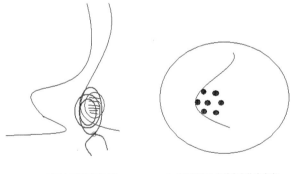

A.耻骨直肠肌挂线切开　　B.直肠前突六角错位套扎吻合术

图 13-5　直肠前突手术

其手术要点是，在直肠前突处行六角错位直肠黏膜套扎吻合术，以达到绞窄效果，从而引起黏膜坏死脱落，靠该处黏膜下和肌层组织使创面快速愈合。同时对耻骨直肠肌切开挂线（图 13-5），消除或减低耻骨直肠肌肥大紧张痉挛造成对直肠前壁排便时力的冲击，从原因上解除发病原因，防止复发，达到手术的远期效果。事实证明，此术式效果满意，副作用小，值得推广。该类手术适用于中间位直肠前突，特点是快速、简单易行、出血少。

2. 一般手术方式主要有以下 3 类：

（1）经直肠内修补：患者取俯卧位，双下肢下垂 45°左右，下腹及耻骨联合部略垫高。可采用腰麻或骶麻。用宽胶布黏贴双侧臀部，向两侧牵开，显露肛门部。常规消毒臀部、肛门及阴道，用手指轻轻扩张肛门，以容纳 4～6 指为宜。将直角拉钩或 S 形拉钩伸入肛门内，助手协助暴露直肠前壁。

具体手术方法分 2 种。

1）Sehapayah 法：在直肠下端，齿线上方 0.5cm 处作纵形切口，长约 7cm，深达黏膜下层，显露肌层，根据前突的宽度，游离两侧黏膜瓣，为 1～2cm。左食指插入阴道内，将阴道后壁向直肠方向顶起，以便于协助压迫止血及防止损伤阴道，然后用 2/0 铬制肠线缝合，进针点距中张的距离可根据前突程度而定，一般进针点选择在前突的边缘正常组织处可从右侧肛提肌边缘自外向内进针，再从左侧肛提肌边缘毕，用右手食指能触摸出一条垂直而坚固的肌柱。缝合时针尖切勿穿过阴道后壁黏膜，以防发生阴道直肠瘘。最后修正两侧膜瓣，用铬制肠线间断缝合黏膜切口。直肠内置凡士林纱条，从肛门引出。

2）Khubchandani 法：在齿线处作横切口，工为 1.5～2cm，在切口两端向上各作纵作切口，每侧长约 7cm，成 "U" 字形。游离基底较宽的黏膜肌层瓣（瓣内必须有肌层），黏膜肌层瓣向上分离须超过直肠阴道隔的薄弱处。先做 3～4 间断横行缝合，横行缝叠松弛的直肠阴道隔；再做 2～3 针间断垂直缝合，缩短直愊前壁，降低缝合黏膜肌层瓣的张力，促进愈合。切除过多的黏膜，将黏膜肌层瓣边缘与齿线间断缝合，最后间断或连续缝合两侧纵形切口。

（2）经直肠闭式修补（Block）法：根据前突大小，用弯血管钳纵行钳夹直肠黏膜层，再用 2/0 铬制

肠线自下而上连续缝合黏膜肌层，直到耻骨联合处。缝合时应下宽上窄，以免在上端形成黏膜瓣影响排粪。该法仅适用于较小的（1～2cm）直肠前突。

经直肠入路修补直肠前突的优点：

1）方法简便；可同时治疗其他伴随的肛管直肠疾病；

2）可用局麻完成手术；

3）更直接接近括约肌上区，能向前折叠耻骨直肠肌，重建肛管直肠角。

该法缺点是不同是纠正膀胱突出或阴道后疝，有肛管狭窄者亦不是经肛门修补，合并以上情况者以阴道修补为宜。

（3）直肠内封闭缝合法修补直肠前突：其手术要点是，在直肠前突处行双重连续交锁缝合，将该处直肠黏膜、黏膜下组织和肌层缝合一起，消灭直肠前壁囊袋。连续交锁缝合要勒紧，以达到绞窄效果，从而引起黏膜坏死脱落，靠该处黏膜下和肌层组织使创面快速愈合。该类手术适用于中间位直肠前突，特点是快速、简单易行、出血少，不足之处是有时前突封闭不完全，术后可复发。

必须注意，单纯直肠前突较少，多合并有直肠前壁黏膜脱垂、直肠内套叠、会阴下降、肠疝等。治疗时应同时治疗合并疾患，否则将影响疗效。另外，需认真做好术前准备和术后护理。术前 3 日口服肠道抗生素，术前 2 日进软食，手术当日禁食，并清洁灌肠、冲洗阴道。术后继续用抗生素或甲硝唑等预防感染，进流食，保持 5～7 天不大便。

3. 直肠前突闭合术的手术步骤

手术步骤：行骶裂孔阻滞麻醉，麻醉生效后改折刀位（如伴有心肺疾患的老年患者改用截石位），常规消毒、铺巾，1∶10 碘伏原液反复消毒直肠中下段及肛管，指力扩肛达 4～6 指，生理盐水棉球拭净

术野。用肛门拉钩将肛门向两侧及后侧牵开，显露直肠前壁。术者左手食指伸入阴道中探查直肠阴道隔薄弱部位，依据排粪造影及指检判断直肠前突的深度和宽度，用弯血管钳纵行钳夹直肠前壁黏膜，用 0 号铬制肠线于血管钳钳尖上之直肠黏膜进针，起始部打结自上而下连续锁边缝合，每次进针、拉紧缝线前助手向下适度退出血管钳避免打在血管钳上影响锁边缝合的紧张度，至最后一针进针前缝线末端预留双线长度出针后保持整个锁边缝合紧张，此时助手完全退出血管钳，收紧线并把带针线一端与预留双线打结。每针缝合深度至黏膜下肌层。

4. 直肠前突造成的便秘如何治疗　直肠突造成的便秘多见于中老年人，是由于多产、难产妇，直肠前壁　直肠前突向前膨胀所致前壁肌层变薄，粪便进入直肠突出部分，不能由肛门排出，停止排便时，便又可回入直肠。

具体表现：出口梗塞便秘，盆腔内有沉重和疼痛感，排粪困难，用手指向后压迫阴道后壁，可使粪便从肛门排出。

该病一般不需手术治疗，按便秘对症治疗，若便秘影响到工作生活，则应行手术治疗。

5. 术前护理事项

（1）心理护理：患者便秘日久，对手术期望值较高，医务人员应向患者及家属详细交代病情，阐明手术的重要性和必要性，术后可能发生的并发症，如直肠阴道瘘、感染、出血等，以及术后注意事项，了解患者的思想状况，积极加以安慰、疏导。

（2）肠道准备：术前 3d 予半流质饮食，术前 1d 进流食，术前 12h 禁食，术前晚口服 20%甘露醇 250ml,然后喝 2 000ml 温开水，服药后密切观察排便次数、量、性质，同时监测生命体征、皮肤、黏膜的变化，及早发现虚脱的先兆症状，给予及时的处

理。如排便不畅，于术前清洁灌肠。直肠前突为出口梗阻综合征之一，由于长期便秘，腹内压增高，经产妇、中老年妇女会阴松弛，导致直肠阴道隔松弛，失去对直肠前壁的支持作用，使直肠前壁向前凸出，引起直肠前突。手术的目的是消除囊袋，加固直肠、阴道隔，恢复排便功能。术后护理的目的是巩固疗效，减少并发症的发生。

6. 直肠前突术后注意事项

（1）饮食护理：术后禁食 2～3d,控制排便 3～4d,此期间给予静脉补充能量。然后　直肠前突进流食 2～3d,半流食 2d,其后给予软食逐渐至正常饮食。术后第 3 天开始口服麻仁软胶囊，保持每天排便 1 次，排便后及时冲洗并换药。3d 后饮食上坚持三多一少，多吃蔬菜、水果及富含粗纤维的食品，多饮水，坚持每天睡前用蜂蜜 2 匙冲开水 150～200ml 代茶饮,晨起空腹喝淡盐水 1 杯,制定合理的饮食种类，建立良好的饮食习惯，保持饮食的营养，选择清淡、高蛋白、高热量、高维生素、易消化的食物，如瘦肉、青菜、鱼、蛋等，以利于创口愈合，少吃辛辣刺激性旳食品。

健康指导：为了巩固手术疗效，术后必须给予正确的指导：①术后 3d 内告诫患者尽量卧床休息，减少活动。②多吃蔬菜、水果，多饮水，少吃辛辣、刺激之品。③养成每天定时排便习惯，切勿久站、久坐、久蹲，避免用力排便。④加强肛门及盆底肌肉锻炼（提肛），即先用力收缩肛门括约肌，然后全身放松，2～3 次/d，每次不少于 50 次。肛肠科患者出院后保持大便通畅最重要。平时饮食规律，多食蔬菜、水果，多饮水。经常按摩腹部，并适当活动，有利于排便。

7. 直肠前突术后饮食护理　术后禁食 2～3d,控制排便 3～4d,此期间给予静脉补充能量。然后进流

食 2～3d，半流食 2d，其后给予软食逐渐至正常饮食。术后第 3 天开始口服麻仁软胶囊，保持每天排便 1 次，排便后及时冲洗并换药。3d 后饮食上坚持三多一少，多吃蔬菜、水果及富含粗纤维的食品，多饮水，坚持每天睡前用蜂蜜 2 匙冲开水 150～200ml 代茶饮，晨起空腹喝淡盐水 1 杯，制定合理的饮食种类，建立良好的饮食习惯，保持饮食的营养，选择清淡、高蛋白、高热量、高维生素、易消化的食物，如瘦肉、青菜、鱼、蛋等，以利于创口愈合，少吃辛辣刺激性的食品。

为预防便秘，术后第 3 天开始口服麻仁丸，保持每日排便 1 次。

8. **术后便秘的防治**　患者术前多两次大便之间时间间隔较长，多每 2～3 天 1 次，甚至 1 周 1 次，排便不尽感，排便反射基本消失。术后应帮助患者建立正常的排便反射，术前给予清洁灌肠以及术后禁饮食，因此患者大都在术后 3~4d 首次排便。为防止大便干结通过肠道吻合处刺激引起出血，可每日给予开塞露 10ml 注入肛门，使粪便软化，连续一周，患者的排便习惯能得到良好的改善。同时嘱患者尽量减少排大便时间及次数，每次解大便 3min~5min 为宜，每日排便次数不多于两次。

（陈少明）

第十四章　肛乳头增生肥大的诊治

肛乳头增生肥大一般是肛乳头因慢性炎症刺激，增生肥大而成。小的，有如三角形或椎形，大的呈乳头形，可脱出，表面是白色，位于齿状线上，质硬，形小，不出血，无静脉曲张，与痔疮不难区别。

肛乳头瘤又称肛乳头肥大或乳头状纤维瘤，是一种肛门常见的良性肿瘤。有很多学者认为，肛乳头肥大是一种增生性炎症改变的疾病。长期存在于人体，则有恶变的趋向，临床上随着肛乳头逐渐增大，有时可随排大便脱出肛外，反复脱出，刺激肛管，可使局部分泌物增多，有时还会出现便后带血，排便不净的感觉和肛门瘙痒。

第一节　病因病理

排便时创伤或肛窦炎症都可引起肛乳头的急性炎症，由于引流不畅及炎症的长期刺激，使肛乳头肥大。经过多次的排便动作使肛乳头逐渐伸长而成为带蒂的肿物，形似直肠息肉。

肛乳头肥大的病因

引起肛乳头肥大的常见的原因：

（1）肛管炎、肛窦炎的慢性刺激。

（2）外伤和肛门其他疾病导致肛门狭窄、血流障碍、淋巴液回流不畅。如肛门瘢痕性狭窄、肛裂等。

（3）中医认为饮食不节，过食肥甘厚味和辛辣等刺激性食品，致大肠热结，湿热下注而发病。传统医学认为：肛乳头瘤是中医"脱肛"的一种，也是由于多由中气不足、病后及妇女生育过多，体质虚弱，或因便秘努责所致。临床上虽有虚实之分，但以虚者为多，实证较少。其病位在大肠，与肺、脾、胃、肾等脏腑有关。

第二节　症　状

临床上由于肛乳头瘤发生的位置不同，临床表现也不尽相同。

（1）肛门不适：初起，肛门有坠胀的感觉，有时肛门瘙痒不适，如有炎症，不仅坠胀感明显，还可因刺激而频欲排便。

（2）肛乳头脱出：肛乳头长到一定程度，大便时能脱出肛外。开始大便后能自行回缩于肛内，逐渐需用手推方能缩回肛内，甚至长期脱出肛外。

（3）出血和疼痛：遇干硬大便擦伤肛门，可带血、滴血及疼痛。

（4）嵌顿：肥大肛乳头脱出肛门外后，若未及时推回肛内，则会发生嵌顿，嵌顿后，水肿、疼痛均剧烈，行动不便，坐卧不宁，甚至大小便均困难。

（5）肛门镜检查可见齿线处充血水肿。

（6）肛门瘙痒和易潮湿

第三节　诊　断

肛乳头肥大是正常肛乳头因慢性炎症刺激所致纤维结缔组织增生。又称"肛乳头纤维瘤"、"悬珠痔"等。诊断依据如下：

（1）肛门潮湿，瘙痒，便时可有肿物脱出，有坠胀不适感，有时便时疼痛。

（2）可单发，也可多发，多与肛裂或肛窦炎并发。

（3）肛门镜检查：齿线部可见白色肿物，有蒂或无蒂，肿物表面为皮肤组织。

一、诊断要点

肛乳头肥大是正常肛乳头因慢性炎症刺激所致纤维结缔组织增生。又称"肛乳头纤维瘤"、"悬珠

痔"等。

（1）肛门不适和隐痛。

（2）肛门瘙痒，易潮湿，很少出血。

（3）排便时肥大的乳头可脱出肛门外，为色白质硬的结节。

（4）直肠指检可触到变硬的乳头。

（5）肛门镜检查可见齿线处充血水肿。

诊断依据：

（1）肛门潮湿，瘙痒，便时可有肿物脱出，有坠胀不适感，有时便时疼痛。

（2）可单发，也可多发，多与肛裂或肛窦炎并发。

（3）肛门镜检查：齿线部可见白色肿物，有蒂

或无蒂，肿物表面为皮肤组织。

二、鉴别诊断

1. **肛乳头肥大与直肠息肉的区别**　肛管与直肠柱连接的部位，呈三角形乳头状隆起，称为肛乳头。直肠肛管主要生理功能是排便。而直肠息肉泛指直肠黏膜表面向肠腔突出的隆起性病变，以病理上来看，性质不一，有良性肿瘤，有炎症变化，一般认为结直肠癌起自息肉，故息肉作为癌前症，及早切除息肉能降低癌的发生。

2. **肛乳头肥大与肛裂的区别**　肛裂日久，反复发作，炎症，分泌物刺激而形成哨兵痔，以及肛乳头肥大。而许多人的哨兵痔，呈皮赘，质柔软。而肥大的肛乳头也常为有细长系带的瘤状物，其瘤体常脱出肛门外，且多数为孤立一个，偶有两个肥大的肛乳头同时存在，其色灰白，无触痛，质韧，光滑。

3. **肛窦炎与肛乳头肥大**　肛窦炎主要表现为肛门内间歇疼痛，急性发炎时肛门内有刺痛、灼热感、下坠感、排便时疼痛加重，常有少量黏液或鲜血排出，便后可引起肛门括约肌痉挛，持续疼痛数小时。慢性缓解期，病人无明显症状，仅在排便后，感到肛门内有短暂的微痛或不适，偶尔有肛门内向会阴、尾骶部放射的疼痛。

肛乳头炎主要表现为平时感到肛门内有异物感，随着乳头增生肥大，排便时乳头可脱出肛门外。小的乳头便后可自行回到肛门内，大的需用手推回肛门内。如不及时复位，可引起肛门水肿、胀痛。肿大乳头被刺激或破溃后，可使肛腺分泌增加，引起肛门部潮湿发痒。

三、典型图谱

(图 14-1～4)

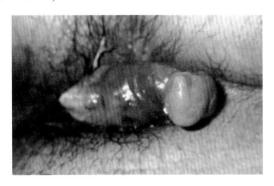

图 14-1 吸肛器吸出肥大乳头脱出肛门外，
为色白质硬的结节

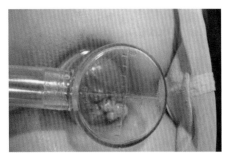

图 14-2 多发性肥大乳头脱出肛门外并外痔

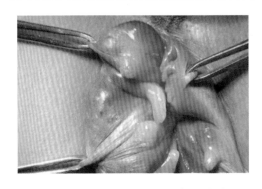

图 14-3 多发性肛乳头增生并内痔

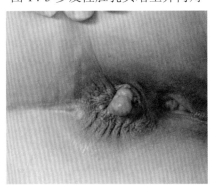

图 14-4 多头的肛乳头

第四节 治 疗

一、肥大性肛乳头套扎吻合术

1.适应证 肛乳头肥大,蒂部直径 2 厘米以下者。

2.原理 阻断血液供应,使其自然坏死脱落。

3.特点 操作简便,疗效可靠。

4.操作步骤 取截石位或左侧卧位,肛管常规消毒,麻醉,肛门拉钩拉开肛门或专用喇叭口肛门镜下直视下,用套扎吻合器械吸口对准肥大的肛乳头,

1)右手握住东方 PPH 的手柄,然后将内套管管口对准目标组织(图 14-5);

2)将手柄上的通气开关按钮关闭排气孔,此时由于负压的抽吸作用,目标组织可被迅速吸入内套管内;

3)右手拇指或食指转动击发手轮,在外套管的作用下,即可将弹力环释放并完成套扎吻合(图 14-5、6);

4)打开手柄上的通气开关按钮,消除负压,由此可释放被套扎吻合的目标组织;

5)依次按 1~5 的操作步骤,继续进行下一次套扎吻合。

5.操作要点 肛乳头直径不大于 2 厘米,一般直径在 0.5～2.0 的均可套扎吻合,吻合后在基底部可以剪开皮肤少许,起到减张止痛以防疼痛。

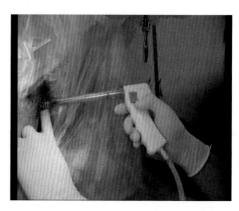

图 14-5 套扎

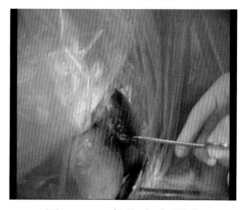

图 14-6 套扎吻合手术

二、肥大性肛乳头结扎术

1.适应证 肛乳头肥大,蒂部粗大者。

2.原理 阻断血液供应,使其自然坏死脱落。

3.特点 操作简便,疗效可靠。

4.操作步骤 取截石位或左侧卧位,肛管常规消毒,不需麻醉,拉开肛门,用蚊式止血钳夹住肛乳头根部,以 10 号丝线于钳下打结扎紧。术后按肛门开放伤口换药。

5.操作要点　钳夹乳头根部时勿夹住肛管皮肤，以防疼痛（图14-7～13）。

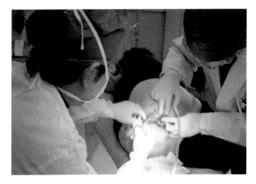

图14-7 多头的肛乳头套扎手术

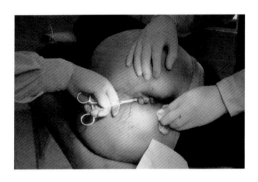

图14-8 多头的肛乳头结扎切除

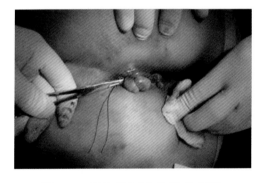

图14-9 多头的肛乳头结扎切除

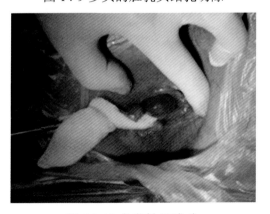

图14-10 多发性肛乳头

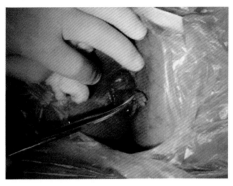

图14-11 多发性肛乳头结扎切除

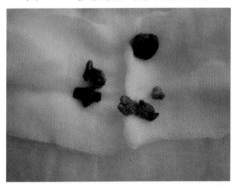

图14-12 多发性肛乳头结扎切除病理标本

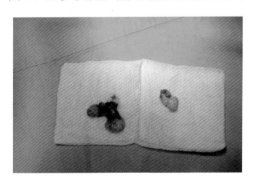

图14-13 多头的肛乳头结扎切除病理标本

三、肥大性肛乳头切除术

1.适应证　肛乳头肥大，蒂部细小者。

2.原理　切除病灶，钳夹止血。

3.特点　操作简单，疗效可靠。

4.操作步骤　肛管常规消毒后，以蚊式钳钳夹细小的乳头根部，以刀或剪在钳上将乳头切除，留钳 3～5 分钟后撤钳，如有渗血填止血粉棉球或肾上腺素棉球即可。术后按肛门开放伤口换药。

四、肛乳头瘤电灼术

1.手术过程　电灼术适用于治疗肛乳头瘤瘤体较小者。局部麻醉下扩肛，在肛门镜下显露出肛乳头瘤，用高频电灼探头按压在瘤体根部，开通电源，将其彻底烧灼。术后每日用痔疮栓纳入肛门抗炎治疗，治愈一般需要 5～7 天。

2.手术后处理

（1）口服抗生素，如乙酰螺旋霉素、麦迪霉素等。

（2）局部外用抗生素软膏。

（3）保持大便通畅，每日可服缓泻剂。

（4）脱出肛门外的带蒂乳头，可以钳夹蒂部切除后以丝线结扎。

（5）热水坐浴或 1：5000 高锰酸钾溶液坐浴。

五、肛乳头肥大中医疗法

传统医学认为：肛乳头瘤是中医"脱肛"的一种，也是由于多由中气不足、病后及妇女生育过多，体质虚弱，或因便秘努责所致。临床上虽有虚实之分，但以虚者为多，实证较少。其病位在大肠，与肺、脾、胃、肾等脏腑有关。

中医治疗以益气固脱为法，可予补中益气药物内服，以提升阳气。

六、肛乳头肥大防治

1．早期治疗是预防肛肠疾患的关键　肛乳头瘤虽为良性肿瘤，但其发生主要与肛窦炎有着密切的关系，二者互为因果。据统计 85%的肛肠疾患，都是由肛窦炎所引起。目前也有人认为直肠、肛管癌的发生，与其慢性炎症刺激有关。所以早期采用积极有效的治疗，对预防肛肠疾患的发生，有着重要的意义。

2．加强综合治疗　虽然手术治疗对肛乳头瘤是根治性的，但要严格掌握其手术时机。要根据其病情不同时期的发展，采用相应的综合治疗方法，对早期的采用一些预防性的治疗，对不能手术的病人，在治疗的同时，配合中药灌肠治疗，以提高疗效。在手术当中要注意保护肛管皮肤，尽量减少对肛管皮肤的损伤，避免后遗症的发生。

3．术中及术后并发症的处理　手术中对较大的乳头瘤，结扎时应贯穿做"8"字缝扎，以防结扎线滑脱并发大出血，肛乳头瘤位于齿线处，须将其齿线以下部分切开后再行结扎，以免引起术后疼痛、水肿。若出现大出血和疼痛，水肿，应及时给予局麻在窥镜下结扎止血，中药坐浴以止痛消肿。

七、肛乳头瘤术后换药

换药时肉芽以新鲜红活着为佳，如遇肉芽组织生长高出表皮，应作修剪;遇有创口桥形愈合或缝合创口有感染者，则应剥离敞开创口，或拆除缝线敞开创口。有挂线者，如术后 7～9 天挂线未脱落，做换线再挂处理，缝合创口以 5～7 天拆线为佳，还要注意保持创面的引流通畅，填塞凡士林纱条或药条，应紧贴创面，内口应到位，以创面肉芽从下朝上、从内至外生长力最佳，这样就能避免桥形愈合，获得最佳的手术效果。

八、肛乳头肥大的健康教育

（1）避免吃一些刺激性食物，如辛辣。

（2）改正不良的生活习惯，如喝酒，久坐都会刺激。

（3）保持肛门清洁，勤换内裤，坚持每日便后清洗肛门，对预防感染有积极作用。

（4）积极锻炼身体，增强体质，增进血液循环，加强局部的抗病能力，预防感染。

（5）及时治疗可引起肛周脓肿的全身性疾病，如溃疡性结肠炎、肠结核等。不要久坐湿地，以免肛门部受凉受湿，引起感染。

（6）积极防治其他肛门疾病，如肛隐窝炎和肛乳头炎，以避免肛周脓肿和肛瘘发生。

（7）防止便秘和腹泻，对预防肛周脓肿与肛瘘形成有重要意义。

（8）一旦发生肛门直肠周围脓肿，应早期医治，以防蔓延、扩散。

（陈少明）

第十五章　套扎吻合技术问答

第一节　问答题目

1. 东方 PPH（EPPH）手术技术的理念是什么？

2. 痔上黏膜环切钉合术(PPH)手术原理？优缺点？

3. 什么是东方 PPH（E-PPH）技术？与传统套扎吻合术有何异同？

4. E-PPH 手术如何操作？

5. 传统套扎吻合方法？

6. 套扎吻合方法有哪些注意事项？

7. E-PPH 治疗后究竟痛不痛？

8. 用 E-PPH 产品做手术，病人多久能痊愈？

9. E-PPH 会不会引起出血？原因有哪些？

10. E-PPH 术后出血怎么办？

11. E-PPH 为什么把套扎吻合点定在齿状线上 3～4cm 处套扎吻合？

12. E-PPH 不直接套扎吻合痔疮，但为什么具有治疗作用呢？

13. 套扎吻合完成后，胶圈有时为什么即刻滑脱？

14. E-PPH 术后胶圈何时脱落？脱落期注意什么？

15. E-PPH 负压值和吸入组织关系，负压值达到多少比较合适？

16. E-PPH 适应证？套扎吻合后外痔如何处理？

17. E-PPH 术后痔疮能得到根治吗？

18. 痔疮注射疗法和 E-PPH 相比有何优缺点？

19. E-PPH 除用于痔疮治疗外，还有其他什么用途？

20. 一次性使用负压吸引痔核钳的技术原理？

21. 东方 PPH 和 PPH 及 RPH 比较（表）：

22. 东方 PPH 是不是只能套直肠黏膜不能套痔疮

23. 负压吸引的时候，吸进枪管的黏膜组织多少为度

第二节　常见问题解答

陈少明教授设计的痔上黏膜环形错位套扎吻合术式（东方 PPH 即 E-PPH）和发明的专利产品一次性使用全自动负压多环套扎吻合器（又称多环痔核吻合套扎器）已逐渐在中国和亚洲、欧洲推广和应用，2012 年选为国家一类继续教育项目，深受各地临床专家和医生的欢迎和好评。为了方便理解和推广，现在把 E-PPH 理论与实践等学术问题上存在一些疑问和争议进行归纳整理和解答，仅供参考。

1. 东方 PPH 手术技术的理念是什么？

答：它的理念和原理就是立足于修复和保护肛垫的微创手术技术。是一项创新的、发明的保护肛垫的全新的无钉吻合新术式、新技术。

要阐述和理解这个问题，我们先来复习"肛垫"新理论，什么是"肛垫"呢？正常人在肛管和直肠末端的黏膜下有一种特殊的组织结构，由血管、平滑肌（treitz 肌）、弹力纤维和结缔组织等构成，在胎儿时已形成，其功能是协助肛门的正常闭合，起协调与节制排便的作用（就好像"水龙头的垫圈"一样），这个结构在医学上即称为"肛垫"（如图 15-1 所示）。正常情况下，肛垫附着在直肠肛管肌壁上，排便后借助自身的收缩作用又缩回到肛门内。所有动物都有肛垫，但是人类由爬行到直立行走后，肛垫方位受力发生了变化，尤其是重力和腹压等因素，但当肛垫发生充血、肥大、松弛和断裂后，其弹性回缩作用减弱，从而逐渐下移、脱垂，并导致静脉丛瘀血和曲张，久而久之即形成痔疮。

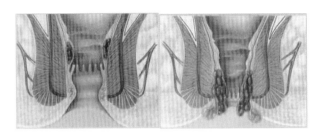

图 15-1　左图为正常肛垫　　右图为病理肛垫即痔

肛垫不等于痔，痔不和肛垫划等号。肛垫是人体中的一个正常的组织器官，肛垫只等于正常组织不是痔，当肛垫增生、肥大、脱出、溃烂、出血、肿胀、疼痛等发生病理性情况时称之为痔疮，即生病的肛垫等于痔，我们在治疗痔疮时的基本原则应该是修复病理肛垫，而不应该盲目的切除痔疮。目前我们的痔上黏膜套扎吻合技术的理念和原理就是立足于修复和保护肛垫的微创手术技术。

释义理解：痔疮和人类的进化、文明、遗传等相关，陈少明《肛肠外科学》第一节　中国肛肠病学发展简史有一段精辟擅述，特引用：

在远古时代，人类为了生存繁衍，战胜自然恶劣环境和自身疾病就与自然界和疾病做不懈的抗争，现代医学认为肛肠病是人类在进化过程中突出显现的一类文明性、缺陷性、适应性疾病。因为人类首次由爬行的类人猿升华成直立行走文明的人类。由爬行动物不受压迫的肛垫，到进化到直立行走的人的迫使肛垫受到各种压力和刺激，是肛垫的忍辱受压的代价换来了直立行走的人类的文明。这也是猪马牛羊没有痔，人类有了痔而区别于动物的人类特征之一。根据文献考证，古代由于进化的时间短，肛肠疾病的发生率比现代更高，所以春秋以前，祖先对肛肠病的种类、证候特点、治疗方法等已有了相当重视和实践。

2.痔上黏膜环切钉合术(PPH)手术原理？优缺点？

答：痔上黏膜一周 2 厘米环切后同步用金属的钉书针钉合起来的技术，优点是修复保护了肛垫，缺点是 32 枚订书针样的金属钛钉滞留于人体直肠黏膜下，有出血、吻合口狭窄、异物反映等并发症和后遗症。

PPH 是英文 Procedure for Prolapse and Hemorrhoids 的缩写，其中 Procedure 是"手术、操作"的意思；Prolapse 是"脱垂、下垂"的意思；而Hemorrhoids 则是"痔疮"的意思。整个词组直译即"用于脱垂性痔疮的手术"。由此可见，PPH 从字面上已规定了其适用的范围，即仅限于那些"脱垂性痔疮"（即"重度痔疮"）的治疗，而并不建议用于轻、中度痔疮。

在中国，目前通常将 PPH 翻译成"吻合器痔上黏膜环切钉合术"或"痔上黏膜环切术"，

PPH 是在 2000 年由上海中山医院姚礼庆教授从意大利引入中国的，其手术方法是采用一种特制的切割钉合器将直肠下端黏膜切掉一整圈并钉合。

PPH 优点：钉合术器痔上黏膜环切钉合术，是建立在肛垫学说基础上的，运用钉合术器治疗环状脱垂痔的新技术。于 1993 年成功研制了一种专门用于治疗 Ⅱ-Ⅳ度重痔，不破坏肛垫正常生理功能且显著缩短手术时间并极大减轻术后疼痛的痔钉合术。它通过对直肠黏膜及黏膜下层组织进行环形切除。有效治疗重度脱垂内痔。PPH 即痔上黏膜环切钉合

术，适用于重度痔疮，尤其是重度内痔和部分直肠黏膜脱垂的病人。其原理是：保留肛垫，将部分内痔及痔上黏膜、黏膜下组织环行切除的同时，进行瞬间钉合术。既阻断了痔的血液供应，又将滑脱组织悬吊固定，将病理状态的肛管直肠恢复到正常的解剖状态。

PPH 缺点：

PPH 的并发症很多，如大出血(甚至休克)、感染、便次增多、里急后重、"气-粪"不分，内裤污粪，大便失禁、肛门吻合口狭窄、肛周持续性疼痛等。而且，PPH 吻合器钛钉作为异物将永久性存留于直肠壁内，在直肠粪块及其细菌的长期作用下，其炎性反应将可能长期存在，远期并发症难于预测。PPH术后直肠壁纤维化和硬化也是十分棘手的问题，痔疮一旦复发，后续治疗将十分困难。因此，自 2004年开始，PPH 在美国、欧洲和日本等发达国家已极少采用。

PPH 的治疗机理为环行切除痔核上方的一段黏膜，同时将远近两端直肠黏膜吻合，使脱垂的肛垫组织上提，另外因切除、钉合黏膜的同时，也阻断了部分血液供应，使过分增生扩张的肛垫区血管因血供减少而部分萎缩，从而达到阻止其下垂的目的。其最佳适应症应为三期内痔、环状混合痔，并发低位直肠黏膜脱垂也是适应症。

作为一种新的治疗方法，因未损伤肛垫区组织，不影响其对排便的反射，肛垫对肛门的关闭增压作用亦未受到影响，因此从理论上说，此种治疗方法是符合现代痔治疗原则的。从手术结果来看，近期疗效不错。

该方法引进国内后观察，例如：术后并发大出血，直肠吻合口狭窄，吻合口感染等，另外我们从一些报道也发现，有些并发症相当严重，包括肠瘘、

直肠阴道瘘、盆腔感染引致败血症等，而且还有死亡的报道。国外有专家介绍说，部分病例 16 个月后，有复发。

作为医者，无论治疗什么疾病，都应认真思考一下，是否符合以下五个最基本的原则：

（1）有效性原则：治疗是不是真正有效？

（2）简单化原则：治疗方法是否足够简单（当然是在不影响疗效的基础上）？能有简单方法解决问题的，就绝不用复杂的方法。

（3）低代价原则：病人付出的代价是否足够低？包括：组织损伤？功能保护？并发症多不多？严不严重？等等。

（4）前瞻性原则：治疗对未来的影响？对后续治疗的影响？

（5）经济学原则：性价比如何？疗效与价格成比例吗？

3.什么是东方 PPH（E-PPH）技术？与传统套扎吻合术有何异同？

东方 PPH（E-PPH）技术包括一项痔上黏膜环形错位套扎吻合新术式和一套全自动套扎吻合器（国家注册商品名：东方 PPH）。

发明本器械的有益效果是，设计了精准的等级错位推进控制开关和预设弹簧弹力及弹力胶环（世界首创）；轻轻触发，自动射环、精准控制、套扎吻合，连续操作，一次完成，实现痔上黏膜环形错位套扎真正的吻合技术替代痔上黏膜环切钉合术，使套扎吻合技术不仅治疗 1、2 期内痔，改进后扩大使用范围，可以治疗 3、4 期内痔、直肠黏膜内外脱垂、混合痔的内痔部分等，方便经济，缩短手术操作时间，提高工作效率。

针对传统套扎吻合术的缺点，陈教授于 1999 年发明了这种用于痔疮套扎吻合的新式器械——一次

性使用全自动负压多环套扎吻合器（又称多环痔核吻合套扎器），此后又先后多次对其进行了改良，并多次取得国家专利，与此同时，陈少明教授还独创了与一次性使用全自动负压多环套扎吻合器配套的痔疮套扎吻合技术——痔上黏膜环形错位套扎吻合术，即 E-PPH，对传统套扎吻合方法进行了规范、改良与完善。

E-PPH 是对传统套扎吻合技术的革新，与传统套扎吻合术相比具有很多优点：①胶圈可以连发射出（目前世界上独创的唯一可以全自动连续射出技术，无需线拉、无需反复安装），套扎吻合过程完全自动化，十分省时、省力和简便，单人即可完成操作，耗时仅 5~10 分钟；②改变了传统的单纯"痔块基底套扎吻合法"，创造了"痔上黏膜环形错位套扎吻合术"。这种新式痔上黏膜环形错位套扎吻合术实现了无钉吻合技术，无出血无吻合口狭窄并发症，可以代替西方的痔上黏膜环切钉合术（PPH），故称东方 PPH 技术（E-PPH），得到国内外专家学者临床医师认可和推广，不仅疗效大大提高，而且无痛苦，并发症罕见。术后不遗留瘢痕，不破坏直肠与肛管的结构和外观。

传统套扎吻合术是借助一些简陋的器械将橡胶圈套扎吻合于内痔块的基底部，利用胶圈的弹性收缩作用阻断（或部分阻断）痔的血供使痔块萎缩、脱落而同时破坏了肛垫组织。

目前用于传统胶圈套扎吻合的器械简陋，方法落后，胶圈只能单发（即术者每发射一发胶圈，须暂停操作，取出肛窥器和套扎吻合器，由助手另行安装下一发），这样操作起来不仅费时和费力，暴露病变部位困难，容易引起误操作和并发症。

目前国内外虽然有改进型多环套扎吻合疗器械，即便有多发的产品设计，但是需要慢慢地用线

拉环的方法去套扎，存在弊端：

（1）线进入负压密封系统，造成压力不恒定，

（2）线拉时不能掌控脱环时间和时机，治疗容易失误。

4.E-PPH 如何操作？

E-PPH 的套扎吻合方法（图 15-2）

东方 PPH 技术（痔上黏膜环形错位套扎吻合术），是替代西方PPH（痔上黏膜环切钉合术）的无钉吻合技术。即在痔上 2 和 4 厘米处分别 2 个平面上（膀胱截石位第一个平面痔上 4 厘米 3、6、9、12 共套扎吻合 4 个环；第二个平面痔上 2 厘米 1.5、4.5、7.5、10.5）交错套扎吻合 4 个环，共 8 个环，完成这项无钉吻合技术。适应重度三、四期内痔和内痔为主的环状混合痔。

天钉吻合器械和技术带来痔的治疗微创化的革命到来！
不要针线不用钉 "圈套" 来了代替 "钉"，八路环成就 "东方PPH技术"

术前　　错位8共个环　　痔上4cm4环、2cm4环　　术后

图 15-2　东方 PPH 技术

注意：实际操作时，是先套上方的点，再套下方的点（即先上后下）。否则，如先下后上，则容易因为肛窥器的过度摩擦导致胶圈滑脱。

5.传统套扎吻合方法：

手术操作要点（图 15-3、4）

（1）痔块直接套扎吻合法：即将枪管直接对准痔块组织进行套扎吻合（距齿状线至少 1cm），一般一次可套扎吻合 1～3 个块。目前该法较少采用，主要对于轻度痔核出血期套扎止血十分有效。

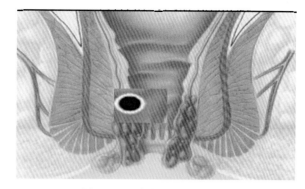

图 15-3　直接套扎吻合法

（2）痔上黏膜套扎法：即将枪管直接对准痔块上方（距齿状线至少 2～3cm）相对正常的黏膜组织进行套扎吻合。一般套扎吻合痔核上方和痔核呈等腰三角悬吊，一次套 2～3 个区域，适应二期内痔。

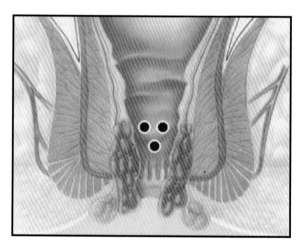

图 15-4　倒三角套扎吻合法

套扎吻合点一般选择膝胸位 1～2 点、5～6 点和 9 点（即截石位 3 点、7～8 点和 11～12 点），也可依痔块具体部位而定。一次治疗可套扎吻合 2～3 个点（初学者最好不要超过 3 个点；但熟练者可根据痔块脱垂情况酌情选择套扎吻合点数，最多可套 5～6 个点）。如一次治疗痔块回缩不完全，可重复治疗，两次间隔时间应在 4 周以上，直至症状好转或消失为止。对于 1-2 期内痔也可以选择这种方法。

本方法没有逃脱破坏肛垫的嫌疑，没有彻底的

革命。

6.套扎吻合方法有哪些注意事项？

据调查，套扎方法术后仍有一定的出血率（0.3%左右），且多发生于初学者。为减少出血并发症的发生率，操作时应掌握好以下几个技术要领：

（1）套扎吻合位置一定要在齿状线上 1.5cm，不要套得太低。位置太低不仅容易发生术后激烈坠胀和急便感，还容易导致术后出血。

（2）套扎吻合组织不要太少。一般来说，套扎吻合组织至少应有直径 0.7 厘米。如组织太少，胶圈就扎不牢，易滑脱。套入足量组织的技巧是，当枪管对准目标并开始吸引后，应一边吸引一边往外来回抽动枪管，这样可使吸入的组织越来越多（注意千万不要顶住肠壁吸，这样吸入的组织少，胶圈容易滑脱）。

（3）胶圈发射后，当打开负压开关并释放被套扎吻合的组织时，动作要缓慢进行，必须看到套扎吻合组织完全脱离套扎吻合器口时或等待负压表指针降至接近零点时，才可徐徐拔出枪管，不要操之过急。否则如动作粗暴，可能将胶圈带出体外。

（4）在胶圈扎住痔块组织后，为防止胶圈滑脱和术后出血，还可于被套扎吻合的组织内注射"50%葡萄糖＋2%利多卡因"1:1 混合液 2～3ml。注射后可见组织内明显胀大、变白，胶圈紧绷，很难滑脱。其次，葡萄糖的高渗作用还能促进组织脱水和萎陷，加速血管闭塞与机化，术后出血发生率明显减少。此外，由于利多卡因对末梢神经的麻醉作用，套扎吻合后的坠胀感和急便感也会明显减轻。

（5）注意一般不要直接正对痔核套扎吻合。内痔发生在齿状线以上 2cm 范围（即肛垫部位），正对痔核套扎吻合不仅直接损伤肛垫，而且离齿状线太近，容易将肛柱（甚至齿状线）套入其中。肛柱和齿线附近为移行上皮（不是黏膜上皮）覆盖，移行上皮术后愈合慢，出血发生率高，坠胀感和急便感也十分明显。如不慎扎住齿状线或肛管皮肤（表现为剧烈坠胀或剧痛），此时应尽快将胶圈拆除，以免引起上皮坏死、愈合延迟、感染、大出血等并发症。

（6）套扎吻合后三周内最好不要随意作肛窥检查，因三周内创面愈合尚不满意，反复摩擦可能导致出血。

（7）患者经初次治疗后，一个月进行复查，如痔块回缩不全或便血未完全停止，可进行第二次套扎吻合（也可进行第三次或更多次套扎吻合）；两次间隔时间应在 4 周（一个月）以上，直至症状好转或消失为止。

（8）术后局部用药十分重要，建议每日两次使用"甲硝唑栓涂抗菌素软膏纳入肛门内持续两周，抗菌素软膏即起到预防感染又方便栓剂润滑放入的作用，可大大减少术后出血的发生率。

（9）术前应嘱病人排空大便，或用开塞露诱便。术后保持大便通畅，可酌情口服软便药如麻仁软胶囊和痔宁片，禁食辛辣、酒类等食物，多饮水，多吃含纤维素高的食物如蔬菜、水果、香蕉等；忌用热水坐浴。外用药膏或肛门药栓；口服抗生素 3～5 天。极少数病人如术后有急便感或坠胀感，可酌情对症处理。

（10）术后个别病人如发生出血，应嘱病人尽快回医院处理。小量出血一般问题不大，可能是原痔疮出血；如出血量较多，则必须当机立断在肛窥下查明出血部位用可吸收缝线作"8"字缝合止血，不要采用油纱布填塞或其他保守措施，以免延误病情。

7.E-PPH 治疗后究竟痛不痛？

直肠和肛管以齿状线为界。齿状线以上为直肠，由植物神经支配，没有痛觉；齿状线以下为肛管，由躯体神经支配，痛觉敏锐（如图 1）。E-PPH 由于将套扎吻合点定在齿状线上 3～5cm 处，所以术后一般不会引起疼痛，仅少数病人有坠胀感或急便感（越靠近齿状线越明显），程度因人而异，绝大多数症状轻微，数小时后可逐渐消失。但如果在 E-PPH 后于被套扎吻合的组织球内注入"高渗葡萄糖＋2%利多卡因混合液"（注射方法见后），坠胀感或急便感将基本消失。

但有一点必须说明的是，套扎吻合点千万不能太低，如套住齿状线或肛管皮肤，可引起剧烈疼痛，甚至坏死、感染、出血等。至于套扎肛乳头肥大必须有一定临床经验和配合辅助局部止痛方法。

8.用 E-PPH 产品做手术，病人多久能痊愈。

病人套扎吻合后痊愈有两种：临床痊愈和生理痊愈，临床症状消失一般术后 3～7 天即告临床痊愈。真正生理痊愈 3 周时间。如果套扎吻合成功，24 小时套扎吻合的组织会坏死的。极少数会脱落，大部分 7 天左右脱落。

9.E-PPH 手术会不会引起出血？原因有哪些？

据调查，早年传统套扎吻合术的出血发生率较高，约 0.9%～2%。而目前，由于 E-PPH 在套扎吻合方法上做了较大改进，且胶圈质量明显提高，故 E-PPH 的出血发生率降至 0.1%～0.3%。如果将"套扎吻合"与"注射"联合实施，出血发生率基本上可以杜绝。

E-PPH 出血发生率较低的原因在于，其将套扎吻合点定在齿状线上 3～4 厘米或更高的位置，这里的组织为黏膜所覆盖。众所周知，黏膜的生长、愈合速度是非常快的（据研究，胃肠黏膜在活检损伤后，48 小时左右即可完全愈合），胶圈套扎吻合后黏膜一边缺血坏死，一边同步生长和愈合；在基底部黏膜坏死脱落的同时，基底部黏膜也几乎同步愈合，

所以 E-PPH 后一般不会出血。

但为什么临床医生仍时常反映有出血情况发生呢？这主要与以下几方面的因素有关：

（1）直接正对痔核套扎吻合：由于正对痔核套扎吻合离齿状线太近，很容易将肛柱甚至齿状线一并套入其中，此处覆盖的不是黏膜，而是移行上皮，其愈合速度慢，感染率也高，这是术后出血最主要的原因。

（2）胶圈质量不过关：胶圈质量低劣，弹性回缩力差，将使套扎吻合不紧，脱落后溃疡面大，根部血管闭合与机化不全，因而容易出血（被套扎吻合组织的根部血管是否快速闭合与机化主要取决于胶圈的弹性回缩力）。目前市面上最传统的套扎器械使用自行车如胶圈代替，其胶圈质量低劣，弹性回缩力差，容易老化和断裂，术后出血率高。

（3）术后肛门局部用药不当：术后适当的肛门内局部用药有利于防止感染，促进创面愈合。用药不当容易导致术后出血。肛门内常用药物有红霉素软膏、新霉素软膏等，建议持续使用至少 2 周。

（4）患者本身原因：如组织愈合能力不良（糖尿病、年老体弱）、凝血功能差、便秘、腹泻、饮酒、进食辛辣、局部感染等。

10.E-PPH 术后出血怎么办？

E-PPH 术后一旦发生出血，首先要辨别是原痔疮出血的继续，还是胶圈脱落导致的出血。前者一般出血量小，多发生在术后 1～3 天内；后者出血量较大，多发生在术后 5～8 天内。如判断为后者，建议不要观察或保守，应立即在直视下用可吸收线作"8"字缝合止血即可。

11.E-PPH 为什么把套扎吻合点定在齿状线上 3～4cm 处，而不正对痔疮套扎吻合？

前已述及痔疮（内痔）实际上是肛垫组织发生

了病变（肛垫下移和静脉曲张）（如图 15-2），正对痔疮套扎吻合就等于直接对肛垫进行套扎吻合，当套扎吻合次数多了势必破坏肛垫组织的正常结构，并由此损害肛门的正常闭合与排便功能。此外，在齿线附近，还有很多特化的组织结构，如肛柱、肛瓣、肛腺，以及各种神经与化学感受器等，其在排便感觉、反射、分辨、闭合等方面发挥重要作用。因此，把套扎吻合点定在齿状线上 3～4cm 处（相当于痔核上缘 2-3 厘米）即为避免对肛垫组织和齿线附近的特化结构造成直接破坏，保护肛门的正常闭合与排便功能。

其次，如正对痔疮套扎吻合，势必离齿状线太近，必然将肛柱组织（甚至齿状线）套入其中，术后坠胀感和急便感明显，有时甚至引起剧痛。

最后，正对痔核套扎吻合必将肛柱一并套入其中，因该处覆盖的不是黏膜，而是移行上皮，其愈合速度慢，感染率高，加之痔核组织本身极其脆弱，血管丰富而曲张，术后容易出血。

12.E-PPH 不直接套扎吻合痔疮，但为什么具有治疗作用呢？

E-PPH 虽不直接套扎吻合痔疮本身，但疗效比直接套扎吻合痔疮更好，并发症更少，恢复也更快。其治疗原理主要有以下三个方面：

（1）被套扎吻合的黏膜组织坏死脱落，致使黏膜皱缩，肛垫上提，痔块回缩（据研究，被套扎吻合的黏膜组织大约相当于一般直径为 1 厘米以上，展开后形态呈圆盘状，直径 2.5～3.0cm）；

（2）被套扎吻合的部位发生局限性、无菌性炎症反应，致使黏膜、黏膜下层与浅肌层黏连，肛垫固定于较高位置，阻止肛垫再次下垂和痔疮复发；

（3）胶圈套扎吻合于痔块基底部，阻断或部分阻断痔静脉倒流，从而减少痔的血流瘀滞，加速痔

块萎陷。

总之，E-PPH 的基本治疗原理可归纳为两点：一是"上提肛垫"（即套扎吻合后黏膜皱缩，肛垫上提固定，痔块回缩）；二是"断流"（即阻断痔静脉倒流，减少血流瘀滞，加速痔块萎陷）。这与 PPH 的治疗原理其实是一致的。但 E-PPH 使治疗目标更加局限化，针对性更强，创伤更小，操作更简单，不遗留异物，并发症明显减少，恢复时间也大为缩短。

13.套扎吻合完成后，胶圈有时为什么即刻滑脱？

套扎吻合完成后，胶圈即刻滑脱的原因主要有以下几方面：

（1）操作不当：因误操作使吸入的组织量太少，致使胶圈扎不紧而滑脱；或套扎吻合时反复抽动或转动肛窥器，因摩擦作用而导致胶圈松脱。

（2）套扎吻合位置太低：位置越低，黏膜张力越大，组织越不容易吸入，致使胶圈扎不紧而松脱。

（3）相邻套扎吻合点太近：相邻套扎吻合点太近势必导致黏膜张力增大，吸入组织不足；

（4）黏膜组织纤维化或硬化：如 PPH（痔上黏膜环切术）术后或注射治疗后，直肠壁必然纤维化或硬化，致使组织无法吸入或吸入很少，胶圈极易滑脱。

（5）胶圈质量差：胶圈弹力与收缩力差，或放置时间太长致胶圈老化，套扎吻合后均容易滑脱（有关胶圈质量见表 15-1）。

（6）套扎已经完成后肛门镜退出后不宜再插入上方。

因此，为加强疗效建议采用"套扎吻合"与"注射"联合的方法，即在套扎吻合完成后，于被套扎吻合的组织球内注射"50％葡萄糖＋2％利多卡因" 混

合液 2～3ml，这样胶圈会扎得更紧，滑脱的可能性很小。

14.E-PPH 术后胶圈何时脱落？脱落期注意什么？

E-PPH 后，胶圈脱落时间一般为 6～8 天，少数 3～5 天（胶圈回缩力越强，脱落时间越早），这个时间为出血的高峰期，应加以注意和防范。但也有 2 周以后发生出血的个案报道，这种情况可能是套扎吻合点发生了慢性溃疡和感染的缘故，也可能是由于饮食不节（如喝酒、进食辛辣食物等）或大便干结摩擦所致。不过，只要 E-PPH 技术要领把握得当，加上胶圈质量过关，出血是完全可以避免的。

由于 E-PPH 将套扎吻合点定在齿状线上 3-4 厘米处或更高，对肛管和肛门的静脉回流与淋巴回流没有任何影响，故不会引起肛门水肿。目前临床上也没有遇到过任何套扎吻合后引起肛门水肿的报道。

需要注意的是，千万不要扎住齿状线和肛管皮肤，否则水肿甚至坏死是完全可能的，这一点必须引起高度重视。

15.E-PPH 负压值和吸入组织关系，负压值达到多少比较合适？

E-PPH 的负压吸引值和吸入组织量的多少是经过我们多年的研究才逐渐定型的。从理论上讲，负压吸引值越大，吸入的组织量越多，但这是在忽略"枪管口径"下的情形。如果将枪管口径因素考虑进来，情况就一样了。据研究，我们将枪管口径（内径）定为小于 1 厘米，将负压吸引值定为-0.085～-0.095MPa（这是临床上常用电动负压吸引器的套扎吻合吸引常用负压值），此时吸入的组织量是基本上固定的，即 1～1.5 厘米（展开后的直径 2.5～3.0cm）。经临床观察，这个组织量是比较合适的，既能达到较好的治疗效果，又不至于引起患者过强的不适感

（吸入的组织量越多，坠胀感越明显；吸入组织太多时甚至还会诱发阵发性腹痛）。

16.E-PPH 适应证？套扎吻合后外痔如何处理？

内痔、混合痔和环形脱垂性痔都可以采用 E-PPH 进行治疗。混合痔患者如外痔较轻，在施行 E-PPH 后，由于肛垫上提，外痔大多可自动回纳肛内，无需额外处理。只有当外痔为结缔组织外痔或静脉曲张性外痔且特别巨大，或形成炎性外痔，或发生血栓性外痔时，才需另行处理（一般采用电刀灼切）。环形脱垂性痔照样可行 E-PPH，八个错位环外加对外痔分段电刀灼切术。

对于Ⅳ度环形脱垂性痔，E-PPH 一般需在麻醉下扩肛后进行，且常与外痔切除联合实施。具体做法是先于膝胸位 1～2 点、5～6 点和 9 点（即截石位 3 点、7～8 点和 11～12 点）。剥除时注意尽量保护皮肤，切口不要太大、太宽，不要越过齿状线；外痔剥除后皮肤切口可用可吸收线作间断缝合（经验表明，"缝合"比"不缝合"伤口疼痛更轻，愈合更快）。

总而言之，凡是 PPH 可以做的，E-PPH 同样可以做，凡是 PPH 不可以做的，E-PPH 同样也可以做。两者的治疗原理是一致的。

17.E-PPH 术后痔疮能得到根治吗？

这里首先要澄清的一个观念是，痔疮治疗的原则不是"根治"，而是"消除症状"。一定要杜绝"见痔就切"和"根除痔疮"的认识误区，"痔疮能根治吗？"这样的问题本身就说明对痔疮的治疗原则模糊不清。

痔疮主要有两大症状：即"便血"和"脱垂"，这也是绝大多数患者就诊的根本原因。任何治疗方法，只要能控制"便血"和"脱垂"，就基本上达到了治疗目的，而不一定非要将"痔疮（病理性肛垫）"

根除干净。要知道，根除痔疮的代价必然是"损害功能"。记住，千万不要一味追求肛门的"外观漂亮"而导致功能严重受损，只有"消除症状"和"保护功能"才是痔疮治疗的根本。

18.痔疮注射疗法和 E-PPH 相比有何优缺点？

痔疮注射疗法简便易行，效果也不错，同样是治疗痔疮的经典方法之一。但注射疗法有一个明显的缺点，即注射后导致直肠黏膜硬化和瘢痕化（PPH 也是如此），为后续治疗带来很大的麻烦。此外，注射后直肠黏膜易形成溃疡，感染的发生率也比较高，对排便有一定影响。国外甚至有直肠穿孔、肛周严重感染和败血症的报道。不过，注射疗法也有其优点，那就是出血发生率极低，价格也十分便宜。

与注射疗法相比，E-PPH 不仅操作简便，疗效好，套扎吻合后不遗留任何瘢痕，为后续治疗带来很大的便利，而且极少发生并发症。E-PPH 唯一令人关注的并发症就是偶发性术后出血，一般都发生在无经验或经验不多的医生身上。只要操作得当，经验丰富，E-PPH 的出血并发症一般是可以避免的。

19.E-PPH 除用于痔疮治疗外，还有其他什么用途？

E-PPH 除主要用于痔疮治疗以外，还可用于直肠黏膜脱垂、直肠局灶性良性病变（如直肠息肉、直肠血管瘤或血管畸形等）的治疗。近年来，上海的专家将 E-PPH 用于"TST 技术""直肠前突"的治疗，据称取得了优良疗效。

20.一次性使用负压吸引痔核钳的技术原理？

答：目前，用于套扎吻合痔疮的仪器主要是负压吸引和牵拉的两种类型，目前临床上大部分是靠手动拉线套环，或上一个环套一次，操作麻烦，器械使用的是不透光的材料，不能观察痔核套扎吻合的大小，只能靠感觉来掌握，准确性低，易套空和

错位。金属牵拉式是多次用产品，容易消毒不严，可以造成交叉感染。

针对目前套扎吻合治疗痔疮的缺陷，设计新型的一次性多发强力胶环全自动套扎吻合器治疗内痔，避免交叉感染，使用简单方便，便于观察痔核套扎吻合情况，提高套扎吻合的准确度和成功率。

本实用新型解决其技术问题所采取的技术方案是：内吸管是透明材料，前端从治疗头起始处向后有标示，且前端备用多发套有强力胶环，强力胶环之间有垫片分开。利用尾端连接电动吸引器，同时利用齿轮后预置的弹力，只需轻轻拨动一次左轮手枪手柄上方外导管和内吸管之间的制动开关一次，外导管立即向前移动一个单位，弹力环自动射出，真正实现全自动。推移前方内吸管头上的一个强力胶环，推落至痔核根部，一个痔核套扎吻合治疗完毕，再次使用时重复操作，可以使治疗头端上的第二、第三——等个强力胶环，推落至痔上黏膜根部，达到同一个病人可以一次性多发强力胶环治疗多个痔核。一个病人为一套一次性器械，避免和其他病人共同使用交叉感染。材料为透明材料，方便观察痔核吸入吸管内的准确位置和大小。

21.东方 PPH 和 PPH 及 RPH 比较（表15-1）：

东方 PPH 和 PPH 比较

类别　　　项目	东方 PPH	PPH	RPH
手术治疗部位	痔上黏膜	痔上黏膜	不全是
立即切除功能		是	
钉子植入		是	
胶环套扎吻合	是		是
环自动射出	是		
击发即射环精确	是		

胶环质量	是是是		是是
专利保护	是		

优势：瞄准精确，靶向治疗，成功率高，根除交叉，安全方便！科学设置移行错位升级开关实现定位准确。

配以-0.085--0.1MPa 的压力的电动吸引器对接，是目前国际上最高效的套扎吻合技术，采用天然强力胶环套扎吻合环，以-0.1MPa 的不间断压力吸引病灶处，在瞬间内套扎吻合吸入组织，使之固定、坏死。继而干结、分离、脱落。

——该技术治疗过程具有定向性好、治疗时间短、无出血、安全可靠、无后遗症和并发症少等特点。

——大量国内外临床论文和数据表明，套扎吻合能有效解决内痔困扰，风险小，并发症低。

首次实现全自动：东方 PPH 真正实现一抠"扳机"胶圈就会射出，是因为科学设置预制的弹力实现自动化。这是目前世界上最先进的专科器械。

强力胶环质量弹力最好：一次性的治疗器械配备高效天然一次性强力胶环套扎吻合环，传承痔疮专家产品优异品质，保障最佳治疗效果，避免器械用品途径的交叉感染，安全方便，规避风险！

拿一款最新最权威 RPH 的和我们东方 PPH 做比较（图 15-5、6）：

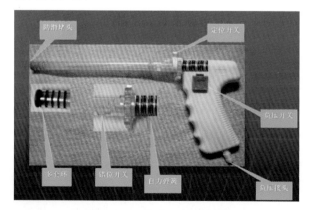

图 15-5　东方 PPH 结构

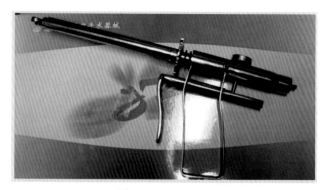

图 15-6　东方 PPH II 型

外　观：

RPH 内外管部分不透明，不方便观察吸入组织多少；并且使用的是不透光的材料，不能观察痔核套扎吻合的大小，只能靠感觉来掌握，准确性低，易套空和错位。

东方 PPH 内外管部分全透明体可方便观察吸入组织多少。

自动化：

RPH 不能实现一抠"扳机"自动套住痔疮，一次要："一般转动 7～9 个或更多刻度即可释放胶圈"是通过转动轮子后通过线拉才能拉环下去，不能自动化。

东方 PPH 真正实现一抠"扳机"胶圈就会射出，是因为有预制的弹簧弹力实现自动化。

专利：

RPH 和国内外都有同样专利技术，一样通过线拉作用实现弹力胶圈脱落；这些国外专利超过 20 年已经过时。

东方 PPH 独家专利，通过弹力和错位开关作用自动释放。中国专利局查新报告：本专利具备：①新颖性；②创造性（备查）

无钉吻合技术：

PPH 的吻合技术是有钉合技术，金属钉植入人体内有副作用；

RPH 不能单独实现无钉吻合技术；

东方 PPH 可以直接实现无钉吻合技术。

手术出血并发症：

PPH 的吻合技术是有钉合技术，有吻合口出血并发症，发生率 50%；

东方 PPH 可以直接套扎吻合出血点止血，无原发性出血并发症，继发性出血并发症发生率 0.3%。

吻合口狭窄并发症：

PPH 的吻合技术是有钉合技术，金属钉植入处无弹力，吻合口狭窄并发症 3%；

东方 PPH 可以直接实现无钉错位吻合技术，错位是有一大优点。无吻合口狭窄并发症。

22.东方 PPH 是不是只能套直肠黏膜不能套痔疮

答：产品单支装就是套痔核和直肠黏膜两用，东方 PPH 包主要套直肠黏膜使用，但是都可以灵活使用。

23.负压吸引的时候，吸进枪管的黏膜组织多少为度

答：东方 PPH 前端是全透明的我们可以直观地看到吸入 1～1.5 厘米即可，目前其他参照类似产品主要是负压观察，负压达到-0.085—0.095 即可做参考。

（鲁明良　邹振明　康合堂　邵彦辉　金　纯
杨国斌　郭树革　姚　健　尹　剑　杨　伟
闫国和　于俊兰　张虹玺）

第十六章　套扎吻合技术典型图谱

第一节　器械

东方 PPH 器械结构图 E-PPH 器械由高分子材料制造而成，共有内外管、齿轮、弹簧、垫片、弹力环、手柄、开关、固定卡等 20 余个组件、机关组成的世界上首个连续全自动套扎吻合器（图 16-1～9）。

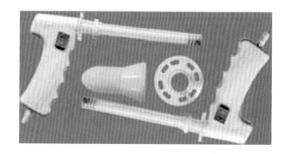

图 16-3　东方 PPH 组合

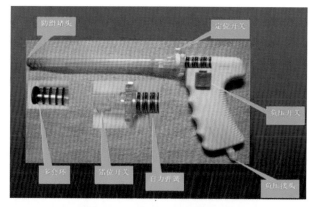

图 16-1　东方 PPH 结构图

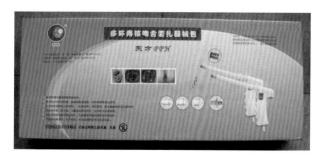

图 16-2　东方 PPH 外观

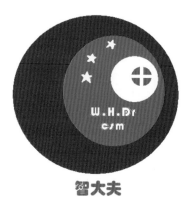

图 16-4　东方 PPH 商标

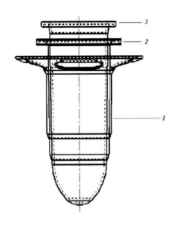

图 16-5　东方 PPH 多功能肛门镜结构图

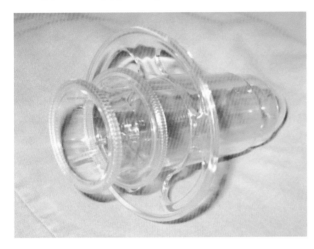

图 16-6　东方 PPH 实物

东方 PPH 定量定位多功能肛门镜组合

（1 外侧肛门镜　2 内侧肛门镜　3 扩肛器）

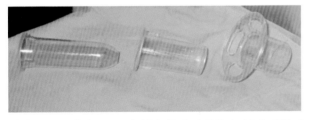

图 16-7　东方 PPH 定量定位多功能肛门镜分离状态

（三项专利）

负压数码诊断型肛门镜

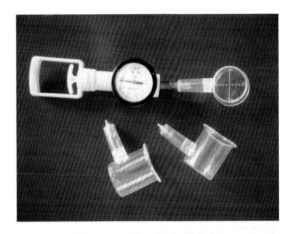

图 16-8　第一代自带负压

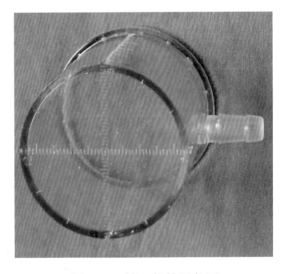

图 16-9　第二代外源负压

第二节 东方PPH套扎吻合术操作图解

二、套扎吻合术操作图解（图16-10～20）

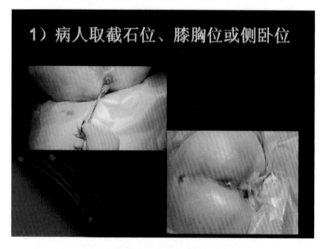

1）病人取截石位、膝胸位或侧卧位

图16-10 手术操作图解

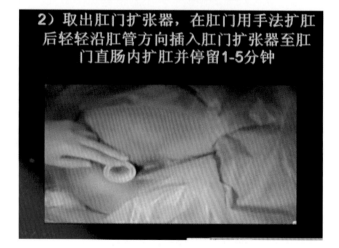

2）取出肛门扩张器，在肛门用手法扩肛后轻轻沿肛管方向插入肛门扩张器至肛门直肠内扩肛并停留1-5分钟

图16-11 手术操作图解

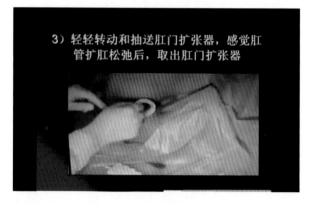

3）轻轻转动和抽送肛门扩张器，感觉肛管扩肛松弛后，取出肛门扩张器

图16-12 手术操作图解

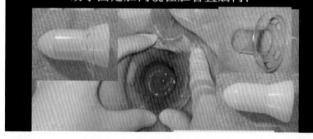

4）把肛门扩张器插入肛门镜内，再次轻轻沿肛管方向插入肛门扩张器和肛门镜组合至肛管直肠内，抽出肛门扩张器，助手固定肛门镜在肛管直肠内；

图16-13 手术操作图解

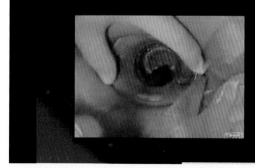

5）再次消毒直肠与肛管，显露齿轮线和直肠黏膜组织及痔核病理组织；

图16-14 手术操作图解

6）将负压吸引痔核钳的负压吸引接头与外源负压抽吸系统相接；

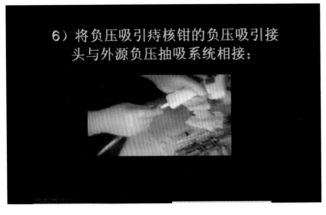

图 16-15　手术操作图解

7）右手握住手柄，然后将内套管管口对准目标组织；将手柄上的通气开关按钮关闭排气孔，此时由于负压的抽吸作用，目标组织可被迅速吸入内套管内；

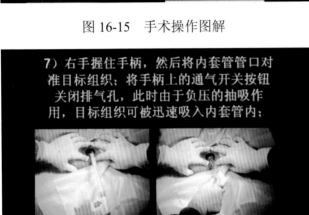

图 16-16　手术操作图解

8）右手拇指或食指转动击发手轮（逆时针），外套管在预设的弹簧弹力作用下，即可将弹力环释放并完成套扎；

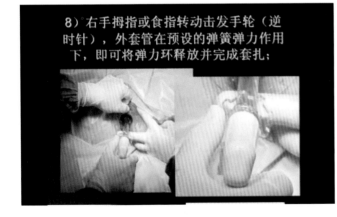

图 16-17　手术操作图解

9）取下套扎器头端的垫片（如果脱落在直肠腔内可用止血钳直接取出，）

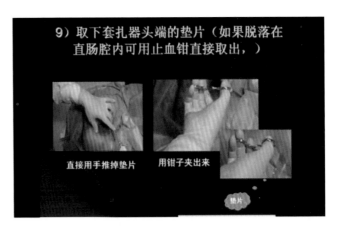

直接用手推掉垫片　　用钳子夹出来

垫片

图 16-18　手术操作图解

10）打开手柄上的通气开关按钮，消除负压，由此可释放被套扎的目标组织；

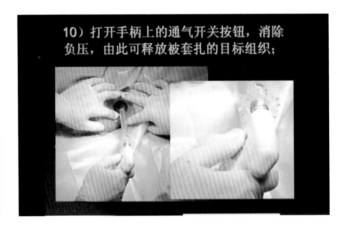

图 16-19　手术操作图解

11）依次按5~10的操作步骤，继续进行下一次套扎。

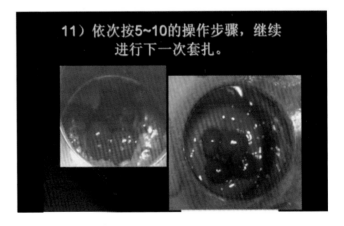

图 16-20　手术操作图解

二、手术病例一（图 16-21～24）

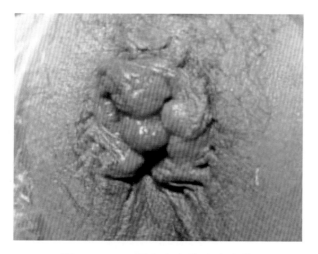

图 16-21　3 期内痔套扎吻合术前

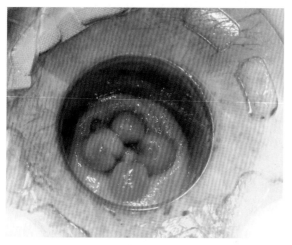

图 16-22　在痔上 4 厘米肛门镜下套扎吻合

3、6、9、12 点 4 个环

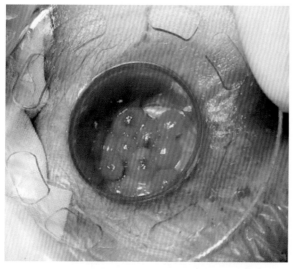

图 16-23　在痔上 2 厘米肛门镜下套扎吻合

1.5、4.5、7.5、10.5 点 4 个环

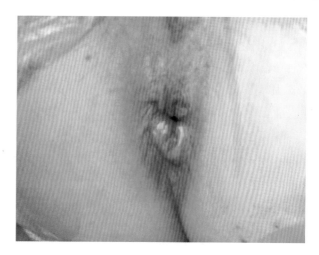

图 16-24　3 期内痔套扎吻合术后

三、手术病例二（图 16-25～28）

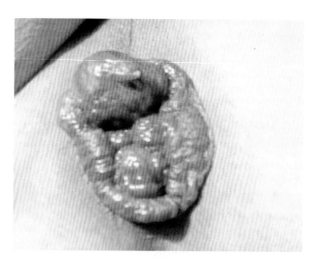

图 16-25　术前

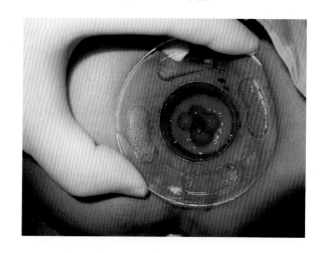

图 16-26　痔上 4cm4 环

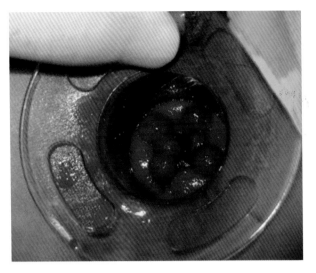

图 16-27　痔上 2cm4 环共 8 环

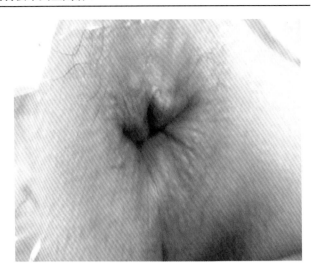

图 16-28　术后

第三节　实验研究（图 16-29、30）

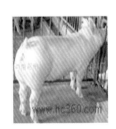
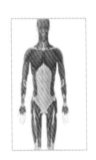

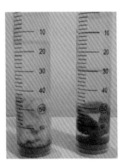
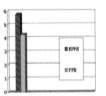

PPH痔上黏膜标本10例
EPPH猪直肠黏膜标本10例
PPH痔上黏膜标本平均为
4.25ml。
EPPH猪直肠黏膜标本平均
为5.75ml。
p＞0.005 无显著差异。

东方PPH　　PPH
套扎标本　　环切标本
8个环　　　环型

图 16-30　切除标本实验比较

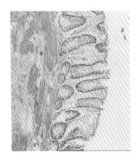
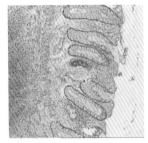

图 16-29　人和猪直肠黏膜病理形态

第四节 东方PPH（EPH）（图16-31～49）

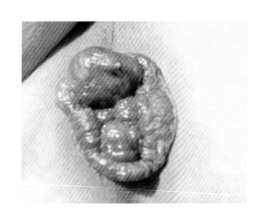

图 16-31 术前

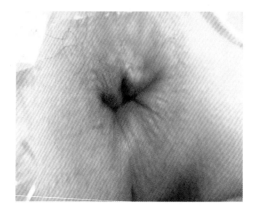

图 16-34 术后

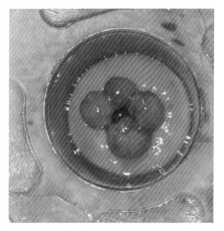

图 16-32 痔上4厘米的4个环

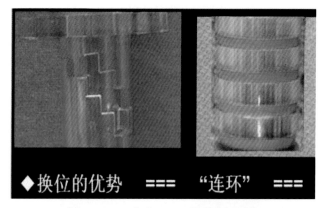

◆换位的优势 === "连环" ===

图 16-35 东方PPH结构原理图

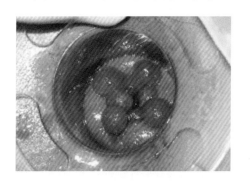

图 16-33 痔上的8个错位套扎环

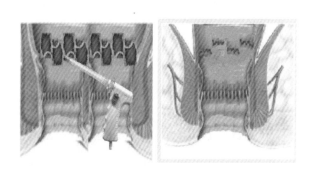

东方PPH套扎吻合术后错位疤痕
无钉疤痕逐渐会消失无直肠狭窄

图 16-36 东方PPH套扎吻合手术后病理过程跟踪

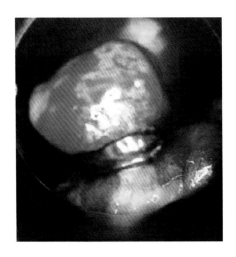

图 16-37　套扎吻合后

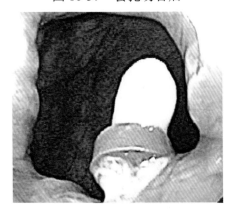

图 16-38　套找组坏死

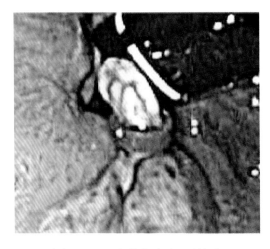

图 16-39　套扎组织坏死结痂

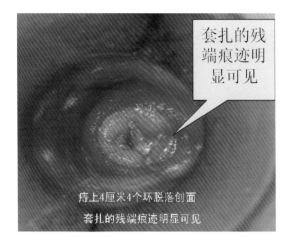

图 16-40　痔上 4cm 疤痕

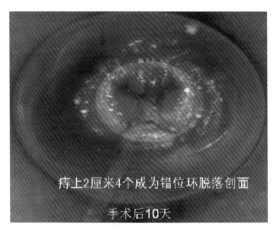

图 16-41　痔上 2cm 创面情况

PPH(环切钉合术)

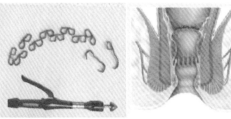

图 16-42　西方 PPH 金属钉器械

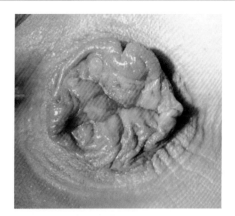

图 16-43　术前

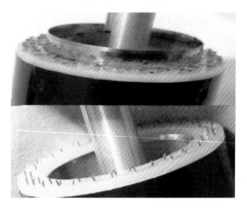

图 16-44　管型环切钉合器环刀和金属钉

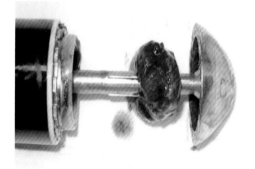

图 16-45　PPH 环切组织

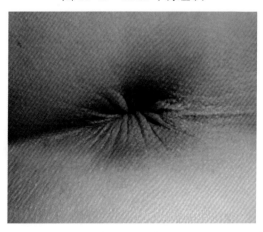

图 16-46　术后

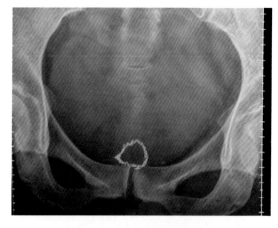

图 16-47　术后金属钉环

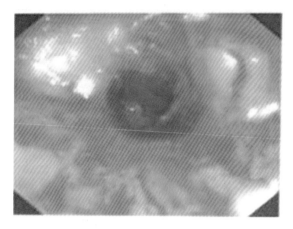

图 16-48　钉和口狭窄

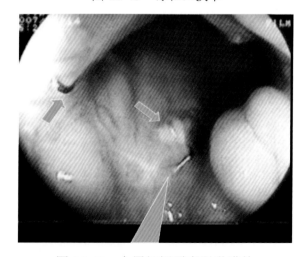

图 16-49　金属钉裸露直肠黏膜外

第五节　负压数码检查诊断图谱

1. 组成和原理（图 16-50）

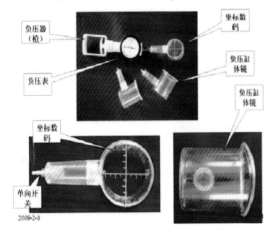

图 16-50　负压数码检查诊断肛门镜组成和原理

2. 第一代手动实际操作（图 16-51～54）

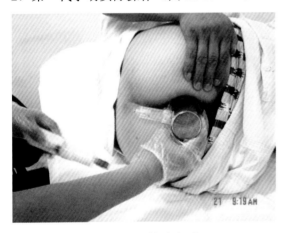

图 16-51　检查操作

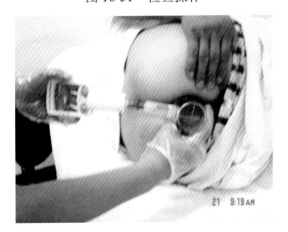

图 16-52　检查操作

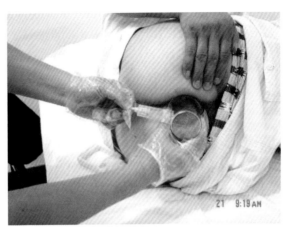

图 16-53　检查操作

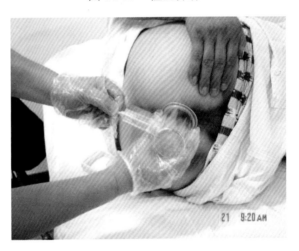

图 16-54　检查操作

3. 电动吸引实际操作（图 16-55～60）

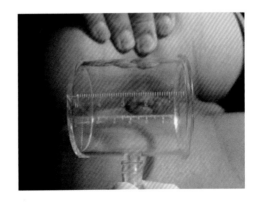

图 16-55　检查前观察病变范围大小

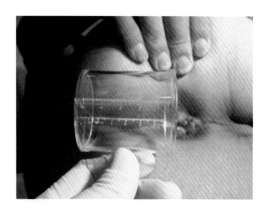

图 16-56   吸口对准肛门

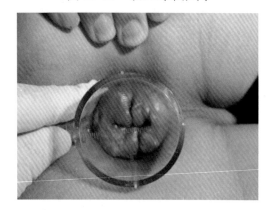

图 16-57   在负压-0.01KPA 动态观察脱出

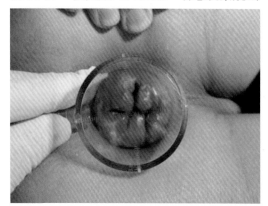

图 16-58   在负压-0.02KPA 动态观察脱出

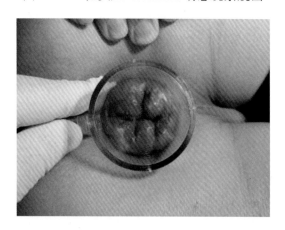

图 16-59   在负压-0.03KPA（第 5 秒钟）动态观察脱出

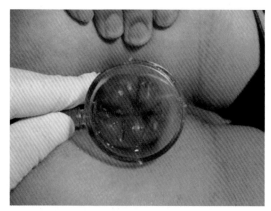

图 16-60   在负压-0.03KPA（第 10 秒钟）动态观察出血点

4. 动态化（模拟排便时态）、数字化图谱（图 16-61～66)

痔疮负压数码检查利用负压、光学、数学坐标、计算机等使肛肠疾病诊断如痔疮的形态、大小由模糊数据实现了动态化（模拟排便时态）、数字化（如图），通过痔疮图谱影像学的研究，利用痔疮负压数码检查技术，根据痔核动态脱出和数据化的状况依据"肛垫"新学说，使痔疮的诊断更为标准、客观、规范。

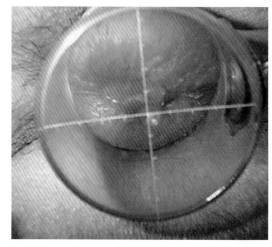

图 16-61   动态化（模拟排便时态下）

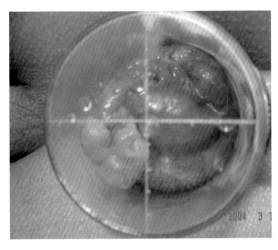

图 16-62　数字化（医学坐标数码计数数值）

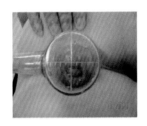 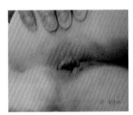

图 16-63　负压前后动态状况

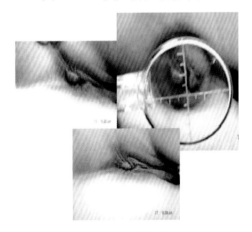

图 16-64　避免漏诊

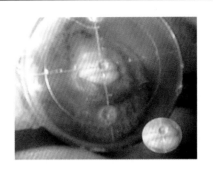

图 16-65　贫血痔

贫血痔疮，痔黏膜如重度贫血病人的眼结膜—苍白黏膜像，故称之（患者血色素 4.5 克）

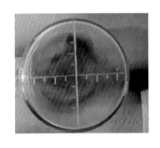 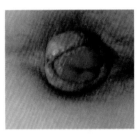

图 16-66　直肠脱垂

（陈少明）

第三篇

PPH发展演变

第十七章　PPH手术技术

第一节　PPH技术的起源

PPH称为"痔上黏膜环切钉合术"，这是一种以肛垫病变引起痔疮这一发病机制的新认识为理论根据的新技术。PPH手术是用胃肠管型吻合器改良的器械，将痔上方的直肠黏膜脱垂带做环形切除。手术时先扩开肛门，于齿状线（直肠与肛管的交界线）上方约4厘米处将直肠黏膜环形缝合一圈，然后将PPH吻合器插入肛门，吻合器可将脱垂的黏膜带切除下来，整个过程只需半小时左右。由于齿状线以上的直肠黏膜受内脏神经支配，手术后患者几乎没有疼痛的感觉；又由于手术既切除了直肠黏膜脱垂带，又阻断了直肠末端动静脉的终末吻合支，消除了痔疮发生的根源，对内痔、外痔、混合痔、环状痔、严重痔脱垂、脱肛等都有着非常理想的治疗效果。具有术后见效快、恢复快、无痛苦等特点。

PPH最早是1990年美国人Allegra G由痔环切术受到启发，提出使用钉合术器切除环状痔，并在临床实践中取得较好的治疗效果。但将PPH术发扬光大的是意大利人Autonio Longo。现在一说到PPH术就会提到他还有美国强生公司。因为是强生公司和Autonio Longo在1993年合作生产出来现在我们临床上使用的肛痔钉合术器原型。

PPH通过对直肠黏膜及黏膜下层组织进行环形切除。有效治疗重度脱垂。至今全世界已有100万痔疮患者成功实施了PPH手术，在中国，自开展来，大于20万名患者成功接受了该项手术。PPH即吻合器痔环切钉合术，适用于重度内痔和部分直肠黏膜脱垂的病人。其原理是：保留肛垫，将痔上黏膜、黏膜下组织环行切除的同时，进行瞬间钉合。既阻断了痔的血液供应，又将滑脱组织悬吊固定，将病理状态的肛管直肠恢复到正常的解剖状态。

但是通过大量临床观察，还是有吻合器的金属钉植入人的直肠黏膜下，有的患者有排异反应，有疤痕体质者，局部形成吻合口狭窄。这个发生率报告在$1\%\sim3\%$，一般通过适当治疗可以缓解，严重者需要手术矫正。

（一）PPH治疗原理

痔疮的发病机制主要是"肛垫"出了问题。传统疗法多是针对痔本身，虽也有一定疗效，但不十分理想，术后症状的缓解率较低；或即使取得暂时性缓解，但1、2年后症状容易复发。PPH手术与传统疗法不同，它并不直接处理痔本身，而是用一种从专用器械，将痔上方的直肠黏膜脱垂带做环形切除钉合，同时也阻断了直肠末端动静脉的终末吻合支，从而消除了痔疮发生的根源，因此效果比较理想。尤其对一些用传统疗法十分棘手的痔类型，如混合痔、环状痔、严重痔脱垂、脱肛等，PPH 手术也具有很好的疗效。

美国强生微创痔疮手术（PPH）又称钉合术器痔上黏膜环切钉合术，是建立在肛垫学说基础上的，运用钉合器治疗环状脱垂痔的新技术。于 1993 年成功研制了一种专门用于治疗III-IV度重痔，不破坏肛垫正常生理功能且显著缩短手术时间并极大减轻术后疼痛的痔钉合术。它通过对直肠黏膜及黏膜下层组织进行环形切除。有效治疗重度脱垂内痔。PPH 即痔上黏膜环切钉合术，适用于重度内痔和部分直肠黏膜脱垂的病人。其原理是：保留肛垫，将部分内痔及痔上黏膜、黏膜下组织环行切除钉合术的同时，进行瞬间钉合术。既阻断了痔的血液供应，又将滑脱组织悬吊固定，将病理状态的肛管直肠恢复到正常的解剖状态。

1. 适用范围　对内痔、严重痔脱垂、脱肛等都有着非常理想的治疗效果。用于III、IV度内痔的治疗。

2. 技术优势

（1）安全：无需切除肛垫，最大限度保留肛门正常功能，避免肛门狭窄、肛门失禁等并发症。

（2）无痛：将脱出肛门的痔疮拉回原位，同时截断向痔疮提供血液的血管，不损伤肛周皮肤，故术后几乎无疼痛。

（3）创伤小、恢复快：吻合器环形切除黏膜为非开放性伤口，出血少，免除术后换药烦恼，可很快恢复正常生活。

（4）诊疗范围：环形痔、多瓣痔、巨大孤立痔、内痔、混合痔、环状痔、嵌顿痔、直肠黏膜脱垂、脱肛等。

（5）适合对象：因损伤少，特别适合中老年人、注重效率的白领人群及传统治疗复发者、伴有轻度

脱肛与直肠黏膜内脱的患者。

3. 禁忌症　对妊娠妇女、儿童、有顽固性便秘、瘢痕体质、盆腔肿瘤、门静脉高压症、布—卡综合征或不能耐受手术者均不推荐使用。

4. 机理特点　一次性使用肛痔吻合器是 PPH 手术器械。PPH 手术方法的机理是在脱垂内痔的上方近内痔上缘的地方环形切除直肠下端肠壁的黏膜和黏膜下层组织，并在切除的同时对远近端黏膜进行吻合，使脱垂的内痔及黏膜被向上悬吊和牵拉，不再脱垂。同时由于位于黏膜下层来自直肠上动脉供给痔的动脉被切断，术后痔血供减少，趋于变小保留具有精细辨别能力的肛垫组织，恢复直肠下端正常解剖结构，术后患者创伤小、疼痛轻、恢复快，并发症少。

（二）PPH 手术的注意事项

作为一种新的治疗方法，因未损伤肛垫区组织，不影响其对排便的反射，肛垫对肛门的关闭增压作用亦未受到影响，因此从理论上说，此种治疗方法是符合现代痔治疗原则的。从手术结果来看，近期疗效不错。

问题是该方法引进国内时间不长，远期疗效尚待观察，而且并发症也是有一些的，例如：术后并发大出血，直肠吻合口狭窄，吻合口感染等，另外我们从一些报道也发现，有些并发症相当严重，包括肠瘘、直肠阴道瘘、盆腔感染引致败血症等，而且还有死亡的报道。国外有专家介绍说，部分病例16 个月后，有复发。

所以对 PPH 手术要严格掌握适应症，密切观察手术后患者的一系列反应，并发症后遗症防治研究。不要认为是微创手术扩大适应症，对有出血倾向和瘢痕体制的患者要禁忌。

第二节　手术器械（图17-1～4）

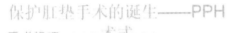

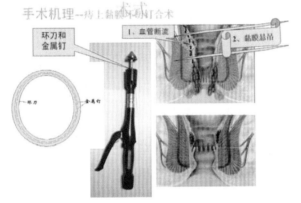

图 17-1　器械结构

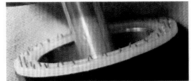

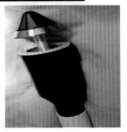

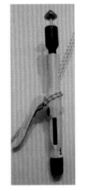

图 17-3　金属钉

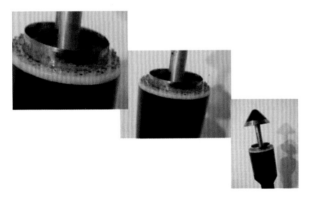

图 17-2　环刀

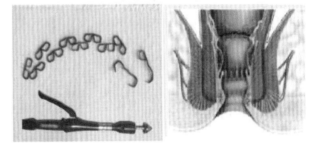

西方PPH的32枚　　西方PPH术后线形疤痕
金属钉排列　　金属钉永久植入有直肠狭窄

图 17-4　PPH 所用手术器械及金属钉

第三节　手术操作

1.痔上黏膜环切钉合术(图17-5～12)

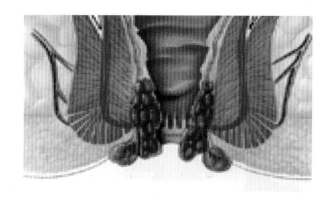

图 17-5

评定痔的情况：痔块和黏膜脱垂，是由于起支持作用的肌肉和连接纤维组织的功能减弱或受到损伤造成的

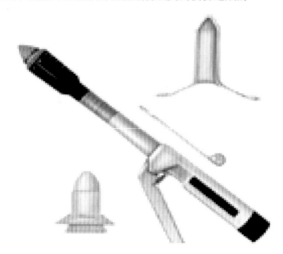

图 17-6

33mm 圆形痔钉合术器，带线器，环形肛门扩张器，肛镜缝扎器

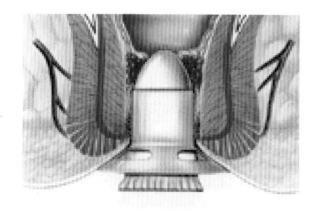

图 17-7

插入扩张器使痔组织的脱垂黏膜回复原位，移去扩张器内栓，脱垂物落入扩张器空腔内，扩张器由缝合线固定在会阴部，由于扩张器透明，能够清楚地显示齿状线

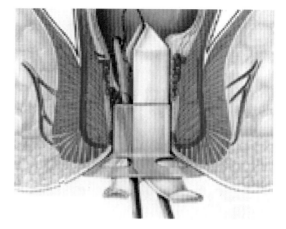

图 17-8

用 2-0 普理灵缝线使荷包缝合在一个合适的高度，在齿状线上方约 2.5～4cm 处缝合比较合适；使用肛镜缝扎器使针脚均匀，周围缝合完全。仅仅只将黏膜层和黏膜下层缝入，注意避免损伤深层结构

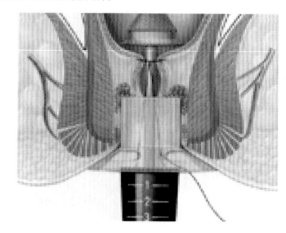

图 17-9

旋开圆形痔钉合术器至最大位置，将荷包缝线打结，利用带线器将缝线的尾端从 HCS33 的侧孔中穿出

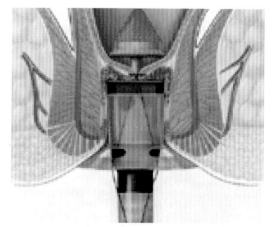

图 17-10

将拖至钉合术器外的缝线打结或通过手术钳固定。钉合术器 HCS33 头部完全被引入肛管内，引入过程中建议部分旋紧钉合术器

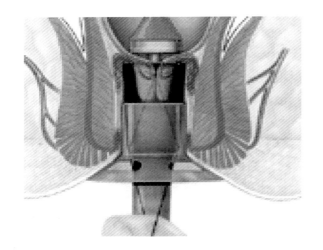

图 17-11

适度拉紧荷包缝合线，使得脱垂的黏膜进入 HCS33 头部的空腔内。刻度为 4cm 处完全闭合，此处近似于肛环的位置。女性病人，应当指检阴道，确信阴道黏膜没有缝入钉合术线内，以免造成阴道直肠瘘

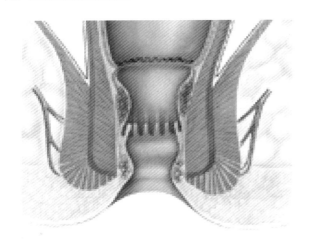

图 17-12　X 光侧位片金属钉环

击发钉合术器之前，先将其保持其处于闭合状态 30 秒，击发后再保持 20 秒，这样有助于止血。使用肛门扩张器检查钉合术线，应该至少在齿状线上方两厘米处，如果钉合术后吻合口有出血，用可吸收缝线缝合

在痔块脱垂较少且肛膜外翻较轻微的三个点，

用三把无创伤钳固定撑开，使圆形肛管扩张器 (CAD33) 更容易被导入。导入的 CAD33 能使痔脱垂或肛管黏膜脱垂部分复位。移去内栓后，脱垂的黏膜落入 CAD33 的套筒中。由于 CAD33 是透明的，我们可以透过它观察到齿状线。

如果需要，外科医生可以在会阴部 12 点和 6 点的位置，用两条缝线或无创伤钳将 CAD33 固定。旋开圆形痔钉合术器 (HCS33) 至最大位置。导入 HCS33 并使其钉砧头深入至荷包线的上端，然后将缝线打结。在带线器 (ST100) 的帮助下，将缝线的尾端从 HCS33 的侧孔中拉出。将拖至钉合术器外的缝线打结或通过施夹钳固定。将 HCS33 的头部完全导入肛管，在此过程中，建议部分收紧钉合术器。

通过 CAD33 导入肛镜缝扎器 (PAS33)，此装置能遮蔽直肠壁周围 270° 范围的脱垂黏膜，从而使缝线仅仅缝合通过 PSA33 开口暴露的那部分脱垂黏膜。缝线的距离必须距齿状线 3～4 厘米以上。当然，具体位置应根据脱垂程度作相应的调整。通过旋转 PSA33，可以完成对整个肛管四周的荷包缝合。

如果遇到不对称痔脱垂，可以通过两个"半荷包"来完成。"荷包"距齿状线的距离视具体需要而定。适度牵拉荷包缝合线，将脱垂的黏膜层置入 HCS33 头部的空腔中。闭合钉合术器，击发并切除空腔中的脱垂黏膜。击发后保持 HCS33 处于闭合状态至少 30 秒钟以上，以帮助止血。轻轻地旋开 HCS33，并从肛管中移出。有时，夹在 CAD33 钉砧头和前部间的黏膜层会妨碍操作。建议将 CAD33 与 HCS33 同时取出。

最后，通过 PSA33 检查钉合术口。如果需要，可以加缝几针。

形态学上的痔块和黏膜脱垂，是由于起支持作用的肌肉及关联纤维组织的功能削弱及破坏而造成

的。痔块脱垂即指肛垫下移后，其远端将外痔囊推向外面及侧面，从而导致痔囊的突出。上部血管的扩张，使中部及下部血管结成团块。久而久之，痔块的大小可能保持不变，或由于静脉淤滞而逐渐增大，也可能退化乃至萎缩。

在 IV 度脱垂的状况下，齿状线几乎完全脱垂于肛门外，而直肠黏膜则永久地占据着肛管。这项技术及 PPH 装置，能确保将黏膜与黏膜的钉合术置于肛门直肠环以上，距齿状线至少 2 厘米。CAD33 能确保荷包缝合的无损伤性并保留无横纹括约肌。PSA33 帮助衡量荷包缝合与齿状线之间的距离，从而使荷包定位更方便。HCS33 的设计，使切除大的肛管脱垂也更加容易。脱垂切除的标准化，以及缝线牵拉及荷包位置的量化，都是这项技术重大进步的标志。

目前国内使用的 PPH 装置有强生的一次性 PPH 装置和国产的多次用 PPH 装置，从临床观察来看国产的 PPH 装置采用了钉座和器身可拆卸连接，便于荷包缝合，操作方便；二是采用不锈钢制造，能重复消毒使用，可大幅度降低医疗费用。已在全国得到了广泛应用，疗效满意。

PPH 装置的优点及并发症：与传统手术相比，PPH 最大优点是：①由于其不切除肛垫，术后精细控便功能不受影响；②由于肛门部皮肤及痔核不予切除，肛管及肛门部皮肤没有创面，术后没有传统手术常见的肛门部疼痛、水肿、肛门狭窄等并发症，术后患者能够很快的恢复正常生活。临床表明 PPH 是一种安全、有效的治疗。重度痔的方法具有操作简单、手术时间短、术后疼痛轻、缩短住院时间及病人恢复周期短等优点。

第四节　手术问题探讨

1. 并发症

（1）尿潴留发生率为 25.0%，可能与腰麻及术后肛门疼痛引起膀胱逼尿肌松弛和膀胱颈括约肌痉挛所致。因此术后注意防治尿潴留，对于老年病人必要时留置尿管。

（2）肛门疼痛发生率为 45.8%，可能与术中扩肛引起轻度肛门皮肤损伤有关。

（3）出血主要位于钉合术口部位，量较少不需特殊处置。钉合术后要认真检查钉合术口处是否有活动性出血，对于有搏动性出血应局部丝线缝合。

（4）钉合术口狭窄或漏等并发症较少见。PPH 是

治疗重度痔的一种安全有效方法，有望替代传统的手术治疗方法。其远期效果有待进一步随访观察。

2. 正视 PPH 的缺陷（图 17-13～16）　随着大量病例的观察，尽管痔上黏膜环切钉合术的理论是正确的，但是临床出现了诸多的并发症：1 术后吻合口出血，多与吻合器钛钉设计、患者肛垫过于肥厚、术中止血不彻底及患者术后排便有关；②尿潴留，可能与术后疼痛、腹胀等不适有关。③直肠阴道漏、直肠穿孔与荷包缝合超出直肠肌层有关。④吻合口狭窄多因荷包缝合带有肌层、吻合口在一个平面、吻合口成型时患者长期未排成形便所致；⑤感觉性

失禁、排便次数增加可能是手术切除了黏膜下神经丛、牵拉直肠使直肠壶腹减小、术后括约肌牵拉伸展变薄所致。⑥术后坠胀感、疼痛与吻合口肠线吸收、黏膜下血肿有一定关系，多能自行好转；⑦肛门肌瘤形成，可能是长期炎症刺激吻合口组织增生所致；⑧钛钉的过早脱落，上提肛垫组织尚未黏附，可导致吻合口下方外痔部分外翻形成肿物脱出影响手术效果，可能与术后肛管内压仍然较高、患者大便干结、腹泻有关；⑨盆腔脓毒症、腹膜后感染。近年来经过大量的观察研究，临床医师和专家一致认为主要是器械的缺陷所造成。

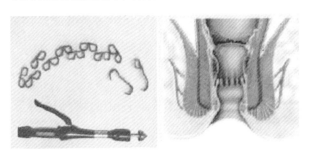

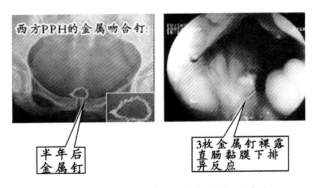

图 17-13　PPH 术后并发症和后遗症

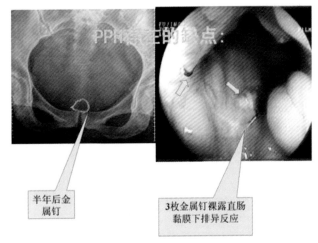

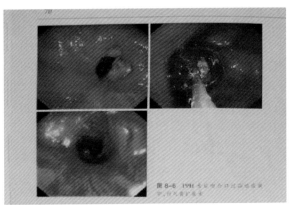

图 17-14　PPH 吻合口狭窄，气囊扩张治疗

摘自：姚礼庆　钟诗芸主编《痔上黏膜环行切除钉合术》上海科学出版社出版 2009 年第一版 P70

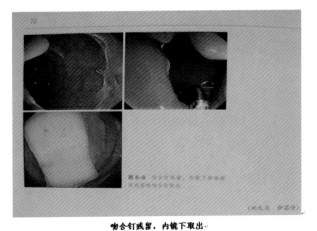

图 17-15　PPH 术后金属钉裸露黏膜下

摘自：姚礼庆　钟诗芸主编《痔上黏膜环行切除钉合术》上海科学出版社出版 2009 年第一版 P70

肿瘤医院在亚洲首次尝试新技术

结直肠吻合:不用针线不用钉

本报讯（记者 顾泳）复旦大学附属肿瘤医院昨天传出消息：该院大肠外科成功运用镍钛合金加压吻合环(CAR)，为一名结肠癌患者进行结直肠吻合术。患者经过10天康复后，体内的吻合环顺利脱落、排出体外，这标志着新型吻合技术在临床应用成功。据悉，这也是亚洲地区利用CAR技术进行结直肠吻合术的首次尝试。

近30年来，申城结直肠癌的发病从恶性肿瘤中的第七位升至第二位，成为严重威胁市民健康的疾病。迄今为止，外科手术仍是治疗结直肠癌最有效的途径。肿瘤医院大肠外科蔡三军教授表示：医生在手术中切断结直肠摘取肿瘤后，还须将结直肠重新吻合。以往，临床中常用的结直肠吻合方式包括手工缝合、金属钉吻合两种，但手工缝合对临床医师的技术要求高，患者术后恢复慢，且易出现出血等并发症。至于金属钉吻合，由于钉子留存在吻合粘膜上，易使吻合口伸展性较差；而吻合口裸露于肠腔，与排泄物直接接触，还会引发感染。CAR技术则完全避免了上述吻合术的弊端。

专家解释，CAR技术通过加压压缩肠粘膜，使两边切开的结直肠通过吻合环实现无缝对接。对接处的肠粘膜在历经缺血、坏死后，吻合环会随之自行脱离，并排出体外。由于整个吻合过程中没有吻合钉、吻合线，吻合口出血、感染等并发症便一并杜绝，吻合处的伸展性也更好，有效提高了患者术后疗效。由蔡三军教授、李心翔博士等共同开展的CAR技术吻合术中，整个吻合过程只需10分钟，手术操作十分简便。

目前，CAR技术在欧美地区已成功开展800余名病例，效果理想。业内人士指出，下阶段CAR技术将在北京、上海、广州、重庆、武汉等五个城市开展更广泛的临床应用，争取明年普及。初步估计，CAR技术吻合的价格与目前金属钉吻合价格相差无几。

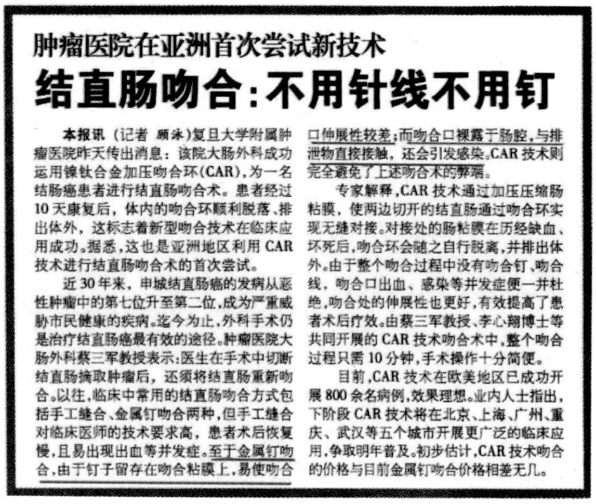

图 17-16　解放日报报道

3．大量临床观察存在的缺点

（1）金属钉永久植入人体内；

（2）吻合口出血——发生率为 30%

（3）温和口狭窄——发生绿为 2%～3%

（4）器材价格昂贵——（一次性 PPH 价格 3000-4500 元左右）。

4．*术后便秘或腹泻的饮食护理*　该手术后一般要求患者 48 小时前后开始排便，每日一次，大便以质软呈糊状为佳，以避免当大便排出经过创面时摩擦造成损伤和疼痛加剧。如术后 3 日尚无便意者，指导病人适当增加一些含植物油脂的食物，如芝麻、肉汤等，也可晚上睡前用开水冲服少量麻油或蜂蜜，经上述食疗后，一般能排出大便。若不能排出，可用开塞露小灌肠。若术后出现腹泻时，指导病人进食清淡、易消化的食物，注意饮食卫生，禁食生冷。并可饮浓茶已利小便而使大便成形，必要时可用止泻药。

5．*术后排便困难的饮食护理*　术后当日或第二日，多因麻醉影响，手术刺激，伤口疼痛或敷料压迫，引起反射性膀胱颈部括约肌疼痛、痉挛致术后排尿困难。此类患者应饮浓茶或糖开水使尿量增多，刺激膀胱，增强尿意，也可放松压迫伤口的敷料，促使排尿。仍不能排尿者，遵医嘱给予导尿。饮食结构与痔疮治愈有密切关系。若食物过细过精，会造成肠蠕动减慢，引起便秘，导致肛门直肠部位静脉曲张；若食物中辣椒或胡椒摄入过多，则会刺激肛门直肠，造成肛门直肠部位血管充血扩张；若饮食摄入过多或摄入过粗食物，易造成术后大便次数过多，引起伤口感染；若在手术前后饮食调理得当，不仅能使手术顺利进行，而且对创面的修复起到重要作用，还能减轻疼痛，有利于伤口愈合，同时可防止和减少术后并发症的发生。

(1)饮食：术后第 1 天流质或半流质饮食，次日可普通饮食；

(2)排便：术后控制排便 1 天，并口服液体石蜡油或麻仁丸，使大便软化，便后坐浴。无需换药，肛内不必纳入栓剂等；

(3)抗生素的使用：一般术后预防性应用抗生素 1～3d，防止吻合口感染；

(4)并发症的观察与处理：若手术操作规范，一般无近期并发症，反之则有出血、肛门疼痛及远期吻合口狭窄等。故术后 24h 内严密监测血压、脉搏，l 周后作盲肠指诊，必要时扩张狭窄段，狭窄严重者需挂线切开等。

6．*与传统治疗对比*　非手术治疗：饮食疗法、口服用药、外敷用药、注射疗法、枯痔疗法、红外疗法、冷冻疗法、激光疗法等，对轻度痔疗效较好。

传统手术疗法：采用外剥内扎术切除痔核，是近年来最常用的重度痔的治疗方法，但是传统手术疗法所带来的术后疼痛以及较长的住院与愈合时间等问题，常常令患者闻之色变，而且传统手术疗法存在一定的复发可能性，尤其重要的是它或多或少的切除了肛垫。因而有患者在术后有不同程度的失禁现象发生。

7．*区别于传统手术的不同*

（1）手术部位在肛门口，而PPH手术疗法部位在直肠下段，传统手术将外痔切除，内痔结扎，肛门有创面，需要有脱核过程，术后每日进行换药、熏洗，换药。排便时伤口剧痛，只能逐渐愈合。而PPH手术部位在直肠下段，切除同时随即吻合，整个过程仅需几分钟，保留了肛垫组织，肛门部无创面，没有脱核过程。术后第一天就可以正常排便，也不需要特殊换药、熏洗。传统手术为防止肛门狭窄需切断括约肌，而PPH手术不损伤括约肌，故不会出现肛门狭窄或大便失禁。传统手术是对症治疗，PPH手术方法则是治疗病因。

（2）PPH手术由于保留了肛垫，不损伤肛门括约肌，肛门部没有手术切口，最大限度地保留了肛垫的生理功能，故具有：①手术后没有痛苦，②手术时间短，损伤小，恢复快，③不损伤肛门括约肌，无大小便失禁，肛门狭窄，④痔疮复发率低，外形美观

8. PPH有什么优势

（1）由于不切除肛垫，术后精细排便功能不受影响；

（2）由于创口在齿状线上方，无脊神经感觉末梢，术后疼痛明显减轻；

（3）由于创口为一次吻合，无开放，愈合时间极度缩短；

（4）由于吻合口大小相对固定，而且位于直肠黏膜，理论上不会发生皮肤疤痕挛缩所致肛门狭窄；

（5）由于有配套的器械，手术操作简单而且标准化，便于推广及评价预后。

9. PPH手术前注意事项　手术前，医护人员除了为患者做术前四检、心电图等常规检查外，还会针对每位患者的病情进行相应的心理辅导，例如内痔患者，医生会通过肛门镜等仪器的检查让其可以清晰地看到痔核的大小及多少，并分析PPH手术是怎样的过程，让患者消除害怕心理。

[附]　日本开展PPH

日本日高医院采用脱肛环切固定术治疗痔，病人术后康复迅速。

1993年意大利Longo博士使用自动吻合器进行脱肛环切固定术。即所谓PPH（procedure for prolapse and hemorrhoids），在欧美现以普及，现已成为治疗痔（痔，肛瘘，肛裂）风行的手术。

吻合器为环状切断器，插入肛门后可迅即将松弛黏膜切除、缝合，明显减轻剧痛，欧洲至今年7月为止，已施行7～8万例。

据日本<医学论坛报>报道,日本九州久留米市日高医院今年2月引进PPH，至5月底已进行40例（内痔23例，混合痔7例等），术后虽有肛门痛和出血，但18例无症状，术后第2天72%患者仅用双氯芬酸止痛，手术时间15分钟，术后患者排便时无痛，可早期康复。

以往痔根治术在麻醉下扩大肛门，用刀纵形切除痔，用可吸收肠线结扎根部。为维持肛门弹性，伤口不完全缝合，故术后仍遗留松弛，治愈时间延长。

PPH从肛门缘上4～6cm处连续缝合直肠黏膜的痔，于肛门插入环状切断器，在其吻合部牵引黏膜，切除3～4cm圆筒状组织，同时用钛针缝合，使肛管复原。由于仅切除无痛觉神经的直肠黏膜，完全未伤及肛门皮肤，故术后无痛是一大特征。又因同时切断供痔血流的血管，痔组织数日后萎缩；刚手术后缝合部有出血，其后排便时出血极少，术后患者无痛、不出血，短时间可康复。

第五节　一例 PPH 手术后吻合口狭窄（图 17-17～23）

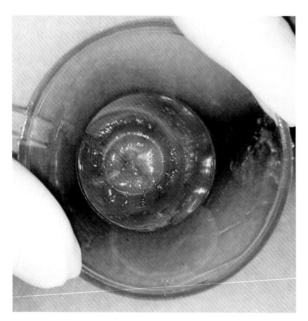

图 17-17　PPH 术后钉合口狭窄

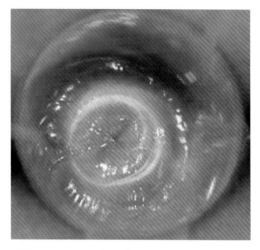

图 17-19　钉合口狭窄，食指不能通过

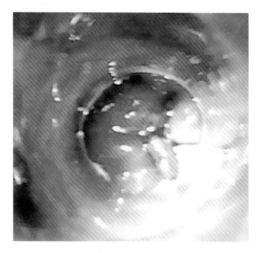

图 17-20　钉合口有增生组织

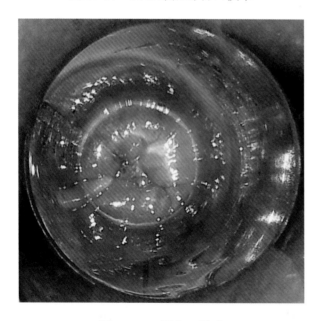

图 17-18　钉合口狭窄

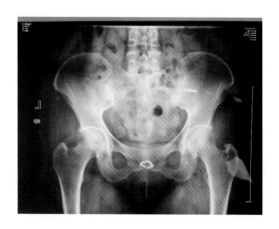

图 17-21　PPH 术后的金属钉环

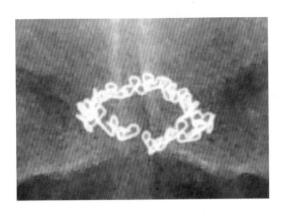

图 17-22 放大正位片金属环

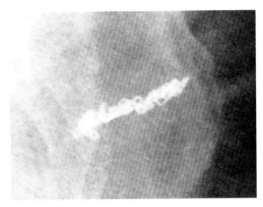

图 17-23 X 光侧位金属钉环

（陈少明）

第十八章　痔核切闭术

第一节　裸器痔切闭术

痔切闭术是借助钉合术器将增大多余的病理组织切除，同时将剩余肛垫组织闭合，不留创面。由于切除了脱垂之部分痔组织，最大限度地保留肛垫及齿线上方 0.5cm 的移行区组织；因此，减轻了术后肛门疼痛及对手术后肛门排便的影响。

1. 手术原理　国内刘世信等人在肛垫学说指导下，在 PPH 的基础上，发明了痔切闭术。该手术是借助钉合术器将增大多余的病理组织切除，同时将剩余肛垫组织闭合，不留创面。由于切除了脱垂之部分痔组织，最大限度地保留肛垫及齿线上方 0.5cm 的移行区组织；因此，减轻了术后肛门疼痛及对手术后肛门排便的影响。在临床上对于混合痔，如果仅作痔切闭术，虽然脱出之内痔及部分外痔被拉入肛管直肠腔内，但大部分外痔依然存在，术后容易发生肛缘水肿疼痛、遗留肛缘皮赘、异物感等。在对混合痔作痔切闭术的同时，对外痔及肥大之肛乳头也作了修剪切除，有效地减少了肛缘水肿及遗留皮赘的发生。并且由于肛缘切口数量减少，创面张力小，故术后疼痛轻，愈合快，肛缘平整。钉合术器用于混合痔手术值得推广应用，痔切闭术的手术适应证可以扩大。

2. 操作方法　麻醉生效后，取截石位，常规消毒，铺无菌巾。充分消毒扩肛后，用 3～6 把组织钳在齿线上方将内痔部分拉出，直视下在齿线上方 1.5cm 处用 10 号丝线作荷包缝合；将装好垫刀圈的抵钉座经肛门纳入肠腔，收紧荷包缝线并固定于抵钉座的中心杆上。然后，将装好钉切组件的钉合术器中的弹簧管与抵钉座中心杆对接。顺时针旋转底部调节螺母，直视下将内痔痔核塞入中心杆周围。拧紧时助手用手扒开肛周皮肤及外痔痔核，使之不卷入钉合术器内。拧紧螺母到预定位置再过少许，予以击发。逆时针松开钉合术器将其退出，检查有无出血。如有搏动性出血，用 2-0 肠线缝扎止血。尔后，将肛缘隆起之外痔轻轻提起，在其根部之稍内侧做放射状切口，予以切除，剥离部分静脉丛。对合并肛乳头肥大者予以切除。肛内放置化痔栓一枚。凡士林纱布引流，加压包扎固定。

3. 混合痔手术病例图示(图 18-1～5)：

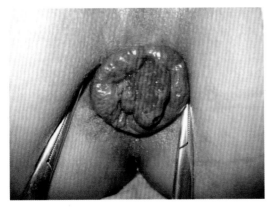

图 18-1 术前病理状态

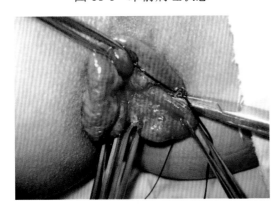

图 18-2 直视下荷包缝合

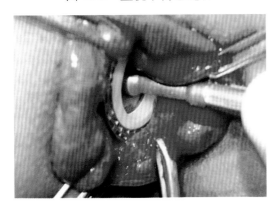

图 18-3 放入抵顶座

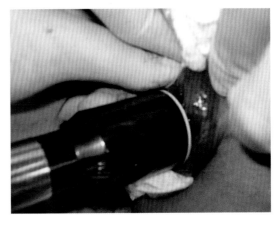

图 18-4 拧紧时用手扒开肛周皮肤及外痔痔核，
使之不卷入钉合术器内

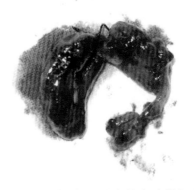

图 18-5 切除组织为不对称的串珠样组织

（陈少明）

第二节 变换肛门镜辅助下痔切闭术

选择性钉合器痔切闭术事实上是在钉合器不变化的情况下肛门镜变换而发生手术术式的变化。

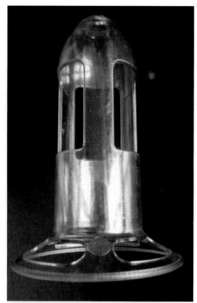

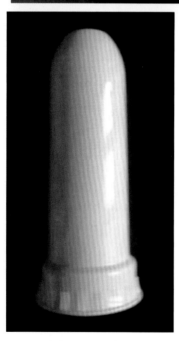

图 18-6　所用器具

选择性钉合器痔切闭术，又称开环式微创痔上黏膜切除钉合术。是 PPH 技术的改进，亦是用钉合器代替传统手工切除治疗直肠疾病的技术（图 18-6）选择性钉合器痔切闭术技术是以中医"分段齿形结扎术"为理论基础，发挥其合理的保留皮桥、黏膜桥的部位和数量，及结扎区呈齿形分布这一优点，结合 PPH 术使用钉合器切除下移肛垫上方黏膜、黏膜下组织，是传统中医与现代医学在肛肠外科微创治疗痔病领域的有益结合。

（一）选择性钉合器痔切闭术---手术优点

精确定位：利用特制的肛门镜，能够精确定位脱垂的黏膜，成功、安全的选择性切除脱垂部位的痔上黏膜，符合肛垫下移理论，减少手术创伤。

安全性高：选择性钉合器痔切闭术技术治疗，不会破坏肛垫的生理功能，不破坏直肠与肛管的正常结构和外观，同时也避免了肛门狭窄、失禁等并发症的发生。与传统治疗方法相比，治疗安全性更高。

恢复时间短：由于治疗创伤更小，患者术后恢复更快，大多数患者术后 5～7 天就可以基本恢复，开始正常的工作和生活。

（二）选择性钉合器痔切闭术手术适应证

Ⅱ～Ⅳ度痔、环状脱垂痔、复杂性环状痔、严重痔脱垂、脱肛、直肠黏膜脱垂、直肠息肉肿瘤等都有着理想的治疗效果。

（三）选择性钉合器痔切闭术手术禁忌

对妊娠妇女、儿童、有顽固性便秘，盆腔肿瘤、门静脉高压症，布一卡综合征或不能耐受手术者均不推荐使用。

（四）选择性钉合器痔切闭术手术治疗优势

选择性钉合器痔切闭术微创无痛技术是在 PPH 技术的基础上研发而成，治疗时精确切除脱垂部分的痔上黏膜，最大的肛管直肠齿状线附近黏膜及肛垫的完整性，保留正常黏膜桥，最大限度地维护了肛门的精细感觉和收缩功能，减少了手术创伤。

选择性钉合器痔切闭术可根据痔核的数量和大小，调节痔上黏膜切除范围，具有安全、可控、达到良好的治疗效果。

选择性钉合器痔切闭术是痔病微创方法的继续和延伸，具有创伤小、术后疼痛少，恢复快、术后并发症及复发率极低的优点（表18-1、2）。

目前选择钉合器痔切除术已逐步完善成TST技术。

表18-1 选择性钉合器痔切闭术与其他方法比较

治疗方法	治疗效果	治疗特点
传统手术	疼痛难忍、疗程长	术后疼痛 复发可能性 术后有并发症发生率高问题。
选择性钉合器痔切闭术	微创、疼痛轻、恢复快	保留了大部分肛垫、肛门部皮肤没有手术切口，最大限度地保留了肛垫的生理功能。手术时间短，损伤小，恢复快。可预防钉合口狭窄发生，有金属钉植入黏膜下长期存在排异反应发生。

表18-2 选择性钉合器痔切闭术与PPH的治疗比较：

技术名称	技术亮点	技术特点	适应征	术后效果
PPH	保护肛垫新理念	治疗时间短；术后恢复快；各类后遗症、并发症有发生。有钉合口肛门狭窄发生有金属钉植入黏膜下长期存在排异反应发生。	内痔、环状痔、严重痔脱垂、常用于III、IV内痔的治疗。直肠脱垂。直肠前突。	保护肛门正常生理结构，但对已经形成的肛门松弛、狭窄无法解决。维护肛门的精细感觉和收缩功能。
选择性钉合器痔切闭术	PPH的变异	直击痔的病灶，针对性更强，间断保留正常的直肠黏膜，可预防钉合口狭窄发生有金属钉植入黏膜下长期存在排异反应发生。	内痔、环状痔、严重痔脱垂、常用于III、IV内痔的治疗。	依照痔的生理病理结构设计，在保留正常的肛垫及黏膜桥的同时。 可能影响肛门的精细感觉和收缩功能。

（孙平良 高贵云 王永兵）

第十九章　TST 手术技术

TST 微创手术技术全称选择性痔上黏膜钉合术，是在 PPH 术式基础上发展起来的一种新型痔疮治疗技术，主要适用于以非环状脱垂为主的Ⅲ、Ⅳ期痔病患者。

概述

TST（Tissue-selectingTherapystapler）微创术，又称选择性痔上黏膜钉合术，为我国国内学者首次提出，是在总结 PPH 术式缺点的基础上发展起来的一种新型技术。TST 微创术利用了特制的肛肠镜形成不同的开环式窗口，利用钉合探头，锁定痔核，针对痔核的大小和多少来调节痔黏膜的切除范围，最大限度地保护了肛门的正常功能。

第一节　手术原理

TST 手术遵循了人体痔的形成机制，依照痔的生理病理结构设计而成，旨在纠正痔的病理生理性改变，而非将肛垫全部切除，保留了正常的肛垫及黏膜桥，可以减少手术创伤，最大限度维护肛门的精细感觉和收缩功能，尽量减少术后肛门不适，缩短治疗时间，使痔手术更加微创化。

TST 技术是目前治疗痔病的最新技术，它是在 PPH 技术的基础上，对原有的术式进行改良，其特点是手术操作简单，术后疼痛轻微（几乎无痛），并发症少，恢复时间短，疗效佳，患者满意度高。

TST 手术理论依据

（1）外科微创的理念

（2）外科快速康复理论

（3）减少术后并发症、后遗症的"温存护肛"学术观点

1. 适应证　TST 术主要适用于以非环状脱垂为主的Ⅲ、Ⅳ期痔病患者

2. 手术禁忌　对妊娠妇女、儿童、有顽固性便秘，盆腔肿瘤、门静脉高压症，布一卡综合征或不能耐受手术者均不推荐使用。

原理

TST 技术是以中医"分段齿形结扎术"为理论基础，发挥其合理的保留皮桥、黏膜桥的部位和数量，及结扎区呈齿形分布这一优点，结合 PPH 术使用钉合器切除下移肛垫上方黏膜、黏膜下组织，是传统中医与现代医学在肛肠外科微创治疗痔病领域的有益结合。

（1）TST 手术运用特制的肛门镜形成不同的开

环式的窗口，只暴露有痔区的黏膜，针对性更强。

（2）TST手术采用分段切除钉合的办法，可以间断的保留正常的直肠黏膜，可有效预防术后钉合口狭窄。

（3）TST手术植入的钛钉的数量少，可能相对降低术后钛钉引起的肛门的不适感（尚没有完全避免金属钉的问题）。

第二节　TST技术特点

TST微创无痛技术是在PPH技术的基础上研发而成，治疗时精确切除脱垂部分的痔上黏膜，最大的肛管直肠齿状线附近黏膜及肛垫的完整性，保留正常黏膜桥，最大限度地维护了肛门的精细感觉和收缩功能，减少了手术创伤。

TST可根据痔核的数量和大小，调节痔上黏膜切除范围，具有安全、可控、达到良好的治疗效果。

TST是痔病微创方法的继续和延伸，具有创伤小、术后疼痛少，恢复快、术后并发症及复发率极低的优点。经临床近1000例的治疗效果评估和术后跟踪，治疗全程患者几乎无痛，术后3～5天即可恢复。

第三节　技术优势

精确定位：利用特制的肛门镜，能够精确定位脱垂的黏膜，成功、安全的选择性切除脱垂部位的痔上黏膜，符合衬垫下移理论，减少手术创伤。

疼痛轻微：传统手术在受躯体神经控制的肛垫区进行，对切割敏感，疼痛剧烈。TST手术在受植物神经控制的直肠黏膜区进行，对于切割不敏感，所以手术疼痛轻微。

安全性高：TST技术治疗不会遗留瘢痕，不会破坏肛垫的生理功能，不破坏直肠与肛管的正常结构和外观，同时也避免了肛门狭窄、失禁等并发症的发生。与传统治疗方法相比，治疗安全性更高。

恢复时间短：由于治疗创伤更小，患者术后恢复更快。大多数患者术后5～7天就可以基本恢复，开始正常的工作和生活。

第四节　手术器械

TST 微创术的器械特点在它的肛门镜的优势功能上。

肛门镜分为：单开式肛门镜、双开式肛门镜和三开式肛门镜（图 19-1～4）。

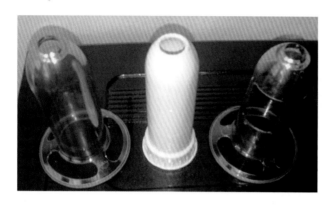

图 19-1　TST 术肛门镜的选择

观察痔核：根据痔核的形态、数目和大小，选择肛门镜（图 19-1）：

肛门镜

（1）痔核以两侧为主：两开口肛门镜

（2）痔核三个或以上：三开口肛门镜

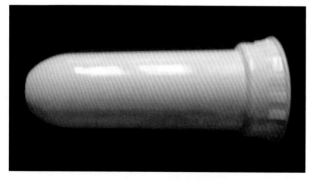

图 19-2　肛管扩张器

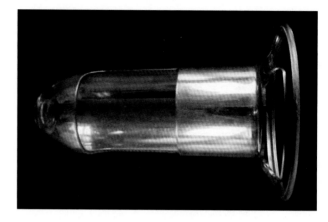

图 19-3　单孔口肛门镜

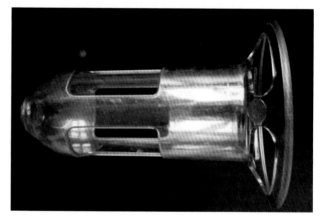

图 19-4　三孔口肛门镜

第五节 手术操作

（一）术前准备

（1）思想方面：调整好精神状态，解除一切顾虑，消除紧张情绪。

（2）精神状态及睡眠：术前要安慰病人，尽量让病人放心、安静，以减轻痛苦和出血。

（3）戒烟、戒酒：外科手术治疗，必须要做局部浸润麻醉，长期嗜烟及饮酒的患者，对麻醉药不甚敏感，可能造成麻醉效果不理想，影响手术效果。

（4）饮食、生活方面的准备：术前不要摄入过多，或摄入过粗食物，以免造成术中大便排出，造成伤口污染，引起感染；其次，食物忌辛辣刺激物。

（5）身体方面的准备：做好术前检查和其他有关检查，以排除手术禁忌证。

（6）药物准备：肛门直肠疾病手术前一般不需使用抗生素等药物，但有些手术需从手术前3天开始适当使用抗生素。

（7）其他准备：准备几件宽松的内裤和较大的、可用于坐浴清洗肛门的坐盆以及清洗肛门用的柔软的毛巾或纱布、柔软的卫生纸等，以备手术后使用。

（二）手术操作步骤

步骤1：术前肠道准备，选择腰麻或骶管内麻醉，取俯卧式折刀位，会阴部常规消毒铺巾。

步骤2：根据痔核的数目和大小选择适合的肛门镜单个痔核的用单开口肛门镜；2个痔核用两开口肛门镜；3个痔核选用三开口肛门镜。

步骤3：适度扩肛，插入肛门镜，拔除内筒后，旋转肛门镜，使拟切除的痔上黏膜位于开环式的窗口内。

步骤4：单个痔核在痔上3~4cm行黏膜下缝合引线牵引，两个痔核可分别进行两处黏膜缝合引线牵引或可用单线一次缝合两处，3个则可作分段性荷包缝合，如痔核较大脱出严重时可行双荷包引线牵引。缝合仅在黏膜及黏膜下层进行，避免伤及肌层。

步骤5：逆时针旋开钉合器的尾翼，待钉合器的头部与本体完全松开后，将钉合器的头部插入扩肛器内，将荷包线围绕中心杆收紧打结，通过缝线导出杆将缝线自钉合器本体的侧孔导出，持续牵引，顺时针旋紧钉合器，脱垂的直肠黏膜通过肛门镜的窗口牵进钉合器的钉槽内。此时，感觉旋钮有阻力，钉合器指示窗的指针显示进入击发范围。**已婚女性检查是否有缝住阴道后壁**。打开机身保险，击发，完成切割和钉合。固定钉合器本体等待30s后，逆时针旋松尾翼3~5圈，将钉合器拔出。

步骤6：观察钉合口，如两个钉合口间存在缝合线搭桥，则可以直接剪断；两端凸起部分分别上钳后用"7"号丝线双重结扎。若有活动性出血则行"8"字缝扎止血。肛纳复方角菜酸酯，检查手术切除标本并送检病理。

（三）术后并发症及防范

TST微创术后伴有疼痛，出血，水肿，残留痔，血栓形成，钉合口狭窄，肛门坠胀等症状。防范在于对症处理和综合处理及器械的改进。

1. TST手术特点的评估

（1）调节切除痔上黏膜的范围

（2）保留了部分黏膜桥，有效预防狭窄

（3）阻挡粪便污染术野

（4）理想的视窗，暴露清楚

（5）肛镜长度合理，稳定性好，无需缝扎固定

学术评价：

（1）TST 术对痔病脱垂、出血症状的治疗效果

和 M-M 术、PPH 术相似

（2）TST 术手术用时相对较短，术中出血较少，术后恢复时间较短，术后肛门疼痛及水肿发生。

（陈少明）

第二十章　多普勒超声引导痔动脉结扎术

第一节　多普勒超声引导痔动脉结扎术概述

（一）痔动脉结扎术（HAL）

1995 年，Morinaga 报道了一种治疗痔的新方法，即痔动脉结扎术（HAL），该术式采用一种特制的带有多普勒超声探头的直肠镜，定位并结扎痔动脉。由于供血动脉被结扎，痔静脉丛内压下降，痔的典型症状也随之消失。澳大利亚 Scheyer 等报告，他们的研究表明，多普勒引导 HAL（图 20-1、2）可有效控制痔患者的急性症状。通过痔动脉结扎术的确切疗效，证实了痔上动脉在痔的发病因素中的重要性。也为 PPH 环切痔上动脉的理论和实践依据。

HAL- Instrument Setting

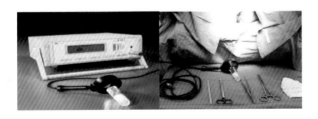

图 20-1　HAL 采用的直肠镜

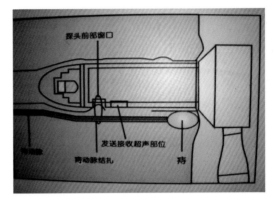

图 20-2　超声诊断图示

超声多普勒痔动脉结扎术，是在超声多普勒诊断仪引导下，准确寻找、定位供应肛门尤其是痔核区的动脉血管，并实施准确、有效的结扎（一般采用可吸收缝线，无需拆线）和封闭，阻断进入痔核区域的血流及有效供应；同时在结扎区域周围，可引起局部的慢性炎症反应，从而产生组织纤维化，使黏膜和黏膜下层黏连、固定，使得痔核逐步萎缩并消失，最终致使痔疮脱垂显著减少。

本方法适用于Ⅱ～Ⅲ度内痔或以Ⅱ～Ⅲ度内痔为主的混合痔（即中等程度的痔疮患者），尤其适合以出血为主要症状的患者。

本方法即可在住院部开展，也可在门诊实施完成。术前排空大便，必要时可清洁灌肠，给予小剂量麻醉，主要根据超声多普勒痔动脉诊断仪检测出的痔动脉深度来确定进针的深度，在推线器的帮助下对缝合的血管进行结扎，完成所选的痔动脉结扎后再次旋转肛门镜检测结扎效果，对不满意处再次缝扎。一般情况下一次操作可选择性地结扎3～5组血管。

（二）痔动脉电凝闭锁术简介

痔动脉电凝闭锁术是目前国际痔疮手术治疗最先进方法之一。该仪器根据探头发射和接受的超声波来精确定位痔动脉，显示其深度，并通过探头前端的窗口在齿状线上 2～3cm 处进行动脉电凝闭锁治疗。

HAL 第二代超声痔动脉电凝闭锁仪带来了全新的痔疮治疗理念，其设计科学、安全、简单、易于掌握和操作。欧美大量的临床应用证明，患者和医生的风险低、微创、几乎无痛、仅需局部浸润麻醉、不需住院治疗、治疗时间短，一般只需要10～20分钟完成手术。对各种痔疮的治愈率高达95％以上。手术过程：该手术可在局部麻醉下进行。患者取截石位，常规消毒铺巾，用2％利多卡因于3点及9点处行局部浸润麻醉。同时，静脉给予 5mg 咪达唑仑镇静。随后，轻轻将肛管扩张至两指宽，将特制直肠镜置入直肠，探测、定位痔动脉。将 HAL 缝合线(2-0 可吸引合成线)与 5/8 针相连，以方便穿过特制直肠镜的结扎窗。

"8"字型双重结扎被定位的动脉，将缝线小心拉紧，听到多普勒信号消失后，可知道第一次结扎已将定位动脉结扎。"8"字型结扎也有利于可靠地止住第一次缝合时可能导致的出血。通常，末梢管腔内动脉位于右后、右中、右前、左前、左中及左后侧(1、3、5、7、8 及 11 点处)。一旦将所有的动脉定位并结扎，便可将涂利多卡因胶的纱布塞入肛管。

研究者介绍，该特制直肠镜带有一个多普勒探头和一个结扎边窗。多普勒探头位于结扎边窗的远侧，具有 8.2 兆赫兹的频率与约 60 度的切入角，能达到约 7mm 的扫描深度。研究者说，该研究纳入2002年以来308 例(男性 189 例，女性 119 例，平均年龄50.1岁)接受此手术的患者，其中89例患者为Ⅱ级痔，192 例为Ⅲ级痔，27 例为Ⅳ级痔，平均随访 18 个月。结果表明，痔的急性症状在行多普勒引导 HAL 后得到迅速控制。

研究者认为，多普勒引导 HAL 无痛、有效，且并发症发生率低。另外，该手术可在门诊进行，是其他各种痔治疗方法很好的替代治疗技术。

超声多普勒引导下痔动脉结扎术(简称 DG-HAL)是 20 世纪末开发成功的一种新治疗技术，已在日本、欧美等发达国家取得成功，在中国，此项技术的研究和开展已有几年，已积累了许多经验。临床研究资料表明，治愈率在 80％以上，出血症状消失率达到96％，脱出症状消失率达到 60％左右，具有安全、有效、疼痛轻、并发症少等优点。

第二节　多普勒超声引导痔动脉结扎术

一、适应证

（1）Ⅰ、Ⅱ度内痔。

（2）Ⅲ、Ⅵ度内痔以出血为主症。

（3）混合痔以内痔出血为主症伴有轻度脱出症状。

二、禁忌症

（1）肛门感染。

（2）恶性肿瘤。

（3）单纯的炎性外痔、血栓外痔。

（4）痔病伴有凝血机制障碍。

（5）装有心脏起搏器的患者。

三、术前准备

（一）术前常规准备

（1）充分告知患者 DG－HAL 手术治疗机理、适应征及其微创微痛、有效安全的特点，消除患者恐惧心理，缓解紧张情绪，最大限度的得到患者的配合，保证手术的顺利完成。

（2）常规术前检查包括血常规、尿常规、大便常规、肝肾功能、血凝四项、心电图等。必要时行电子肠镜检查以排除恶性肿瘤及炎症性肠病。

（3）肛门部备皮，清洗肛门。

（4）术前无需禁食，一般以开塞露 2～4 支纳肛或清洁灌肠，排空大便。

（二）器械准备

（1）手术包（常规消毒）：DG－HAL 手术专用手柄旋钮盖一个、DG－HAL 手术专用推结器 1 根、与探头长度匹配的长柄持针器 1 把、长线剪 1 把、组织剪 1 把、组织钳 1 把、血管钳 1 把、弯盘 1 个、洞巾 1 张（大小以侧卧位时覆盖住下肢及臀部为宜）。

（2）痔动脉超声多普勒诊断仪 1 台。

（3）带有多普勒超声传感器、手术操作窗和内光源的一次性特殊肛门镜超声探头 1 个。（已用环氧乙烷进行消毒）。

（4）DG－HAL 手术专用手柄 1 个，用福尔马林熏箱熏蒸、环氧乙烷消毒或低温等离子消毒。

注：如无上述消毒手段亦可用 0.5%碘伏浸泡消毒，但注意不要将手柄尾端与导线连接部位接触碘伏以免被腐蚀而发生故障。

（5）带针缝线：5/8 弧度、27mm、2/0 带针可吸收微乔缝线 2～3 根。

注：如无 5/8 弧度缝合针，可用 1/2 弧度、26～27mm 缝合针在使用前用两把持针器向内略微弯曲使弧度加大代替，一方面便于出针操作，二方面便于控制缝扎深度，三方面减少缝合黏膜的宽度以免成角。

四、手术操作流程

（1）手术人员安排：手术者1人，助手1人，巡回护士1人。

（2）麻醉：采用局麻或骶麻，肛门较为松弛患者可采用利多卡因凝胶表面麻醉。

（3）体位及仪器摆放位置：体位以右侧卧位为宜。痔动脉超声多普勒检查仪推放于术者右前侧。注：手术体位可视手术医生习惯调整，如截石位、俯卧位等。

（4）打开手术包，放置于痔动脉超声多普勒诊断仪翻盖上，注意勿遮盖住仪器显示屏及功能面板。将消毒好的DG-HAL手术专用手柄、与手柄匹配的手柄旋钮盖及一次性肛门镜超声探头放置于打开的手术包内。

（5）消毒：用0.5%的碘伏或洗必泰酊常规消毒术野皮肤，铺置无菌巾单，再用0.5%洗必泰消毒肛管及直肠下端。

（6）术者将一次性肛门镜超声探头置入DG-HAL手术专用手柄中（需注意确认直探头底部的凸出要和手柄的凹槽相一致），把DG-HAL手术专用手柄旋钮盖拧紧，由巡回护士将手柄与超声多普勒痔动脉诊断仪接口连接好。

（7）将痔动脉超声多普勒诊断仪后部右下角总开关打开，按下仪器显示屏左下方开关，大概2分钟后显示屏出现操作界面，痔动脉超声多普勒检查仪即开始正常工作。

（8）术者调整好座位高度，在助手的协助下将一次性肛门镜超声探头用无菌液体石蜡油涂抹后，置入肛管直肠内，通过窗口观察探头位于齿状线上2～3厘米处。

（9）术者右手持手柄在最小的侧压下（即探头与直肠壁略呈角度使探头的圆形换能器与黏膜紧密贴合）开始小心并缓慢地旋转探头，直至表明探头结扎窗口下方有动脉蠕动的典型多普勒声已达到峰值音量，此时由助手固定手柄及探头，术者用0.5%碘伏或0.5%洗必泰消毒进针窗口（每进针必须消毒），然后在探头上方结扎窗口处用带针可吸收缝线将黏膜贯穿，提起缝线，并再次用可吸收缝线行"8"字黏膜贯穿，深度以略带肌层为宜。打结后用推线器将线结推入，牢固缝扎（一般需打结4～5次）。准确缝扎后多普勒血流声消失或出现明显减弱。

（10）依次缓慢旋转探头360°，发现有痔动脉血流信号予以一一缝扎。

注：旋转探头时动作一定要缓慢，避免杂音干扰或错过痔动脉信号；痔动脉不一定全部在痔核顶端突出部位，应将黏膜推平以免遗漏凹陷处的痔动脉。

（11）完成第一轮缝扎后，应将一次性肛门镜超声探头退出约0.5厘米，再次进行360°检查，了解痔动脉信号是否消失以确保手术的准确性。如再次探查发现有痔动脉血流声，应予以缝扎。

（12）检查确认后，退出一次性肛门镜超声探头，常规指诊，检查缝线缝扎情况。肛门内放置凡士林油纱布及痔疮栓1枚，手术结束。对于女性患者，DG-HAL手术需注意直肠前侧缝扎进针不能太深防止出现直肠阴道瘘。

（13）对有脱出的内痔，在超声多普勒引导下痔动脉结扎术后，可用可吸收缝线在脱出的痔本体作连续"8"字缝合，于痔核顶端悬吊打结将痔核固定于顶端上方的黏膜下层，缓解脱出症状。

五、术中常见问题及处理

为保证手术的效果，手术时应对下列问题予以关注并给予妥善处理：

1. 探头插入深度 因齿线高度各人不同，应通过窗口目视观察到达齿线上 2～3cm，不要过分依赖肛门镜刻度。

2. 痔动脉探查要点

（1）探查动脉过程中动作要慢，防止杂音干扰和错过痔动脉

（2）由于肛管下端向上逐渐扩大，为使探头紧贴黏膜应使探头有一定角度

（3）动脉并非一定在痔核上方突出部位，探头旋转时注意将黏膜推平，以免遗漏凹陷处动脉

3、关于使用的缝线问题 本手术合适的缝线为 2-0 带针可吸收微乔线，缝合针规格 5/8、⊙、27mm。但临床上很合适的缝线不易找到，比较常见的为 2-0 带针可吸收微乔线，缝合针规格 1/2、⊙、26～27mm。线比较合适，但是针偏大，缝合黏膜过宽，而 3-0 带针可吸收缝线针大小比较合适，但是针偏细偏软，线细，也不太合适。

临床上使用 2-0 带针可吸收微乔线，缝合针规格 1/2、⊙、26～27mm 时，术前可用持针器将缝合针弯度加大，以减少缝合的黏膜宽度，效果较好。另外，建议不要使用丝线，否则线有可能不能自动脱落带来问题。

4. 缝扎深度 缝扎的深度以缝扎少量肌层为宜。

（1）具体操作时如果黏膜未突入或少量突入操作窗，第一针往往深度较浅，第二次进针时注意用线牵拉固定黏膜，可以缝合理想的深度。

（2）如果有较多黏膜突入操作窗，容易影响视野，可以左手使用镊子协助暴露。假如使用镊子仍然不好操作，这时可用手指将突入黏膜推出，同时将肛门镜向上推进，离开黏膜堆积处再缝合，打结后再将肛门镜向下移，将堆积处黏膜围扎。

5. 在视野不是特别好的情况下 在松针前一定要固定针尖，以免松针后找不到针。

6. 其他

（1）不容易出针问题：这多为针尖被肛门镜所阻所致。可以将肛门镜顺时针轻微旋转，如仍有问题，应该立即撤针后再次进针，以免发生断针。

（2）缝针处出血问题：为缝合针误伤血管所致。此时应尽快再缝合一针打结，假如还有出血，冷静压迫后，利用肛门镜上下移动和轻度旋转，扩大缝扎范围止血，多能满意。

对于黏膜下形成血肿，直接将肛门镜旋转，利用肛门镜壁压迫，先做其他部位手术，待最后再探查，如果血肿未增大则术后使用抗生素即可。一般缝扎后用指诊即可，不需要使用其他肛门镜检查，但是在特殊情况如对出血或者黏膜下血肿等情况不放心，可以使用其他视野好的肛门镜检查。

7. 痔本体或松弛黏膜围扎及悬吊

（1）对于痔核较大或黏膜松弛者，可以进行连续缝扎。

（2）连续缝扎针数根据痔核大小和黏膜松弛情况具体确定，没有固定要求。

（3）保证缝线距离齿线至少 0.5-1cm。

六、术后处理及注意事项

（1）术后根据需要住院观察 2～3 天即可出院。门诊患者休息约 2 个小时，无异常不适即可回家。

（2）手术当日应半流饮食，次日正常饮食，忌食辛辣刺激食物。

（3）术后常规应用 3 天抗菌药物，口服或静脉给药均可。

（4）手术当日不宜排便。次日便后温水坐浴，必要时术后 3 天内每日用痔疮栓纳肛。

（5）必要时给予口服止痛药。

（6）清点器械，并予以清洗消毒备用。

第三节 多普勒超声引导痔动脉结扎术图谱

治疗效果前后如下(图20-3、4)：

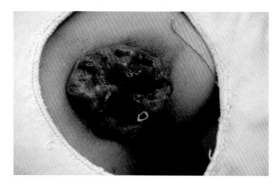

图20-3　治疗前

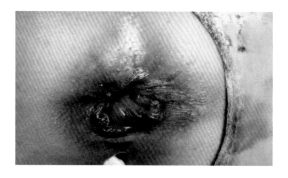

图20-4　治疗后

1.适应证　Ⅰ～Ⅳ期的各种类型的痔疮，特别对于Ⅰ～Ⅲ期及出血性痔疮具有极好的疗效。

2.优点　微创、无痛、无复发率、欧洲临床认证。

3.评价　与常规的痔切除术相比，DG—HAL多普勒引导痔动脉结扎术后的无需使用止痛剂，患者不需住院，并可在短时间内恢复正常活动。在成功结扎了动脉后，痔疮的血流供应减少，痔疮开始萎缩，从而出血和疼痛症状均可得到有效控制。在痔疮病变处的张力降低后，其中的结缔组织开始再生，这又进一步促进了痔疮的收缩，并最终达到理想的治疗效果。DG—HAL多普勒引导痔动脉结扎术的一年随访结果显示，其并发症及复发率极低、患者痛苦少等优点使其成为理想的痔疮治疗方式。同时，它还符合微创无痛治疗的宗旨，被广大白领人士追捧为"星期天手术"。

第四节 痔动脉结扎超声多普勒仪器技术参数

（一）适用范围

（1）能动态观察肛门直肠部位血液动力学变化，显示痔动脉的位置、深度及血流速度。

（2）超声引导下作痔动脉结扎术和硬化剂注射等微创治疗。

（3）可配合超声刀使用开展肛肠疾病其他治疗。

（二）配置要求

（1）主机一台。

（2）手柄一个。

（3）重复使用探头一个，单次使用探头一个。

（4）、推助杆一个。

（5）适配器一个。

（6）与探头匹配持针器一个。

（三）内置

备用电池：镍金属氢化物电池块（设备治疗断电时自动启用）。

（四）主要技术参数要求

（1）额定输入功率：2X250（mW）。

（2）探头长：80mm，直径28mm 。

（3）探头前端有手术操作窗口。

（4）探头频率：8.2MHZ。

（5）探头内置超声发射、接收器。

（6）探头内置操作照明光源。

（7）设备可连接重复用及单次两种探头。

（8）LCD 显示屏：显示痔动脉的位置、深度及血流速度，有动脉波形显示图。

（9）扬声器输出：2*25mw，输出血流波动信号，音量可调节。

（10）配置耳机。

（11）配外接打印机。

（12）HAL 手柄，可蒸汽消毒。

（五）电器安全性

符合 ZEC-601-1。

（陈少明　罗湛滨）

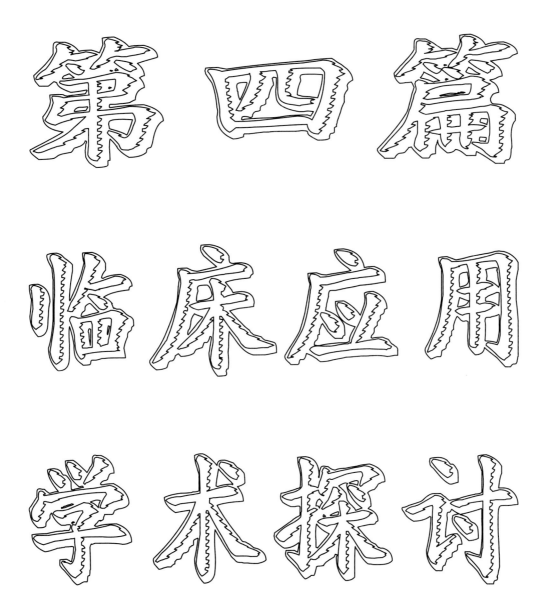

第四篇

临床应用

学术探讨

第二十一章 东西方 PPH 比较研究

第一节 痔上黏膜环形错位套扎吻合术(EPH)二期研究

一、概述

1993 年 Longo 为保护肛垫借用胃肠管型钉合器设计发明痔上黏膜环切钉合新术式（ Procedure for Prolapse and Hemorrhoid 以下简称 PPH），此术式以其先进的理念和手术效果在世界范围普及推广应用，通过大量临床观察管型钉合器内的钉子会引发出血、疼痛、直肠狭窄并发症。为解决这一问题，课题组利用特制的套扎吻合器设计痔上黏膜错位套扎吻合术（The East Rubber band ligation and coincide of dislocation for Prolapse and Hemorrhoid 简称东方 PPH 即 EPH）。以该新术式 EPH 为治疗组，同时设置 PPH 阳性对照组，将符合纳入标准的 200 例住院患者随机分成两组，每组各 100 例使用相应手术术式治疗，术后观察比较两种术式在手术时间、术后并发症及治愈率等方面的差异。经对比观察该新术式具有以下特征：①无钉植入套扎吻合；②避免或减少吻合口出血和狭窄的发生；③缩短手术时间；④减少术后并发症和后遗症；⑤降低耗材成本—经济。

关键词：痔上黏膜环形错位套扎吻合术，E-PPH，痔上黏膜环切钉合术，PPH

研究的主要内容

本课题组以痔上黏膜环形错位套扎吻合术式

（The East Rubber band ligation and coincide of dislocation for Prolapse and Hemorrhoid 简称东方 PPH 即 EPH）为治疗组，同时设置阳性对照组：痔上黏膜环形切除钉合术（PPH），将符合纳入标准的 200 例住院患者随机分成两组，每组各 100 例使用相应手术术式治疗，术后观察比较两种术式在手术时间、术后并发症及治愈率等方面的差异，比较两种术式在手术时间、术后并发症及治愈率等方面的差异。

二、研究方法

1. 研究对象

（1）手术适应证：符合"中华医学会外科分会结直肠外科学组制定的标准"中的Ⅲ、Ⅳ期脱垂的内痔、内痔为主的环型混合痔、嵌顿性内痔（应在炎症消退后再行本手术）、直肠黏膜脱垂。

（2）纳入标准：符合上述诊断的年龄在 18～70 岁之间的病人，男女不限，完成知情同意及相关告知。

（3）排除标准：伴有肛瘘、肛周脓肿、肛裂、消化道感染性疾病、精神病、糖尿病、严重心脑血管疾病、严重过敏、凝血机能障碍、孕妇、月经期、特异性感染（如结核、克罗恩病、溃疡性结肠炎等）或恶性肿瘤。

（4）脱落标准：

1）脱落的界定：所有填写了知情同意书并筛选合格进入研究的患者，均有权随时退出临床研究，无论何时何因退出，只要没有完成临床试验全程观察，均为脱落病例。

2）脱落病例的处理：当受试者脱落后，研究者必须写明脱落原因，并尽可能与患者联系，完成所能完成的评估项目，并填写治疗后记录表，尽可能记录最后一次观察时间。

（5）一般资料　时间为 2011 年 1 月 1 日至 2012 年 5 月 31 日之间病例。

治疗组 100 例，男 48，女 52，最大年龄 70 岁，最小 19 岁，手术中出血 4 例，术后出血 0 例，吻合口狭窄 0 例，术后疼痛 16 例，治愈率 100%，住院总天数 629 天，住院费项目总费用 20125.5 元，手术材料项目总费用 430688.65 元.；

对照组 100 例，男 52，女 48，最大年龄 70 岁，最小 18 岁，手术中出血 43 例，术后出血 20 例，其中大出血 5 例二次进手术室止血，吻合口狭窄 4 例，术后疼痛 23 例，治愈率 100%，住院总天数 482 天，住院费项目总费用 16211 元，手术材料项目总费用 857961.36 元.

（6）统计处理：将所有病例的疗效、手术时间、疼痛、出血、组内比较应用 t 检验，组间比较采用 Ridit 检验。

统计分析将采用 SPSS17.0 统计分析软件进行分析。未作特殊说明，统计检验均采用双侧检验，检验水准为 0.05。

所有安全性和疗效结果均按组别进行描述，对连续变量描述观察值的例数、均值、标准差、中位数和范围（最小值～最大值），对分类变量描述其每一种类的个数和百分比。在统计分析时，对主要变量缺失值的估计，采用最接近一次观察值的结转

（Last Observation Carry Forward，LOCF）方法。

对于连续性变量的组间比较，根据数据是否正态以及方差是否齐同选择方差分析或者 Wilcoxon 检验。对于组内的前后比较，根据数据是否正态选择配对 t 检验或者 Wilcoxon 检验。对于分类资料的组间比较，根据合计数和最小期望数选择检验或者确切概率法。如果是有序的分类资料则采用 CMH-检验。

2. 手术原理

（1）治疗组：利用套扎吻合器（美国库克产品和上海众仁生物医药科技有限公司出品智大夫 多环痔核吻合套扎吻合器）在痔上 2～4 厘米处的直肠黏膜处（PPH 环切钉合术的平面）上下错位 2 厘米进行环形一周套扎吻合 8～12 个强力弹力环，通过器械作用紧紧套扎吻合在痔上黏膜的基底部，形成机械性的缩窄，使组织缺血坏死，继而脱落，最后创面逐渐修复痊愈。借瘢痕收缩将肛垫上提。由于同时套扎吻合阻断直肠黏膜下供应痔的部分动脉，术后痔血供减少，肥大和充血的肛垫趋于萎缩变小。

（2）对照组：利用特制的管型钉合器（上海金钟牌上海手术厂产品）经肛门在脱垂的痔上 3 厘米环状切除直肠下端黏膜及黏膜下组织，同时完成对远近端肠壁黏膜断端的吻合，将脱垂的内痔悬吊上拉，恢复原来肛垫的正常解剖位置。由于同时切断直肠黏膜下供应痔的部分动脉，术后痔血供减少，肥大和充血的肛垫趋于萎缩变小。

3. 观察指标设定

（1）手术时间（以麻醉记录上时间为准 表21-1）

表 21-1　手术时间分度积分

-5	-4	-3	-2	-1	0	1	2	3	4	5
10min	11min	12min	13min	14min	15min	16min	17min	18min	19min	20min

治疗组-141，对照组+87　p<0.005　有显著差异。

（2）术中出血量（分度：通过测算，标准小纱块 7.5×7.5 厘米 12 厚，一块浸透出血 15 毫升，半块浸透出血 7.5 毫升，三分之一块浸透出血 5 毫升，四分之一块浸透出血 4 毫升，五分之一块浸透出血 3 毫升（表21-2）

表 21-2　手术时间分度积分

分度	0	1	2	3	4	5	6	7	8	9	10
出血量（ml）	0	0-5	5	5-50	50	50-300	300	300-500	500	500-100	1000

治疗组总分 3，对照组总分 69　p<0.005　有显著差异。

（3）术后疼痛　表 21-3

表 21-3　术后疼痛分度

分度	0	1	2	3	4	5	6	7	8	9	10
程度	无	---	轻	---	中	---	重	---	剧烈	---	无法忍受
可耐受	+	+	+								
影响睡眠			+	+	+	+	+	+	+	+↓	
需止痛药				+	+	+	+	+	+	+↓	
麻醉止痛					+	+	+	+	+↓		
伴其它症状						+	+	+	+↓		
被动体位									+↓		

注：--- 表示介于前后之间

治疗组总分 15，对照组总分 17p>0.005 无显著差异。

（4）二组主要并发症和痊愈类别参数统计 SPSS17 分析　表 21-4

表 21-4　二组主要并发症和痊愈类别参数统计 SPSS17 分析

	性别	大出血	吻合口狭窄	术中出血	疼痛	治疗结果	愈合类别
P	0.573	0.001	0.044	<0.01	0.194	0.317	<0.01

（5）二组主要经济参数统计和 SPSS17 分析表 21-5

表 21-5　经济参数统计

		住院天数	住院费	手术材料费
1 组	$\overline{x}$	5.29	201.26	4306.89
2 组	$\overline{x}$	4.92	165.44	7329.69

P	0.071	0.104	0.047

（6）10 例人体直肠黏膜 PPH 切除标本和 10 例 100 公斤猪 10 头，猪直肠黏膜 80 个 E-PPH 套扎吻合后组织物立即切除标本计量比较研究（图 21-1、2）。

PPH 痔上黏膜标本 10 例，E-PPH 猪直肠黏膜标本 10 例

PPH 痔上黏膜标本平均为 6.5ml，E-PPH 猪直肠黏膜标本平均为 7ml。

p>0.005 无显著差异。

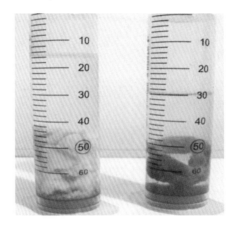

图 21-1　人和猪直肠黏膜标本比较

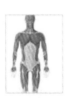
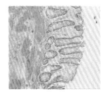
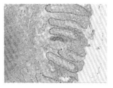

图 21-2　人和猪直肠黏膜病理切片

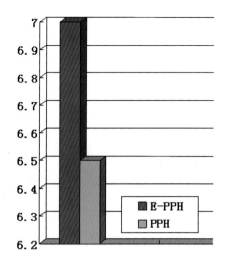

图 21-3　EPPH 和 PPH 标本分析

（7）二组病例病理实例手术图谱比较（图21-3～

23）

E-PPH

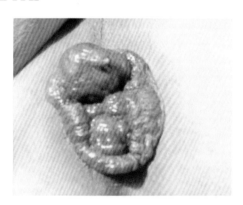

图 21-4　术前

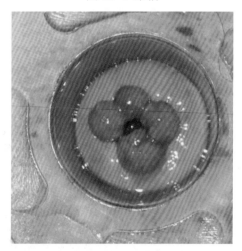

图 21-5　痔上 4 厘米的 4 个环

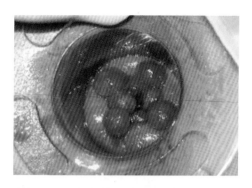

图 21-6　痔上的 8 个错位套扎吻合环

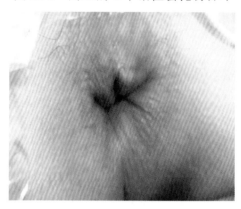

图 21-7　术后

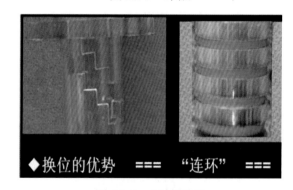

图 21-8　器械原理

东方PPH

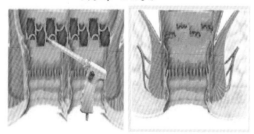

东方PPH套扎吻合术后错位疤痕
无钉疤痕逐渐会消失无直肠狭窄

图 21-9　东方 PPH

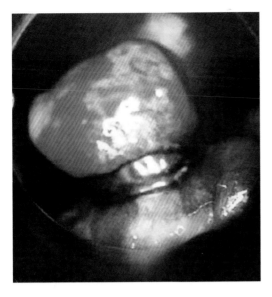

图 21-10　套扎吻合后

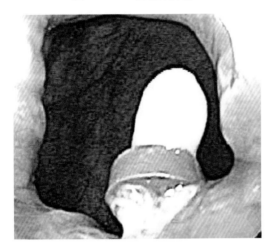

图 21-11　套扎后组织坏死

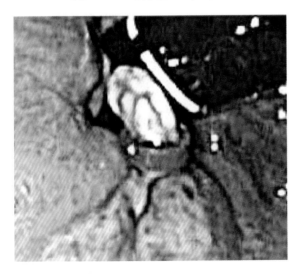

图 21-12　组织结痂

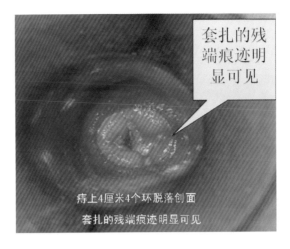

图 21-13　3、6、9、12 的脱落后创面

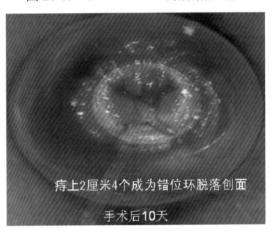

PPH

图 21-14　1.5、4.5、7.5、10.5 处脱落后创面

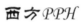

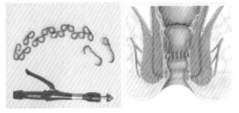

西方PPH的32枚　　　西方PPH术后线形疤痕
金属钉排列　　　金属钉永久植入有直肠狭窄

图 21-15　西方 PPH

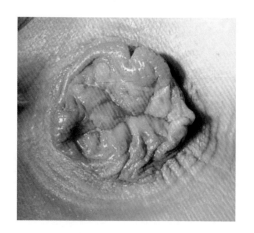

图 21-16　术前

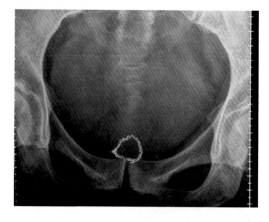

图 21-20　术后金属钉

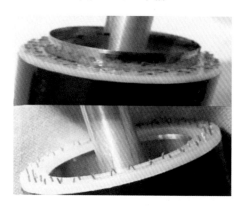

图 21-17　管型环切钉合器

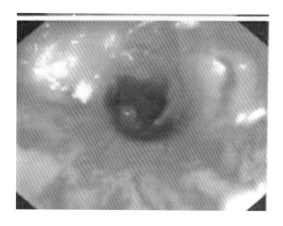

图 21-21　钉合口

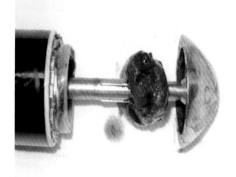

图 21-18　PPH 环切组织

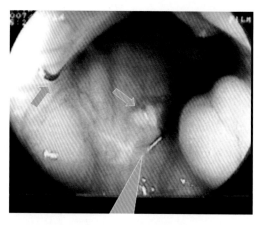

图 21-22　裸露与外的金属钉

h. 二组病例手术后吻合口图谱比较

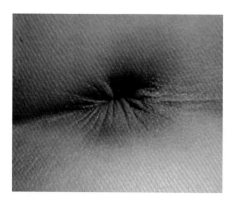

图 21-19　术后

东西方两种手术创口比较

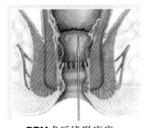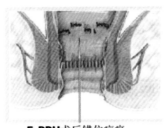

PPH术后线形疤痕　　　　　　　　**E-PPH**术后错位疤痕
金属钉永久植入　　　　　　　　　无钉疤痕逐渐会消失
易直肠狭窄　　　　　　　　　　　不宜直肠狭窄

图 21-23　东西方 PPH 手术比较图谱

三、讨论

1975 年 Thomson 根据大量实例研究对痔的生理基础提出肛垫学说，肛垫指的是"位于直肠末端的组织垫，为平滑肌纤维、结缔组织及血管丛构成的复合体，其功能是协助肛门括约肌完善肛门的闭锁"，肛垫是每个人体的正常组织器官；痔是病理性肛垫，是疾病的病名，是由于肛垫的支持组织松弛导致肛垫下移伴随充血、水肿、肥大和出血等症状。以此为基础，1993 年 Longo 等依据此学说原理设计发明痔上黏膜环切钉合术，并得到世界专科医师和专家学者的认可，在我国肛肠外科学界亦逐渐得到普及和推广。

1.PPH

（1）痔上黏膜环切钉合术的优点：痔上黏膜环切钉合术（PPH）手术原理由过去的以摧毁消除痔核为目的，改为消除症状为目的。由过去尽可能彻底的在解剖学上将痔切除的方法，改为通过手术将脱垂的肛垫复位、修复恢复原有功能，手术的优点是保留肛垫的结构，达到术后不影响或尽可能少地影响精细控便能力的目的。

本组 PPH 对照组住院时间短，与传统手术相比优点是：手术简单，手术时间短，术中出血少；治疗环形内痔脱垂和痔引起的出血效果明显；术后肛门部疼痛轻，时间短，术后住院时间短，恢复正常生活和工作早。

（2）痔上黏膜环切钉合术存在的问题：本组 PPH 对照组 100 例中发生手术中出血 43 例，均为器械和金属钉所致吻合口动脉血管出血，均给予 2-0 可吸收线缝扎止血，术后出血 20 例，其中 5 例出血在 600～1500ml，手术室二次麻醉下缝扎止血术；发生严重吻合口狭窄 4 例，进行麻醉下疤痕切开扩张术。

上海中山医院姚礼庆等认为此术式使用器材价格昂贵，远期疗效不确定，且可出现尿潴留、肛门部疼痛、吻合口出血及狭窄、急便感、术后感染、穿孔等并发症与后遗症。上海第二军医大学附属长海医院肛肠外科傅传刚认为：在作者的一组手术病人中，约 30% 的患者吻合后可以在吻合口部位见到搏动性出血。

据国内资料统计：①尿潴留发生率为 25.0%，可能与腰麻及术后肛门疼痛引起膀胱逼尿肌松弛和膀胱颈括约肌痉挛所致。②肛门疼痛发生率为 45.8%，可能与术中扩肛引起轻度肛门皮肤损伤有关。③出血主要位于吻合口部位量较少不需特殊处置。吻合后要认真检查吻合口处是否有活动性出血对于有搏动泌性出血应局部丝线缝合。④吻合口狭窄或漏等并发症较少见。⑤个别发生术后吻合钉排异外出。

在胃肠外科临床中常用的胃肠管型钉合器，由于金属钉存在组织黏膜下，易使吻合口伸展性差，而吻合口裸露于肠腔，与排泄物直接接触，还会引发感染。所以，目前上海肿瘤医院已经开展结直肠吻合新技术——不用钉子的吻合技术（CDR）[6]对PPH存在的主要问题总结如下：①金属钉植入生物体内，异物刺激，排异反应；②吻合口出血，感染，狭窄；③环切后吻合口在一个平面上，容易形成直肠狭窄后遗症，临床发生率占2%～3%；

综上所述:在痔上黏膜环切吻合（PPH）技术中，金属钉的缺陷是显而易见的，创新更好的术式和器械更新替换、淘汰金属钉植入人体是我们的使命和任务，是需要尽快解决。

2.E-PPH 痔上黏膜环形错位套扎吻合术式（E-PPH）是一项有突破性的新技术

本手术是在PPH手术环切的同一水平面，对痔上黏膜环形一周的错位闭合性慢性枯切技术，一般7天左右完成切除和愈合，这里有2个实事性的客观情况：

（1）一次套扎吻合8～12环，一个套扎吻合环套扎吻合的组织直径达到1厘米以上，一个套扎吻合物直径一厘米，实际套入直肠黏膜组织是2厘米，按最少8个环计算，套扎吻合了16厘米长度的直肠黏膜的组织，达到了直肠平均周经14厘米以上。我们应用管型吻合器切除的痔上黏膜组织和对猪直肠黏膜组织套扎吻合8个环的组织切去后统计学比较，无显著差异。

（2）该术式科学的创新设计出错位环形套扎吻合，避免在同一个平面可能发生吻合口狭窄的弊端。

治疗组100例，手术中出血4例，术后出血0例，吻合口狭窄0例，术后疼痛16例，治愈率100%。

套扎吻合器痔上黏膜环形错位套扎吻合术式（E-PPH），和PPH技术一样是保护肛垫的新术式。保留了PPH技术的理念和优点，弥补了PPH技术中金属钉的缺陷。

3. E-PPH与PPH比较 表21-5：E-PPH和PPH相同点，都具备功能：①套扎吻合后立即断流痔上血管功能，②套扎吻合后有上提肛垫功能；不同点E-PPH并发症少PPH有出血、金属钉植入、吻合口狭窄等情况发生可能。在卫生经济学方面减少患者手术材料费用支出（2组手术材料费P=0.047）。

表21-5 E-PPH与PPH比较

项目	E-PPH	PPH
区别		
上提肛垫	+	+
断流血管	+	+
金属钉异物	−	+
吻合口狭窄	−	+
手术中出血	+	+
手术后出血	−	+

（陈少明　顾培德　于庆环）

参考文献

1.陈少明. 痔上黏膜环形错位套扎吻合术（东

方 PPH）肛肠外科学．北京：中医古籍出版社，2011

2．陈少明．肛肠学科的发展展望．中医杂志，2003，44（4）：297

3．姚礼庆．经吻合器治疗重度痔临床应用价值．中国实用外科杂志，2001，21（5）：288

4．傅传刚．吻合器环形痔切除术．中国肛肠病杂志，2002（22）：3-32

5．章礼和．痔的 PPH 手术．大肠肛门病外科杂志，2004，（10）：2-154

6．解放日报 2009-11-25 第 8 版，

7．陈少明．痔上黏膜环形错位套扎吻合术和痔上黏膜环切钉合术 200 例对照研究．中医肛肠理论实践，2010，248（中医肛肠 30 年论文汇集）

注：本项目为上海市浦东新区科技发展基金创新基金项目（项目编号：PKJ2010-Y22）

第二节　痔上黏膜环形错位套扎吻合术（EPH）一期研究

一、概述

为弥补目前痔上黏膜环形切除钉合术（PPH Procedure for Prolapse and Hemorrhoid）中金属钉植入体内及产生的系列副作用，课题组设计套扎吻合器痔上黏膜错位套扎吻合术，以该新术式为治疗组，同时设置痔上黏膜环形切除钉合术（PPH）阳性对照组，将符合纳入标准的 200 例住院患者随机分成两组，每组各 100 例使用相应手术术式治疗，术后观察比较两种术式在手术时间、术后并发症及治愈率等方面的差异。经对比观察该新术式具有以下特征：①无钉植入套扎吻合；②避免或减少吻合口出血和狭窄的发生；③缩短手术时间；④减少术后并发症和后遗症；⑤降低耗材成本—经济。

关键词：痔上黏膜，环形错位套扎吻合术，环切钉合术，对照研究

研究的主要内容

本课题组以痔上黏膜环形错位套扎吻合术式

（The East Rubber band ligation and coincide of dislocation for Prolapse and Hemorrhoid 简称 E-PPH、EPH）为治疗组，同时设置阳性对照组：痔上黏膜环形切除钉合术（PPH），将符合纳入标准的 200 例住院患者随机分成两组，每组各 100 例使用相应手术术式治疗，术后观察比较两种术式在手术时间、术后并发症及治愈率等方面的差异，比较两种术式在手术时间、术后并发症及治愈率等方面的差异。

二、研究方法

1. 研究对象

（1）手术适应证：符合"中华医学会外科分会结直肠外科学组制定的标准"中的Ⅲ、Ⅳ期脱垂的内痔、内痔为主的环型混合痔、嵌顿性内痔（应在炎症消退后再行本手术）、直肠黏膜脱垂。

（2）纳入标准：符合上述诊断的年龄在 18～60 岁之间的病人，男女不限，完成知情同意及相关告知。

（3）排除标准：伴有肛瘘、肛周脓肿、肛裂、

消化道感染性疾病、精神病、糖尿病、严重心脑血管疾病、严重过敏、凝血机能障碍、孕妇、月经期、特异性感染（如结核、克罗恩病、溃疡性结肠炎等）或恶性肿瘤。

（4）脱落标准

1）脱落的界定：所有填写了知情同意书并筛选合格进入研究的患者，均有权随时退出临床研究，无论何时何因退出，只要没有完成临床试验全程观察，均为脱落病例。

2）脱落病例的处理：当受试者脱落后，研究者必须写明脱落原因，并尽可能与患者联系，完成所能完成的评估项目，并填写治疗后记录表，尽可能记录最后一次观察时间。

（5）一般资料：时间为2007年2月27日至2009年12月31日之间病例。

治疗组100例，男56，女44，最大年龄86岁，最小19岁，治愈率100%，住院总天数702天，住院总费用 510705.3 元 ，手术及材料总费用278306.66元；

对照组100例，男47，女53，最大年龄87岁，最小25岁，治愈率100%，住院总天数953.5天，住院总费用 792773.3 元 ，手术及材料总费用472773.3 元。

6）统计处理：将所有病例的疗效、手术时间、疼痛、出血、组内比较应用 t 检验，组间比较采用Ridit 检验。

统计分析将采用SPSS13.0统计分析软件进行分析。未作特殊说明，统计检验均采用双侧检验，检验水准为0.05。

所有安全性和疗效结果均按组别进行描述，对连续变量描述观察值的例数、均值、标准差、中位数和范围（最小值～最大值），对分类变量描述其每一种类的个数和百分比。在统计分析时，对主要变量缺失值的估计，采用最接近一次观察值的结转（Last Observation Carry Forward，LOCF）方法。

对于连续性变量的组间比较，根据数据是否正态以及方差是否齐同选择方差分析或者 Wilcoxon 检验。对于组内的前后比较，根据数据是否正态选择配对 t 检验或者 Wilcoxon 检验。对于分类资料的组间比较，根据合计数和最小期望数选择检验或者确切概率法。如果是有序的分类资料则采用 CMH-检验。

2．手术原理

（1）治疗组：利用套扎吻合器（上海智大夫 由上海众仁生物医药科技有限公司出品和美国库克产品）在痔上 2-4 厘米处的直肠黏膜处（PPH 环切钉合术）的平面上下错位 2 厘米进行环形一周套扎吻合8-12 个强力乳胶圈，通过器械作用紧紧套扎吻合在痔上黏膜的基底部，形成机械性的缩窄，使组织缺血坏死，继而脱落，最后创面逐渐修复痊愈。借瘢痕收缩将肛垫上提。由于同时套扎吻合阻断直肠黏膜下供应痔的部分动脉，术后痔血供减少，肥大和充血的肛垫趋于萎缩变小。

（2）对照组：利用特制的吻合器（上海金钟牌上海手术厂产品）经肛门在脱垂的痔上 3 厘米环状切除直肠下端黏膜及黏膜下组织，同时完成对远近端肠壁黏膜断端的吻合，将脱垂的内痔悬吊上拉，恢复原来肛垫的正常解剖位置。由于同时切断直肠黏膜下供应痔的部分动脉，术后痔血供减少，肥大和充血的肛垫趋于萎缩变小。

3．观察指标设定

（1）手术时间（以麻醉记录上时间为准表21-6）

表 21-6 手术时间分度积分

-5	-4	-3	-2	-1	0	1	2	3	4	5
手	手	手	手	手	手	手	手	手	手	手

术净操作时间	术净操作时间	术净操作时间	术净操作时间	术净操作时间	术净操作时间	术净操作时间	术净操作时间	术净操作时间	术净操作时间	术净操作时间
10分	11分	12分	13分	14分	15分	16分	17分	18分	19分	20分

治疗组-150，对照组+90p＜0.005有显著差异。

（2）出血量（分度：通过测算，标准小纱块7.5×7.5厘米12厚，一块浸透出血15毫升，半块浸透出血7.5毫升，三分之一块浸透出血5毫升，四分之一块浸透出血4毫升，五分之一块浸透出血3毫升表21-7）

表21-7 出血量比较

0	1	2	3	4	5	6	7	8	9	10
无出血	介于0-2之间	轻度出血：排出血每天5ml	介于2-4之间	中度出血：排出血每天5ml	介于4-6之间	重度出血：排出血每天30ml	介于6-8之间	严重出血：排出血每天500ml	介于8-10之间	大出血：排出血每天1000ml以上

治疗组总分10，对照组总分50p＜0.005有显著差异。

（3）术后疼痛治疗组表21-8

21-8 疼痛分度积分

0	1	2	3	4	5	6	7	8	9	10
无痛	介于0—2之间	轻度疼痛：可忍受，能正常生活睡眠	介于2—4之间	中度疼痛：知当影响睡眠需要止痛药	介于4—6之间	重度疼痛：影响睡眠需要麻醉止痛剂	介于6—8之间	剧烈疼痛：影响睡眠较重伴有其他症状	介于8—10之间	无法忍受：严重影响睡眠伴有其他症状或被动体位

治疗组总分17，对照组总分19p＞0.005无显著差异。

（3）住院天数治疗组：最少1.0天，最长12天，平均7天；对照组：最少1.5天，最长40天，平均9.54天。p＞0.005无显著差异。

（4）住院费用：治疗组总费用510705.30元，对照组总费用792773.3p＜0.005有显著差异。

三、讨论

1975年Thomson首次提出肛垫的概念，经过众多学者的不断完善，肛垫指的是"位于直肠末端的组织垫，为平滑肌纤维、结缔组织及血管丛构成的复合体，其功能是协助肛门括约肌完善肛门的闭锁"；痔是"由于支持组织松弛导致肛垫下移，因下移而出现充血、水肿、肥大和出血而形成"。以此为基础，1994 年 Londer 等提出了肛垫下移学说，并依据此学说原理设计发明研制痔上黏膜环切术钉合吻合器，此学说和吻合器受到许多国内外学者的支持，在我国肛肠外科学界亦逐渐得到普及和推广。

1. 痔上黏膜环切钉合术及优点　痔上黏膜环切钉合术（简称 PPH Procedure for Prolapse and Hemorrhoid）是近年来随着肛垫下移学说的兴起而发展起来的治疗痔的新技术。此手术由过去的以摧毁消除痔核为目的，改为消除症状为目的。由过去尽可能彻底的在解剖学上将痔切除的方法，改为通过手术将脱垂的肛垫复位，并在手术的过程中尽可能保留肛垫的结构，以达到术后不影响或尽可能少地影响精细控便能力的目的。其手术适应证：Ⅲ、Ⅳ期脱垂的内痔及以内痔为主的环型混合痔，嵌顿性内痔应在炎症消退后再行本手术；其他手术失败的Ⅱ、Ⅲ期痔；直肠黏膜脱垂。与传统手术相比该手术的优点是：手术简单。手术时间短。术中出血少；治疗环形内痔脱垂和痔引起的出血效果明显；术后肛门部疼痛轻。时间短，远期并发症少；术后住院时间短，恢复正常生活和工作早。

2. 痔上黏膜环切钉合术存在的问题、缺点　上海中山医院姚礼庆等使用 PPH 术治疗 36 例重度内痔（Ⅲ度、Ⅳ度内痔），平均手术时间 10min。术后平均住 3～5 日，6 例术后第 27 日有便血，保守治疗后好转。12 例术后当天无肛门疼痛。随访 15 个月效果良好。此术式使用器材价格昂贵，远期疗效不确定，且可出现尿潴留、肛门部疼痛、吻合口出血及狭窄、急便感、术后感染、穿孔等并发症与后遗症。上海第二军医大学附属长海医院肛肠外科傅传刚报道认为：在作者的一组手术病人中，约 30%的患者吻合

后可以在吻合口部位见到搏动性出血。据国内资料统计：①尿潴留发生率为 25.0%，可能与腰麻及术后肛门疼痛引起膀胱逼尿肌松弛和膀胱颈括约肌痉挛所致。因此术后注意防治尿潴留对于老年病人必要时留置尿管。②肛门疼痛发生率为 45.8%，可能与术中扩肛引起轻度肛门皮肤损伤有关。③出血主要位于吻合口部位量较少不需特殊处置。吻合后要认真检查吻合口处是否有活动性出血对于有搏动泌性出血应局部丝线缝合。④吻合口狭窄或漏等并发症较少见。⑤个别发生术后吻合钉排异外出。

在普外科临床中常用的结直肠吻合术器械，由于金属钉吻合，钉子存在直肠黏膜下，易使吻合口伸展性差，而吻合口裸露于肠腔，与排泄物直接接触，还会引发感染。所以，目前结直肠吻合也已经尝试新技术——不用钉子钉合的技术（CDR）摘：解放日报 2009-11-25 第 8 版，目前结直肠吻合已经尝试新技术——不用钉子钉合的技术（CDR）。

对 PPH 存在的主要问题总结如下：

（1）金属钉植入生物体内，给人类带来可能发生的反应和后遗症；

（2）吻合口出血、术后尿潴溜等并发症发生率高；

（3）环切后吻合口在一个平面上，容易形成直肠狭窄后遗症，临床发生率占 2%～3%；

（4）手术中固定的肛管扩张器需要用针线缝合固定，对人体有创伤；

（5）操作中需要 1～2 次对直肠黏膜的缝合，操作有难度，费时，缝合时不同医生操作差异较大，误差较大，方法不能规范统一。

综上所述：在痔上黏膜环切吻合（PPH）技术中，金属钉的缺点是显而易见的，创新更好的术式和方法替换、淘汰金属钉植入人体是我们的使命和任务。

3. 传统胶圈套扎吻合优缺点

（1）优点：套扎吻合法是在传统结扎基础上的发展，可理解为是改进了的弹性结扎疗法。因为套扎吻合具有"简、便、廉、验"的特点，术后肛门疼痛、排便困难、水肿等较其他手术治疗痔疮不明显，至今在国内外被广泛应用，主要适用于Ⅰ、Ⅱ期内痔及混合痔的内痔部分。

国外 Regan 报道了使用特制的吸引套扎吻合器械治疗内痔的方法，方法简单、无痛，使用的特制橡皮圈效果明显优于其他套扎吻合疗法使用的橡皮圈。国内许瑞云等报道应用自动痔疮套扎吻合器（E-PPH）对 156 例轻中度痔患者施行自动痔疮套扎吻合术，满意者 149 例，基本满意 6 例，不满意 1 例。

（2）缺陷：传统的套扎吻合仅仅只对痔核体，虽然最新的套扎吻合是倒三角即在痔核上方直肠黏膜和痔核呈倒三角的地方套扎吻合直肠黏膜，个体的痔核倒三角套扎吻合有老方法阴影—痔核套扎吻合，破坏肛垫；和 PPH 手术环形切除钉合的悬吊、断流效果比较的力度不够!不能达到环周断流和悬吊效果。

4. 痔上黏膜环形错位套扎吻合术式（E-PPH）

针对 PPH 手术的缺陷和传统套扎吻合术的不足，通过积极创新,弥补缺陷，我们设计——套扎吻合器痔上黏膜环形错位套扎吻合术式（简称 E-PPH The East Rubber band ligation and coincide of dislocation for Prolapse and Hemorrhoid 简称），痔上黏膜环形错位套扎吻合术（PPH 原理，保护肛垫）。

利用负压把痔上黏膜组织吸入套扎吻合器内再套入高弹力橡皮筋，由弹力橡皮圈的收缩压榨使套扎吻合部分缺血坏死、闭合无伤口 7 天脱落，事实是一种慢性枯切黏膜和断流痔上动静脉血管的方法。

功能和优点：

（1）弹力胶圈套扎吻合具备 PPH 功能：

1)套扎吻合后立即断流痔上血管功能 ；

2)套扎吻合后有上提肛垫功能 （悬吊）。套入 1 厘米，实际收缩 2 厘米黏膜组织。

（2）弹力胶圈套扎吻合还有 PPH 不具备优势：

1）无金属钉植入体内的缺陷；避免了遗留植入体内的金属异物的副作用。

2）痔上黏膜错位套扎吻合，避免单平面痔上黏膜环切钉合术后发生狭窄的可能。

四、总结

痔疮是人类的一种常见病和多发病，一直困扰着人类的生活，严重影响着人类的健康，能够找到一种新的术式，在保障疗效，降低或避免目前的术式的风险，弥补目前 PPH 术式的缺陷，将会对发展肛肠学科，对人类治疗痔疮产生积极的作用。

本项目创新性

（1）环形错位套扎吻合实现无钉吻合；

（2）环形错位套扎吻合能避免或降低了直肠狭窄的发生；

（3）首次设计痔上黏膜错位套扎吻合术的术式。

成果：

无钉植入套扎吻合；

避免或减少吻合口出血和狭窄的发生；

缩短手术时间；

减少术后并发症和后遗症；

降低耗材成本—经济

预期的社会、经济效益和应用价值：

本课题研究的成功，将为痔疮患者带来一种无创或微创新术式。不仅有着很强的临床实用价值，而且还能产生良好的社会效益。生成的成果易于向大、中型医院和基层医院推广。

国际强生医疗器械有限公司在世界上最先开发推广了成功的PPH手术，PPH手术是一项国际成果推广项目。它不仅得到保护肛垫的理论的支持，而且它的优点和优越性得到广泛的认可，但是任何器械都是在不断的完善中发展成熟。我们在肯定PPH术式优点的基础之上，正确评价手术器械的缺点，可以更有效的将现有先进技术得以进一步的优化，扩大临床的应用价值，发挥更大的社会和经济效益。

注：本项目为上海市浦东新区科研基金项目 项目编号：PKJ2010-Y22

（陈少明　顾培德）

第二十二章　PPH 及微创技术管理规范

第一节　上海卫生局《吻合器痔上黏膜环切钉合术管理规范（PPH）》

为了加强对本市吻合器痔上黏膜环切钉合术（以下简称 PPH 术）治疗痔及肛肠相关疾病的临床应用管理，保证医疗质量和医疗安全，根据卫生部《医疗技术临床应用管理办法》(卫医政发[2009]18号)、《执业医师法》和《医疗机构管理条例》的有关规定,结合本市 PPH 术实施的实际情况,制定本规范。

本规范所称的 PPH 术是指：经吻合器切除直肠（齿状线以上 3~4CM）黏膜来治疗 III~IV 度内痔及混合痔的一种微创方法。该方法即可保留肛垫，又能阻断肛周血管，具有痛苦少、住院天数少等优点。但极少数病人有出血和肛门狭窄等并发症。

一、医疗机构基本要求

(一)二级乙等以上或具备相应临床应用能力和条件的医疗机构，有卫生行政部门核准登记的普通外科或中医肛肠科，并有健全的麻醉科、手术室、医学影像科等辅助科室及冰冻病理检验和输血保障等相关设施。

(二)医疗机构开展 PPH 术应当与其功能、任务相适应。

(三)普通外科或中医肛肠科

有独立的科室建制，床位不少于 30 张。能独立

开展肛门疾病常规手术，年完成手术量不少于 100例。至少有 2 名获得 PPH 手术培训合格证书的医师。

（四)手术室

（1）手术室设置规范，符合无菌操作条件，达到外科手术要求；

（2）具有 PPH 术所需的麻醉技术与设备；

（3）具有与手术设备相匹配的稳定电源供应；

（4）具有耗材存放柜及相应的消毒灭菌设备，并有专人负责保管登记，定期进行维护和检修；

（5）具有保证手术器械消毒灭菌的设备，同一手术器械对 1 名以上患者进行操作时，每次使用前应保证足够的消毒时间。

二、人员基本要求

（一）普通外科医师、中医肛肠科医师

（1）取得《医师执业证书》，执业范围为外科专业或中医科专业，并在本医疗机构注册的在职医师；

（2）必须有 8 年以上普通外科或中医肛肠外科临床诊疗工作经验，并具有主治医师以上专业技术职务任职资格；

（3）必须接受并通过 PPH 术专项技术培训并获得相关培训合格证书（在此规范实施前，已独立完

成 PPH 术 50 例以上并通过审核者例外);

（4）技术负责人需具备副主任医师以上专业技术职务任职资格，并具有独立处理本手术相关并发症的能力。

(二)手术护士

（1）取得《护士执业证书》，具有手术室工作经验，相对固定的专职护士；

（2）接受 PPH 术的相关培训，熟练掌握相关手术器械及配套器械的装配、保养和基本故障的排除。

(三)其他相关卫生专业技术人员

麻醉等相关技术人员必须具有相关专业执业资格证书。

三、技术管理基本要求

(一)严格遵守相关技术操作规范和诊疗指南，根据患者病情、可选择的治疗方案等因素综合判断治疗措施，因病施治，合理治疗，严格掌握 PPH 术的适应证和禁忌证。

（1）适应证

1）环状脱垂的 III、IV 度内痔，反复出血的 II 度内痔；

2）直肠黏膜内脱垂。

（2）禁忌证

1）I 度内痔和初发的 II 度内痔；

2）凝血功能障碍等不适合施行 PPH 手术的患者。

(二)实施 PPH 术前，应向患者和其家属充分告知手术目的、手术风险、可能发生的并发症及预防措施、术后注意事项等，并签署知情同意书。

(三)经评审列入技术准入的医疗机构，每年完成 PPH 术病例不少于 50 例。

(四)若出现手术意外或并发症，应有相应的处理预案和应对措施。

(五)建立健全 PPH 术后随访制度，按规定进行随访、记录。

(六)医疗机构和医师按照规定定期接受 PPH 术技术临床应用能力评价，包括病例选择、手术成功率、严重并发症、医疗事故发生情况，术后病人管理，随访情况和病历质量等。

(七)其他管理要求

（1）必须使用经国家行政主管部门批准的设备、器材。

（2）建立 PPH 术器材登记制度，保证器材来源可追溯。在患者住院病历手术记录部分留存 PPH 器材条形码或者其他合格证明文件。

（3）不得违规重复使用一次性诊疗器材。

（4）严格执行国家物价、财务政策，按规定收费。

第二节　建议 E-PPH（EPH）准入标准

《无钉套扎吻合器痔上黏膜环周错套术管理规范 EPPH》

为了加强对本市无钉套扎吻合器痔上黏膜环周错套术（以下简称 E-PPH 术）治疗痔及肛肠相关疾病的临床应用管理，保证医疗质量和医疗安全，根据卫生部《医疗技术临床应用管理办法》(卫医政发

[xxxx]yy 号)、《执业医师法》和《医疗机构管理条例》的有关规定，结合本市 E-PPH 术实施的实际情况，制定本规范。

本规范所称的 E-PPH 术是指：经无钉套扎吻合器环周错套直肠（齿状线以上 3~4CM）黏膜来治疗 III~IV 度内痔及混合痔的一种微创方法。该方法即可保留肛垫，又能阻断肛周血管，具有痛苦少、住院天数少等优点。但极少数病人有出血和肛门狭窄等并发症。

一、医疗机构基本要求

(一)、一级甲等以上或具备相应临床应用能力和条件的肛肠专科医疗机构，有卫生行政部门核准登记的普通外科或中医科，并有麻醉条件、手术室（治疗室）、化验室。

(二)、医疗机构开展 E-PPH 术应当与其功能、任务相适应。

(三)、普通外科或中医科

有留观病床。能独立开展肛门疾病常规手术，年完成手术量不少于 50 例。至少有 2 名获得 E-PPH 手术培训合格证书的医师。

(四)、手术室

（1）手术室设置规范，符合无菌操作条件，达到外科手术要求；

（2）具有 E-PPH 术所需的麻醉技术与设备；

（3）具有与手术设备相匹配的稳定电源供应；

（4）具有耗材存放柜及相应的消毒灭菌设备，并有专人负责保管登记，定期进行维护和检修；

（5）具有保证手术器械消毒灭菌的设备，同一手术器械对 1 名以上患者进行操作时，每次使用前应保证足够的消毒时间。

二、人员基本要求

（一）、普通外科医师、中医科医师

（1）取得《医师执业证书》，执业范围为外科专业或中医科专业，并在本医疗机构注册的在职医师；

（2）必须有 3 年以上普通外科或中医肛肠外科临床诊疗工作经验，并具有医师以上专业技术职务任职资格；

（3）必须接受并通过 E-PPH 术专项技术培训并获得相关培训合格证书（在此规范实施前，已独立完成 E-PPH 术 30 例以上并通过审核者例外）；

（4）技术负责人需具备主治医师以上专业技术职务任职资格，并具有独立处理本手术相关并发症的能力。

（二）、手术护士

（1）取得《护士执业证书》，具有手术室工作经验，相对固定的专职护士；

（2）接受 E-PPH 术的相关培训，熟练掌握相关手术器械及配套器械的装配、保养和基本故障的排除。

（三）、其他相关卫生专业技术人员

参与项目的相关技术人员必须具有相关专业执业资格证书。

三、技术管理基本要求

（一）、严格遵守相关技术操作规范和诊疗指南，根据患者病情、可选择的治疗方案等因素综合判断治疗措施，因病施治，合理治疗，严格掌握 E-PPH 术的适应证和禁忌证。

（1）适应证

1）环状脱垂的 III、IV 度内痔，反复出血的 II 度内痔；

2）直肠黏膜内脱垂。

（2）禁忌证

1）外痔；

2）凝血功能障碍等不适合施行 E-PPH 手术的患者。

（二）、实施 E-PPH 术前，应向患者和其家属充分告知手术目的、手术风险、可能发生的并发症及预防措施、术后注意事项等，并签署知情同意书。

（三）、经评审列入技术准入的医疗机构，每年完成 E-PPH 术病例不少于 30 例。

（四）、若出现手术意外或并发症，应有相应的处理预案和应对措施。

（五）、建立健全 E-PPH 术后随访制度，按规定进行随访、记录。

（六）、医疗机构和医师按照规定定期接受 E-PPH 术技术临床应用能力评价，包括病例选择、手术成功率、严重并发症、医疗事故发生情况，术后病人管理，随访情况和病历质量等。

（七）、其他管理要求

（1）必须使用经国家行政主管部门批准的设备、器材。

（2）建立 E-PPH 术器材登记制度，保证器材来源可追溯。在患者住院病历手术记录部分留存 E-PPH 器材条形码或者其他合格证明文件。

（3）不得违规重复使用一次性诊疗器材。

（4）严格执行国家物价、财务政策，按规定收费。

[附]

上海市 PPH 术临床应用能力技术审核申请书（试行）

一、医疗机构基本情况

医院名称	xxxxx			
地　　址	xxxx00 号	邮政编码		200125
医院等级	三级综合医院	编制床位		1610 张
所有制形式	全民	医疗机构性质	营利性□	非营利性☑
联系人	xxx	联系电话		18930502118
项目所在科室	普外科	项目负责人	xxx　手机	13564644488
相关的技术规范和管理制度			建立☑　　未建立□	

二、相关专业科室设置情况

技术开展概述	独立科室建制	1983 年	开设床位	42 张
	肛门疾病常规手术完成数	前一年　6000（例）	前两年 1100（例）	前三年 15900 例）
	PPH 术完成数	前一年　1860 例）	前两年 3560（例）	前三年 5260 例）
	本技术开展情况： 我院 2003 年开展 PPH\EPPH 手术，为上海市较早开展 PPH\EPPH 手术项目的医院，有完备的设施和技术人员配备，有手术规范操作细则和章程，严格把握手术适应证，能够处理肛肠手术常见的并发症、后遗症及突发情况。开展该项目以来无发生医疗事故情况。经对在我院手术病人随访，无后遗症发生的病例，患者普遍反应良好。			
	并发症　有☑　无 □	近三年内是否发生与 PPH\EPPH 技术有关的医疗事故 有□　无☑		
手术室	符合无菌操作条件，达到外科手术要求	是☑否□	PPH\EPPH 技术所需的麻醉技术与设备	有☑ 无□
	与手术设备相匹配的稳定电源供应	有☑无□	手术器械消毒灭菌设备	有☑ 无□
	耗材存放柜及相应的消毒灭菌设备，并有专人负责保管登记，定期进行维护和检修			有☑ 无□
辅助科室	卫生行政部门核准登记	麻醉科☑	医学影像科☑	

冰冻病理检验	有☑ 无□ 其他：
输血保障	有☑ 无□ 其他：

三、人员基本要求

<table>
<tr><td rowspan="3">项目负责人
基本情况</td><td>姓 名</td><td>xxx</td><td>年 龄</td><td>47岁</td><td>职 称</td><td>主任医师</td></tr>
<tr><td>所在科室</td><td>中医</td><td>专 业</td><td>中医</td><td>专业年限</td><td>27</td></tr>
<tr><td>本技术开展年限和相关工作经历</td><td colspan="5">自 2003 年开始开展 PPH\EPPH 手术至今，发表有 PPH\EPPH 手术综述，痔上黏膜环形错位套扎术和 PPH\EPPH 手术对照研究(科委课题)</td></tr>
</table>

具备该项技术临床应用能力的本院在职医师情况	1、取得《医师执业证书》，执业范围为外科专业或中医科专业，并在本医疗机构注册的在职医师； 2、有 8 年以上普通外科或中医肛肠外科临床诊疗工作经验，并具有主治医师以上专业技术职务任职资格； 3、接受并通过 PPH\EPPH 术专项技术培训并获得相关培训合格证书	总人数 3 名
手术护士	取得《护士执业证书》，具有手术室工作经验，相对固定的专职护士，并接受 PPH\EPPH 术的相关培训，熟练掌握相关手术器械及配套器械的装配、保养和基本故障的排除	是☑ 否□
麻醉等相关技术人员必须具有相关专业执业资格证书		是☑ 否□

<table>
<tr><td rowspan="7">主
要
人
员
情
况</td><td>姓名</td><td>性别</td><td>年龄</td><td>职称</td><td>专业</td><td>从事本专业年限</td><td>已独立完成本技术（例）</td><td>PPH\EPPH 术专项技术培训、进修情况</td></tr>
<tr><td>xxx</td><td>男</td><td>47</td><td>主任医师</td><td>中医</td><td>27</td><td>362</td><td></td></tr>
<tr><td>yyy</td><td>男</td><td>58</td><td>主治医师</td><td>中医</td><td>32</td><td>300</td><td></td></tr>
<tr><td>zzz</td><td>男</td><td>60</td><td>主治医师</td><td>中医</td><td>32</td><td>360</td><td></td></tr>
<tr><td>hhh</td><td>女</td><td>22</td><td>护士</td><td>中西医</td><td>5</td><td>10000</td><td></td></tr>
<tr><td></td><td></td><td></td><td></td><td></td><td></td><td></td><td></td></tr>
<tr><td></td><td></td><td></td><td></td><td></td><td></td><td></td><td></td></tr>
</table>

四、专用设备情况

设备名称	型号及产地
一次性使用管型吻合器	YZB/沪 3367－08－2008 注册号：沪食药监械（准）字 2008 第 2080272 上海手术器械厂
一次性使用负压吸引痔核钳	YZB/浙甬 3-2012 注册号：浙甬食药械（准）字 2012 第 20900280090026 上海众仁生物医药科技有限公司研制

五、申请和审核

申请单位签章	上级主管部门审核意见
单位法定代理人（签名）： 日期： 单位（盖章）：	审核意见： 日期： 单位（盖章）：

（陈少明）

第二十三章　东西方 PPH 临床应用采集

目　录

第一节　东方PPH治疗重度脱出痔62例临床观察

保定痔瘘专科医院　（071000）郭树革

【摘要】为探讨痔上黏膜环形错位套扎吻合术东方PPH（E-PPH）治疗重度痔的疗效。随机将62例重度痔患者按治疗方式不同分为两组：治疗组行E-PPH治疗32例，对照组行外剥内扎术治疗30例。结果显示，E-PPH组在手术时间，术中出血量，住院时间，肛门狭窄及术后并发症明显优于对照组（P＜0.01）。E-PPH组患者术后无肛管疤痕形成、肛门狭窄、出血等并发症。　外剥内扎对照组患者术后肛管疤痕形成、肛门狭窄2例、出血3例。结论E-PPH作为治疗重度痔的一种最新疗法，不但具有极佳的疗效，而且操作简单，费用低，患者痛苦轻微，无并发症，值得广泛推广。

【关键词】
脱垂痔；E-PPH ；外剥内扎术

自2011年7月～2012年1月以来我们采取E-PPH治疗重度痔32例患者，取得了满意的效果，现报告如下：

1. 资料和方法

临床资料：将重度痔随机分为两组：E-PPH组和对照组，E-PPH组32例，男性18例，女性14例，年龄18～70岁，平均48.5岁，病程2～23年平均是12.4年，对照组：30例其中男17例，女13例，年龄21～70岁，平均39.5岁，均采取外剥内扎术治疗，两组在性别,年龄,及病程方面等方面无统计学意义（P>0.05）

1.2　手术方法

1.2.1　E-PPH组

术前准备:术前30min肥皂水灌肠排便，检查负压吸引器的密封性，最高负压值须＞0.085mPa。操作方法：患者取侧卧位，采用腰麻或局部麻醉，常规术野消毒铺巾，碘伏消毒，经透明扩肛器确定齿状线位置，连接东方PPH至负压吸引器，再次检查其密封性，将套扎枪头端呈45度角于需套扎组织接触，在负压抽吸下将组织吸入枪管内，当负压值到达0.08～0.10mPa范围时转动开关，将套扎胶圈释放套扎目标组织，打开负压释放开关，可见0.9-1.3厘米充血紫淤套扎组织。操作要点：参考陈氏东方PPH手术要点于侧卧位痔上黏膜4厘米平面处，膀胱截石位3、6、9、12点黏膜套扎4点，再于侧卧位痔上黏膜2厘米平面处，膀胱截石位1.5、4.5、7.5、10.5点黏膜套扎4点，术后4周、12周门诊复查。所有患者套扎部位须距离齿状线＞1cm，术毕肛管内置入1颗甲硝唑栓。术后注意事项：术毕患者需平卧6～12h，当晚进食流质，禁酒、辛辣食物。套扎胶圈于5～8d内可自行脱落，最迟10d，无迟发出血现象。

1.2.2　对照组

术前准备与E-PPH组相同，采用外剥内扎术，操作方法：患者取侧卧位，采用局麻，常规术野消毒铺巾，在 3.7.11.点，在外痔缘做 V 形切口，用止血钳轻提外痔皮肤，潜行剥离皮下静脉丛及结缔组织至齿线上约 0.5cm，止血钳钳夹内痔痔核基底部，用 7 号丝线行 8 字贯穿缝扎。切除部分痔核组织，尽量保留皮桥，以防狭窄，同法处理其他痔核。术后注意事项与 E-PPH 组相同。

1.2.3 疗效评价

患者随访半年，疗效参照中医肛肠科病证诊断疗效标准。**治愈**：

症状消失，痔核消失或全部萎缩；**好转**：症状改善，痔核缩小或萎缩不全；未愈：症状和体征均无变化。

2. 结果

E-PPH 组手术时间 5～10 分钟，平均 6 分钟。对照组外剥内扎，手术时间 30～40 分钟，平均 30 分钟，E-PPH 组疗效与对照组疗效存在显著性差异（$P=0.025<0.05$）。E-PPH 组治愈 32 例（91.2%），对照组治愈 30 例（44%）（$P<0.05$），两组疗效差异显著。E-PPH 组术毕患者有肛门坠胀、急便感，经平卧 6～12h 后症状好转，无需特殊处理。所有患者无出现肛门狭窄、大出血、感染等并发症 。对照组 2 例出现肛门狭窄；3 例术后 1 周内创面出现不同程度渗血，其中 2 例经局部用药后好转，1 例需要缝扎止血；8 例术后 1 个月内出现肛门灼痛、急便感等不适症状。术后并发症对照组外剥内扎术明显高于 E-PPH 组

3. 讨论

痔是的常见病，1937 年 Milligan Morg 提出对痔行外剥内扎术术式，但事实证明这种切除痔的治疗观念并不能彻底解决痔患者的不适症状，而且术后复发率高，出血量大，患者恢复慢。传统的治疗方式的效果欠佳，使人们对痔是静脉曲张导致的结果这一理论产生质疑。1975 年 Thomson 根据大量实例研究对痔的生理基础提出肛垫学说，肛垫指的是"位于直肠末端的组织垫，为平滑肌纤维、结缔组织及血管丛构成的复合体，其功能是协助肛门括约肌完善肛门的闭锁"，肛垫是每个人体的正常组织器官；以此为基础，1994 年 Londer 等依据此学说原理设计发明痔上黏膜环切钉合术，治疗的方式也由过去的消除痔块为目的改变为消除症状为目的，由过去的彻底解剖切除痔改为通过手术将脱垂的肛垫复位。

自 1954 年国外学者 Blaisdell 首次使用胶圈套扎法治疗痔取得良好疗效以来，套扎法经过多年的发展演变，东方 PPH 痔上黏膜环形错位套扎吻合术（E-PPH）对中重度痔患者的疗效优越。套扎器械从最初的手术钳套扎发展到套扎器套扎。本组实验使用的东方 PPH 简化了操作，通过调节控制负压的大小使套扎组织的大小、深度更加合适，克服了以前传统套扎法套扎难度大、视野空间小、套扎组织小、深度浅的缺点，从而提高了套扎治疗的疗效。通过对痔核根部套扎阻断痔核的血流供应，从而达到使痔核萎缩的目的。对齿状线上 3～4cm 的黏膜行套扎使痔上黏膜皱缩上提，局部坏死后形成黏膜下层的炎症黏连，起到固定和上提肛垫的作用。E-PPH 的治疗兼顾了痔形成的静脉曲张原理及肛垫下移学说两种理论基础，实践也证明其疗效显著。对于 3 度以上以脱垂症状为主的患者行一次套扎即可，并没有破坏肛垫结构，术后随访 98.0% 患者疗效满意。

东方 PPH（E-PPH）治疗重度痔与环状切除不同，它是点状处理病灶部位，部分阻断痔疮血供或减少静脉倒流，减少痔的充血肥大或血流瘀滞，使痔快萎缩。治疗过程出血少、痛苦小、术后创面小，不留任何后遗症。不但具有极佳的疗效，而且操作简

单，单人 5～10min 即可完成，费用低，患者痛苦轻微，不破坏直肠与肛管的正常结构和外观。值得广泛推广，特别适合基层医院推广开展。

参考文献

1. 陈少明. 痔上黏膜环形错位套扎术与环切钉合术的 200 例对照研究.中医肛肠理论与实践,2010, 248

2. 张东铭. 痔的现代概念. 中华胃肠外科杂志, 2001, 4（1）：58 -60

第二节　东方 PPH 和 PPH 治疗中重度痔疮疗效观察

浙江省松阳县古市医院　　　谢旭东　　　指导:陈少明

【摘要】目的：研究痔上黏膜环形错位套扎吻合术（E-PPH）治疗中重度痔疮的疗效。方法将 72 例中重度（III～IV）痔患者按治疗方式不同分为两组：治疗组行 E-PPH 治疗 39 例，对照组行 PPH 治疗 33 例。其中 E-PPH 组中以出血及 2 处以上脱垂（脱出痔核<2 个）症状为主的病人只行一次东方 PPH 痔上黏膜环形错位套扎吻合术，环形脱垂患者两次痔上黏膜环形错位套扎吻合术；PPH 组环形脱垂患者一次性痔上黏膜环切钉合术。结论 E-PPH 作为治疗中重度痔疮的一种方法，不仅具有良好的疗效，而且操作简单，费用低，患者痛苦轻微，几无并发症，可重复操作，值得广泛推广。

【关键词】

出血痔；脱垂痔；东方 PPH，PPH

1　资料与方法

1.1　一般资料　2011 年 10 月至 2012 年 5 月共治疗中重度痔疮患者 72 人，E-PPH 组 39 人，其中男 18 例，女 21 例，年龄 26～76 岁,平均 51 岁，按传统分期 II 度 5 例，III 度 22 例，IV 度 12 例。PPH 组 33 例，其中男 15 例，女 18 例，年龄 26～72 岁，平均 49 岁，按传统分期 II 度 4 例，III 度 16 例，IV 度 13 例。所有患者病史均>2 年，患者术前均常规检查血常规及凝血三项，血红蛋白>80g/L（E-PPH 组有 1 例血红蛋白 65 g/L），凝血功能正常。两组患者于年龄、性别、痔分度及主要症状、术前准备均无显著差别（P＞0.05），具有可比性。

1.2　应用器械

东方 PPH（商品名：型号：TY-CTB-10-36，多环痔核吻合套扎器械包，上海众仁生物医药科技有限公司研制出品）；上海生产电动负压吸引器；江苏贝诺公司生产的痔上黏膜环切吻合器。

1.3　手术方法

1.3.1　E-PPH 组

术前准备:术前 30min 患者予开塞露纳肛诱发排便，保持直肠下段及肛管清洁。检查负压吸引器的密封性，最高负压值须>0.085kPa。操作方法：患者取侧卧位或截石位，采用联合麻醉或局麻，常规术野消毒铺巾，置入透明扩肛器，碘伏消毒，经透明扩肛器确定齿状线位置，连接东方 PPH 至负压吸引器，再次检查其密封性，将套扎枪头端呈 45 度角于需套扎组织接触，在负压抽吸下将组织吸入枪管内，当负压值到达 0.08～0.10kPa 范围时（笔者经验至少到达 0.08kPa），转动开关，将套扎胶圈释放套扎目标组织，打开负压释放开关，可见 0.9-1.3 厘米充血紫淤套扎组织。操作要点：于截石位痔上黏膜 4 厘米平面处，膀胱截石位 3、6、9、12 点黏膜套扎 4 点；在于截石位痔上黏膜 2 厘米平面处，膀胱截石位 1.5、4.5、8.5、10.5 点黏膜套扎 4 点，脱垂明显位置痔核根部套扎 1～2 点，外痔部分电切处理，术后 4 周、12 周门诊复查。所有患者套扎部位须距离齿状线＞1cm，术毕肛管内置入 1 颗复方角菜酸酯栓。术后注意事项：术毕患者需平卧 6～12h，当晚进食流质，禁酒、辛辣食物。套扎胶圈于 5～8d 内可自行脱落，最迟 10d，未发生迟发出血现象。

1.3.2　PPH 组

术前准备常规禁食及肠道准备，PPH 组治疗操作方法：患者取折刀位或截石位，采用硬膜外或联合麻醉，常规消毒铺巾，置入肛管扩张器，经透明扩肛器确定齿状线位置，肛管碘伏消毒后将在痔上约 3 厘米处用 3-0 可吸收丝线做直肠黏膜下做荷包缝合，完成后置入环切吻合器到荷包线以上，收紧荷包后打结，再将头端中心杆与吻合器对接，用带线器把缝线通过吻合器侧孔引出，适度牵引的同时，旋转收紧吻合器。再击发吻合器，并保持闭合状态越 30 秒，退出吻合器，检查吻合口有无出血，如有用可吸收线行 8 字缝扎止血，较大外痔予以电切。术后住院观察治疗 6～9 天，术后注意事项与处理 E-PPH 组相同。

1.4　疗效评价

患者术后 3-6 个月随访，疗效参照中医肛肠科病

证诊断疗效标准。治愈：症状消失，痔核消失或全部萎缩；好转：症状改善，痔核缩小或萎缩不全；未愈：症状和体征均无变化。

1.5　结果

结果 E-PPH 组治愈 38 例，3-6 个月术后随访中，E-PPH 组术后 1 例患者术后 3 个月复查回缩不全，该患者年龄较大，而且有长期便秘病史。E-PPH 组患者术后无肛管疤痕形成、肛门狭窄、出血等并发症。手术时间 5～15min，平均 11min。所有患者均有肛门坠胀、急便感，经平卧 6～12h 后症状好转，无需特殊处理。所有患者无出现肛门狭窄、大出血、感染等并发症。

PPH 组治愈 31 例，手术时间 11～30min，平均 20min，术后 3-6 个月术后随访中，1 例出现肛门狭窄；4 例术后 1 周内创面出现不同程度渗血，其中 3 例经局部用药后好转，1 例需要缝扎止血；其中 1 例术后 3 个月内出现大便次数增多及便血。

1.5　病理图解

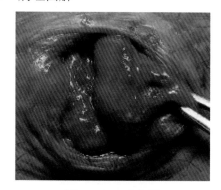

图 23-1　手术前

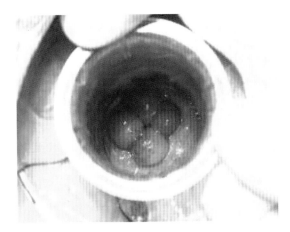

图 23-2 手术照片

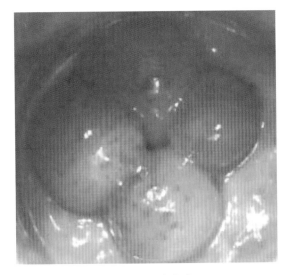

图 23-3 手术中

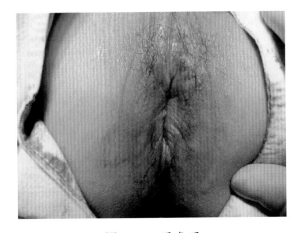

图 23-4 手术后

2 讨论

1994 年 Loder 进一步提出痔发生的肛垫下移学说，从而使痔的治疗观念有了根本的改变，治疗的方式也由过去的消除痔块为目的改变为消除症状为目的，由过去的彻底解剖切除痔改为通过手术将脱垂的肛垫复位。1998 年意大利学者 Longo 利用 PPH（procedure for prolapse and hemorrhoids）术治疗痔取得很好的疗效，进一步证实了痔形成的肛垫理论。经过多年的临床实践证实 PPH 确实是治疗Ⅲ～Ⅳ度重度脱垂痔的首选式，但由于其手术中金属钉植入体内对人体有害，并发症较多。

本组证明，东方 PPH 痔上黏膜环形错位套扎吻合术（E-PPH）对中重度痔患者的疗效优越，是紧次于手术的首选式。东方 PPH 简化了操作，通过调节控制负压的大小使套扎组织的大小、深度更加合适，克服了以前传统套扎法套扎难度大、视野空间小、套扎组织小、深度浅的缺点，从而提高了套扎治疗的疗效。套扎方法通过对痔核根部套扎阻断痔核的血流供应，从而达到使痔核萎缩的目的。对齿状线上 3～4 cm 的黏膜行错位一周的套扎吻合使痔上黏膜皱缩上提，局部坏死后形成黏膜下层的炎症黏连，起到固定和上提肛垫的作用代替 PPH，淘汰了金属钉对人体危害。值得广泛推广。

东方 PPH 治疗重度痔疮临床观察，与环状切除不同，它是环周错位处理病灶部位，部分阻断痔疮血供或减少静脉倒流，减少痔的充血肥大或血流瘀带，使痔快萎缩。该技术治疗过程极其简便，仅需 5 至 10 分钟，术后不遗留瘢痕，不破坏直肠与肛管的正常结构和外观。

东方 PPH 痔上黏膜环形错位套扎吻合术通过上海众仁智大夫牌特制的痔疮套扎吻合器，阻断痔的血液供应，使痔体萎缩、脱落而达到治疗目的。其优势是：精确定位、负压吸引，安全、微痛、治疗效果好。不破坏直肠与肛管的正常结构和外观。治疗过程有效解决痔疮，出血少、痛苦小、术后创面小，不留任何后遗症及异物，并发症少。

参考文献

1. 张东铭.痔的现代概念. 中华胃肠外科杂志，2001，4（1）：58　60.

2. 陈朝文. 痔病的诊断和治疗原则.大肠肛门病外科杂志，2003，9（3）：148-149.

3. 陈少明. 肛肠外科学.（第1版）. 北京：中医古籍出版社，2011，423-436

第三节　东方 PPH（E-PPH）治疗中重度痔疮 65 例疗效观察

湖北省襄阳市襄州区东津医院　　　　王华明

【摘要】目的：研究痔上黏膜环形错位套扎吻合术（E-PPH）治疗中重度痔疮的疗效。方法将 65 例中重度（III～IV）痔患者按治疗方式不同分为两组：治疗组行 E-PPH 治疗 40 例，对照组行 PPH 治疗 25 例。其中 E-PPH 组中以出血及 3 处以下脱垂（脱出痔核＜3 个）症状为主的病人只行 1 次东方 PPH 痔上黏膜环形错位套扎吻合术，环形脱垂患者（脱出痔核＞4 个）行二次性痔上黏膜环形错位套扎吻合术；PPH 组环形脱垂患者一次性痔上黏膜环切钉合术。结果 E-PPH 组治愈 39 例（97.50%），PPH 组治愈 24 例（96%）。术后随访半年，E-PPH 组术后回缩不全 1 例（2.5%），1 例复发（2.5%），PPH 组 2 例回缩不全（8%），1 例复发（4%）。术后调查 E-PPH 组 37 例对手术效果表示满意（92.5%），PPH 组 22 例表示满意（88%）。E-PPH 组患者术后无肛管疤痕形成、肛门狭窄、出血等并发症。PPH 组患者术后肛管疤痕形成、肛门狭窄 1 例、出血 2 例。结论 E-PPH 作为治疗中重度痔的一种方法，不但具有极佳的疗效，而且操作简单，费用低，不用住院及麻醉，患者痛苦轻微，几无并发症，可重复操作，值得广泛推广。

【关键词】

出血痔；脱垂痔；东方 PPH，PPH

痔上黏膜环形错位套扎吻合术(The Eastern Rubber band ligation of dislocation for Prolapse and Hemorrhoid)简称 RPH 又称东方 PPH 技术)是最新套扎治疗中重度痔疮方法：利用多环痔核吻合套扎器在齿线上 2～4 厘米的直肠黏膜上(PPH 环切钉合术环切平面处)上下错位 2～4 厘米进行环形一周套扎 8～12 个弹力乳胶圈，通过弹力作用紧紧套扎在痔上黏膜的基底部，形成机械性的缩窄，使组织缺血坏死，继而脱落，最后创面逐渐修复痊愈。借瘢痕收缩将肛垫上提。由于同时套扎阻断直肠黏膜下供应痔的部分动脉，术后痔血供减少，肥大和充血的肛垫趋于萎缩变小。利用了 PPH 手术断流、悬吊的原理，又避免 PPH 手术金属钉植入人体组织中带来的弊端。是 PPH 技术和套扎技术的完美结合，故又称东方 PPH（E-PPH）

东方 PPH（E-PPH）治疗重度痔临床观察是利用多环痔核吻合套扎器对痔疮患者痔上黏膜组织行痔上黏膜环形错位套扎吻合术，从而起到阻断痔疮血供及上提肛垫的作用。PPH 治疗是通过痔上黏膜环形切除后钉合术起到阻断痔疮血供及上提肛垫的作用。

1. 资料与方法

1.1　一般资料　2011 年 9 月至 2012 年 2 月共治疗中重度痔疮患者 65 人，E-PPH 组 40 人，其中男 15 例，女 25 例，年龄 19～72 岁，平均 40.8 岁，按传统分期Ⅱ度 3 例（7.5%），Ⅲ度 25 例（62.5%），Ⅳ度 12 例（30%）。PPH 组 25 例，其中男 13 例，女 12 例，年龄 20～70 岁，平均 38.7 岁，按传统分期Ⅱ度 2 例（8%），Ⅲ度 14 例（56%），Ⅳ度 9 例（36%）。所有患者病史均>1 年，患者术前均常规检查血常规及凝血三项，血红蛋白>80g/L，凝血功能正常。两组患者于年龄、性别、痔分度及主要症状、术前准备均无显著差别（P>0.05），具有可比性。

1.2　应用器械

东方 PPH（商品名：型号：TY-CTB-10-36，多环痔核吻合套扎器械包，上海众仁生物医药科技有限公司研制出品）；江苏常州华森医疗器械有限公司生产管型肛肠吻合器。

1.3　手术方法

1.3.1　E-PPH 组

术前准备:术前 30min 患者予温水清洁灌肠，保持直肠下段及肛管清洁。检查负压吸引器的密封性，最高负压值须>0.085mPa。操作方法：患者取侧卧位或截石位，采用骶管阻滞麻醉或硬膜外麻醉，常规术野消毒铺巾，置入透明扩肛器，碘伏消毒，经透明扩肛器确定齿状线位置，连接多环痔核负压吸引套扎器至负压吸引器，再次检查其密封性，将套扎枪头端呈 45 度角于需套扎组织接触，在负压抽吸

下将组织吸入枪管内，当负压值到达 0.08～0.10mPa 范围时（笔者经验到达 0.090mPa），转动棘轮开关，将套扎胶圈释放套扎目标组织，打开负压释放开关，可见 0.9-1.3 厘米充血紫淤套扎组织。操作要点：于截石位痔上黏膜 4 厘米平面处，膀胱截石位 3、6、9、12 点黏膜套扎 4 点，在于截石位痔上黏膜 2 厘米平面处，膀胱截石位 1.5、4.5、7.5、10.5 点黏膜套扎 4 点，脱垂明显位置痔核根部套扎 1～2 点，术后 1 周、2 周、4 周、12 周门诊复查。所有患者套扎部位须距离齿状线>1cm，术毕肛管内置入 1 颗甲硝唑栓。术后注意事项：术毕患者需平卧 6～12h，当晚进食流质，禁酒、辛辣食物。套扎胶圈于 5～8d 内可自行脱落，最迟 10d，无迟发出血现象。

1.3.2　PPH 组

术前准备与 E-PPH 组相同，PPH 组治疗操作方法：术前 30min 患者予温水清洁灌肠，患者取侧卧位或截石位，采用骶管阻滞麻醉或硬膜外麻醉，常规术野消毒铺巾，置入透明扩肛器，碘伏消毒，经透明扩肛器确定齿状线位置，肛管碘伏消毒后将在痔上 3 厘米处用 2-0 丝线做直肠黏膜下荷包缝合 1 周，完成后插入管型吻合器抵钉座到荷包线以上，收紧荷包后打结，收紧吻合器，吻合器和抵钉座之间的距离靠近后击发管型吻合器，切除与钉合吻合一次完成，退出吻合器后，如吻合口有活动性出血，2-0 丝线"8"字或间断缝合 1 至数针。术后医院内平卧观察 6～12h，住院 24～48h，无出血可回家，术后注意事项与 E-PPH 组相同。

1.4　疗效评价

患者随访半年，疗效参照肛肠科诊断疗效标准。治愈：症状消失，痔核消失或全部萎缩；好转：症状改善，痔核缩小或萎缩不全；未愈：症状和体征均无变化。

2. 结果

E-PPH 组手术时间 5～10min，平均 8min。PPH 组手术时间 5～15min，平均 12min，术后随访半年，结果用 Evise 软件分析，两组疗效比较参见表 1。

表 1　两组疗效比较

E-PPH 组疗效与 PPH 组疗效存在显著性差异（P=0.025＜0.05）。以出血症状为主的患者（E-PPH 组 35 例、PPH 组 20 例）均完全治愈（100％），两组之间治疗效果无明显差异，但对于脱垂症状为主的患者，E-PPH 组治愈 40 例（100％），PPH 组治愈 24 例（96％）（P＞0.05），两组疗效差无异显著。E-PPH 组术毕所有患者均有肛门坠胀、急便感，经平卧 6～12 h 后症状好转，无需特殊处理。1 例患者术后半年复查出现回缩不全（2.6％），1 例患者出现症状复发（1.9％），复发患者均年龄较大，而且有长期便秘病史。所有患者无出现肛门狭窄、大出血、感染等并发症。PPH 组 1 例出现肛门狭窄（0.8％）；6 例术后 1 周内创面出现不同程度渗血（4.8％），其中 4 例经局部用药后好转，2 例需要缝扎止血；8 例术后 1 个月内出现肛门灼痛、急便感等不适症状（6.4％）。术后并发症 PPH 组明显高于 E-PPH 组。

3. 讨论

1998 年意大利学者 Longo 利用 PPH（procedure for prolapse and hemorrhoids）术治疗痔取得很好的疗效，进一步证实了痔形成的肛垫理论。经过多年的临床实践证实 PPH 确实是治疗Ⅲ～Ⅳ度重度脱垂痔的首选术式，但由于其手术中金属钉植入体内，对于有出血、脱垂症状的中重度痔患者治疗使用该术式并不切实可行。本组实验证明，东方 PPH 痔上黏膜环形错位套扎吻合术（E-PPH）对中重度痔患者的疗效优越，是仅次于手术的首选术式。套扎法是传统结扎基础上的发展，结扎是用线，而套扎疗法应用的是弹力橡胶圈。

自 1954 年国外学者 Blaisdell 首次使用胶圈套扎法治疗痔取得良好疗效以来，套扎法经过多年的发展演变，套扎器械从最初的手术钳套扎发展到套扎器套扎（套扎器又分为拉入式和吸入式）。从开始的套扎痔核组织，发展至"倒三角"套扎，再至痔上套扎。本组实验使用的东方 PPH，是肛垫下移，PPH 环切吻合理念与套扎技术的完美结合，简化了操作，通过调节控制负压的大小使套扎组织的大小、深度更加合适，克服了以前传统套扎法套扎难度大、视野空间小、套扎组织小、深度浅的缺点，从而提高了套扎治疗的疗效。套扎方法也从传统的痔核套扎法改进为痔核根部套扎法和痔上黏膜套扎法，通过对痔核根部套扎阻断痔核的血流供应，从而达到使痔核萎缩的目的。对齿状线上 3～4cm 的黏膜行套扎使痔上黏膜皱缩上提，局部坏死后形成黏膜下层的炎症黏连，起到固定和上提肛垫的作用。实践也证明其疗效显著。即达到了上提固定肛垫及阻断痔核的血流供应的治疗目的，又避免了术后金属钉潴留引起的不适，其两周错位环套方法又可有效防止吻合口狭窄并发症的发生。

东方 PPH 治疗中重度痔疮，与环状切除不同，它是点状处理病灶部位，部分阻断痔疮血供或减少静脉倒流，减少痔的充血肥大或血流瘀滞，使痔块萎缩。其优势是：精确定位、负压吸引、安全、微痛、治疗效果好，治疗过程出血少、痛苦小，不破坏直肠与肛管的正常结构和外观。术后创面小，术后不遗留瘢痕，不留任何后遗症。

该技术治疗过程极其简便，仅需 5 至 10 分钟，治疗时间短、治疗过程简单；无需住院、在门诊即可完成治疗；可随治随走，节约患者的宝贵时间，基本上不影响正常的工作和生活。

东方PPH作为治疗中重度痔疮的一种方法，不但具有极佳的疗效，而且操作简单，单人5～10min即可完成，费用低，不用住院，风险小，能保障最佳治疗效果且患者痛苦轻微，几无并发症，可分期重复操作，值得广泛推广，特别适合基层医院推广开展。

参考文献

1．陈少明．痔上黏膜环形错位套扎吻合术与环切钉合术的200例对照研究．中医肛肠理论与实践，2010.248

2．Thomson. WHF the nature of hemorrhoids.Br J Surg，1975，62：542-552

3．Lord PB，Kamn MA，Nichols RJ，et al.Hemorrhoids:pathology，pathophysiology and etiology.Br J Surg，1994，81(7)：946

4．陈少明．肛肠外科学．（第1版）．北京：中医古籍出版社，2011．423-436

第四节　东方PPH（E-PPH）治疗中重度痔疮疗效观察

上海东方医院浦东分院、上海浦东新区浦南医院：顾培德

指导：陈少明

【摘要】目的：研究痔上黏膜环形错位套扎吻合术（E-PPH）治疗中重度痔疮的疗效。方法将100例中重度（Ⅲ～Ⅳ）痔患者按治疗方式不同分为两组：治疗组行E-PPH治疗55例，对照组行PPH治疗45例。其中E-PPH组中以出血及3处以上脱垂(脱出痔核＞4个)及环形脱垂患者行痔上黏膜环形错位套扎吻合术，PPH组环形脱垂患者一次性痔上黏膜环切钉合术。结果　E-PPH组治愈54例（98.20％），PPH组治愈44例（97.78％）。术后随访半年，E-PPH组术后回缩不全1例（1.8％），1例复发（1.8％），PPH组2例回缩不全（4.44％），1例复发（2.22％）。术后调查E-PPH组50例对手术效果表示满意(90.91％)，PPH组40例表示满意（88.89％）。E-PPH组患者术后无肛管疤痕形成、肛门狭窄、出血等并发症。PPH组患者术后肛管疤痕形成、肛门狭窄2例、出血3例。结论　E-PPH作为治疗中重度痔的一种方法，不但具有极佳的疗效，而且操作简单，费用低，不用住院及麻醉，患者痛苦轻微，几无并发症，可重复操作，值得广泛推广。

【关键词】

出血痔；脱垂痔；东方PPH，PPH

东方PPH（E-PPH）治疗重度痔临床观察是利用东方PPH对痔上黏膜组织行环形错位套扎吻合术，从而起到阻断痔疮血供及上提肛垫的作用。PPH治疗

是通过痔上黏膜环形切除后钉合术起到阻断痔疮血供及上提肛垫的作用。

1. 资料与方法

1.1 一般资料 2011年1月至2012年1月共治疗中重度痔疮患者100人，E-PPH组55人，其中男30例，女25例，年龄21～70岁，平均42.8岁，按传统分期Ⅱ度7例（47.7%），Ⅲ度25例（37.2%），Ⅳ度13例（15.1%）。PPH组45例，其中男23例，女22例，年龄20～72岁，平均41.7岁，按传统分期Ⅱ度9例（47.2%），Ⅲ度21例（38.4%），Ⅳ度15例（14.4%）。所有患者病史均>1年，患者术前均常规检查血常规及凝血三项，血红蛋白>80 g/L，凝血功能正常。两组患者于年龄、性别、痔分度及主要症状、术前准备均无显著差别（P>0.05），具有可比性。

1.2 应用器械

东方PPH（商品名：型号：TY-CTB-10-36，多环痔核吻合套扎器械包，上海众仁生物医药科技有限公司研制出品和美国库克多环痔疮套扎器）；上海手术厂生产电动吸引器，上海手术厂生产管型肛肠吻合器。

1.3 手术方法

1.3.1 E-PPH组

术前准备：患者术前晚8点禁食并予开恒康正清2包加水2000毫升口服，清肠排便，保持直肠下段及肛管清洁。检查负压吸引器的密封性，最高负压值须>0.085mPa。操作方法：患者取侧卧位或截石位，采用腰麻或硬膜外或联合麻醉，常规术野消毒铺巾，置入透明三套式扩肛器肛门镜组合，退出扩肛器，碘伏消毒，经透明肛门镜确定齿状线位置，连接东方PPH至负压吸引器，再次检查其密封性，将套扎枪头端呈45度角于需套扎组织接触，在负压抽吸下将组织吸入枪管内，当负压值到达0.08～

0.09mPa范围时（笔者经验到达0.085kPa），转动开关，将套扎胶圈释放套扎目标组织，打开负压释放开关，可见0.9-1.3厘米充血紫淤套扎组织。操作要点：于截石位痔上黏膜4厘米平面处，膀胱截石位3、6、9、12点黏膜套扎4点，退出内侧肛门镜，在外侧肛门镜下，于截石位痔上黏膜2厘米平面处，膀胱截石位1.5、4.5、7.5、10.5点黏膜套扎4点，脱垂明显位置痔核根部套扎1～2点，术后4周、12周门诊复查。所有患者套扎部位须距离齿状线>1cm，术毕肛管内置入1颗甲硝唑栓。术后注意事项：术毕患者需平卧6～12h，当晚进食流质，禁酒、辛辣食物。套扎胶圈于5～8d内可自行脱落，最迟10d，无迟发出血现象。

1.3.2 PPH组

术前准备与E-PPH组相同，PPH组治疗先用操作方法：患者取侧卧位或截石位，采用腰麻或硬膜外或联合麻醉，常规术野消毒铺巾，置入透明扩肛器肛门镜，碘伏消毒，经透明扩肛器确定齿状线位置，肛管碘伏消毒后将在痔上3厘米处用2-0丝线做直肠黏膜下荷包，完成后插入管型吻合器抵顶座到荷包线以上，收紧荷包后打结，收紧吻合器和抵顶座之间的距离靠紧后激发管型吻合器器械。术后医院内平卧观察6～12h，住院24～48h，无出血可回家，术后注意事项与E-PPH组相同。

1.4 疗效评价

患者随访半年，疗效参照中医肛肠科病证诊断疗效标准。治愈：症状消失，痔核消失或全部萎缩；好转：症状改善，痔核缩小或萎缩不全；未愈：症状和体征均无变化。

2. 结果

E-PPH组手术时间5～10min，平均6min。PPH组手术时间5～15min，平均10min，术后随访半年，结果用 SPSS17 软件分析，两组疗效比较。

E-PPH 组疗效与 PPH 组疗效存在显著性差异（P=0.025＜0.05）。以出血症状为主的患者（E-PPH 组 55 例、PPH 组 45 例）均完全治愈（100％），两组之间治疗效果无明显差异，但对于脱垂症状为主的患者，E-PPH 组治愈 55 例（91.2％），PPH 组治愈 49 例（44％）（P＜0.05），两组疗效差异显著。E-PPH 组术毕所有患者均有肛门坠胀、急便感，经平卧 6～12h 后症状好转，无需特殊处理。1 例患者术后半年复查出血回缩不全（2.6％），1 例患者出现症状复发（1.9％），复发患者均年龄较大，而且有长期便秘病史。所有患者无出现肛门狭窄、大出血、感染等并发症。PPH 组 2 例出现肛门狭窄（4.44％）；16 例术中吻合口创面出现不同程度出血需要缝扎止血；需要缝扎止血（35.56％），其中手术 7 天后 3 例大出血需要缝扎止血（6.67％）；术后并发症 PPH 组明显高于 E-PPH 组。

3．讨论

痔是的常见病，对痔形成的系统认识最早源于 Morgagni（1761）所提出的痔的经典理论，即认为痔是直肠下段静脉曲张导致的结果。由此理论基础引导对痔的治疗倾向于将肿大脱垂的痔核彻底切除。1937 年 Milligan Morg 提出对痔行外剥内扎术术式，以及后来产生的冷冻、射频、注射等方法均着重于消除肿大的痔核。但事实证明这种切除痔的治疗观念并不能彻底解决痔患者的不适症状，而且术后复发率高，出血量大，患者恢复慢。传统的治疗方式的效果欠佳使人们对痔是静脉曲张导致的结果这一理论产生质疑。1975 年 Thomson 首次提出痔是人人皆有的正常解剖结构这一理论，1994 年 Loder 进一步提出痔发生的肛垫下移学说，从而使痔的治疗观念有了根本的改变，治疗的方式也由过去的消

除痔块为目的改变为消除症状为目的，由过去的彻底解剖切除痔改为通过手术将脱垂的肛垫复位。1998 年意大利学者 Longo 利用 PPH（procedure for prolapse and hemorrhoids）术治疗痔取得很好的疗效，进一步证实了痔形成的肛垫理论。经过多年的临床实践证实 PPH 确实是治疗Ⅲ～Ⅳ度重度脱垂痔的首选术式，但由于其手术中金属钉植入体内，对于有出血、脱垂症状的中重度痔患者治疗使用该术式并不切实可行。本组实验证明，东方 PPH 痔上黏膜环形错位套扎吻合术（E-PPH）对中重度痔患者的疗效优越，是紧次于手术的首选术式。套扎法是传统结扎基础上的发展，结扎是用线，而套扎疗法应用的是橡皮胶圈。自 1954 年国外学者 Blaisdell 首次使用胶圈套扎法治疗痔取得良好疗效以来，套扎法经过多年的发展演变，套扎器械从最初的手术钳套套扎发展到套扎器套扎（套扎器又分为拉入式和吸入式）。本组实验使用的东方 PPH 简化了操作，通过调节控制负压的大小使套扎组织的大小、深度更加合适，克服了以前传统套扎法套扎难度大、视野空间小、套扎组织小、深度浅的缺点，从而提高了套扎治疗的疗效。套扎方法也从传统的痔核套扎法改进为痔核根部套扎法和痔上黏膜套扎法，通过对痔核根部套扎阻断痔核的血流供应，从而达到使痔核萎缩的目的。对齿状线上 3～4cm 的黏膜行套扎使痔上黏膜皱缩上提，局部坏死后形成黏膜下层的炎症黏连，起到固定和上提肛垫的作用。E-PPH 的治疗根据兼顾了痔形成的静脉曲张原理及肛垫下移学说两种理论基础，实践也证明其疗效显著。对于以出血及 3 处以上脱垂症状为主的患者行一次套扎则可，并没有破坏肛垫结构，术后随访 98.0％患者对疗效满意。

E-PPH 作为治疗中重度痔疮的一种方法，不但具有极佳的疗效，而且操作简单，单人 5～10min 即

可完成，费用低，不用住院及麻醉，患者痛苦轻微，几无并发症，可分期重复操作，值得广泛推广。

东方 PPH 治疗重度痔临床观察（E-PPH）治疗痔疮，与环状切除不同，它是点状处理病灶部位，部分阻断痔疮血供或减少静脉倒流，减少痔的充血肥大或血流瘀带，使痔快萎缩。该技术治疗过程极其简便，仅需5至10分钟，术后不遗留瘢痕，不破坏直肠与肛管的正常结构和外观。

微痛治疗：E-PPH 痔疮东方 PPH 痔上黏膜环形错位套扎吻合术通过特制的痔疮套扎吻合器，将胶圈套扎于痔的基底部，阻断痔的血液供应，使痔体萎缩、脱落而达到治疗目的。其优势是：精确定位、负压吸引，安全、微痛、治疗效果好。不破坏直肠与肛管的正常结构和外观。患者无需住院、无需开刀，治疗过程出血少、痛苦小、术后创面小，不留任何后遗症。

安全高效：国外大量论文和临床数据表明，E-PPH 东方PPH痔上黏膜环形错位套扎吻合术有效解决痔疮困扰，治疗风险小、并发症少，目前在欧美国家，痔疮治疗90％采取套扎吻合术。

快速方便：与传统技术相比，E-PPH 痔疮东方 PPH 痔上黏膜环形错位套扎吻合术治疗时间短、治疗过程简单；无需住院、在门诊即可完成治疗；即治即走、治疗微痛，节约您的宝贵时间，基本上不影响正常的工作和生活。

E-PPH 痔疮东方 PPH 痔上黏膜环形错位套扎吻合术是目前国际上非常高效的套扎技术，采用天然橡胶套扎环，以 0.1MPa 的压力不间断吸引病灶处，在极短时间达到吸引部位组织分离、坏死、干结、继而脱落，当痔疮脱落的瞬间压力吸引自动停止，该技术整个过程不用开刀、并具有定向性好、治疗时间短、出血少、安全可靠、无后遗症和并发症等特点。

大量国内外临床论文和数据表明，套扎能有效解决内痔困扰，风险小，并发症低。目前在欧美国家使用的痔疮治疗有 90% 是使用套扎吻合术。治疗器械采用高效天然橡胶套扎环，E-PPH 产品优异品质，保障最佳治疗效果。

参考文献

1. 陈少明. 痔上黏膜环形错位套扎术与环切钉合术的 200 例对照研究. 中医肛肠理论与实践，2010.248

2. Thomson. WHF the nature of hemorrhoids.Br J Surg，1975，62：542-552.

3. Lord PB，Kamn MA，Nichols RJ，et al.Hemorrhoids:pathology，pathophysiology and etiology.Br J Surg，1994，81(7)：946.

4. Longo A Treatment of hemorrhoidal disease by reduction of mucosa and hemorrhoidal prolapse with a circular suturing device：a new procedure.Rome，Italy：Proceedings off the 6th World Congress of Endoscopic Surgery，1998：3.

5. 张东铭. 痔的现代概念. 中华胃肠外科杂志，2001,4（1）：58-60.

6. 陈朝文. 痔病的诊断和治疗原则. 大肠肛门病外科杂志，2003，9（3）：148-149.

7. 唐开业，单治堂. 胶圈套扎法治疗内痔 8500 例，第三军医大学学报，1989，11（4）：301

8. 陈少明. 肛肠外科学.（第 1 版）. 北京：中医古籍出版社．2011．423-436

注：本项目为上海市浦东新区科研基金项目 项目编号：PKJ2010-Y22

第五节　痔的 PPH 手术综述与展望

上海市浦东新区浦南医院 200125　　陈少明

摘　要：

自 1998 年意大利学者 Longo 根据内痔形成的新理论采用了特制吻合器将直肠下端黏膜及黏膜下层组织环行切除治疗 3、4 期脱垂内痔的新方法 (Procedurem for prolapse and hemorrhoids PPH)；国内中山医院姚礼庆教授 2000 年 7 月率先开展此手术。因 PPH 器械依赖进口，不能重复使用，价格昂贵，限制了此项技术的普及，但随着经济的发展，国产吻合器的改进，PPH 技术已有很多报道，据统计，每年接受 PPH 治疗的患者均在倍率增长，全国 PPH 手术病例已达 10 万例以上。PPH 为无数肛肠疾病患者带来福音，但是随着 PPH 手术大量临床实践，发现新的问题与隐患，出血、疼痛、直肠（吻合口）狭窄等，就是金属钉给人类带来的弊端或称灾难，中国学者陈少明正在推行无钉痔上黏膜吻合新技术（THE Procedurem for prolapse and hemorrhoids E-PPH),这将是对西方 PPH 手术的一项完善，也是一项创新的技术。对千百万肛肠患者带来更大的益处。

关键词：痔 PPH 手术综述

一、理论和实践相统一，学术推动临床

1975 年，Thomson 首次提出了"肛垫"学说，陈少明在肛肠学科的发展展望中认为[1]从生理解剖角度上来讲在痔疮的原发位置有肛垫功能作用的组织，在各种致病因素的作用下出现了病理状态，即发生了痔的这种疾病。要正确认识这个学说对临床的指导意义，即肛垫是肛垫，痔疮是痔疮，痔疮的生理解剖基础是原发位置有肛垫功能作用的组织，肛垫在病理因素下所致的病理结果是痔疮。很通俗的来理解，譬如：葫芦是葫芦，瓢是瓢，肾是肾，肾炎是肾炎。痔的生理解剖肛垫学说的创立，极大地丰富了肛肠学科的发展，提示我们要注意保护肛门的功能状态，特别是在切除、结扎痔核的同时要注意保护肛门的原有功能状态即肛垫的功能状态。要根据每个病人的具体情况设计出最佳治疗方案。

其实，现行的对混合痔的外切内扎术即是在保护肛门的原有功能状态，即对内痔采取保守的结扎办法，只结扎增生肥大部分保护原有的肛垫功能，对外痔因无肛垫功能所以可进行一次切除的设计办法。肛垫的功能是协助肛门括约肌进行肛门闭合的，如果它增生、肥大、移位、脱出不仅失去了原有的结构和功能，而且还破坏了原有的闭合功能。临床表现为脱出、溃烂、出血、血栓、水肿、痛疼等症状，并且还嵌塞在直肠内阻挡排便，引起排便障碍；那么就要采取相应治疗方法，对增生肥大部分和移位脱出部分就要彻底的切除。肛垫学说的创立改变了人们对痔的机理的重新认识，也带动了痔的治疗方

法的变革，尽可能保护肛垫功能已形成共识。

但是 1975～1998 年间，对痔的治疗还是没有突破，直到 1998 年意大利学者 Longo 根据内痔形成的新理论研制出吻合器将直肠下端黏膜及黏膜下层组织环行切除治疗 3、4 期脱垂内痔的新方法(Procedurem for prolapse and hemorrhoids PPH)，才是痔疮的治疗划时代进行了大的变改。

国内中山医院姚礼庆教授 2000 年 7 月率先开展此手术，在治疗痔的众多方法中，PPH 手术最具革命性。①"悬吊"：痔的吻合器手术的实质是保留肛垫的完整性，通过特制的吻合器在痔的上方环行切除直肠下端肠壁的黏膜和黏膜下组织，同时将远近端黏膜进行吻合，可缩短松弛的直肠黏膜，使脱垂的肛垫被向上悬吊和牵拉，恢复肛管黏膜与肛门括约肌之间的局部解剖关系，消除痔核脱垂的基本症状。②"断流"：由于位于黏膜下层供给痔的动脉被同时切断，术后痔血供减少，痔块在术后 2 周左右逐渐萎缩，可减轻粪块对黏膜的创伤性积压摩擦所致的影响，去除痔核出血的主要原因。③能较好保留肛管黏膜层和肛垫解剖结构，恢复肛门的自制排便功能，协调内外括约肌活动，降低肛管内压力，避免了术后肛门狭窄、肛门失禁、精细控便障碍等并发症的发生。④直肠黏膜与黏膜下层的切除和吻合位于齿线上 1.5~2cm 的区域，此处感受神经极少，同时避免对肛管皮肤和黏膜层的外科损伤，可明显减轻术后肛门疼痛和不适。

广州中山大学附属第一医院胃肠外科、结直肠肛门专科 汪建平、黄美近肛肠外科应用吻合器的现状和展望认为：理论的突破带来技术的革新，PPH 被认为似乎非常符合生理的新手术，几乎所有的报道近期效果近乎完美，较多医生缺乏经验和追随潮流而造成不少的并发症，这需要我们正确对待新术

式的应用，要通过随机对照实验和远期功能结果来评价其的优越性。这就要求所有的肛肠外科大夫正确对待新技术的应用和滥用。

任何一项好的理念和技术没有人去推广也是做不好的，在这项技术的推广中，美国强生可谓立了汗马之功，据说仅仅这项技术在中国的推广费用就支出超过千万人民币，他们首先对医生进行理念的更新，组织各类国际、国内的学术活动和会议，还不仅仅理念更新，还进行互动式交流与培训。历年来全国举办的各类学术活动超过百次以上。

二、适应证

基本的适应症是(1)Ⅲ期、Ⅳ期的内痔及以内痔为主的混合痔，尤其是环形痔。嵌顿性内痔应在炎症消退后再行本手术。(2)对于Ⅱ期内痔以及孤立的脱垂内痔该手术也有很好的效果，但由于费用较高，一般不采用。(3)直肠黏膜脱垂。

解放军总医院普外科臧传波等对于重度痔(Ⅲ度、Ⅳ度内痔)的治疗，PPH 手术(经肛镜下吻合器痔切除术)对环型痔的治疗。于 2002 年 4 月始进行了 12 例 PPH 手术。结果：手术时间平均 15min，术后平均住院 3d，11 例对手术满意。1 例术后 4 个月再次行 PPH 手术后满意。术后常见并发症有：尿潴留、肛门部疼痛、术后出血、术后早期排便习惯改变。基本可在短期恢复。结论：PPH 手术简单，安全有效，住院时间短，并发症少，有进一步推广价值。郑州大学第二附属医院普外科 牛跃平等自 2000 年 10 月采用 PPH 术式治疗重度内痔 26 例，采用强生公司生产的环形吻合器对 26 例Ⅲ、Ⅳ度内痔进行手术治疗。结果：手术时间平均 20min，所有病人吻合均一次成功，脱出肛门外的痔或直肠黏膜全部回缩，无术后大出血、肛门狭窄、大便失禁发生。主要并发

症为尿潴留 5 例(20%), 疼痛 4 例(15%)。结论: PPH 痔上黏膜环切术治疗重度内痔与传统手术相比具有更符合生理要求, 手术简单、恢复快、并发症少等特点。

北京大学第三医院普外 II 肠科陈朝文适应证的选择 1、直肠黏膜脱垂 1997 年, Pescatori 率先采用经肛门吻合器直肠黏膜切除术, 用于治疗直肠黏膜脱垂。而以直肠壁全层脱垂为特点的直肠脱垂虽可在吻合器的协助下完成手术, 但不属于 PPH 范围。2、3~4 度痔 3~4 度痔以排便后痔脱出肛门外需用手还纳或难以还纳为特点。多伴有便污和出血。病人往往主诉排便后痔块脱出肛门外, 甚至站立、行走、劳累或咳嗽时痔块脱出。脱出可呈环状或单发。手托、热水坐浴、平躺还纳, 或难以还纳, 或还纳后立即脱出。肛周常有分泌物和便渣, 便后手纸带血或滴血。PPH 适用于 3~4 度痔, 特别是脱出呈环状、伴有黏膜外翻和黏膜脱垂的病例。对于孤立痔、单发痔, 手术切除创伤小, 术后愈合快, 但吻合器费用昂贵, 不能重复使用, 建议不作为主要适应证。脱出物为肛乳头、反复脱出致脱出物硬化纤维化、脱出物可疑其他病理改变等, 肿物回纳后致患者术后肛门坠胀、异物感, 或漏诊、漏治其他肛门直肠严重疾病, 不能使用 PPH。宜谨慎选择肛沿皮赘存留的患者, 因为肛周皮赘常被病人误以为不能回纳的痔而就诊, 如果轻信主诉、忽视检查, 手术不能达到预期的效果。有条件可于术前行痔疮负压数码检查仪检查, 术中再次吸肛脱出探查, 诊断无误再行手术。伴有孤立皮赘的脱垂痔, 可于术后单纯切除皮赘而不影响手术效果。

湖南南华大学附属第一医院肛肠病治疗中心刘少琼等为评价痔上黏膜环切术(PPH)加外痔切除术治疗环状混合痔的临床疗效, 对 34 例环状混合痔先

行标准的 PPH 手术, 再行外痔切除术。手术完成时肛门口平整无水肿, 术后 72h 内肛门疼痛轻微, 排便后末见痔脱出, 创口愈合较快, 疗程缩短。结果表明:环状混合痔可采用 PPH 加外痔切除术。

第三军医大学第一附属医院普通外科 钱锋等 PPH 治疗重度痔疮的价值和技巧手术适应证①III、IV 期脱垂环性痔;②多次肛门手术失败的 II 期痔;③直肠黏膜脱垂。

三、手术要点

安徽省马鞍山市中医院(市三院)肛肠外科 章礼和等认为: 荷包缝合:①高度: 在欧美, 荷包缝合的高度一般在距齿线约 5cm 左右, 亚洲国家和地区如中国、新加坡、香港等认为, 荷包缝合一般距齿线 4cm 左右即可, 这样完成吻合后, 吻合线正好在距齿线上 1~1.5cm 左右。如荷包位置过高, 则对肛垫向上悬吊的作用不足, 痔核回缩不明显, 术后仍有不同程度的脱垂;如荷包位置过低, 肛垫切除过多, 术中出血较多, 术后精细控便能力受损, 且术后肛门部不适等症状增多。一般经验是: 如果是以出血为主, 脱垂并不十分严重, 且不伴直肠黏膜脱垂者, 荷包缝合可适当高一些, 这样, 对肛门功能影响最小;如果以脱垂为主, 痔核外脱十分明显者, 荷包缝合位置较低, 必要时做相距 1cm 左右的双荷包缝合, 以尽可能切除较多的松弛的直肠末端黏膜, 从而使脱垂的肛垫上提复位。②深度: 应在黏膜下层, 如过浅则收紧荷包时可能导致黏膜撕裂, 使荷包不完整, 切除组织不全, 术后脱垂症状改善不明显;如过深, 可导致过多切除肌层组织, 可能引起术后肛门失禁。③数量: 一般均采用单一荷包, 傅传刚提倡两个荷包缝合, 认为单一荷包缝线牵拉部位与对侧受力不均, 常导致切除组织受力不均, 影响疗

效，故对脱垂严重者，应当采用双荷包缝合。荷包缝合的数量应根据痔脱垂的程度而定，并认为肠壁切除的上下宽度与缝线向下伞控的程度、荷包缝合的数量以及 2 个荷包线之间的距离有关。对脱垂不对称者可在脱垂较重侧加一个半荷包，使该部位切除组织相应多些。④收紧荷包线结扎时不宜过紧，否则使荷包紧紧绑于吻合器中心杆，影响荷包牵拉。

上海第二军医大学附属长海医院肛肠外科傅传刚认为：术中应注意的问题，该手术应注意以下几个问题：(1)荷包缝合线应在齿线以上约 4cm 处，吻合口在齿线状线 1~2cm 为宜，位置过低使吻合部位涉及肛垫，由于肛垫内血管较多，术后容易出血；位置过高，手术所产生的对肛垫的向上的牵拉和悬吊作用减弱，手术效果不明显，甚至于无效；(2)荷包缝合的深度应在黏膜下层，缝合过浅在牵拉时容量引起黏膜的撕裂，过深容量损伤肠壁肌层；(3)缝线结扎不宜过紧，否则肠壁被紧紧的捆绑于吻合圈中心杆上影响牵拉线向下牵拉；(4)肠壁环形切除的上下宽度与缝线向下牵拉的程度、荷包缝合的数量以及 2 个荷包线之间的距离有关，向下牵拉的程度愈大，进入吻合器内空隙的肠壁愈多，切除的宽度也愈字斟句酌；做 2 个荷包比做 1 个荷包切除的宽度要宽；同样做 2 个荷包时 2 个荷包之间的距离宽切除组织的上下宽度也愈宽；肠壁切除的宽度应根据内痔脱垂的严重程度决定，脱垂严重的患者相应的切除宽度要宽一些，可以做 2 个荷包，向吻合器内牵引的深一些；相反，脱垂较轻的患者可以只做 1 个荷包缝合；对于脱垂不对称的患者可以只做 1 个荷包缝合；对于脱垂不对称的患者可在脱垂较严重的一侧加一个半荷包牵拉，使该部位的切除更多一些；(5)女性患者牵拉线应避免位于直肠前壁，同时在关闭吻合器及吻合器击发前应将检查阴道后壁是否被牵拉至吻合器内，防止阴道后壁被一并切除，引起术后直肠阴道瘘

四、手术优点

北京大学第三医院普外Ⅱ肠科陈朝文报道[6]国内外大量的临床研究表明，吻合器痔切除术具有与传统痔切除术相同的有效性，而且与传统痔切除手术相比 PPH 治疗 3~4 期痔的主要优点在于：①主要症状缓解率高；②住院时间短，很快恢复正常工作和生活。术后留院时间 3~7 天，平均 3.1 天恢复正常工作，术后 1 周为 16 / 38 例，术后 2 周增加为 33 / 38 例，术后 1 月 38 / 38 例；③术后疼痛轻，多为坠胀感。

第三军医大学第一附属医院普通外科 钱锋等 PPH手术的优点 与传统外剥内扎手术相比该手术的最大优点是：①由于不切除肛垫,术后精细控便能力不受影响；②由于肛门部皮肤及痔核不予切除,肛管及肛门部皮肤没有创面,术后没有传统手术后常见的肛门部疼痛、水肿、肛门狭窄等并发症,术后患者能够很快恢复正常的生活。因为没有哪一种疼痛比肛门部的疼痛更多样化和更具主观性,患者对减轻疼痛的期望值就显得十分重要。

川北医学院附属医院痔瘘科何德才等认为与传统手术相比 PPH 手术的优点是：①手术操作简便,手术时间短,术中出血少；②术后疼痛轻或无疼痛；③术后恢复快,住院时间短；④分后并发症少,无肛门狭窄、变形及肛门失禁；⑤无肛门水肿,肛门外形美观；⑥安全、有效,是治疗重度痔疗效优越的一种微创手术。运用国产吻合器作 PPH 手术,疗效与使用进口吻合器并无明显差异,但价格仅为进口的十分之一,因此运用国产吻合器治疗垂度痔有望替代传统的手术治疗方法,其远期疗效。

安徽省马鞍山市中医院(市三院)肛肠外科 章礼和[9]等认为：优点①肛垫不切除，不破坏，术后精细控便能为不受影响；②手术简单，手术时间短，术中出血少；③术后肛门部疼痛轻，时间短；④住院时间短，恢复工作和正常生活较早；⑤皮肤无创面，患者满意度高；⑥并发症少。

总之，PPH 作为一项新技术用于治疗痔和黏膜脱垂，在国内外广泛的临床应用所取得的结果令人鼓舞。与传统痔切除术相比，PPH 减轻术后疼痛，缩短住院时间，很快恢复正常工作，并发症少，是治疗脱垂痔安全有效的方法。

五、缺点

任何一种治疗方法不可能完美无缺，PPH 手术亦如此，在强调优点的同时，也应收集并发症资料。德国 2000 年 1100 例的多中心报道：总的并发症(不包括远期)为 9.8%，包括术后出血、疼痛、尿潴留、血栓性外痔等等，主要是术后出血，且集中在早期的 100 例中。因该手术在我国开展的时间较短，尚无大宗病例并发症统计的资料。但有报道一些病例或疗效欠佳，或出现了一些严重的临床并发症，甚至出现医疗纠纷。安徽省马鞍山市中医院(市三院)肛肠外科 章礼和等认为查阅文献，术后的并发症有：①尿潴留：男性多于女性，可能与麻醉及术后肛门部疼痛刺激有关。②术后出血：有两种情况，一种是吻合口部位出血，少数病人甚至是搏动性出血，量大，需要再次手术缝扎止血；另一种是术后大便带血，出血量少，持续一周左右，无需特殊处理。③肛门部疼痛：从理论上讲 PPH 手术肛周皮肤无创面，术后不应有肛周部疼痛。可能原因为术中扩肛引起肛管皮肤的撕裂，吻合口的设计过低，靠近齿线造成的躯体神经传导的疼痛，合并外痔的处理，吻合

切割过深，术后吻合口的水肿造成直肠壁的牵张痛等。一般经对症处理后肛周疼痛很快消失，个别患者出现持续肛痛(3 个月以上)，原因不明。④下腹痛：约 10%的病人在吻合器击发时主诉下腹部有牵拉感，个别病人甚至出现呕吐。⑤肛门部感觉异常：如吻合口过于靠近齿线，个别病人可能出现肛门局部坠胀，轻度大便失禁等情况，术后 2 周左右恢复。⑥偶见术后痔复发的报道，提示术后重视痔原发病因的治疗。残留皮赘或痔核脱垂：原因是病例选择不合适；荷包缝合位置过高，对外痔的悬吊作用不大和荷包缝合针距过大或荷包线未收紧，导致切除的黏膜圈过短或不完整，都可出现外痔或皮赘残留。⑦罕见有吻合口狭窄、盆腔感染及直肠阴道瘘的报道。可以看出，PPH 手术比传统的痔手术有无可比拟的优点，但笔者认为：正确掌握手术适应证，严格进行规范化操作，尽量减少并发症的发生，真正造福于痔患者。

上海第二军医大学附属长海医院肛肠外科傅传刚报道认为：在作者的一组手术病人中，约 30%的患者吻合后可以在吻合口部位见到搏动性出血，多数位于右前方，其次为右后方和左正中的部位，与 3 个母痔的部位一致，另外，吻合口出血的数量和严重程度与吻合口距齿状线的距离有关，距离愈往上出血愈少；相反如果吻合口距齿状线较近，即吻合口位于内痔的中部（部分内痔被切除）时，出血较多。

第三军医大学第一附属医院普通外科 钱锋等认为由于吻合器钉合厚度上的设计缺陷，吻合器关闭 20 s 只能减少渗血，对 3 个母痔位置的搏动性出血作用不大，甚至可造成暂不出血的假象，致使术后大出血休克。吻合器拔出后仔细检查吻合口部位有无出血，发现搏动性出血加以缝扎止血尤为重要。术后肛门内填塞油纱，减少吻合口出血,便于观察有

无大出血情况。

六、并发症的预防

北京大学第三医院普外Ⅱ肠科陈朝文报道[6]术后预防性应用抗生素1～3天，麻醉恢复后即可下地活动，一般不用控制饮食，但需缓泻剂1周。患者排便后坐浴，不用换药。如无特殊情况，1周后行肛门指诊。术后除需关注与麻醉有关的并发症外，还应观察吻合口、尿潴留、下腹痛等并发症的发生。

郑州大学第二附属医院普外科 牛跃平等术后应认真耐心细致地做好止血处理，对 3、6、9 点处容易出血的部位应确切缝扎止血，术后应用直肠黏膜保护剂(如太宁)，对防止出血和缓解疼痛有很好疗效。

解放军总医院普外科臧传波等报道在操作中体会，每缝合一针，最好轻轻提一下线，一方面可以检查缝合深度，另一方面也可以检查缝合高度是否符合要求。防止阴道损伤：由于女性患者多为经产，直肠阴道壁较薄，所以击发前一定要经阴道检查确定黏膜光滑，连续。吻合口出血：吻合后多数患者吻合口有 1～2 处搏动性出血，但均可在直视下缝扎止血。对于小的渗血不必一一止血，可给予填塞油纱条压迫 12h 效果较好。

章礼和 等认为女性病人：牵拉线应避免位于直肠前壁，关闭吻合器及吻合器击发前应检查阴道后壁是否被牵拉至吻合器内，防止直肠阴道瘘。

七、PPH 技术的展望

陈朝文 PPH 作为一项新技术用于治疗痔和黏膜脱垂，在国内外广泛的临床应用中所取得的成果令人鼓舞。与传统痔切除术相比，PPH 减轻术后疼痛，缩短住院时间，很快恢复正常工作，并发症少，是治疗脱垂痔安全有效的方法。

汪建平：最近报道国产分离式多次使用的管形吻合器已投入临床使用，价格低廉，可重复消毒，性能可靠，临床效果满意。相信不久，价格低廉，适合国情，性能优越吻合器供外科大夫广泛应用，造福患者；同时期望设计合理的能同时完成闭合、切割、吻合的吻合器也很快面市。

陈少明发明一次性全自动无钉套扎吻合器，并在此基础上设计了痔上黏膜环形错位套扎吻合技术（东方 PPH），真正实现和开创了无钉痔上黏膜吻合的新纪元。随着肛肠理论和外科器械的进步，保肛研究的热点集中于何为最佳保肛术式和器械，东方 PPH 即是一项有益的全新的技术，有望能在世界范围产生共鸣和推广与普及。

（高贵云　孙平良　唐良振　王永兵　陈少明）

参考文献

1．陈少明．肛肠学科的发展展望．中医杂志，2003，44（4）：297

2．姚礼庆．经吻合器治疗重度痔临床应用价值，中国实用外科杂志 ，2001 ，21（5）：288

3．汪建平．肛肠外科应用吻合器的现状和展望．大肠肛门病外科杂志，2003，（9）：10-21

4．臧传波．PPH 手术治疗重度痔．大肠肛门外科杂志，2003，（9）：1 1

5．牛跃平．PPH 治疗重度内痔应用．医药论坛杂志，2005，（26）：1-21

6．陈朝文．PPH 治疗重度脱垂痔的应用特点．中国临床医生，2005，（33）：3-12

7．陈少明．痔疮的治疗进展．中国乡村医药，2005，（12）：4-4

8．刘少琼．PPH 加外痔切除术治疗环状混合痔．中国肛肠病杂志，2004，（24）：11-12

9．钱锋．PPH 治疗重度痔疮的价值和技巧．消化外科，2004，（3）：164-167

10．章礼和．痔的 PPH 手术．大肠肛门病外科杂志，2004，（10）：2-154

11．傅传刚．吻合器环形痔切除术．中国肛肠病杂志，2002，（22）：3-32

12．何德才．国产吻合器痔上黏膜环切术治疗混合痔 40 例临床观察．中国肛肠病杂志，2004，（24）：11-19

13．陈少明．（东方 PPH）．肛肠外科学．北京：中医古籍出版社，2011

14．陈少明．痔上黏膜环形错位套扎吻合术和痔上黏膜环切钉合术 200 例对照研究．中医肛肠理论实践，2010，248（中医肛肠 30 年论文汇集）

第二十四章　肛肠学科信息

第一节　肛肠诊疗仪器介绍

一、痔疮负压数码检查诊断仪

【器械名称】　痔疮负压数码检查诊断仪（图 24-1）

　　　　　　　商标：智大夫

【药(械)准字】　国食药监械准字 2007 第 1660072 号

【生产厂家】　上海众仁生物医药科技有限公司：

　　　　　　　http://www.zhichuang.com　　　　；

　　　　　　　021-31250162；18221959120

【产品分类】　肛肠科

【产品型号】　SH11A

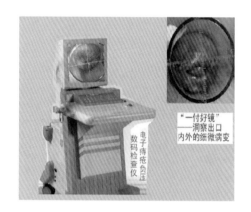

图 24-1　痔疮负压检查诊断仪

　　　　　——逼真模拟排大便时态下痔疮动态脱出，并应用数码照相技术准确记录病理状态为临床医生和科研人员提供准确的数据、图像，方便临床和科研。

　　　　　——利用-0.3MPa 的负压下再现排便时态下的痔疮形态，避免了传统的筒状的、双叶的肛镜插入式。

【功能特点】

　　　　　——是一种一次性无痛无创检查技术，避免器械用品途径的交叉感染，安全性高；

　　　　　——是对痔疮的形态、大小首次实现了时态化、数据化；

　　　　　——是对肛肠学科规范诊断提供的良好器械。

【适应证】　肛肠疾病、痔核、息肉等

【获奖】

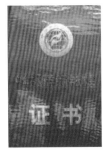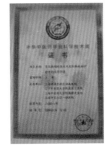

图 24-2　获奖证书

本项目获

中华中医药科学技术奖

亚洲国际新技术新产品博览会金奖

香港国际专利技术博览会金奖

获上海市优秀发明二等奖励（图 24-2）

二、东方 PPH

【器械名称】　多环痔疮吻合套扎器（图 24-3）

商标：智大夫

【药（械）准字】　国食药监械准字 2011 第 1090126、1090127 号

【生产厂家】　上海众仁生物医药科技有限公司：http://www.zhichuang.com；021-50837002；18930502118

【产品分类】　肛肠科

【产品型号】　SH22B

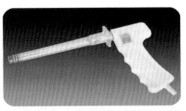
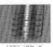
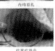

图 24-3　产品介绍

【功能特点】　以-0.1MPa 的压力是目前国际上最高效的套扎技术，采用天然橡胶套扎环，以-0.1MPa 的压力不间断吸引病灶处，在瞬间内达到吸引部位组织固定、分离、坏死。继而干结、脱落。

——该技术整个过程不用开刀、并具有定向性好、治疗时间短、出血少、安全可靠、无后遗症和并发症等特点。

——大量国内外临床论文和数据表明，套扎能有效解决内痔困扰，风险小，并发症低。

——一次性的治疗器械配备高效天然一次性橡胶套扎环，传承痔疮专家 RRR 产品优异品质，保障最佳治疗效果，避免器械用品途径的交叉感染，安全方便，规避风险！

【适应证】　肛肠疾病、痔核、息肉等

三、金钟牌一次性使用管型钉合器

【生产厂家】　上海医疗器械（集团）有限公司手术器械厂（图 24-4）

http://www.zhichuang.com；021-50837002；18930502118

【产品分类】　肛肠科

【产品型号】

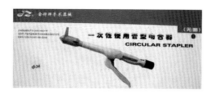

图 24-4　管型钉合器

【功能特点】　其原理是：在保留肛垫组织情况下，将部分内痔及痔上黏膜、黏膜下层组织环形切除约 3～4cm，同时吻合两端，在阻断痔供应血管血流的同时，达到将滑脱之组织向上悬吊固定的目的。将病理状态的肛管直肠，恢复到正常的解剖状态。

【适应证】　内痔、混合痔、直肠前突、直肠黏膜脱垂

四、二氧化碳激光治疗仪

【器械名称】二氧化碳激光治疗仪(40W)

【生厂厂家】上海光电仪器有限公司：

http://www.zhichuang.com ； 021-31250162；

18930502118

【功能特点】JC40B 型 CO_2 激光治疗仪，功率可调，采用六节导光臂输出，带同光路指示，用于扩束可作理疗，用于聚焦、汽化、焦化、切割。可用于皮肤科、外科、妇科、泌尿科等各种手术。

激光治疗原理：JC40B 型 CO_2 激光的发散角极小，能量密度高，经聚焦后，可达每平方厘米几千瓦的功率，医疗上可用于对病灶组织的汽化、烧灼或切割病灶组织，所以 CO_2 激光治疗仪也称谓激光刀。而未经聚焦的原光束照射病灶组织，可产生凝固作用。CO_2 激光是波长 10.6um 的红外光，穿透组织较深，经扩束后照射，能对深部组织加热理疗。治疗优越性：JC40B 型 CO_2 激光治疗仪采用先进 CO_2 激光治疗技术，安全有效的治疗方式，温和对待您的肌肤，无烧灼刺痛，针刺或剥离等不适感，术后无红肿现象，治疗全程零感染。

【适应证】对良性肿瘤、赘生物、病理组织的切割、汽化

皮肤科:对多余物的切除及打痣、狐臭；妇科:宫颈糜烂、宫颈炎、宫颈息肉，原位癌等；

五官科:鼻息肉的切除、鼻炎、下鼻甲肥大、良性肿瘤等；泌尿科:包皮环切、尖锐湿疣等；

肛肠科:痔疮切割等；

理疗科:皮肤麻木、颈周炎、肩周炎、关节炎、炎性肿块、慢性溃疡、脉管炎、肩周炎、软组织挫伤、伤口感染、利用扩束镜照射。

输出功率：JC40B 功率:≥40W

五、盆底两通道肌电图仪（表 24-1）

表 24-1　肌电图仪

仪器名称：	英国牛津盆底两通道肌电图仪	
简介：	用于运动神经传导速度，感觉神经传导速度的监测，判断是否在传导过程中有传导障碍，同时可用于周围神经的监测。	
功能用途：	肌电图：可对盆底肌肉的损伤及功能做出精确诊断，可用于对肌源性病变肌神经源性病变以及由便秘引起的功能异常做出精确监测。	

体感诱发电位：可判断中枢神经通路中的病变。

圣马克电肌对肛门周围的电活动进行监测。

六、纳米电子肛肠综合治疗仪

肛肠综合治疗仪--普及型（上海博士应用仪器研究所 www.zhichuang.com）

功能及特点：安全快捷(每枚痔核 3-5 秒)、不碳化、不结痂、血管闭合好、术中术后不出血、患者无痛苦、无感染及并发症。

主治：临床上用于各期内痔、外痔、混合痔、息肉、肛乳头纤维瘤、肛裂、肛瘘、包茎、包皮过长、尖锐湿疣等。(电刀部分可更换不同形状的刀头，扩大应用范围。)

七、电脑肛肠病检查治疗系统

电脑肛肠病检查治疗系统

检查部分：

由计算机管理的手持 CCD 及乙状结肠镜和纤维结肠镜组成，检查中对病灶部分由计算机控制并屏幕显示，图像可冻结、存储、再现、治疗前后对比、即时打印结果、病案管理、查询、存储等；对同一患者在检查时可连续冻结 50 幅图像；尤其为治疗后产生的医患纠纷提供行之有效的治疗证据。

治疗部分：

利用电容场产热原理，即：组织内带电离子和偶极离子在两极间高速振荡产生内源性的热，使组织液干结、组织坏死、继而自然脱落。治疗中自动控制、自动定量，具有时间短(每枚痔核 3-5 秒)、不碳化、不结痂、血管闭合好、术中术后不出血、患者无痛苦、无感染及并发症，无须住院等优点。

适用范围：

主要用于各期内痔、外痔、混合痔、肛乳头纤维瘤、肛裂、肛瘘、扁平疣、尖锐湿疣等疾病。还可以广泛用于妇科、皮肤科、五官科等科室。

仪器网站：www.肛肠.net

八、多功能肛肠熏蒸治疗机

多功能肛肠熏蒸治疗机是专供肛肠手术外科自动连续给水中频药液蒸汽发生系统；臭氧水汽混合射流技术等。

仪器网站：www.zhichuang.com

第二节　肛肠学术期刊

中国肛肠病杂志

主　编：黄乃健

出版社：中国中医药学会肛肠分会、山东中医药学会、《中国肛肠病杂志》编辑部

主办单位：中国中医药学会肛肠分会、山东中医药学会、《中国肛肠病杂志》编辑部

简介：期刊名称：中国肛肠病杂志

英文名称：Chinese Journal of Coloproctology

主管单位：中国中医药学会报刊刊期：月

通讯地址：山东省济南市文化西路42号订阅方式：全国各地邮局

邮政编码：250011

图文传真：国内统一刊号：CN37-1167/R

国内邮发代号：24-33

电子邮箱：国际标准刊号：ISSN1000-1174

【栏目信息】

办刊宗旨：积极贯彻党和国家卫生、工作方针、政策，坚持理论与实践结合、普及与提高兼顾，及时总结推广肛肠病研究与防治经验，促进肛肠学科发展，保障人民健康，为两个文明建设服务。

栏目：论著与临床研究 病例报告 文献综述 专题讲座 短篇报道 专讯 消息

结直肠肛门外科杂志

主　编：高枫

出版社：结直肠肛门外科杂志编辑部

主办单位：广西医科大学第一附属医院

顾问 喻德洪 黄莚庭 王吉甫

《结直肠肛门外科杂志》是广西卫生厅主管，广西医科大学第一附属医院主办出版的专业性学术刊物。以从事肛肠外科和普外临床工作者为主要读者对象，报道临床实践经验和科研成果，以及与临床密切结合的基础理论研究。专家述评、临床论著和经验交流、技术与方法、病例报告、临床病理(病例)讨论、综述或讲座、护理园地、国外医学文摘等栏目。

中国胃肠外科杂志

主　编：王吉甫

出版社：中华医学会外科学分会胃肠外科学组

中山医科大学

主办单位：中华医学会外科学分会胃肠外科学组中山医科大学

编辑部主任：汪建平卜建红

主管：中华人民共和国卫生部

编辑：《中国胃肠外科杂志》编辑委员会

出版：中山医科大学附属第一医院 510080，广州市中山二路58号

电子邮件：wcwk@gzsums.edu.cn

刊号：ISSN1008-5890　CN44-1461/R

临床消化病杂志

主　编：易粹琼；鲁重美

出版社：临床消化病杂志社

主办单位：华中科技大学同济医学院协和医院；中国协和医科大学协和医院

简介：本刊由国家教育部主管，着重刊登临床上急需解决的问题的论文，是消化内科和腹部外科广大临床医务工作者及医学生非常喜爱的刊物。

中华消化杂志

主　编：侯虹鲁

出版社：中华消化杂志编辑委员会

主办单位：中华医学会，中华消化杂志编辑委员会

简介：本刊为医学学术刊物。报道消化系统医学领域内基础理论与临床诊疗方面的研究成果。辟有临床病理讨论、综述、论著摘要、病例报告等栏目。读者对象为消化科中、高级医师。来实现其数字化服务推广。

Techniques in Coloproctology

主　编：M.Pescatori

出版社：SpringerMailand

主办单位：SpringerMailand

页数：222

简介：Techniques in Coloproctology is an international journal devoted to diagnostic and operative procedures in the management of colorectal diseases. Coverage includes Imaging, clinical physiology, laparoscopy, open abdominal surgery and proctoperineology. Reviews, original articles, technical notes, short communications, and case reports with many detailed illustrations render this publication indispensable for coloproctologists and related specialists. The journal is strongly recommended to those who wish to be updated on recent developments in the field, and improve the standards of their work.

International Journal of Colorectal Disease

主　编：Heinz J. Buhr

出版社：Springer-Verlag Production Hazel Bacolod Tiergartenstr.1769121 Heidelberg Germany

主办单位：Clinical and Molecular Gastroenterology and Surgery

简介：The International Journal of Colorectal Disease publishes novel and state-of-the-art papers dealing with the physiology and pathophysiology of diseases involving the gastrointestinal tract. In addition to original research articles of high scientific quality, the journal also publishes reviews and coverage of controversial issues in rapidly developing areas in gastroenterology and gastrointestinal surgery. The journal offers an interdisciplinary forum for clinical science and molecular research related to gastrointestinal disease.

Diseases of the Colon & Rectum

主　编：Robert D. Madoff

出版社：Springer New York

主办单位：American Society of Colon and Rectal Surgeons

简介：Diseases of the Colon & Rectum is currently included in the following indexing services in print and/or electronic format: Index Medicus, Current Contents/Clinical Medicine, Excerpta Medica, Chemical Abstracts, Reference Update, and MeadData Central.

第三节　肛肠科书籍

书　名	出版社	出版时间	作　者
肠外瘘	人民军医出版社	1995 年	黎介寿
便秘的诊断及治疗	军事医学科学出版社	2002 年	刘宝华

结肠与直肠外科学	人民卫生出版社	2002 年	吕厚山主译
肛管大肠手术图解	天津科技翻译出版公司	2000 年	张庆荣
肛肠病临床与生物力学	人民卫生出版社	2002 年	牛治君牛明星
大肠镜检图谱	天津科技翻译出版公司	1994 年	刘胜林林珊
便秘的防治	内蒙古人民出版社	1999 年	张贵成张淑梅王景林
便秘	科学技术文献出版社	2001 年	荣文舟
大肠肛门局部解剖与手术学	安徽科学技术出版社	2001 年	张东铭
大肠肛门病治疗学	科学技术文献出版社	2001 年	胡伯虎
小儿肛肠外科学	中原农民出版社	1999 年	王果、李振东
现代肛肠外科学	人民军医出版社	1997 年	喻德洪
现代中医肛肠病诊治	人民卫生出版社	2004 年	陈少明
中国肛肠病诊断治疗学图谱	中华医学会电子音像出版社	2003 年	陈少明
中国肛肠病诊断治疗学多媒体(1)	解放军卫生音像出版社	2005 年	陈少明
中国肛肠病诊断治疗学多媒体(2)	解放军卫生音像出版社	2006 年	陈少明
肛肠病新技术图解	辽宁科技出版社	2008 年	陈少明
外科学(肛肠)	中医古籍出版社	2010 年	陈少明
肛肠病诊治	上海医科大学出版社	2000 年	李省吾
肛肠疾病的诊疗与预防	中国中医药出版社	1997 年	贺执茂
丁氏痔科学	上海科学技术出版社	1989 年	丁泽民、丁义江、王业皇
痔病百问	上海科学技术出版社	1996 年	陆金根
中西医临床肛肠病学	中国中医药出版社	1996 年	李国栋、寇玉明
盆底与肛门病学	贵州科技出版社	2000 年	张东铭
肛肠外科学——理论与实践	人民军医出版社	1998 年	王强、王元和
中国肛肠病学	山东科学技术出版社	1996 年	黄乃健
现代肛肠肿瘤外科学	山东科技出版社	1993 年	徐忠法
肛门再造	四川科技出版社	1992 年	吴印爱
临床肛门大肠外科学	天津科技翻译出版公司	1992 年	张庆荣
肛肠病的外科治疗	辽宁科技出版社	1992 年	刘希家
大肠炎性疾病的诊断与治疗	辽宁科技出版社	1991 年	田振国
结肠直肠疾病	云南大学出版社	1991 年	应文辉译
中华肛肠病学	重庆科技出版社	1990 年	李雨农主编

痔全息系列疗法	山西科学教育出版社	1990 年	杨里颖
丁氏痔科学	江苏科技出版社	1989 年	丁泽民
痔瘘疾病临床指南	云南人民出版社	1989 年	徐允庚
肛肠解剖生理学	陕西科技出版社	1989 年	张东铭
实用中医肛肠病学	上海科技文献出版社	198198 年	柏连松、朱秉宜
肛肠疾病手术图解	人民卫生出版社	198198 年	陈达恭
实用痔瘘学	科技文献出版社	198198 年	胡伯虎、李宁汉
肛门直肠病	人民卫生出版社	(87)自我保健丛书	史兆岐、李国栋
肛门直肠病学	辽宁科技出版社	1987 年	李润庭
临床肛门外科学	辽宁中医学院出版	1986 年日本	张有生译
纤维结肠镜临床应用	上海科技出版社	1985 年	周殿元
中国大肠肛门病学	河南科技出版社	1985 年	史兆岐、宋光瑞
简明肛肠病学	上海科技文献出版社	1985 年	柏连松
实用痔瘘病学	山西科技出版社	1985 年	张庆儒
肛肠科手册	辽宁科技出版社	1985 年	张有生
中国痔瘘学	四川科学技术出版社	1985 年	曹吉勋
人工肛门	甘肃人民出版社	1984 年	尹伯约等
肛肠外科疾病问答	上海科技出版社	1983 年	喻德洪
大肠肛门疾病问答	科技文献出版社	1983 年	史兆歧、胡伯虎
痔瘘问答	河南科技出版社	1981 年	王旭
防治肛门直肠疾病	江苏科技出版社	1980 年资料汇编	江苏医药编辑部
肛门科临床手册	福建科技出版社	1980 年	陈民藩
肛门直肠结肠外科	人民卫生出版社	1980 年	张庆荣
中西结合实用肛肠外科	内蒙古人民出版社	1980 年	金虎、曲景珠
实用肛门直肠疾病治疗学	宁夏人民出版社	1979 年	陈之寒
下消化道内窥镜检查术及图谱	甘肃人民出版社	1979 年	尹伯约等
中西结合治疗肛肠外科疾病	内蒙古人民出版社	1974 年	金虎
痔疮与肛瘘的防治	广东人民出版社	1972 年科普读物	广东省中医院

中西结合治疗肛门直肠疾病	人民卫生出版社	1972 年	中医研究院广安门医院 沈阳市沈河区痔瘘医院
痔疮的预防与治疗	台北国家出版社	1969 年家庭丛书	王丽芬
实用肛门直肠外科学(修订本)	人民卫生出版社	1965 年	张庆荣
中西结合痔瘘临床证治	河北人民出版社	1960 年	王兆铭
内痔的枯痔丁疗法	福建人民出版社	1960 年	福建省中医研究所
直肠镜检查法及图解	人民卫生出版社	1959 年捷克	朱仁忠译
肛肠外科手术图解	上海科技出版社	1959 年美国	蒋吕品译
痔瘘病中医手术疗法	山东人民出版社	1959 年	山东省医院痔瘘科
痔疮(第一集)	人民卫生出版社	1959 年	李开泰
痔疮痔瘘中医疗法手册	科技出版社	1959 年	周济民
痔瘘中医疗法	天津人民出版社	1959 年	王兆铭、冯文璋
肛门痔瘘病中医疗法	江苏人民出版社	1959 年	邹维德
改进枯痔疗法治疗内痔	上海科技卫生出版社	1958 年	顾伯华
临床实用痔瘘学	陕西人民出版社	1958 年	王芳林
痔瘘中医疗法	人民卫生出版社	1958 年	朱仁康
中医痔瘘的手术疗法	山东人民出版社	1956 年	姜德津
痔漏治疗法	四川人民出版社	1956 年	黄济川
实用肛门直肠外科学	人民卫生出版社	1953 年	张庆荣
痔核手术图解	人民出版社	1950 年	吴士绶

（陈少明　赵明珠）

第四节　肛肠专业网站

国内网站：

中国中医痔疮网 www.zhichuang.com

肛门病网　www.肛肠.net

中国肛肠信息网　西安

中华肛肠外科网

39 健康疾病频道

好医生网站

导医网

医药考试网

中华医学专业网

三九健康网

上海中医药大学附属龙华医院

马应龙肛肠疾病健康网

康乐保中国

国外网站：

英国皇家结直肠外科学会

欧洲结直肠外科学会

美国结直肠外科学会

美国 CCF 医疗中心

美国肛肠外科医生协会

英国肛肠病协会

www.外科耗材.com

www.手术室耗材.com

www.waikehaocai.com

www.qxw18.com/vip/zhong.com

第五节　肛肠医院(科)

西安肛肠医院

北京长青肛肠医院

南京市中医院

第三军医大学大坪医院普外科

杭州邵逸夫医院肛肠外科

保定痔瘘专科医院

玉溪肛肠病医院

濮阳中原肛肠病医院

全国肛泰连销肛肠医院

上海中佑肛肠医院

东大肛肠医院

重庆爱德华肛肠医院

吉林肛肠医院

成都肛肠专科医院

郑州大肠肛门病医院

沈阳市肛肠医院

上海市浦南医院特色肛肠外科

www.zhichuang.com

第六节　肛肠药械公司

中国中医痔疮网仪器　www.zhichuang.com

山东中杰医疗器械有限公司

马应龙肛肠健康网

上海众仁生物医药科技

好医生药业   西安杨森制药厂

第七节　全国肛肠专业学会

中华中医药学会肛肠专业委员会

类别：国家级学会

主任委员：田振国

秘书长：韩宝

北京中医药学会肛肠专业委员会

类别：省级学会

主任委员：赵宝明

秘书：张书信

中华医学会外科分会结直肠肛门外科学组

类别：国家级学会

主任委员：汪建平

秘书长：兰平

上海中医药学会肛肠专业委员会

类别：省级学会

主任委员：柏连松

秘书：陈少明　张卫刚

中国中西医结合大肠肛门病委员会

类别：国家级学会

主任委员：马东旺

秘书长：陈希琳

香港肛肠专业学会

类别：省级学会

主任委员：凌远志

秘书：陈汝诜

中国中医药高等教育肛肠分会

类别：国家级学会

主任委员：刘仍海

秘书：韩平

上海市造口康复指导中心（造口联谊会）

会长：孙唐权

秘书长：卜竟竖

第八节　肛肠学科发展展望

通过回顾了我国肛肠学科的基础研究和临床发展，也借鉴国外本专科的发展新动向，进行了科学的的分析、推理、预测，综述了我国肛肠学科所取得的新成果和指出了现阶段存在的不足以及发展前景。并以四个专题进行了论述：

1)重视"预防为主"的方针：a.加强肛肠病防治知识的宣传：利用电视、报纸、医院的板报进行宣传；举办街道、居委会肛肠病防治知识学习班进行普及学习。b.加强肛肠病的普查工作：深入到工矿企业、街道的防治站进行基础的普查，对普查出的病例和可疑病例进行筛选治疗和跟踪随访；

2)发挥中医肛肠学科的优势:以中医的简、便、验、疗程短、痛苦小、费用少优势，符合用筛选、淘汰法则后的优选方案，是具有特色的现代中医疗法；

3)汲取现代医学的科学成果丰富肛肠学科,加强基础理论研究和新仪器的研究及计算机多媒体技术的应用。

4)历史现状与展望：继续发挥中医药在肛肠学科方面的优势，a.应用中医药的理论来丰富和发展肛肠学科 b.应用中医药的"治未病"的思想理论作指导防治，使国民的肛肠病发病率降低到最低水平，c.应用先进的信息技术，促进肛肠学科的纵深发展，d.发展专科特色注重卫生经济和社会效益同步发展。

关键字：肛肠学科展望

中国医学是一个长期实践的学科，总结了大量宝贵的经验。中国医学历来重视"预防为主，防治结合"。中医药学是一个伟大的宝库，中医肛肠是其中的重要组成部分之一。肛肠病是一种常见病、多发病，发病比较独特，也是人类的一种特有疾病，严重的危害着人类的健康和现代人的生活质量。正如原中医药学会肛肠分会会长丁义江先生在《中国肛肠病诊断治疗学图谱》的序里所说："肛肠病是一类常见的多发病，较严重地影响患者的工作与生活质量。在国际上对疾病危害人类的程度，现已通行用生命致残年来进行统计，即仅仅依照死亡率多少而论，显然是很不全面的，还要评估疾病对生活质量的影响，而且随着人们生活观念的改变，将对生活质量会越来越重视。因此，我们必须重视防治肛肠疾病"这段话言简意赅，精辟的说明，肛肠病虽然不象肿瘤那样有很高的死亡率，但是，随着人们生活观念的改变，肛肠疾病的防治会受到社会的越来越重视。我们要制定切实有效工作方案：

1.加强肛肠病防治知识的宣传:利用电视、报纸、医院的板报进行宣传；举办街道、居委会肛肠病防治知识学习班进行普及学习。

2.加强肛肠病的普查工作：深入到工矿企业、街道的防治站进行基础的普查，对普查出的病例和可疑病例进行筛选治疗和跟踪随访。

一、重视"预防为主"的方针

二、发挥中医肛肠科在世界上的优势

痔，是肛肠外科里一种最常见的疾病。宋代《太平圣惠方》首先记述枯痔丁插内痔核的疗法，这比国外的内痔注射疗法(1869 年 Morgan)早约 900 年。并且，国外只重视手术治疗，注射疗法曾因受到一些挫折而一度终止了研究和使用，停留在最原始的地步。而到目前，我国学者和这方面的专家作出了出色的成绩，以史兆岐为代表研制的硬化剂消痔灵注射液及其四步特色疗法和陈少明、杨里颖为代表研制的枯痔剂痔根断和痔全息注射液，达到了"以药代刀、打破禁区(齿状线)"对内痔、外痔、息肉、肛乳头肥大等均可注射治疗。这些疗法为数以万计的患者解除终生的疾苦并且这些方法仍在完善提高和推广之中。

1973 年长沙马王堆汉墓出土的帛书《五十二病方》中记载"牡痔居窍旁——絜以小绳，剖以刀"这是世界上最早记载关于痔疮结扎疗法的记述。近代虽然国外发明了痔的环切术，但是，通过实践检验，这种手术并发症、后遗症多而逐步被淘汰，而我国学者和专家在结扎疗法的基础上进行了大量的科学改进和完善提高，到目前为止对重度的三期内痔和环状混合痔进行的分段外切内扎手术经得起实践和历史的检验，这种手术具有远期疗效可靠、无后遗症、并发症少为特色，是一种保留的好术式。

肛瘘和肛周脓肿，挂线治疗，不仅体现了中医的精华也体现了中医在发展、在汲取现代科学成果方面取得成功的典型实例。明代，徐春甫《古今医统大全》对肛瘘的挂线疗法作了精辟的论述："……药线日下，肠肌随长，僻处既补，水逐线流，未穿疮孔，鹅管自消"。我国挂线疗法不断发展，沿用至今，成功的解决了高位肛瘘肛门失禁的难题，在世界医学领域产生了深远的影响。这和国外对复杂性的肛瘘治疗要经过腹部开口截肠造口，再修补肛瘘，再二期吻肠封口术比较具有无可比拟的优点。通过对现代医学解剖学生理学的认识，弄明白了肛周脓肿的发病机理，对瘘管性脓肿为防止后遗肛瘘避免二次手术切开的痛苦，采用一次切开挂线术，成功的解决了这一难题。这是中医学在不断发展，中医学在不断汲取现代科学技术，中医学是世界上的领先医学的典型实例又一例证。在药线的改进方面陈少明成功的研制出弹力药线，解决了中医药线无弹力，挂线后需紧线的缺陷和西医、中西医结合挂线使用橡皮筋有弹力但是无药物作用的缺陷。可谓是使古老中医的挂线锦上添花、如虎添翼。

改进挂线具有痛苦小，疗程短，一次手术成功，治愈率高等优点。本疗法兼取了中医挂线祛腐生肌和中西医结合切开挂线法的自行切割之长。取长补短，相得益彰。既免除了中医挂线法紧线的痛苦，又减轻了切开挂线法广泛的组织切除所带来的创伤。另外，加之药线本身的线物作用，疼痛比传统中医挂线和中西医切开挂线均轻。由于两线的联合作用，不仅切割迅速，并且能防止切开挂线法在开始切割时肌肉的反作用力过高而滑脱或断裂。

肛裂，中国中医学文献对肛裂的临床表现、治疗方法有比较详细的记载，认为此病属于"痔"的范畴。《外科大成》中二十四痔的钩肠痔记有："肛门内外有痔，折缝破裂，便如羊粪，粪后出血秽臭大痛者，服养生丹，外用熏洗，每夜塞龙麝丸于谷道内，一月收功"。《医宗金鉴》痔疮篇中记有："肛门围绕，折纹破裂，便结者，火燥也。"这些记载形象地描述了肛裂的表现，而且又强调指出便秘是本病发生的原因。清代马培之著《马氏痔瘘七十二种》已有"裂肛痔"的记载。中国医学治疗本病，主张治病求本，重视非手术治疗，这与国外强调手术法比较有明显不同。

现代中医学不仅发展传统医学精华，而且吸取世界医学的先进技术，重视宏观和微观的有机结合，验证了肛裂手术切断的括约肌实质是内括约肌(平滑肌)、肛裂病理组织栉膜是肛裂慢性炎性增生的结果，手术中应予切断。内括约肌痉挛是肛裂不愈合的主要病因。

但是现行肛裂病因学说仍存在着的缺陷。肛裂的解剖因素学说：仅能说明肛裂发生于肛门特殊部位的先天条件，而不是肛裂形成的直接因素所在，没有"嵌塞因素"就没有形成肛裂之直接因素，肛裂就不会发生。外伤学说：嵌塞物是外伤的条件和根源，而外伤是嵌塞物阻碍排便所造成的结果。肛裂的感染学说：笔者认为，感染可继发于肛裂的形成之后，是肛裂转为慢性和病理演变的条件，而发生于肛裂之前是痔疾加重或转化(嵌塞因素)的条件。内括约肌痉挛和慢性炎症刺激及肛管狭窄是肛裂形成后发展过程中的病理变化，不是肛裂发生的原因。

鉴于传统的肛裂病因学说存在着缺陷，笔者在临床工作中，反复研究，打破传统观念与思路，提出肛裂病因新概念—嵌塞学说。所谓嵌塞学说指肛门直肠内因物嵌塞(各种原发病变)阻碍排便，排便时导致肛管过度扩张，超过肛管扩张极限，肛管皮肤全层裂开。典型症状为周期性疼痛，反复肛管扩张或撕裂感染创面形成梭形溃疡。新学说的诞生，弥补了传统学说的缺陷，能全面概括肛裂的发生原因及病理变化，便于理解并指导临床治疗。

对肛裂的治疗，总的原则是"以通为用"，正确判断发生肛裂的原因，彻底治疗原发疾病。解除"嵌塞因素"就能获得正确的治疗，获得满意的疗效，而不能草率手术切断内括约肌，切除栉模带，过分追求手术而成为单纯的"手术匠"。这符合中国传统医学主张治病求本，重视整体观念，与西方医生只注重局部的手术疗法有明显不同。笔者在长期的临床工作中，以"嵌塞学说"为指导，对慢性肛裂治疗原发疾病，对内括约肌不切断，对栉膜不予切除，大量病例均获得治愈，减轻了患者手术痛苦，缩短疗程，避免了手术并发症。

以上方法具有简、便、验、疗程短、痛苦小、费用少，符合用筛选、淘汰法则后的优选方案，是具有特色的现代中医疗法。

排便障碍，肛肠动力性疾病，主要为肛门大肠动力异常导致的便秘、肛门失禁、腹泻，并常伴有腹痛、肛门坠胀不适等，严重影响患者的生活和工作。其中以便秘病症最常见，颇为复杂，可分为结肠型、出口梗阻型、混合型，对结肠型多采用中医药治疗，部分患者可采用结肠次全切术。出口梗阻型中可分直肠前突和直肠前壁薄弱，选择经直肠或阴道修补术和硬化剂注射术。对盆底痉挛综合征可采用中医切开挂线法、耻骨直肠肌部分切断术以及生物反馈疗法。对于这些手术的适应症及疗效还需继续研究。随着对肛肠动力性疾病的研究，肛门直肠动力学应运而生。即以静力学和动力学及肌电为主的方式来研究结直肠肛管盆底的各种运动方式，从而对排便生理、病理学进行研究，是肛肠科工作者一个新的课题。

在临床上，俞宝典对重度痔合并梗阻型便秘的术式进行了课题研究，提倡个体化综合治疗的原则。通过合理设计，同期手术，避免术后并发症，提高近远期疗效，降低复发率，达到重度痔与出口梗阻型便秘一期治疗的理想效果。另外，还采用中医强力挂线快速松解术矫治耻骨直肠肌综合征的临床研究，对耻骨直肠肌综合征(PRS)型出口性梗阻便秘探索出较好的治疗方法。

尤其值得一提的是：李实忠学者于1985年率先

在国内提出"肛肠动力学"概念，在反复研究中逐步完善，逐步合理化，到目前已形成了一整套科学的有关便秘的病因、病理、诊断和治疗方法，供临床应用，前后已在国内著名刊物上发表了《结肠直肠肛管动力学改变及其临床意义》《盆底松弛综合征的病理生理与外科治疗的研究》《盆底失迟缓综合征》《直肠前突—盆地松弛综合征的表现》《直肠前突与盆底松弛》《出口阻塞综合征》《顽固性便秘的结肠运输试验》《上海地区正常成人自然排便频率调查》《正常国人肛肠动力学研究》《盆底肌电图检查》《肠道出口转运功能检查》等多篇论文，近几年又致力于肛肠压力测定及盆底肌电图检查的研究，对其理论做了进一步的完善，并结合最新的电子技术对肛肠压力测定仪进行了进一步的研制与开发为临床许多患者解除痛苦。

大肠癌，流行病学的资料表明，发病率大体为5.6～6.8/10万，发病率呈上升趋势，在浙江的资料中，位癌死率第三位，在美国已位癌死率第二位。目前，早期的诊断水平有所提高，治疗从强调手术根治转向综合治疗，即手术、放疗、化疗、中医治疗、生物治疗。并注意患者的生活质量。随着现代技术的提高，保肛手术的比例在明显提高，我国学者席忠义、高春芳率先于80年代末期进行了中下段直肠癌在肛门处人造肛门的研究并取得了成功。80年代后期，出现了经肛门内镜下手术，可扩大至直肠癌上段和乙状结肠癌。中药在大肠癌术后运用，能减轻放化疗毒副作用和反应。国外从基因转录水平阐明：实验证实生黄芪、生地黄、生白术、生苡仁具有调节外周血中β内啡肽的含量，实现升高外周血中的白细胞、血小板数量，增强机体免疫功能的作用。

三、汲取现代医学的科学成果丰富肛肠学科

基础理论研究

新仪器的研究

计算机多媒体技术的应用

1.基础理论研究

（1）肛垫　人类肛管内齿线上方有一宽约1.5～2.0cm的环状组织带，既往称为痔区。该区厚而柔软，1975年Thomson[1]命名为"肛垫"。肛门镜观，可见肛垫借"Y"形沟分割为右前、右后及左侧3块，它们是由12～14个直肠柱相对集中而成。3个肛垫宛如心脏的三尖瓣，协助括约肌维持肛管的正常闭合。

肛垫系胎生时就存在的解剖学实体，它的主要结构成分是：粘膜上皮、血管、平滑肌及弹性结缔组织纤维。Thomson(1975)[1]、Bernstein(1983)[1]等曾将痔切除标本与尸体正常肛垫标本作对比观察，发现二者并无组织学上的明显差异。

从生理解剖角度上来讲在痔疮的原发位置有肛垫功能作用的组织，在各种致病因素的作用下出现了病理状态，即发生了痔的这种疾病。要正确认识这个学说对临床的指导意义，即肛垫是肛垫，痔疮是痔疮，痔疮的生理解剖基础是原发位置有肛垫功能作用的组织，肛垫在病理因素下所致的病理结果是痔疮。很通俗的来理解，譬如：葫芦是葫芦，瓢是瓢，肾是肾，肾炎是肾炎。

痔的生理解剖肛垫学说的创立，极大地丰富了肛肠学科的发展，提示我们要注意保护肛门的功能状态，特别是在切除、结扎痔核的同时要注意保护肛门的原有功能状态即肛垫的功能状态。要根据每个病人的具体情况设计出最佳治疗方案。其实，现行的对混合痔的外切内扎术即是在保护肛门的原有功能状态，即对内痔采取保守的结扎办法，只结扎

增生肥大部分保护原有的肛垫功能，对外痔因无肛垫功能所以可进行一次切除的设计办法。肛垫的功能是协助肛门括约肌进行肛门闭合的，如果它增生、肥大、移位、脱出不仅失去了原有的结构和功能，而且还破坏了原有的闭合功能。临床表现为脱出、溃烂、出血、血栓、水肿、痛疼等症状，并且还嵌塞在直肠内阻挡排便，引起排便障碍；那么就要采取相应治疗方法，对增生肥大部分和移位脱出部分就要彻底的切除

（2）肛裂

1)应用解剖：Schouten(1994)[1]用激光多普勒血流测定仪，检测 31 例健康成人的肛管皮肤血流，证实肛后连合区血流灌注压明显低于肛管其它区(图)。

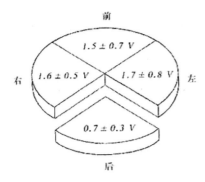

根据肛管血供的局部解剖学研究，证实并支持了肛裂的血管病因学说，即肛裂是缺血性溃疡。但是有关 10%女性和 10%男性为何好发前位肛裂，其发生机制尚待进一步探讨。

2)中医研究：国内学者陈少明通过对历史演革的研究和其他学说的对比，通过逻辑推理、分析研究，提出"肛裂病因新概念——嵌塞学说"鉴于传统的肛裂病因学说存在着缺陷，笔者在临床工作中，反复研究，打破传统观念与思路，提出肛裂病因新概念—嵌塞学说。所谓"嵌塞学说"指肛门直肠内因物嵌塞(各种原发病变)阻碍排便，排便时导致肛管过度扩张，超过肛管扩张极限，肛管皮肤全层裂开。典

型症状为周期性疼痛，反复肛管扩张或撕裂感染创面形成梭形溃疡。新学说的诞生，弥补了传统学说的缺陷，能全面概括肛裂的发生原因及病理变化，便于理解并指导临床治疗。

病理演变：因"嵌塞因素"阻碍排便，肛管口径超极限扩大，由于解剖学上肛管前后薄弱，肛后连合区血流灌注压明显低于肛管其它区。故首先被撕裂。肛裂常发生于肛门瓣和肛门缘之间，内括约肌最下部浅面。初期只是肛管皮肤裂口，有的裂到皮下组织或括约肌。裂口是线形或棱形，如将肛管张开则成圆形或椭圆形。边缘整齐，底浅有弹性，由纵肌将裂底与内括肌分开，如施以适当治疗可以治愈。由于内括约肌常常痉挛收缩，裂口血液供给缺少，受"嵌塞因素"刺激和继发感染，裂口边缘增厚，周围充血，底硬，可见内括约肌环形纤维。裂口处神经丰富，感觉敏感，轻微刺激可引起剧烈疼痛。裂口下端皮肤因炎症改变，浅部静脉和淋巴回流阻碍，引起水肿和纤维变性，形成结缔组织外痔。裂口上端肛门瓣、肛乳头水肿和纤维变性，使肛乳头进一步增生肥大(即嵌塞物增大)，形成恶性循环。裂口的侧缘纤维变硬，周围组织内发生脓肿，破溃到肛管，形成瘘管。裂底内括约肌变形明显，处于痉挛状态，肛管压力增高。因此，可见裂口、结缔组织外痔、肛窦炎、肥大肛乳头、栉膜带和瘘管等 6 种病理改变。由此可见在整个病理演变过程中外伤、解剖结构、感染、内括约肌痉挛学说仅是肛裂发展中某一环节的生理因素和病理演变，最根本的病理因素基础是原发的肛门直肠内的"嵌塞因素"。

3）肛瘘的应用解剖：肛瘘的形成和延伸途径与解剖学关系极为密切。

肛腺 3～10 个，多数位于粘膜下层(80%)，内括约肌肉(8%)、内括约肌纵肌面(2%)，进入联合纵肌

层者有 20%。肛腺管通常开口于肛隐窝，故又称隐窝腺。自从 1880 年法国解剖学家 Herman 和 Desfoses 发现肛腺以来，隐窝腺感染一直为人们公认的肛瘘发病学说，许多学者对肛腺的形态结构、组化特性及分布范围等曾作过详尽观察。

1990 年 Shafik[1]根据中央间隙解剖学的研究，提出：病菌侵入肛周组织的门户不是肛隐窝，而是破损了的肛管上皮。原发性脓肿不是沿肛腺形成的括约肌肌间脓肿，而是在中央间隙内最先形成中央脓肿，继而沿纵肌纤维向其它间隙蔓延形成肛瘘。此即肛瘘病因学的新概念——中央间隙感染学说。这一理论较好地解释了肛周脓肿(即中央脓肿)发生率较高的临床现象。关于病菌如何侵入中央间隙，他认为这与间隙内侧皮肤的解剖特点有关：(1)此处皮肤借纤维隔与中央腱直接相连，较坚硬，乏弹性。(2)皮肤深面是内括约肌下缘与外括约肌皮下部之间的间隙，缺乏肌肉支持，易外伤感染(如硬便擦伤)。一旦感染细菌侵入间隙后，感染可短期地局限该间隙内，若被忽视或误诊，即可发生向其它间隙蔓延形成不同部位的脓肿或各种类型的肛瘘。

总上所述，我国在基础研究方面还不够深入，应加强这方面的研究工作。

2.新仪器的研究 现代诊疗新技术，在肛肠科开发、积极引进运用方面，有新的发展。"痔疮负压数码检查诊断仪"(专利号 02246526·X)，该项技术首次使痔疮的诊断标准化、规范化、数据化。提供了一种不用插入肛内，利用负压原理逼真模拟痔疮动态脱出，进行直观的视诊方法，并可应用数码照相技术准确记录病理状态，为临床医生和科研人员提供准确的数据、图像，方便临床和科研。此项技术正在临床推广使用。"红外线腔体影像检查仪"(专利号 00230160·1)，即肛肠、阴道、口腔、五官影像

内窥镜和胶囊内窥镜小肠检查仪，填补了国内在此领域内的空白。此项技术可替代电子肠镜对全肠段进行动态观察和检查。以上两项技术都是我国学者陈少明等自行设计的专利项目，在国内外具有先进性。在新仪器的引进应用方面，肛肠动力性疾病诊断及其研究可采用肛管直肠压力测定(anorectal manoetry)、排粪造影(defaecography)、结肠运输实验(colontransmit test)、闪烁照相术，^{99}锝(Tc technetium 是第一种用人工方法制成的元素)可检测食物运动速度，盆底肌电测定(EMG)，纤维内窥镜早期诊断大肠肿瘤，CT、MRI、腔内超声对早期诊断肿瘤、肠壁内病变、肿瘤浸润肠壁的层次及淋巴结转移的情况，提供了客观的资料。当代生物医学工程也渗透、应用在肛肠学科里，如对肛肠术后并发症，肛门狭窄，可行气囊扩张，腔道内置入支架。支架由钛镍记忆合金制作，表面覆以高分子生物膜，具有耐腐蚀、透气性、组织相容性好的优点。在肛肠手术器材方面，目前的 PPH 痔上黏膜环切钉合术在器械上金属钉的存在引起钉合口狭窄、出血等不良反应是一大缺陷，东方 PPH 的研制成功，有望可以实现无钉吻合技术取代现有的钉合器在世界范围推广应用。

3.计算机多媒体技术的应用 计算机技术已经得到广泛的应用，特别是计算机多媒体在教学方面发挥了极高效应，在其他学科已经取得了很多的成果，怎样把现代技术、计算机多媒体技术应用在肛肠学科的教学、肛肠病的防治知识的普及以及科研工作中，是我们广大肛肠学科工作者值得探讨的问题。

我国第一部肛肠科学者自行编制的肛肠病电子图谱读物《中国肛肠病诊断治疗学图谱》已问世，它是一个里程碑，它标志着我国肛肠病工作者已经能够熟练掌握、运用计算机多媒体这项技术。但是，这仅是一个好的开端，仍需要更多更好的肛肠病电

子图谱读物出现。

在网络建设和肛肠病学科交流及知识普及方面"中国肛肠病信息网"于2000年由西安张家堡肛肠医院创办，是国内首家肛肠病综合性信息网站，肛肠病信息网在过去两年的运行过程中，得到了广大临床工作者和广大肛肠病患者的一致好评。

另一个大型网站"中国中医痔疮网"即：http://www.zhichuang.com 正在建设完善之中。本网站主要是研究与探讨中国肛肠病学的发展历史介绍中国中医在肛肠学科方面的成就与贡献以及中国中医在肛肠临床上的高超技术与绝技。主要介绍常见肛门疾病和大肠疾病便秘、慢性结肠炎、大肠肿瘤、直肠癌等疾病的预防与治疗。

四、历史现状与展望

(一)历史

在历史上，1.公元前770——前221年，我国在世界上最早提出痔瘘等病名，后被世界所采用，2.在长沙马王堆出土的《五十二病方》里，在世界上最早的详细记述痔的结扎疗法"挈以小绳，剖以刀"和负压疗法"以小角角之"和蛲虫病的记载。3.在《神农本草经里》提出"脱肛"等病名。4.公元25——220年医圣张仲景发明了肛门栓剂-蜜煎导，5.晋·葛洪(261—341)《肘后备急方》"治大便不通，土瓜根捣汁。筒吹如肛门中，取通"的记载来看,当时以有了灌肠器——"筒"。6.公元752年王焘首先提出内外痔分类法和盐水灌肠术。7.公元982-992年，宋代发展了痔的结扎术和枯痔术，并且已有痔瘘专科医生和专科医院。8.首载《永类钤方》发明的肛瘘挂线疗法。

有句俗言"尤太人的脑，阿拉伯人的嘴，中国人的手"，事实上中国人不仅有灵巧的双手还有智慧的大脑。

现在在世界上，现代的希腊人不是原来希腊人的后裔，现代的埃及人不是古埃及人的后裔，唯有中华民族延续了几千年的历史，保留了几千年的经验。

(二)现状

我们不要以几千年的历史经验而自居，我们要发扬中医药学的精华，汲取现代科学的成果，制定出切实有效的计划，赶超世界先进水平。我想要从以下几个方面进行发展：

1.继续加强基础学科的研究　其实，我国在基础学科的研究方面起步并不晚，我国是四大发明之国，只是到了近代鸦片战争之后，我国的科学发展才受到障碍。我国古代医学家对大肠肛门的解剖于两千多年前就有比较详细的记载。早在商周时期，即对人体做过实地的解剖。如《灵枢·经水》曰："若夫八尺之士……，其死可解剖而视之，其脏之坚脆，腑之大小，谷之多少，脉之长短，血之清浊，气之多少，十二经之多血少气……皆有大数"。明·李中梓《医宗必读》(1637年)"大肠传导之官，变化出焉。回肠当脐右回十六曲，大四寸，径一寸寸之少半，长二丈一尺，受谷一斗水七升。广肠傅脊以受回肠，乃出滓秽之路，大八寸径二寸寸大半，长二尺八寸……"。肛肠一词首见于北宋·王怀隐《太平圣惠方》距今约一千年，可为世界肛肠一词最早的应用者。

近年来我国肛肠学者，对肛肠的局部解剖应用现代的科学技术进行了深入的研究，如张东铭根据自己的研究和参考国外的肛肠解剖学新成就编著了《肛肠外科解剖生理学》；陈少明通过对历史演革的研究和其他学说的对比，通过逻辑推理、分析研究，提出"肛裂病因新概念——嵌塞学说"；李忠实在肛肠动力性方面取得了可喜的成绩，他论述撰写了《结肠直肠肛管动力学改变及其临床意义》；卢任华在国内首创了排粪造影，提出了中国人的有关正常参考值和一些异常的诊断标准；发现两个 X 线征象：鹅征、搁架征；提出耻骨直肠肌肥厚症及骶直分离的排粪造影诊断，部分论文得到德国、香港等地著名刊物特约。发表《排粪造影对肛直肠成形术后的功能判定》、《耻骨直肠肌肥厚症的排粪造影诊断》、《排粪造影的检查方法和正常测量》、《排粪造影的临床应用》、《DS—I 型排粪造影用装置和测量尺的研制》等论文。

以上的研究在国际上虽具有先进性和独创性但还不够系统和深入。

2.加强对中医特色疗法深入研究 并使之规范化，中医特色疗法的疗效是肯定的，但是，怎样才能得到世界上的承认呢？首先必须先拿出一个具有中医特色的、被国际公认的、科学的评价标准。就目前情况，中医的疗效要得到国际的承认，必须服从西医的评价标准，这对中医是不合理、不科学的。反之，如果把西医理论和西药拿过来用中医的理论体系和评价标准进行评价，哪也是不合理。国家中医药管理局李振吉副局长曾说："中医临床的关键环节有三个，即科学的临床、科研的设计和疗效的评价体系。这里最难最难的就是迫切需要逐步建立规范的、符合中医特色的临床疗效评价体系"。

（三）继续发挥中医药在肛肠学科方面的优势

1.应用中医药的理论来丰富和发展肛肠学科，譬如：应用中医的脏腑、气血、经络、脉象学说来研究直肠脱垂、盆底肌障碍综合征，寻求非手术疗法代替一些手术疗法,解决手术带来的弊端。

2.应用中医药的"治未病"的思想理论作指导，研究出肛肠病防治保健健身器材、保健品和保健操，力争使国民的肛肠病发病率降低到最低水平。

3.应用先进的信息技术，把中医药在肛肠科方面的科学成果介绍到世界上并及时反馈信息，以此来促进肛肠学科的纵深发展。

（四）肛肠学科亟需发展

改革开放以后，为了更好的防治肛肠疾病，全国一些大中小城市先后新开了痔瘘专科和专科医院。

例如上海也加强了一些大医院的痔瘘专科建设，但是，到目前为止还没有一家公立的专科医院，这是远远不够的，上海是一个国际大都市，中国 2010 年的成功举办世博会，在国际上的地位提高和国际的交流、交往更加频繁，人口在不断的增长，随着生活、经济水平的提高，人文素质的提高，人们对生活质量的要求也就越来越高，所以，仅仅现有的专科还不能满足人们的需求。

（五）发展专科特色注重卫生经济和社会效益同步发展

按一个 500 多万人口的中等城市统计，肛肠的发病率是 60%，那么的痔疮人数是 300 万，按 10% 的人数来就诊，那么就有 30 万人次的病人。据统计实际有 3/10 的病人需要住院或手术,按平均费用 5000 元，那么一年的经济市场空间是 450，000，000 元。

如果一个这样的城市或中心区建立一个特色性的肛肠治疗中心，能够分流收治 60%的病人，就能有 270，000，000 元的市场份额。

虽然医院不是以经济效益为最终目的，但是，肛肠疾病是一个常见病、多发病，做好这样一个事业，即解决了广大人民群众看病的需求，提高人民的生活质量，又有卫生经济学的效益，所以值得卫生部门领导予以重视研究和制定政策，就目前在多数综合医院内，肛肠学科作为二级分科的医院都较少，是亟需解决的普遍问题。在目前的形势之下，医院领导如能筹建肛肠二级学科并创办肛肠病治疗中心是一个非常好的设计项目，也是一个富有前景的选择。

展望未来，肛肠学科的发展充满着机遇和挑战；时不我待，学术交流推动学科大发展！

陈少明

原作撰写于 2003 年 8 月于上海

宝纲集团第一钢铁集团医院

2012 年 10 月修改于浦南医院

（陈少明）

后 记

文明的科学使世界社会更昌盛！

在今日世界和谐、和平的时光中，人类最想往的是健康、是快乐、是自由、是阳光！每个人之间是平等自由的，而实现这些最大的敌人是谁呢？

是疾病！

而战胜疾病最宝贵的财富之一是医师的技术和好的器械。

每一个白衣战士，都是生命的守护神，地球、宇宙都是在不停的运动着的，病魔也在升级换代的，这是世界上的矛盾法则！没有不运动的物体，没有不矛盾的事物。

新的技术出现，仍然有新的矛盾产生，更新的技术来替代，仍然有新的矛盾产生。

科无大小、术有专攻，肛肠疾病是常见病、多发病、其中不乏疑难杂症，复杂性痔瘘、溃疡性结肠炎就是常见的三十二种疑难疾病之二。

西方的 PPH 的理论和技术比较传统技术而言曾经给我们人类带来福音，所以我们多少医师、百姓、病人为之兴奋，我们崇拜之、我们学习之。但是，通过推广应用，手术方式的理念是正确的，然而器械中金属钉的存在是一大缺陷，术式尚存在不足之处，我们曾经彷徨过，但是我们坚信哲人的一句哲言：想象中的困难比实际上的困难大一百倍、一千倍、乃至一万倍，只要我们去克服，去行动！没有不能解决的困难。

我们付出了、行动了，困难克服了！这就是我们的成就和骄傲！我们为我们人类自身（包括自我个体及延续的后人）找到了解决它的办法。

东方 PPH 从此诞生了！

东方 PPH 新技术像中国的神七、神八、神九一样步步高。让我们共同携手、共同提高来应对我们共同的敌人，来解决我们共同的新矛盾。

作者

2012 年 7 月 6 日暑雨夜上海棕榈苑